FEIHOUXING XINJIBING
ZHENDUAN YU ZHILIAO

肥厚型心肌病诊断与治疗

主编\熊 峰 邓晓奇

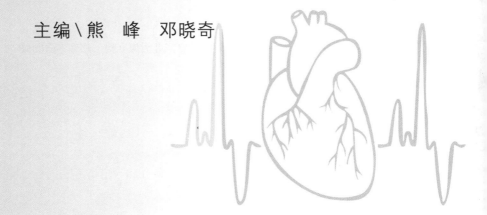

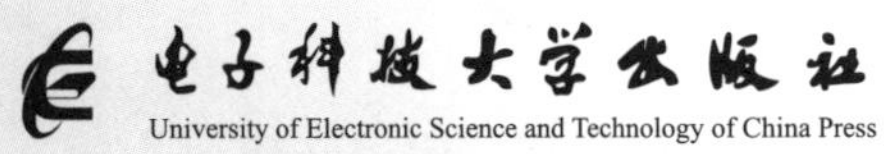

电子科技大学出版社
University of Electronic Science and Technology of China Press

·成都·

图书在版编目(CIP)数据

肥厚型心肌病诊断与治疗 / 熊峰，邓晓奇主编. —成都：电子科技大学出版社，2021.11
ISBN 978-7-5647-9252-7

Ⅰ. ①肥… Ⅱ. ①熊… ②邓… Ⅲ. ①肥大性心肌病—诊疗 Ⅳ. ①R542.2

中国版本图书馆CIP数据核字（2021）第201965号

肥厚型心肌病诊断与治疗

熊 峰 邓晓奇 主编

策划编辑 高小红 杜倩
责任编辑 高小红
出版发行 电子科技大学出版社
成都市一环路东一段159号电子信息产业大厦九楼 邮编 610051
主 页 www.uestcp.com.cn
服务电话 028-83203399
邮购电话 028-83201495

印 刷 成都市火炬印务有限公司
成品尺寸 185mm×260mm
印 张 20.25
字 数 518千字
版 次 2021年11月第1版
印 次 2021年11月第1次印刷
书 号 ISBN 978-7-5647-9252-7
定 价 118.00元

版权所有，侵权必究

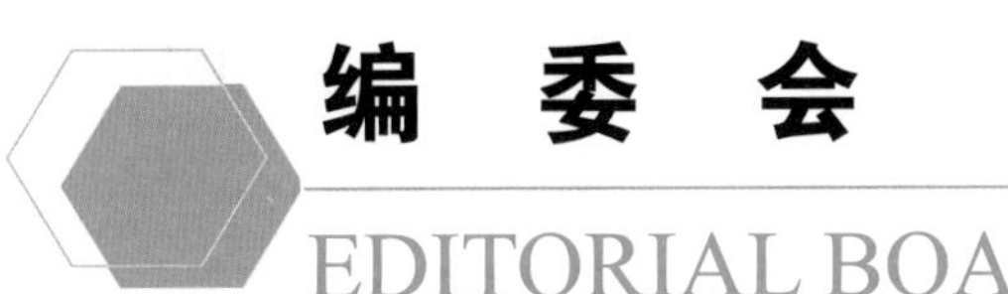

编 委 会

EDITORIAL BOARD

主　　编	熊　峰	成都市第三人民医院
	邓晓奇	成都市第三人民医院
副 主 编	王　祎	四川大学华西基础医学与法医学院
	杜光红	四川省人民医院
	赵若寒	成都市第三人民医院
主编助理	王淑珍	成都市第三人民医院
插　　画	雷亚莉	成都市第三人民医院
编　　委	（排名不分先后）	
	陈　杰	成都市第三人民医院
	何槿宸	四川大学华西基础医学与法医学院
	黄　刚	成都市第三人民医院
	黄　劲	四川省人民医院
	黄晓凤	成都市第三人民医院
	蒋　晖	成都市第三人民医院
	李　强	成都市第三人民医院
	李坤华	重庆医科大学附属第二医院
	刘春霞	成都市第三人民医院
	刘英杰	成都市第三人民医院
	罗　端	成都市第三人民医院
	彭　瑛	四川大学华西医院
	沈飞扬	四川大学华西临床医学院

谭焜月　　成都市第三人民医院
汪　汉　　成都市第三人民医院
王槐英　　四川大学华西医院
徐　敏　　成都市第三人民医院
严霜霜　　成都市第三人民医院
张丽娟　　成都市第三人民医院
张　莎　　四川大学华西医院
赵正凯　　成都市第三人民医院
祝飞美　　四川大学华西基础医学与法医学院

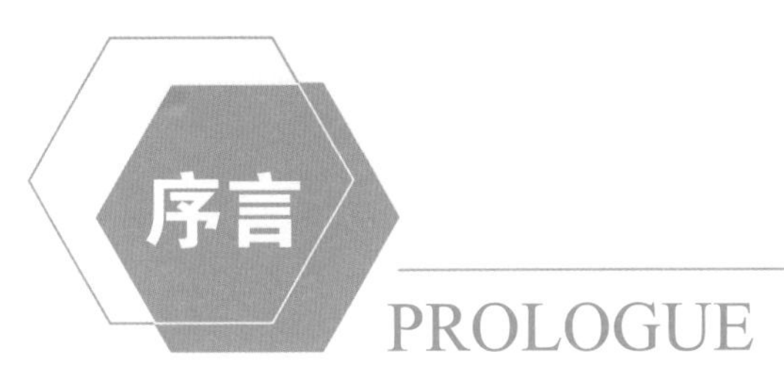

序言 PROLOGUE

调查发现肥厚型心肌病（hypertrophic cardiomyopathy， HCM）并不少见。美国成年人（23～35岁、51～77岁）患病率为万分之二十，中国HCM患病率为万分之八，粗略估算中国成人HCM患者超过100万。

HCM是青少年和运动员猝死的主要原因之一。心源性猝死（sudden cardial death，SCD）常见于10～35岁的年轻患者，心力衰竭死亡多发生于中年患者，HCM相关的心房颤动导致的卒中则以老年患者多见。据统计，在三级医疗中心就诊的HCM患者年死亡率为2%～4%。随着诊疗技术的发展，医师对HCM越来越重视，对HCM患者的诊断水平明显提高。为了合理使用现有的检测方法，规范进行HCM的诊断和鉴别诊断，包括与罕见病的鉴别诊断；为了对确诊的HCM患者，进行规范地治疗，包括治疗方案的选择等，作者编写了《肥厚型心肌病诊断与治疗》。

本书是一本全面介绍HCM的实用手册，全书由基础篇、诊断篇、治疗篇、随访与指导篇、不同类型HCM及指南解读六个部分组成。本书由HCM发病的遗传学、病理生理基础起始，以不同诊断技术下HCM的诊断方法序接，逐步延展至HCM药物治疗方法和各种类型的手术治疗方法，同时对HCM患者的运动、生活也有相应的随访指导，更有最新的国内外权威HCM指南的解读。

本书的编撰由长期从事心内科及超声心动图工作的熊峰医生及在临床一线工作并具有丰富介入治疗经验的邓晓奇医生等中青年专业人员组成。他们在临床实践中的思考、困惑及感悟也在文献判读、对随机对照试验（randomized controlled trial，RCT）的理解、指南的解读中注入了临床要素。全书对HCM的介绍弥补了市面上的书籍对HCM或偏重于病理学基础介绍，或偏重于病例呈现，或偏重于科普推广的不足，较为全面、详细地介绍了这一类型的心肌病。

本书为达到实用性更强，让每一位读者都能快速地对HCM的相关诊断、治疗手段有一个清晰了解，根据各类指南建议，书中采用了示意图与流程图相结合的方式，使得诊断、治疗过程更加清晰。全书图文并茂、内容层次清晰，可作为心血管内科医师、全科医师及研究生的参考书。

2021年6月

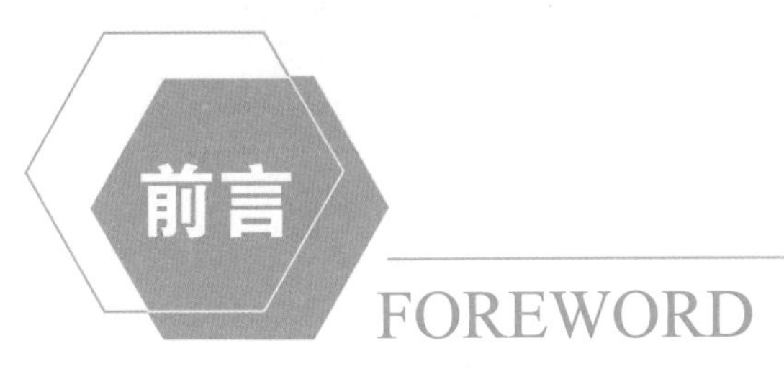
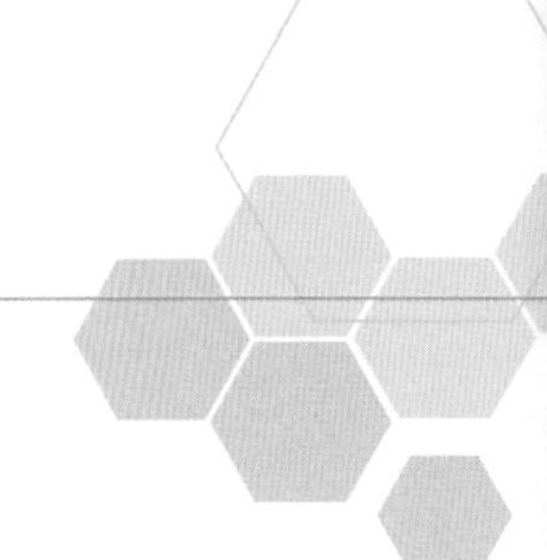

前言 FOREWORD

肥厚型心肌病是青少年心源性猝死的首要原因，也是最常见的遗传性心脏病。过往20年的数据显示成人HCM的患病率为1/500，但随着基因检测、群体遗传学研究以及心血管影像学的进展，显示其患病率约为1/200，发病率的低估更应当引起临床的重视。

HCM患者临床表现及影像学特征多种多样，可合并冠心病、心力衰竭、心房纤颤、室壁瘤等，都增加了HCM的诊治难度。随着研究的深入，无论基因检测还是各种影像学辅助诊断，都使得HCM可更早期的发现并进行风险评估。同时，HCM的治疗方式也在不断取得进展，无论是药物治疗、肌切除术、酒精化学消融，以及近年研究逐渐深入的心内膜射频消融术、丽文术式，亦使得HCM的诊治有了更多的选择。HCM指南的不断推陈出新，使HCM的诊治更加规范化。

本书的编写汇集了多位编者的共同努力，在参考国内外同行HCM相关著作及文献的基础上，旨在较全面地呈现HCM的诊治现状及进展，让读者对HCM获得更深的认识。本书按照HCM的发病基础、诊断、治疗、随访与指导、不同类型HCM、指南解读的结构顺序，试图能较清晰地呈现HCM的诊疗思维及内在联系，并且增加了HCM的特殊类型，让读者能更全面认识HCM的临床多样性。由于编者水平有限，本书也存在诸多不足，诚恳希望各位专家、同行与读者给予指正。

熊峰

2021年6月

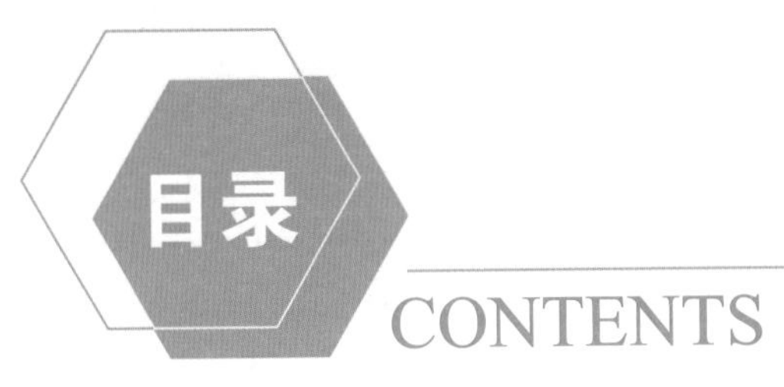

目录 CONTENTS

第一部分

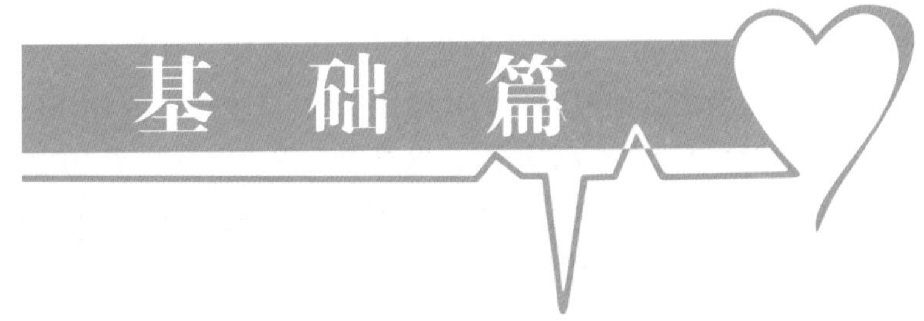

第一节 概 述

一、定义

肥厚型心肌病（hypertrophic cardiomyopathy， HCM）是最常见也是最重要的一类遗传性心脏病。编码心肌肌小节蛋白基因突变是HCM的主要遗传学病因，其属于常染色体显性遗传的心肌疾病。HCM的基本特征是心肌肥厚，主要表现为左心室壁增厚，通常指二维超声心动图测量的室间隔或左心室壁厚度≥15mm，或者有明确家族史者厚度≥13mm，往往不伴有左心室腔的扩大，需排除高血压、主动脉瓣狭窄和先天性主动脉瓣下隔膜以及浸润性心肌病等引起的左心室壁增厚。HCM组织学表现为心肌细胞肥大、排列紊乱、心肌间质纤维化。

二、流行病学

据调查，全球已有122个国家（约占世界人口的88%）的人诊断患有HCM，HCM可能影响全球约2000万人，远远超过最初的推算。其中，仅10%的HCM患者获得临床诊断，有症状者占6%，无症状者占4%，90%的HCM患者未被识别。

虽然许多国家都有HCM患者，但不同的群体、种族和性别的发病率无明显差异，其临床和表型表达以及遗传物质似乎也没有呈现人口统计学的特性。世界上许多地区对HCM认识不足，但现在各国的医疗系统已经开始重视这种疾病，并制定了相应的诊断及管理措施。

过去的20年，大部分数据包括来自中国的数据都支持成人HCM的患病率为1/500，但随着基因检测、群体遗传学研究以及心血管影像学的进展，目前认为既往低估了HCM的患病率，研究显示其患病率约为1/200。这一认识的改变有助于更早期诊断HCM并及时对更多的HCM患者进行恰当有效的治疗。

儿童HCM患病率尚不明确，估计年新发病率为（0.3～0.5）/100 000。2016年，中华医学会儿科学分会心血管学组儿童心肌病精准诊治协作组回顾性调查了国内16家医院

2006—2016年10年间的1823例心肌病住院患儿，其中HCM占9.4%（不包括门诊诊断的HCM）。与成人不同，婴幼儿及儿童HCM病因复杂，临床表现呈高度异质性，可在任何年龄阶段发展为心力衰竭，其诊断和治疗也较为复杂。通常认为幼儿HCM并不常见，在这些儿童中，需要考虑其他原因，如代谢性疾病。1岁以下的HCM患儿50%病因不明。

早年报道HCM年死亡率高达6%，这在很大程度上反映了当时管理措施和治疗手段的局限，当代先进的治疗策略明显改变了这种疾病的临床进程，HCM相关死亡率已降至每年0.5%（与35年前相比，死亡率降低了90%）。也有研究称HCM患者心血管总死亡率为1%～2%/年，其中，心源性猝死（sudden cardiac death，SCD）（1%）、心力衰竭（0.5%）和血栓栓塞（0.1%）为主要死亡原因。房颤在HCM患者中非常常见，发生率约为20%～25%。心力衰竭死亡多发生于中年患者，HCM相关的房颤导致的卒中则以老年患者多见。诊断HCM时年龄较小以及编码肌小节蛋白的基因突变是不良结局的有力预测因素，这些发现凸显了对HCM患者整个生命周期进行密切监测的必要性和开展改善疾病预后治疗的必要性。

HCM是儿童及青壮年SCD的最重要原因之一。HCM患者SCD年发生率约1%，SCD的危险性随年龄增长而逐渐下降，但不会消失。在三级医疗中心就诊的HCM患者年死亡率为2%～4%，SCD是最常见的死因之一。有心脏骤停、心室颤动或持续性室速病史的HCM患者对应的SCD年发生率约为10%。目前对HCM表型表达的多样性和自然病程的认知都有了一定进展，很多并发症也得到有效治疗。随着现代危险分层和植入式心脏复律除颤器在HCM实践中的应用，猝死人数与既往相比已经显著减少。

近年数据表明，女性HCM患者预后较差，因其更容易出现梗阻性病变、二尖瓣反流、严重的舒张功能障碍、严重的肺动脉高压以及心肺运动障碍，并且在出现临床症状时女性高龄者更多见。

三、HCM分型

HCM的临床分型有多种，根据超声心动图检查时测定的左心室流出道与主动脉峰值压力阶差（left ventricular outflowtract gradient，LVOT-PG），可将HCM患者分为梗阻性肥厚型心肌病（hypertrophic obstructive cardiomyopathy，HOCM）、非梗阻性肥厚型心肌病（hypertrophic non-obstructive cardiomyopathy，HNCM）及隐匿梗阻性3种类型。静息时LVOT-PG≥30mmHg（1 mHg=0.133 kPa）为HOCM；静息时LVOT-PG正常，负荷时LVOT-PG≥30mmHg为隐匿梗阻性；静息或负荷时LVOT-PG均＜30mmHg为HNCM。按照梗阻发生的部位，可分为：（1）二尖瓣水平梗阻；（2）左心室中部梗阻；（3）心尖部梗阻；（4）右室流出道梗阻。约3%患者表现为左心室中部梗阻性HCM，可能无左心室流出道梗阻，也无收缩期二尖瓣前向运动（systolic anterior motion，SAM）征象。有研究认为这类患者的临床表现及预后与HOCM相同，甚至更差。HOCM、隐匿梗阻性和HNCM患者比例约各占1/3，这种分型有利于指导治疗方案选择，是目前临床最常用的分型方法。2013

年，世界心脏基金会对心肌病采用了新的综合分型系统，称为MOGE（S）分型。该分型保留了对心脏形态功能的识别，同时强调了疾病的遗传基础，但应用尚不成熟。心血管影像学的进展扩大了HCM表型表达的多样性，几乎涵盖任何模式，包括左室壁正常或轻度肥厚。值得注意的是还存在一种亚型即基因型阳性而表型阴性，这类人群具有发生HCM的风险。

此外，根据肥厚部位，也可分为心尖肥厚、右心室肥厚和孤立性乳头肌肥厚的HCM。日本学者Sakamoto等人在40多年前首次提出并描述了心尖肥厚型心肌病（apical hypertrophic cardiomyopathy，ApHCM）。该病的典型特征是心电图上巨大倒置的T波（giant negative T wave inversion，GNT）、左心室造影舒张末期呈“黑桃样”改变、影像学上心尖肥厚。2014年，ESC指南也指出心前区和（或）下侧壁导联上的GNT提示左心室心尖部肥厚。左室心尖受累（有或没有心尖部室壁瘤）是ApHCM的必要条件，而左室心尖部室壁瘤患者是HCM人群中被低估的亚型。

ApHCM在HCM患者中有较高的发病率，在世界范围内均有分布，我国ApHCM约占HCM的16%。随着我国临床工作者对ApHCM认识度的提高，ApHCM的实际发生率可能更高。日本ApHCM占其HCM总人数的25%，美国占3%～11%，来自朝鲜的数据显示这一比例高达38 %。ApHCM男性的发病率比女性更高，通常在中年时期确诊，ApHCM患者罕有家族史（6%）。与经典HCM相似，ApHCM最严重的并发症是持续室速和/或室颤引起的心律失常性猝死，模态成像技术有助于诊断和危险分层。

在整个HCM人群中，右心室壁增厚率达15%～30%。右心室HCM的定义为舒张末期右心室壁厚度＞5mm，依据室壁厚度，McKenna等将右心室肥厚分为轻度（5～8mm）、中度（9～12mm）和重度肥厚（＞12mm）。病变可累及右心室任何部位，其中以前壁、下壁、游离壁肥厚较为常见，孤立性右心室肥厚和重度右心室肥厚罕见。依据右心室内压差，可将右心室HCM分为梗阻性和非梗阻性；依据梗阻部位，又分为右心室流入道梗阻、右心室心尖部梗阻、右心室中部梗阻和右心室流出道梗阻4种亚型。

右心室HCM可见于各年龄段人群，易出现呼吸困难、心悸、晕厥等。随着病变进展，终末期可合并右心室室壁瘤，使心力衰竭症状进一步恶化且增加肺栓塞风险。儿童或青少年HCM患者合并右心室流出梗阻，易发生右心衰竭、心律失常或猝死等事件。文献报道累及右心室病变的HCM患者临床表现更重，预后更差。临床上对显著右心室HCM的发病率和临床预后知之甚少，受限其罕见和低发病率，文献中只有散在的病例报告。我国研究人员发现与ApHCM组相比，显著右心室HCM组患者年龄较轻，女性患者比例较高，心血管发病率和死亡率也较高。多变量Cox比例危险回归模型确定了2个独立的心血管死亡预测因子，分别是NYHA分级≥III级以及诊断HCM时年龄≤18岁，此类患者的特点是临床预后差和存在多个基因突变。总之，右心室HCM患者症状更重、猝死风险更大、预后更差，临床应重视该亚型的研究。

孤立性乳头肌肥厚多为局限性和非对称性，临床少见，仅有个案报道，但其作为

HCM的一种新亚型，对于早期筛查和识别HCM具有重要的临床意义。

四、儿童HCM的分类

2012年发表的我国《小儿心肌病分类的建议和说明》将儿童HCM分为原发性和继发性两种，前者为基因性HCM，后者主要包括代谢性、内分泌性、遗传代谢疾病及伴有心肌病的综合征。2012年Moak等亦提出了儿童HCM的分类方法，见表1-1-1所列。

表1-1-1 儿童HCM的Moak分类法

家族性/基因性
肌小节蛋白或其他心血管相关基因异常
先天性代谢缺陷
畸形综合征
神经肌肉异常
非家族性/非基因性
肥胖
糖尿病母亲婴儿
运动员
药物（激素、他克莫司、羟氯喹）

参 考 文 献

[1] Ho CY, Day SM, Ashley EA, et al. Genotype and Lifetime Burden of Disease in Hypertrophic Cardiomyopathy: Insights from the Sarcomeric Human Cardiomyopathy Registry (SHaRe)[J]. Circulation, 2018, 138(14):1387-1398.

[2] Maron BJ, Rowin EJ, Udelson JE, Maron MS. Clinical Spectrum and Management of Heart Failure in Hypertrophic Cardiomyopathy[J]. JACC Heart Fail. 2018;6(5):353-363.

[3] Geske JB, Ommen SR, Gersh BJ. Hypertrophic Cardiomyopathy: Clinical Update[J]. JACC Heart Fail, 2018, 6(5):364-375.

[4] Masarone D, Kaski JP, Pacileo G, et al. Epidemiology and Clinical Aspects of Genetic Cardiomyopathies [J].Heart Fail Clin, 2018, 14(2):119-128.

[5] Maron BJ. Clinical Course and Management of Hypertrophic Cardiomyopathy[J]. N Engl J Med, 2018, 379(7):655-668.

[6] Maron BJ, Rowin EJ, Maron MS. Global burden of hypertrophic cardiomyopathy[J]. JACC Heart Fail, 2018, 6(5):376-378.

[7] 中华医学会心血管病学分会中国成人肥厚型心肌病诊断与治疗指南编写组.中国成人肥厚型心肌病诊断与治疗指南[J]. 中华心血管病杂志，2017,45 (12): 1015-1032.

[8] 中华医学会儿科学分会心血管学组儿童心肌病精准诊治协作组. 中国儿童肥厚型心肌病诊断的专家共识[J].中国实用儿科杂志，2019，34(5)：329-334.

[9] Jan MF，Todaro MC，Oreto L，et al. Apical hypertrophic cardiomyopathy：Present status[J]. International Journal of Cardiology，2016，222：745-759.

[10] Semsarian C，Ingles J，Maron MS，et al. New perspectives on the prevalence of hypertrophic cardiomyopathy[J]. J Am Coll Cardiol，2015，65(12)：1249-1254.

[11] Xiying Guo，Chaomei Fan，Lei Tian，et al. The clinical features，outcomes and genetic characteristics of hypertrophic cardiomyopathy patients with severe right ventricular hypertrophy[J]. PLoS One，2017，12(3)：e0174118.

[12] 吴小朋，李一丹，吕秀章. 右心室肥厚型心肌病研究进展[J]. 中华心血管病杂志，2018，46（12）：1001-1004.

第二节　肥厚型心肌病的分子遗传学基础

HCM是一种以继发原因不明的左心室肥厚（left ventricular hypertrophy，LVH）而不扩张，伴或不伴射血分数增加为特征的遗传性心脏疾病。HCM患者的心脏肥大通常是不对称的，最严重的肥大累及基底室间隔，约三分之一的患者在休息时可出现左室流出道梗阻（left ventricular outflow tract obstruction，LVOTO）。HCM的组织学特征包括心肌细胞肥大、排列紊乱和间质纤维化。在大多数患者中，HCM是一个相对良性的过程，然而在有些人群，尤其是在青少年和年轻人中，HCM也是导致心脏性猝死的一个重要原因。非持续性室性心动过速、晕厥、心脏性猝死家族史和严重心肌肥厚是心性猝死的主要危险因素。这些并发症通常可以通过在部分高危患者中植入心律转复除颤器来避免。心房颤动也是一种常见的并发症，且耐受性较差。HCM是一种无明显地理、种族或性别分布偏好的疾病。据估计，在一般成年人中，HCM的患病率为0.16%～0.29%。当超声心动图或其他成像技术显示左室舒张末期壁＞13mm时可诊断为HCM。欧洲心脏病学会提出的诊断指南为≥15mm。以此影像学诊断标准，美国60岁人群中HCM的患病率为0.29%。然而，有人也基于更敏感的影像学方法，在评估更多的家庭成员以及基因检测数据后提出了更高的估计值（约0.6%）。

HCM是一种典型的单基因疾病，具有常染色体显性遗传模式，其发生与编码肌节相关蛋白的基因突变具有高度相关性。编码β-肌球蛋白重链的β-肌球蛋白重链7（myosin heavy chain 7，MYH7）基因与编码肌球蛋白结合蛋白的肌球结合蛋白C3基因（myosin binding protein C3，MYBPC3）是最常见的两个HCM易感基因，发病率约占HCM人群的50%左右。除上述两个基因以外，多个编码其他肌节蛋白的基因突变也相继被发现，这进一步证实了HCM为一种遗传异质性疾病。这些致病基因包括编码心肌肌钙蛋白的肌钙蛋白T（Troponin T，TNNT2）和肌钙蛋白I（Troponin I，TNNI3）基因，编码α-原肌球蛋白的基因（Tropomyosin， TPM1）等（总共占HCM病例的10%）。心肌α-肌动蛋白基因（Actin Alpha 1，ACTC1）、肌球蛋白轻链2基因（Myosin Light Chain 2，MYL2）、肌球蛋白轻链3基因（Myosin Light Chain 3 ，MYL3）和半胱氨酸和甘氨酸富含蛋白3基因（Cysteine And Glycine Rich Protein 3，CSRP3）中的突变也被证实是HCM的致病原因，但在人群中出现概率极低。此外TTN（titin）、TCAP（视松蛋白）、MYOZ2（肌醇蛋白2），TRIM63（泛素E3连接酶三联基序蛋白63）和FHL1（四个半LIM结构域1蛋白） 等基因上的突变也被认为是HCM发生的原因，但是一般发生在零星病例和小家族中。最后，心肌肌钙蛋白C （TNNC1）、α-肌球蛋白重链 （MYH6）、α-激酶3 （ALPK3）和连接蛋白-2（JPH2）的基因突变在一些HCM患者中被报告，但它们与HCM发病的因果关系尚不太确定。除此编码肌节蛋白的基因突变之外，还有少量的染色体隐性遗传和X连锁遗传导致的溶酶体储存疾病被认为可引起HCM。如AMP依赖性蛋白激酶的γ亚单位基因（PRKAG2）突变可导致LVH，心肌组织学检测显示心肌细胞内糖原明显积聚，但心肌细胞排列并无紊乱。 X染色体连锁的溶酶体相关膜蛋白2基因（LAMP2）突变可导致男性幼儿和青少年早期出现明显的LVH，以及严重的室性心律失常并快速进展为心力衰竭。LAMP2突变患者的心肌组织病理学显示自噬空泡与未分化的细胞产物聚集。另外码在X染色体上的α-半乳糖苷酶基因突变可引起Fabry病（Anderson-Fabry disease， AFD），通常表现为心肌肥厚伴全身性表现。虽然目前大约60%的HCM患者有明显的家族性疾病特征，约40%的HCM患者中致病基因仍有待鉴定。还有约5%的HCM患者被检测出有两个或多个突变在同一或不同基因位点同时发生。这一现象多局限于小家族成员中已知HCM基因的变异，因此很难明确地确定每个变异与HCM发病的具体因果联系。

多数的HCM致病基因突变为错义突变造成的编码蛋白单个氨基酸替代。但同时，一小部分常染色体显性HCM突变可为无义突变导致的终止密码子提前出现（如cMYBPC3基因中的p.Gln425X突变）或移码突变（如cMYBPC3基因中的c.2864-2865delCT）导致的编码蛋白过早截断。终止密码子突变或移码突变通常会导致该基因编码的蛋白质表达消失，如果这一突变只在一个等位基因上发生，那么编码野生型蛋白的另一个等位基因所产生的蛋白质可能不足以满足正常生理功能需要，这种效应被称为单倍剂量不足（Haploinsufficiency）。如cMYBPC3基因的突变致病机制多为单倍体剂量不足。大多数情形下，导致编码蛋白结构功能改变的错义突变可降低肌节组装效率。对患者肌丝中突变型cMYBPC3蛋白与野生型cMYBPC3蛋白的比率的分析表明，突变蛋白占总cMYBPC3蛋白的30%～80%。当突变蛋白被装配在肌节中时，可能影响肌动球蛋白复合物横桥循环中肌钙蛋白复合物的Ca^{2+}敏感性及产生收缩力等各个环节。再比如MYH7 p.Arg403Gln突变蛋白使肌原纤维ATP酶的Ca^{2+}敏感性大为降低，并先于心肌肥厚的发展。与粗肌丝中的HCM突变相比，细肌丝中的突变则可增强肌原纤维ATPase酶活性的Ca^{2+}敏感性和收缩力的产生，由诸如TNNT2等基因突变引起的HCM则表现出较轻的心肌肥大伴增加的收缩功能障碍风险。

除了上述的致病基因突变可决定HCM的发生，其他遗传致病性因素也可以参与HCM的发生过程。这些因素包括调节基因（modifier）突变、基因组学层面的因子（如非编码RNA、微小RNA）、蛋白质组学的因素（如蛋白质翻译后修饰）以及环境因素（如心肌纤维等长运动）等，这些因素都共同参与并有助于HCM病理表型的出现。例如与调节心肌肥厚和纤维化有关的基因突变体可作为修饰性调控因素影响HCM表型的表达。然而不同于致病基因突变的是，这些调控基因突变本身既不必要也不足以引起HCM。根据人类基因组的多样性，调控基因变异在个体间也会有所不同，因此在一定程度上解释了HCM表型在个体间的差异性。

一、HCM心肌肥厚的机制

（一）正常的肌小节的结构

正常的心肌肌小节结构如图1-2-1所示。肌球蛋白（myosin）是形成粗肌丝（thick filament）的单体，其重链蛋白（myosin heavy chain）通过杆状结构域形成双链二聚体。它们有一个弯曲的“铰链”区域，在这个铰链区域的末端是与肌动蛋白（actin）相互作用的肌球蛋白S-1头部。肌球蛋白的轻链由调节链蛋白（regulatory myosin light chain）和必需链蛋白（essential myosin light chain）构成，位于铰链区附近。肌球蛋白结合蛋白C（myosin binding protein C）沿肌球蛋白粗纤维主干以43 nm的间隔结合，并充当肌球蛋白头部的系链，以调节肌球蛋白和肌动蛋白相互作用的位置，限制其活动性。在粗肌丝之间，有一根细肌丝（thin filament），它由肌动蛋白单体和α-原肌球蛋白（α-Tropomyosin）螺旋线圈组成。沿α-原肌球蛋白分布的是肌钙蛋白复合体，由肌钙蛋白I，C和T亚型组成。平行于粗细纤维的弹性纤维蛋白质titin横跨约半个肌节（约1μm），该蛋白质被认为在感知拉伸时起作用。

（二）肌节功能改变

关键致病基因突变导致的肌节功能改变（无论是增强还是减弱）都是造成HCM的原因。最近对动物模型实验和人类心脏标本的分析表明，肌球蛋白结合蛋白C表达水平在含有cMYBPC3错义氨基酸残基和截断突变的个体中明显减少。因此由cMYBPC3的单倍体剂量不足效应或是一个等位基因上的显性基因突变导致的功能蛋白数量减少或失活，是HCM的重要发病机制之一。与此现象形成对比，心肌舒缩蛋白的生物物理学性质改变也可以广泛地影响肌节的性能。对于携带MYH7突变肌节的生物物理学特性研究显示，该突变增强了肌球蛋白ATP酶的活性，增加了收缩产生的力，并加速了肌动蛋白丝的滑动。由于在肌节中同时存在突变蛋白和正常蛋白，调节性收缩将变得不协调。例如肌球蛋白的R403Q位点突变使得其与肌动蛋白的结合较正常状态处于高度的可变角度。TNNT2突变同样与HCM的发病高度相关，并且表现出增加的心肌力量和ATP酶活性。同时突变肌节的生物物理变化也可能改变钙循环，从而增加心律失常发生概率。突变肌节中的ATP酶活性增加也可能引起心肌能量消耗增加，如果这种高耗能的状态不能得到满足，则可能加速心肌细胞死亡，导致HCM局灶性瘢痕形成。

（三）Ca^{2+}信号依赖的信号通路失调在HCM发生中的作用

细胞内Ca^{2+}的失调是心肌细胞收缩和舒张异常的重要原因之一，可加速处于应激状态心肌的肥大和衰竭。细胞模型实验显示HCM心肌细胞内Ca^{2+}处于异常状态，包括肌浆网内Ca^{2+}水平降低和舒张期心肌Ca^{2+}水平升高。这些Ca^{2+}异常的出现先于心肌肥厚性重塑的发生，因为早期的药理学干预使Ca^{2+}失调正常化可减缓心肌肥厚的发展。这些结果提示HCM心肌肥厚的发生是由细胞中的Ca^{2+}失调激活的。在压力负荷性肥大的动物模型实验中，细胞内Ca^{2+}激活钙调素及其下游的钙调神经磷酸酶（calcineurin），随后该磷酸酶通过去磷酸化激活一种被称为活化T细胞核因子（nuclear factor of activated T cell，NFAT）的转录因子参与心肌的肥大性重塑。有研究表明，钙调神经磷酸酶在心脏的过度表达导致心肌肥厚，而钙调神经磷酸酶抑制剂如环孢素和FK506可阻止心肌肥厚。幼年尚未出现心肌肥大的HCM模型小鼠（肌球蛋白R403Q突变小鼠）给予用L型钙通道抑制剂地尔硫卓治疗后，细胞内Ca^{2+}浓度恢复正常，同时心肌肥大发生的概率明显降低。这些研究结果提示，在HCM病理学发展过程中，针对关键的细胞内事件（如Ca^{2+}失调等）可能会延缓疾病的发展。

（四）HCM发展过程中的心肌细胞应激压力增加

在HCM发展过程中，心肌细胞生物力学性质和细胞内Ca^{2+}的改变以及肥大心肌对能量需求的增加使得心肌细胞面临更大的应激压力。除此之外，正电子发射断层扫描（PET）和心血管磁共振（CMR）可以检测到的HCM患者心脏微血管功能障碍而导致心肌缺血，更加重了心肌在应激压力下的能量供应障碍。上述因素被认为是促进心肌细胞死亡和导致心肌瘢痕形成的重要原因。同时，分子层面的研究结果也支持在HCM过程中心肌细胞的应激增加。比如一些在胚胎时期的心脏中表达而在发育后通常被抑制的基因，会在心肌细胞应激时再次表达，并在HCM动物模型和患者心肌中呈现高度表达。另外，在HCM动物模型中，脂肪氧化作为氧化损伤的重要指标也被发现显著地升高。对HCM心脏氧化应激相关通路的分析表明，该现象与硫醇基团（-SH）敏感通路有关。高浓度的抗氧剂可以降低HCM动物体内氧化应激生化标志物水平，并显著地逆转组织纤维化进程，提示如N-乙酰半胱氨酸（NAC）等抗氧剂对减缓HCM发展有积极意义。

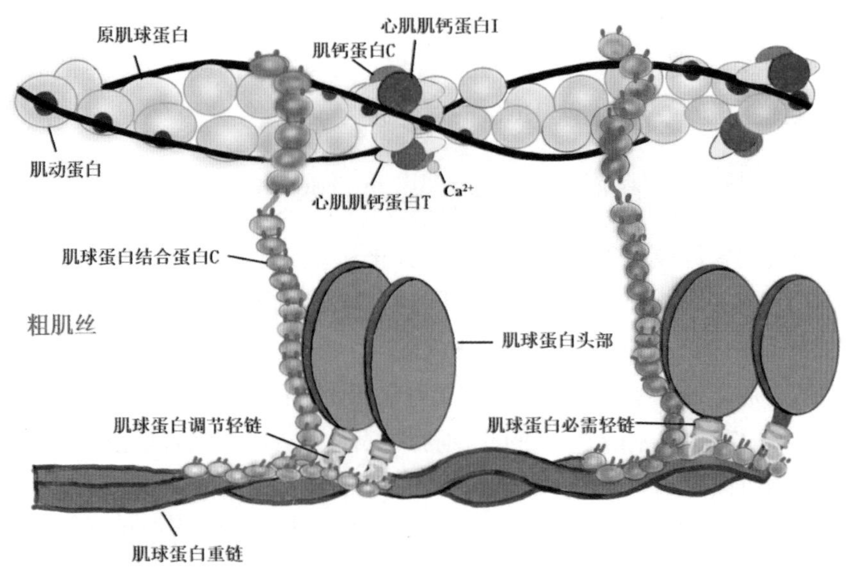

图1-2-1 正常心肌肌小节结构模式图

注：修改自Ren X，et al.J Cardiothorac Vasc Anesth. 2018。

二、肥厚型心肌病基因突变与表型相关性

（一）β-肌球蛋白重链 （myosin heavy chain）

目前已知300多个MYH7突变可导致成人和儿童出现严重的HCM。科学家对所有氨基酸突变位点根据其在β-肌球蛋白重链上的空间定位进行了结构-功能区的分类。这些突变多发生在肌动蛋白结合位点，催化活性位点（ATP结合口袋或外端），与基本轻链结合界面以及β-肌球蛋白重链的杆状部分（头-杆连接），包括被称作转化器的结构域（converter domain）。研究者在此基础上根据错义突变所编码的氨基酸残基是否改变了原有氨基酸残基的带电性质，在每个功能区内进一步将该突变分为保守和非保守两大亚类。这些错义突变根据其所在位点空间位置的重要性，可能导致不同程度的肌节蛋白构象结构改变和功能异常，并与病情预后和是否恶化有关。比如发生在肌动蛋白结合区的R403Q和R453C突变具有疾病外显率高，心源性猝死发生率高和预期寿命降低等特点。相比之下，发生在头-杆连接处的保守突变L908V缺陷患者则呈现猝死发生率低，病情较良性的特点。最新的研究表明转换器结构域内的突变尽管存在差异，但总的说来与病情的不良预后高度相关。这些信息在受累患者的临床治疗中应予以充分考虑。这可能是因为转化器结构域（包括第709-777号氨基酸）在空间上将必需轻链结合结构域与催化结构域连接起来，并被认为与必需轻链结合域一起行使一个（半刚性）杠杆臂作用。尽管其分子机制尚未厘清，转

化器结构域已被广泛地认为是肌动-球蛋白复合体中发生弹性变形的一个关键元件。携带G716R、R719W/C等突变的肌纤维在等容的情况下，相比正常肌纤维可增加48%～59%的力和刚度。在强直或放松条件下，肌肉纤维刚度在横桥循环的动力学性质并没有改变的前提下，比对照组高45%～47%。这些研究发现提示转换器结构域关键氨基酸的突变可以使横桥更能抵抗弹性变形，这可能与HCM的发生机制有关。

（二） 肌球结合蛋白C（myosin binding protein C）

肌球结合蛋白家族成员于1973年首次被纯化和鉴定，在肌节的构成中具有重要的结构和功能作用。到目前为止，已有三种不同的肌球结合蛋白被发现，分别由不同的基因（MYBPC1-3）所编码，其中慢型（MYBPC1，1141个氨基酸）和快速型（MYBPC2，1141个氨基酸）肌球结合蛋白亚型仅存在于骨骼肌中，由cMYBPC3基因编码的心肌球结合蛋白C亚型（1273个氨基酸）仅在心肌细胞中表达。心肌球结合蛋白C是横桥循环的重要调节因子，通过改变肌球蛋白、肌动蛋白和α-原肌球蛋白之间的相互作用来限制和调节横桥运动，起到一个制动器的作用。同时，肌球结合蛋白C的磷酸化可以加速横桥的形成。这些调控机制是提高肌节舒张和收缩时的速率所必需的。自1995年第一例引起cMYBPC3突变的HCM例被报道以来，已有350多个突变被鉴定。在所有HCM患者中，约50%携带cMYBPC3基因突变。与其他HCM致病基因突变不同的是，相当一部分的cMYBPC3突变是通过位于内含子的mRNA剪接供体/受体（splice site donor/receptor）位点或其他插入/缺失突变，导致外显子跳转（exon skipping），开放阅读框移位和插入早产的终止密码子造成的。因此大部分的cMYBPC3突变造成了肌球结合蛋白C的截断、缺失/插入、移码或者无效等位基因突变。例如，一个位于cMYBPC3基因32号内含子中的25个碱基对缺失可导致第33号外显子跳转和移码（$MYBPC^{\Delta25bp}$）。这样会造成第34号外显子内的终止密码子缺失，整个34号外显子以及部分3’-UTR序列发生转录，从而在肌球结合蛋白C的C10结构域翻译出与野生型蛋白完全不同的蛋白质序列。这种突变是致病性的，根据保守估计，全世界有约5500万人为这个突变的携带者，90%的60岁以上的携带者最终会发生HCM，但具体的致病机制尚不清楚。

还有大概40%的cMYBPC3突变是单氨基酸替代突变，这些突变通常相比截断突变表现出较轻微的临床症状。单个氨基酸错义突变可以出现在肌球结合蛋白C除了C0和C1结构域间富含脯氨酸和丙氨酸残基的连接序列外的任何地方。例如，目前发现C3结构域的错义突变数量最多，在其中的R502W突变最为常见，发生于2.4%的HCM患者。R502Q突变以及R495（已发现R495W、R495Q和R495G三种变体）和G523（已发现G523R和G523W两种变体）都是突变好发的“热点”。除了C3结构域，C1结构域含有一个锌离子结合区，这里的Q208H突变可增加与锌离子的亲和力。在C2结构域表面暴露的环状区域内，E451氨基酸残基被认为有助于C2与肌球蛋白S2结构域的结合，而它附近出现的三个错义突变（G416S、E441K、E451Q）则被发现与HCM有关，提示这些图变可能影响到了蛋白质间的相互作用。在另一个热动力学性质十分活跃的C5结构域中，N755K突变以及邻近的V757M和G758D突变可以导致该结构域的空间结构完全破坏。与之相对应的是，同样是C5结构域中的R654H和R668H突变似乎不会影响结构域的稳定性，而是影响与C8结构域的分子间相互作用。

（三）肌球蛋白必需轻链与调节轻链

肌球蛋白必需轻链（myosin essential light chain，ELC）和肌球蛋白调节轻链（essential regulatory chain， RLC）都属于钙结合蛋白的EF手型结构域（EF-hand domain）超家族。相比RLC，ELC的EF手型结构域已经失去了独立结合二价阳离子的特性，但它对于维持ELC的结构和功能仍然起着重要作用。哺乳动物心脏表达两种ELC蛋白亚型，即MYL3基因编码的心室ELC和MYL4基因编码的心房ELC。迄今为止，只有心室亚型被发现与HCM突变有关。最先被发现与HCM关联的MYL3突变是在其4号外显子中出现的M149V和R154H 2个错义突变。随后，E56G和A57G（3号外显子）及E143K（4号外显子）与HCM的关联也被鉴定出来。上述MYL3突变大多发生在的编码EF手型结构域，受M149V变异影响的患者的心脏活检标本显示出心肌收缩功能改变，肌球蛋白活性增强，在运动试验中肌动蛋白滑动速度也明显增加。

MYL2基因编码心室RLC，其与HCM相关联的突变于1996年首次与MYL3突变同时被鉴定。迄今为止，共10个MYL2基因突变被发现，主要出现在该蛋白质的2个功能域：第一个是保留了结合Ca^{2+}和Mg^{2+}能力的EF手型结构域（第37～48氨基酸残基）；第二个则是高度保守的，可被肌球蛋白轻链激酶磷酸化的第15号丝氨酸残基。比如，已知的N47K和R58Q突变位于二价阳离子结合位点内或附近，而A13T、F18L和E22K等突变更接近S15磷酸化位点。在首次发现的3个RLC错义突变中，A13T和E22K与明显的中腔阻塞（Midcavity obstruction）有关，N47K突变则与中心室肥大（midventricular hypertrophy）有关。然而，由于后续筛查中发现的A13T突变患者表现出更为典型的HCM表型，提示中心室肥厚表型似乎存在差异。其他MYL2突变还包括导致RLC的MHC结合位点内产生氨基酸序列截断的剪接位点受体突变（IVS6-1G ＞ C）和L103E错义替换，但目前尚不清楚后者是导致疾病的原因还仅是一种罕见的基因多态性。其他MYL2剪接受体位点突变（IVS5-2A ＞G）和错义变体如D166V、F18L和R58Q等也相继被报道。目前RLC的HCM致病突变对粗肌纤维结构的影响还未被完全了解，但这些突变确实能影响RLC结合Ca^{2+}的能力及其被磷酸化修饰的能力。此外，磷酸化位点变异本身也可以影响蛋白与钙离子结合力。因此，这两个位点之间的相互作用对RLC功能可能很重要。尽管大多数RLC突变似乎导致轻度或良性表型，但R58Q、D166V和IVS5-2突变与早期恶性表型和/或心源性猝死都明显相关。

（四）心肌肌钙蛋白家族 （Troponin）

心肌肌钙蛋白（Troponin）通过一个球状的原肌球蛋白结合亚基参与心肌的收缩调节。HCM相关的肌钙蛋白突变可干扰肌钙蛋白与Ca^{2+}的结合，肌钙蛋白之间的相互作用及临近蛋白质的空间构象变化。大约15%的HCM突变出现在编码细肌丝肌钙蛋白的TNNI3和TNNT2基因，这两个基因分别编码心肌钙蛋白I（Troponin I，TnI）和心肌钙蛋白T（Troponin T，TnT），现已被发现的突变总数超过60个。由TnI突变引起的HCM患者中，心脏形态学改变可以包括不对称的间隔肥大及心尖部和双心室的肥厚。这些形态改变造成的心电图异常和病情恶性程度相似，但心源性猝死的发生率相对较低。与之相对的是TnT突变患者的猝死率高，但仅显示轻度甚至亚临床的心肌肥大。另一种少见的HCM相关突变出现在编码肌钙蛋白C（Troponin C， TnC）的TNNC1基因，此类患者通常在较年轻时出现包括严重的左心室肥大等HCM症状，并常有呼吸困难和胸痛等症状。这些肌钙蛋白突变大多是错义突变，涉及单个氨基酸残基的替换。也有些突变是阅读框内缺失突变，导致1个氨基酸缺失。除此之外，信使RNA剪接供体位点突变造成的截短的TnT突变蛋白也被报道。在TnI中，大多数HCM相关突变位于C端，如突变“热点”第92号精氨酸残基是肌动蛋白和原肌球蛋白结合的区域。在TnT中，70%以上的突变位于与原肌球蛋白相互作用的第69到180位氨基酸残基之间的区域。分子机制研究证实，大多数引起收缩力增加的TnC突变与其自身Ca^{2+}结合亲和力增加有关。而这种亲和力增加似乎涉及其N-端或C-端结构域的结构改变。此外，与TnI的相互作用也可以影响Ca^{2+}结合的能力。

（五）α-原肌球蛋白（Tropomyosin）

TPM1基因编码α-原肌球蛋白， 该蛋白为284个氨基酸残基形成分子量为33kD的α-螺旋卷曲结构，并可形成同二聚体与肌动蛋白结合。到目前为止，大约有10多个TPM1突变体被发现和鉴定为HCM致病相关突变。除引起心肌肥大，TPM1突变的患者在儿童或青年期发生心脏猝死的概率很高。大多数突变位点位于原肌球蛋白的α带上与肌动蛋白相互作用的关键氨基酸附近。与MYH7和cMyBPC突变相较，大量TPM1突变（45%）与扩张型心肌病（Dilated Cardiomyopathy，DCM）有关。最早报道导致HCM的TPM1等位基因是HCM家系连锁分析发现的R175N和E180G错义突变，目前尚无截短或无义突变报道。导致HCM的TPM1突变频率很低，不高于1%。与除cMYBPC3外的其他HCM疾病基因不同，TPM1突变最有可能通过显性负性（dominant negative）的毒性多肽生成而不是通过单倍体计量不足发挥其致病作用。有研究发现原肌球蛋白N端的2个突变（A63V和K70T）通过增加Ca^{2+}敏感性而提高了蛋白的活动性，并破坏了其与肌动蛋白间的相互作用。其具体表现为蛋白体外的热稳定性降低和肌动蛋白活化的增加。此外，在原肌球蛋白突变体肌小节中肌钙蛋白的构象被发现发生了明显的变化。

（六）肌动蛋白（Actin）

迄今为止，在HCM患者中已经发现了12种肌动蛋白基因ACTC1突变。根据肌动蛋白氨基酸变化的位置，有学者将ACTC1突变分为三大类：（1）只影响与肌球蛋白分子马达结合位点的突变，称为M类突变；（2）只影响与原肌球蛋白调节蛋白结合位点的突变，即T类突变；（3）同时影响与肌球蛋白和原肌球蛋白结合的基因突变，称为MT类突变。基于最新的电镜研究结果，M类突变只特异地发生在与肌球蛋白相互作用位点。如E99K是最早被发现的M突变之一，总体表现出钙敏感性增加和肌纤维激活的特性。另一些M类变体，包括H88Y、F90缺失和R95C都与肌球蛋白相互作用，它们与钙离子的亲和力有待于进一步研究。S271残基位于肌球蛋白和原肌球蛋白结合位点的远端，并构成肌动蛋白疏水活塞结构的一部分。S271F突变对肌动蛋白-肌球蛋白复合体的影响有待进一步研究。T类突变体只发生在调控原肌球蛋白结合的区域，现已知的突变包括A230V和R312C等。肌动蛋白在阻断状态下与原肌球蛋白的结合位点发生的突变被归为MT突变类。所有这些突变位点在阻断状态下比在开放状态下更接近原肌球蛋白。据此推测这些突变可能会对肌肉收缩力的调节和发展产生协同的负面影响。现已知的MT突变包括Y166C、P164A、A295S、A331P和M305L等。目前关于HCM相关的肌动蛋白突变的分子机制尚大多处于体外生化实验研究阶段，深入的高级结构研究及体内疾病模型研究尚待开展。

（七）Z盘蛋白（Z-disc Protein）

编码与肌节蛋白相互作用的蛋白基因发生突变也被证实与HCM发病有一定的相关性。这些突变主要来源于负责将肌节单位相互连接的Z盘蛋白质。编码这些蛋白质的基因有肌连蛋白titin（TTN）、肌肉LIM蛋白（CSRP）、telethonin（TCAP）和肌球蛋白2（MYOZ2）。titin是一个跨越了从Z盘到M线大约一半肌节的巨大蛋白质，含有363个外显子。在HCM患者中发现，突变后的titin蛋白显示出对肌动蛋白或心脏锚蛋白重复蛋白的结合亲和力增加。表1-2-1所列为HCM相关致病基因。

表1-2-1 HCM相关致病基因

基因	编码蛋白	功能	变异耐受	
			Z值	pLI值
已证实的HCM致病基因（编码肌节蛋白基因）				
MYH7	β-肌球蛋白重链	ATP酶活性，力的产生	6.54	0.00
cMYBPC3	肌球结合蛋白C	调节心肌收缩	0.69	0.00
TNNT2	肌钙蛋白T	调节肌球-肌动蛋白相互作用	1.54	0.01
TNNI3	肌钙蛋白I	抑制肌球-肌动蛋白相互作用	1.88	0.17
TPM1	α-原肌球蛋白	调节肌钙蛋白复合体与肌动蛋白结合	3.42	0.80

续表

基因	编码蛋白	功能	变异耐受	
			Z值	pLI值
ACTC1	心肌α肌动蛋白	影响心肌收缩功能	5.25	0.95
MYL2	肌球蛋白调节轻链	肌球蛋白重链7结合蛋白	0.86	0.02
MYL3	肌球蛋白必需轻链	肌球蛋白重链7结合蛋白	0.75	0.89
CSRP3	富含半胱氨酸和甘氨酸的蛋白质	肌肉LIM蛋白(MLP),一种Z盘蛋白	-0.66	0.00
可能的HCM易感基因				
FHL1	四个半LIM结构域的蛋白质1	肌节重要结构蛋白	1.29	0.92
MYOZ2	Calsarcin-1	Z盘蛋白质	0.03	0.02
PLN	受磷蛋白	肌浆网钙的调节器	0.57	0.11
TCAP	Telethonin	肌限制蛋白质	0.45	0.08
TRIM63	含三联基元63	泛素蛋白酶体系统E3连接酶	0.02	0.00
TTN	肌连蛋白	肌肉收缩弹性元件	-5.48	0.00
与HCM发病潜在关联的基因				
ACTN2	α-辅肌动蛋白2	Z盘蛋白质	1.76	1.0
ANKRD1	锚蛋白重复蛋白	心脏基因的负调节因子	-0.01	0.00
CASQ2	肌钙集蛋白	钙结合蛋白	-1.08	0.00
CAV3	Caveolin 3	一类小窝蛋白	1.19	0.34
JPH2	接合亲和素2	调节细胞内钙信号	3.93	0.01
LDB3	LIM结构域结合3	Z盘蛋白	0.32	0.00

变异耐受显示特定基因突变与HCM致病性的相对关系：Z值越高（>0）表示机体对该基因错义突变的容忍度越小（越易造成疾病），pLI值表示对功能丧失突变的不耐受概率，1表示完全不耐受。

三、肥厚型心肌病拟表型

以细胞内溶酶体储存障碍导致的HCM的拟表型（phenocopy）最初在不明原因的左室肥厚患者或HCM不典型的临床表现患者中被发现。这些疾病的分子病因与编码肌小节基因突变导致的HCM不同，主要包括以下几种。

1. Pompe病（Pompe disease，PD）。PD的特点是溶酶体中糖原异常沉积，这是由于患者体内酸性α-葡萄糖苷酶（acid α-glucosidase，GAA）缺乏或缺失造成的。已知造成PD有三种致病机制：第一种最常见，是溶酶体中糖原的异常沉积；第二种是体细胞循环和降解所需的正常自噬过程受破坏，导致有毒物质的积累，以及氧化应激；第三种是在心肌和骨骼肌损伤中起重要作用的线粒体损伤。

2. Fabry病（Fabry disease，FD）。它又称作弥漫性血管角化瘤，是一种罕见的α-半乳糖苷酶A（α-Galactosidase A，α-Gal A）代谢紊乱。该酶降解中性鞘糖脂，主要是球三糖神经酰胺（Gb3）。GLA基因位于X染色体q22.1， 这种基因的变异可以影响酶的合成、折叠、降解、运输或活动，导致不能降解Gb3，在细胞内堆积。Fabry患者表现出与HCM临床特征极为相似的左心室肥大（LVH），因此各类报道中有0.5%～12%的Fabry患者被诊断为HCM。

3. Danon病（Danon disease）。它是一种罕见的HCM拟表型（占HCM的1%），具有X连锁显性遗传模式，是溶酶体相关膜蛋白2基因（LAMP2）功能缺陷引起的先天性细胞自噬过程障碍。它可导致男性在青少年早期出现广泛的左心室肥厚，以及严重的室性心律失常并迅速发展为心力衰竭。

4. PRKAG2综合征（PRKAG2 cardiac syndrome，PS）。它是一种罕见的常染色体显性遗传性疾病，发病较早。该病由位于7号染色体的5’单磷酸腺苷激活蛋白激酶（adenine monophosphate activated protein kinase， AMPK）的γ调节亚基基因PRKAG2突变引起的。已知导致PS的致病性变体几乎都是错义突变。该基因突变可导致类似于HCM的左心室肥大显性遗传性状。AMPK是细胞代谢的调节因子，它的激活通过增加葡萄糖摄取和脂肪酸氧化来产生ATP，并抑制脂质和蛋白质的合成过程。在PS中，γ调节亚单位的紊乱导致激酶活性异常增加。与以前的认识相反，只有约4%的心肌肥厚是由于糖原沉积所致。事实上，PRKAG2在心脏生长中导致心肌细胞肥大的途径是增加胰岛素敏感性和Akt过度活跃，这导致雷帕霉素靶蛋白（mammalian Target of rapamycin， mTOR）哺乳动物靶点的激活和叉头框转录因子（forkhead box）信号通路失活。同时AMPK的激活也增加了收缩调节的Ca^{2+}敏感性，这一机制类似于肌节型HCM的病理生理学途径。

（祝飞美　王　祎）

参考文献

[1] Despond EA，Dawson JF. Classifying Cardiac Actin Mutations Associated With Hypertrophic Cardiomyopathy[J]. Frontiers in physiology ,2018，9：405.

[2] Harris SP，Lyons RG，Bezold KL. In the thick of it：HCM-causing mutations in myosin binding proteins of the thick filament[J]. Circulation research，2011,108(6)：751-764.

[3] Konno T，Chang S，Seidman JG,et al. Genetics of hypertrophic cardiomyopathy[J]. Current opinion in cardiology，2010,25(3)：205-209.

[4] Marian AJ，Braunwald E. Hypertrophic Cardiomyopathy[J]. Circulation research，2017，121(7) 555：749-770.

[5] Redwood C，Robinson P. Alpha-tropomyosin mutations in inherited cardiomyopathies[J]. J Muscle Res Cell Motil ,2013，34(3-4)：285-294.

[6] Ren X，Hensley N，Brady MB，et al. The Genetic and Molecular Bases for Hypertrophic Cardiomyopathy：The Role for Calcium Sensitization[J]. J Cardiothorac Vasc Anesth，2018，32(1)：478-487.

[7] Ruiz-Guerrero L，Barriales-Villa R. Storage diseases with hypertrophic cardiomyopathy phenotype[J]. Glob Cardiol Sci Pract，2018(3)：28.

[8] Seidman JG，Seidman C. The genetic basis for cardiomyopathy：from mutation identification to mechanistic paradigms[J]. Cell，2001，104(4)：557-567.

第三节　肥厚型心肌病的病理改变及病理生理机制

一、概述

HCM是一种常染色体显性遗传心肌疾病，在检查中可观察到左右心室壁存在不对称的肥厚，心室内腔变小及心肌纤维紊乱。临床上通常可见左室壁肥厚、心室较小、左室心肌舒张功能明显减退等表现。根据其病变的位置分布不同，可分为左心室受累、右心室受累两种类型。目前对HCM患者左右心室受累程度的统计显示前者占比约95%，后者占比约5%。左心室受累又可根据其病变的对称性分为非对称性和对称性肥厚两种。在这两种情况中，心室间隔肥厚出现频率最高，可占据病例总数的90%以上，而后为心尖部及心室中部的肥厚；后间隔或/和外侧壁肥厚占病例数最少，约1%不到。右心室的肥厚通常累及流出道前壁。同时，特发性肥厚型主动脉瓣下狭窄，非对称性心室间隔肥厚、梗阻性肥厚型心肌病、心尖部肥厚型心肌病等，都可归于HCM。

二、肥厚型心肌病的病因学

HCM的致病基因多数位于常染色体，这些发生致病突变的基因所编码的蛋白质通常是组成心肌纤维的重要结构组分，如粗、细肌丝或钙调节蛋白等肌小节关键蛋白，这也是HCM又被称肌小节病的原因。β-肌球蛋白重链（β-MHC）、心肌肌钙蛋白-T（cTn-T）、α-原肌球蛋白（α-TM）、肌球蛋白结合蛋白-C（MyBP-C）、必需性肌球蛋白轻链（ELC）、调节性肌球蛋白轻链（RLC）和肌钙蛋白-Ⅰ（cTn-Ⅰ）等都是致病突变常发生的位点。

而另一类HCM患者并不存在肌小节基因突变，而是由某种拟表型（phenocopy）致病因素造成的。这些拟表型的病因主要包括各种类型的代谢疾病。常见的HCM拟表型有如下几种。

1. Fabry病。由于体内缺乏正确编码α-Gal A的基因，导致有关的神经鞘脂类化合物的正常降解受阻，未降解的底物在多种组织的细胞溶酶体中堆积，引起的心脏病变可累及心肌、心瓣膜，导致心壁增厚、心肌增生和间质纤维化。

2. Danon病。与Fabry病同属伴X显性遗传病，相关基因LAMP-2突变导致其溶酶体膜蛋白功能的缺失。这种缺陷将造成骨骼肌和心肌的病变，导致溶酶体的自噬降解功能下降，从而细胞内出现带有肌膜特征的类脂质小体，该病在年龄较小的患者中常见。

3. Pompe病。常染色体隐性疾病，又可称为糖原贮积症Ⅱ型。由于机体无法合成足够多的酸性a-葡萄糖苷酶而引起糖原在溶酶体内沉积，破坏了溶酶体所处的内环境平衡，使细胞释放出不正常的溶酶体酶，进而导致血细胞的结构被破坏，最终引起心肌病变增厚和严重的肌无力。

4. 线粒体病。细胞氧化磷酸化机制的阻断导致的线粒体呼吸链异常，糖原和脂肪酸等不能进行氧化磷酸化反应，导致能量代谢出现障碍。作为多器官疾病，此类疾病多表现在高耗氧的器官例如心脏、脑和骨骼肌处。其中，在心脏处的表现为前期心壁肥厚，后有扩张。此外，外周神经系统、内分泌系统都可能被波及。

5. Friedreich共济失调。常染色体隐性遗传病，表现为其基因产物线粒体蛋白frataxin水平降低，铁硫簇合成出现障碍，导致线粒体功能紊乱。又由于frataxin的主要表达组织中包含心肌，故病变时心脏最先受累，细胞内铁分布异常，使细胞受损，导致出现心壁增厚，心肌细胞变性，间质纤维化，心肌细胞内大量铁沉积及乌头酸酶活性降低等问题。

三、肥厚型心肌病的病理变化

HCM的主要病理表现为心肌细胞的异常肥大以及细胞排列的紊乱，这类异常细胞的肌原纤维完全不沿同轴生长，且可能出现从Z带呈辐射状排列的现象。病变细胞毫无规律地排列连接并遍及整个左心室；破坏心室的正常结构并导致左室结构的排列混乱；严重影响心肌正常的电生理脉冲传递。肥大程度较高的患者可能伴随有一定程度的间质纤维化和心肌细胞变性等状况，如图1-3-1所示。已发生病变的肥厚心壁组成较为单纯，除去心肌细胞外，伴有一定数量的纤维组织，有的还存在一定脂肪的嵌入等。通过尸检，患者的病变常见于室间隔内，表现为动脉壁加厚、管腔变窄、内膜及中层胶原弹性纤维组织和平滑肌组织的增生；也有部分病例观察到心室内壁中存在有过量的酸性黏多糖物质堆积。另外，多至80%的患者心壁内的冠状动脉出现异常，患者增厚的室壁内有许多病理性的冠状动脉生成，这些小动脉的重构将引发HCM的心肌缺血和局灶性纤维化，最终导致功能失常。在HCM的发展过程中，心脏早期产生适应性改变，以细胞肥大为主要形式进行代偿，表现为提供收缩能力的肌纤维变粗，数量也一定程度增加；心肌细胞直径几倍于正常细胞，心壁肥厚，心脏增大至正常情况的2～3倍以上，如图1-3-2所示。然而这种代偿后期会导致供需矛盾。由于氧和营养均从毛细血管弥散而来，随着心脏体积的增大和毛细血管离心肌细胞中心的距离增加，营养物质的弥散越发艰难，心肌细胞就会出现一定程度的变性、萎缩、间质纤维化和坏死。这个过程临床上称为功能代偿到功能失代偿现象，也是我们用来判断患者疾病恶化程度的标志。

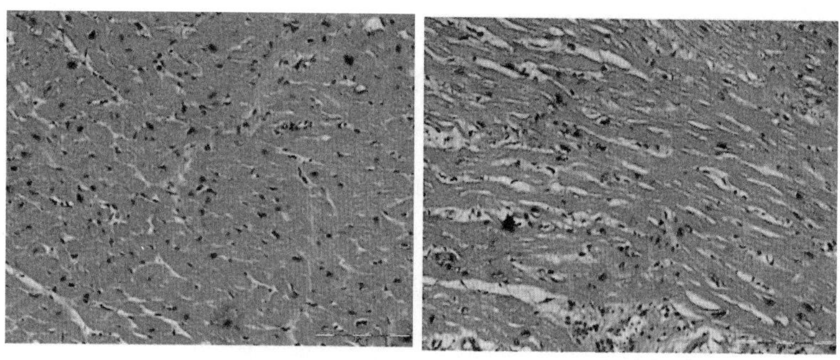

图 1-3-1 正常人心肌（左）与 HCM 患者心肌组织形态对比

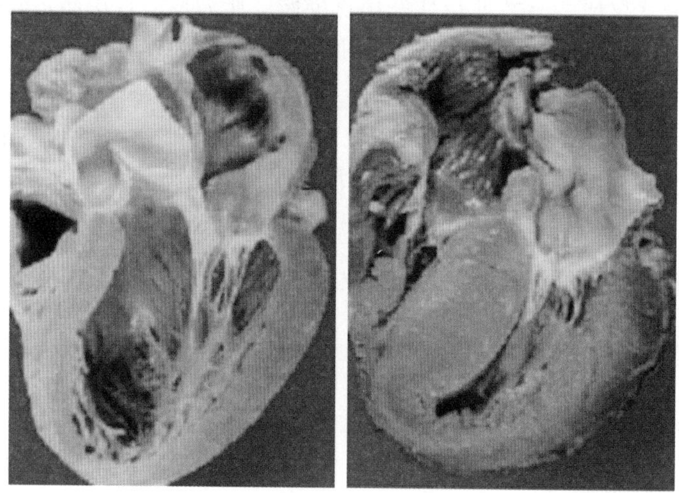

图 1-3-2 正常人心脏（左）与 HCM 患者心脏大体形态对比

注：修改自 Ahmad et al.，2005。

四、肥厚型心肌病的病理生理机制

（一）生理性心室壁肥大与病理性心室壁肥大的特点与区别

心室壁肥大的基本原因为持续的压力和容量过负荷，但由于生理性肥大与病理性肥大产生的诱因不相同，其在临床上所表现的症状也存在差异。在病理条件下，心脏从代偿性增大到失代偿的过程中长期处于超负荷运转，将导致心肌的进一步重塑。该现象的出现使得左心室扩张，并引发细胞凋亡坏死及心肌纤维化等病状，最终将加速心衰导致猝死。生理性心壁肥大则不存在心肌纤维化及心功能障碍等问题。生理性肥大可发生在孕期和耐力训练期间，主要表现为心室容积轻度增加（10%～20%）和与之相匹配的心室壁厚度协同增加。这些现象是由于单个心肌细胞在长度和厚度方向同时进行生长的结果。刺激解除后，生理上肥大将被逆转，心脏恢复到原来的尺寸。相反，在心肌梗死、瓣膜病和代谢综合征患者中可观察到病理性肥大，最初表现为室壁厚度增加（向心性肥厚）和室腔尺寸减小，其中心肌细胞的厚度增加通常大于长度的增加。在后期，病理性肥厚可导致心室扩张

（离心性肥大），收缩功能受损（适应性重建不良）以及心肌细胞长度异常增加。从能量代谢上看，病理性心壁肥大时心脏更偏向于分解利用葡萄糖而非脂肪酸，这样能使单位氧所产生的ATP更多，以保护心脏的自我运转。而生理性心壁肥大却是两者的利用均会增加，这属于正常的身体状况下长期锻炼所导致的结果。 通过对心脏的检查我们可以辨别生理性心壁肥大：心肌肥厚呈现均匀分布，室间隔和左室后壁厚度小于16mm，一般情况下不足13mm； 左室腔增大，室壁运动正常；且在停止训练后，心脏的异变现象将会有所减轻或恢复正常。而病理性心壁肥大时，心肌的肥厚是不均匀和不对称的，室间隔、左室后壁及心尖部厚度大于16mm；在具体观测中左室腔较小，室壁运动异常，在进一步诱发试验后能观察到梗阻现象；且在停止训练后心脏的异常肥大不会恢复正常，心电图观测异常不变甚至恶化。

（二）HCM心肌肥厚发生的分子机制

尽管HCM是一种常染色体显性遗传病，大量临床研究表明仅携带肌节蛋白突变杂合子基因并不能完全解释HCM的发生：例如与HCM患者携带相同基因突变的兄弟姐妹无表型。又比如HCM通常在成年后（>20岁）发生，而肌节蛋白基因突变从出生就存在。这些现象表明HCM的发病机制不仅仅涉及肌节蛋白基因的突变。事实上，HCM心肌肥大除了简单的心肌细胞生长和蛋白质合成增加以外，还会涉及包括细胞死亡、纤维化、钙离子调节相关蛋白功能失调、线粒体功能障碍、代谢重编程、胎心基因表达活化、蛋白质和线粒体质量控制受损、肌节结构改变和血管生成不足等众多的分子细胞层面的事件。诱发这些事件的分子事件将最终加重心脏重构并引起功能障碍，最终导致心力衰竭。

1. 心肌能量利用障碍（即ATP再生效率低下）。在心功能不全的发生中起着重要作用。携带致病突变的肌节往往会引起肌丝耗能增加，对ATP酶活性的需求更高。由于心肌细胞内能量的快速供给在很大程度上依赖于线粒体氧化磷酸化偶联产生的ATP，携带致病突变的心肌细胞内线粒体的工作负荷会明显增加。除了能量利用发生改变外，ATP再生障碍引起的细胞内ADP升高也可损害心肌舒张功能。在生理条件下，心肌ATP的再生足以维持正常的ATP水平并防止细胞内ADP的积累（ATP～10mM， ADP～60μM）。然而，HCM模型动物中ADP水平可增加到130μM。过高的ADP水平将增加肌丝对Ca^{2+}的敏感性和亲和力（形成所谓“黏性肌丝”）。肌丝的这种理化性质改变被认为会干扰心肌松弛，引起舒张功能障碍。另据研究显示心肌舒张功能受损（舒张功能不全）可以在心肌肥大之前就发生了，提示异常高水平的细胞内ADP/AMP累积可成为HCM发展的一个重要原因。

2. 心肌纤维Ca^{2+}敏感性失常。大量研究表明，肌节蛋白上特定位置的致病突变会增加肌丝对Ca^{2+}的敏感性，即突变蛋白对Ca^{2+}敏感性的影响取决于突变氨基酸所处的空间位置。除此之外，细胞内信号通路的改变也会继发性地导致肌丝对Ca^{2+}敏感性发生改变。例如蛋白激酶A（protein kinase A，PKA）活性不足引起的cTnI磷酸化水平降低可继发性地导致肌丝对Ca^{2+}敏感性增高。而β肾上腺素能受体（β-adrenergic receptor， β-AR）信号通路的激活可使肌丝对Ca^{2+}脱敏，并提高运动时和心脏压力增加时心肌舒张的速率。在cMYBPC3截断突变的HCM小鼠模型中，β1-AR表达下降，PKA的表达和细胞定位均发生变化，最终使cTnI磷酸化下调。除了肌节蛋白的磷酸化修饰外，活性氧（reactive oxygen species， ROS）导致的蛋白质氧化修饰也被发现与携带原肌球蛋白（Tm）突变的HCM模型小鼠肌节蛋白Ca^{2+}的敏感性增强有关。

3. 微血管内皮功能障碍。也被认为是HCM发展的重要病理生理机制之一。即使在冠状动脉造影正常的HCM患者中，冠状动脉血流储备也较健康人群减少。并且无论是心脏肥厚区还是非肥厚区，HCM患者冠状动脉血流对腺苷的反应变得低下（即血管内皮舒缩功能发生障碍）。反映内皮功能障碍的血清生物标志物在HCM早期就被发现可出现变化。微血管内皮功能障碍还可受一些因素影响：（1）来自肺循环的血管活性介质，可因左室充盈压力增加而释放；（2）血管疾病早期的代偿机制，如诱导型一氧化氮合酶（Inducible nitric oxide synthase， iNOS）；（3）自主神经系统调控。目前研究者们普遍认为HCM致病突变造成的心脏舒缩功能障碍可能导致血管内皮功能障碍发生，而微血管功能障碍又可使应激状态下的心肌血流变缓甚至发生缺血，进而引发心脏重塑（肥大、纤维化）。

4. 氧化应激。肌节蛋白突变造成心肌细胞内氧化还原平衡紊乱被认为促进了HCM的发生和发展。反过来，过多的细胞活性氧也会通过对DNA的损伤等机制导致肌节基因进一步突变和加重HCM表型。在生理条件下，约有5%的胞内氧气在线粒体呼吸链被转化为活性氧。除了线粒体，NADPH氧化酶（NADPH oxidase， NOX）负责产生胞质内活性氧。如前所述，HCM心肌细胞能量负荷增加，产生过量的ROS。这些氧自由基会导致蛋白质、DNA以及脂质被氧化损伤。众多的研究评估了HCM患者心脏氧化应激的标志物后发现，脂质过氧化的标记物4-羟基-2-壬醛（4-HNE）在HCM患者右心室侧的所有心肌内活检中与健康对照组相比显著升高。对于DNA氧化损伤标记物8-羟基脱氧鸟苷（8-hydroxy-2 deoxyguanosine， 8-oxodG）的检测显示HCM患者左心室内膜活检中含有8-oxodG的细胞核明显增多。还原型谷胱甘肽（Glutathione， GSH）与氧化型谷胱甘肽（Glutathiol， GSSG）的比值也在HCM患者心肌样品中显著下降。

（三）肥厚型心肌病的病理生理改变

HCM早期因心脏的代偿导致左心室心肌的收缩功能增强，舒张功能与室壁顺应性将会降低，这在一定程度上也会导致心律失常。随着病情进入到失代偿阶段，将可能出现以下病理生理改变。

1. 左室充盈功能障碍。由于心肌纤维排列紊乱，细胞间质内其他物质增多并填充其中，结缔组织异常增生；心肌的结构形变因此受阻，导致弹性回缩力下降，僵硬度上升，而顺应性下降，使左心室舒张受限。心肌纤维化可进一步导致心室充盈功能障碍。目前心肌舒张功能障碍的机制大致分为主动性舒张功能减弱和被动性舒张功能减弱。前者主要见于舒张早期，正常的心肌舒张需要胞内钙离子浓度迅速改变，该过程依赖ATP供能。在这个阶段若由于肥大的心肌细胞缺血缺氧导致ATP不足，则钙离子与肌钙蛋白的解离过程进行得不够彻底，最终导致心室舒张的迟缓和不完全。同时，由于其他系统性疾病或基因的缺陷而导致的ATP供能不足，也同样会影响到心室的舒张和充盈。被动性的舒张功能减弱主要见于舒张晚期，心室顺应性降低，心肌炎症、纤维化、间质增生及心脏的充盈功能出现障碍等病理现象均可引起心室壁成分改变，使得心室在舒张末期可容纳的血液量减少，引发每搏输出量减少。而当左室舒张末期的压力过大时，患者容易并发肺瘀血、肺水肿等现象。采用GRA和多普勒超声心动图观测心脏的舒张过程，可知患者的左室充盈严重缺乏，前负荷储备能力失常，可导致左室舒张功能障碍，引起呼吸困难。晚期患者可能会出现室壁运动异常和室壁变薄、心脏扩大、充血性功能不全等问题，提示预后较差。

2.左室流出道梗阻（left ventricular outflow tract obstructions， LVOTO ）。LVOTO常出现于梗阻性肥厚型心肌病 （hypertrophic obstructive cardiomyopathy，HOCM）中。由于肥厚的室间隔收缩运动减弱，而左室代偿性运动增强，收缩时迫使二尖瓣前叶突入无血液的流出道中，表现出收缩期前向运动，在临床上也称为二尖瓣前叶收缩期前移（Systolic Anterior Motion， SAM） 现象。这种现象因在临床上被作为一条重要的诊断依据而在检测中优先考虑。此现象的出现将导致梗阻部位前后出现压力差，听诊时可闻及响亮的收缩期杂音。但不能仅凭SAM现象对心肌病进行诊断，少数情况下非梗阻性肥厚型心肌病（non-obstructive hypertrophic cardiomyopathy， HNCM）中也存在轻微的SAM现象。另外，在少数病例中，由于瓣叶与室间隔并非完全性接触，二尖瓣前叶虽长时间与室间隔有触碰，但却并未引发血流动力学上的梗阻。同时因超声束的局限性，在无明显的SAM现象时，也不能排除流出道梗阻这种情况。由于主动脉瓣狭窄跨瓣的压力差增大是一个定量，若降低前负荷，则将使左心室容量减低，从而导致左室流出道管径收缩，加重主动脉瓣下流出道梗阻。

3. 心源性猝死。HCM并发心源性猝死的患者多为早熟、精力旺盛或经历高活跃度的生理活动的青年人。引起猝死的主要因素与HCM的表征高度重合：一是由于心肌结构紊乱，导致心肌收缩能力下降，突然承受高负荷运动时，突发心功能不全；二是由于间质纤维化和瘢痕，使心肌收缩能力减弱。大规模的HCM患者临床调查报告显示患有该疾病的患者发生心律失常类型及比例中，房室结传导延迟仅占3%，Purkinje传导延迟及阵发性室上性心动过速均占约20%左右，窦房结病变约占50%，特发性室性心律失常占最大比例，约近70%。此类心律失常共同诱发LVOTO，心肌缺血或舒张减低，导致心输出量降低。心脏搏出量储备能力的下降导致高负荷活动均能引起急性心功能不全，因此患者应尽量避免过劳、外力冲击和情绪骤变等情况的发生。

（张　莎　王　祎）

参 考 文 献

[1] 高云秋. 肥厚型心肌病和运动 [J]. 中国运动医学杂志，1997（1）：1-3.

[2] 任岫嵋. 肥厚型心肌病的药物治疗 [J]. 世界最新医学信息文摘：电子版，2013(2)：196-197.

[3] 童晓明，金景澍，王树春. 肥厚型心肌病的研究新进展 [J]. 心肺血管病杂志，2000（1）：76-79.

[4] Ahmad F，Seidman JG，Seidman CE. The genetic basis for cardiac remodeling[J]. Annu Rev Genomics Hum Genet，2005，6：185-216.

[5] Heineke J，Molkentin JD. Regulation of cardiac hypertrophy by intracellularsignalling pathways [J]. Nat Rev Mol Cell Biol，2006，7(8)：589-600.

[6] Nakamura M，Sadoshima J. Mechanisms of physiological and pathological cardiac hypertrophy [J]. Nature Reviews Cardiology，2018，15(7)：387-407.

[7] Wijnker PJM，Sequeira V，Kuster DWD，et al. Hypertrophic Cardiomyopathy：A Vicious Cycle Triggered by Sarcomere Mutations and Secondary Disease Hits [J]. Antioxidants & Redox Signaling，2019，31(4)：318-358.

[8] Zinn M，West S，Kuhn B. Mechanisms of Cardiac Hypertrophy[J]. Heart Failure in the Child and Young Adult，2018：51-58.

第二部分

诊 断 篇

第一节 肥厚型心肌病临床症状及其评估

肥厚型心肌病患者中存在部分无症状患者，一般这部分患者的自然寿命同正常同龄人，另一部分HCM患者有临床症状，但其临床症状无特异性特征。幼儿的临床表现主要为喂养困难、发育迟滞、气促、多汗等，成人的临床表现主要包括胸痛、乏力、呼吸困难等心功能不全症状以及晕厥、心悸。HCM患者临床症状的评估对于后续治疗方案的制订非常重要。

一、胸痛

部分HCM患者在静息状态下或活动后会有胸痛表现。胸痛与HCM病理中冠脉的微血管功能障碍、左室心肌肥厚及流出道梗阻有关。由于HCM患者也可能合并其他容易引起胸痛的疾病，如冠状动脉粥样硬化性心脏病，因此，当患者出现胸痛的时候，要注意鉴别。

HCM患者由于冠脉的微血管功能障碍，会伴有微循环缺血，因此静息或负荷核素心肌显像常常提示存在心肌缺血表现，但也因此不容易与冠脉主干病变引起的心肌缺血相鉴别。因此在HCM患者出现典型的劳力性胸痛症状（CCS＜3）时，需要综合考虑冠心病的危险因素，如吸烟、年龄、性别、高血压、糖尿病等，冠心病风险高时有必要行冠状动脉造影协助诊断（IIa C）。针对心跳骤停幸存者、存在持续性室性心律失常者及严重的心绞痛患者（CCS≥3），建议完善冠脉造影（I C）。40岁以上拟行室间隔切除术者，不论是否存在典型劳力性胸痛，建议完善冠脉CTA或者冠脉造影检查。见表2-1-1所列为加拿大心血管学会（CCS）心绞痛严重度的分级。

表2-1-1 加拿大心血管学会（CCS）心绞痛严重度分级

分级	症状
I级	一般体力活动不引起心绞痛，例如行走和上楼时，但紧张、快速或持续用力可引起心绞痛的发作
II级	日常体力活动稍受限制，快步行走或上楼、登高、饭后行走或上楼、寒冷或风中行走，情绪激动可发作心绞痛或仅在睡醒后数小时发作，在正常情况下以一般速度平地步行200m以上或登一层以上的楼梯受限
III级	日常体力活动明显受限，在正常情况下以一般速度平地步行100～200m或登一层楼梯时可发作心绞痛
IV级	轻微活动或休息时即可出现心绞痛症状

二、心功能不全

HCM患者可能因心功能不全出现活动耐量下降、呼吸困难、夜间高枕卧位等症状。心衰发生的机制可能与心脏收缩功能障碍、舒张功能障碍、瓣膜关闭不全、各类心律失常等有关，需结合相关的检查确定心衰病因。

（一）非侵入性检查

经胸超声心动图能较为简便地对患者的室壁厚度、左心室流出道压差（left ventricular outflow tract gradient，LVOT-PG）、舒张功能、收缩功能及瓣膜反流情况等进行评估，详见第二部分第三节。心电图尤其是24小时动态心电图能够提供心律失常方面的证据，明确是否存在室性心律失常、房颤、房室传导阻滞等，详见第二部分第二节。

HCM虽然是进行心肺运动试验的相对禁忌证，但却能协助明确心肌肥厚的诊断，对心功能及预后等方面进行客观的评价，对患者的运动耐量的制定提供证据。近年来，有证据表明，在对患者进行持续的心电、血流动力学监测的条件下，心肺运动试验能够较为安全地应用于HCM患者中。

相关指标：通过运动过程中佩戴面罩相连的容量传感器，收集到患者运动过程中的摄氧量（$\dot{V}_{O_2}$）、氧脉搏（O_2P）、最大氧脉搏（O_2Pmax）、脉搏氧饱和度（SpO_2）、通气当量斜率（$\dot{V}_E/\dot{V}_{CO_2}$）、无氧阈（AT）。最大摄氧量（$p\dot{V}_{O_2}$）为最大运动量时达到的最大且持续至少10s以上的摄氧量。最大运动负荷（Wmax）为达到最大运动量时的做功量。

判断标准：$p\dot{V}_{O_2}$、O_2Pmax、Wmax以占预计值的百分比表示，低于80%为异常，AT占预计最大摄氧量百分比低于40%为异常，$\dot{V}_E/\Delta\dot{V}_{CO_2}>30$为异常。运动中异常血压反应，定义为从运动开始到结束，动脉收缩压反应平坦、下降或过度升高。具体判断标准详见表2-1-2所列。

表2-1-2 心肺运动实验对劳力性呼吸困难的诊断分层

心肺运动实验基本参数

$\dot{V}_E/\dot{V}_{CO_2}$斜率	peak $\dot{V}_{O_2}$占预计值百分比	P_{ETCO_2}	$\dot{V}_E$/MVV
I级 $\dot{V}_E/\dot{V}_{CO_2}$斜率<30.0	≥100%预计值	静息 P_{ETCO_2} 36～42mmHg 运动实验提高3～8mmHg	≤0.80
II级 $\dot{V}_E/\dot{V}_{CO_2}$斜率30.0～35.9	75%～99%预计值		
III级 $\dot{V}_E/\dot{V}_{CO_2}$斜率36.0～44.9	50%～74%预计值	静息 P_{ETCO_2} <36mmHg 运动实验提高<3mmHg	>0.80
IV级 $\dot{V}_E/\dot{V}_{CO_2}$斜率≥45.0	<50%预计值		

肺功能检测基本参数

运动潮气量曲线正常	运动潮气量曲线：呼气受限
心肺运动实验前后FEV_1及PEF无明显变化	心肺运动实验后FEV_1或PEF下降≥15%

运动实验基本参数

血流动力学	ECG	氧饱和度
运动时收缩压增加10mmHg/3.5mL/kg*min Δ $\dot{V}_{O_2}$	运动和恢复期无持续性心律失常、异位起搏点或ST段改变	运动过程氧饱和度无明显变化
血压运动期间增加平坦或下降，或收缩压在运动期间明显增加≥20mmHg/3.5mL/kg* min Δ $\dot{V}_{O_2}$	运动期间出现心律失常、异位起搏点或ST段改变，但不需提前终止运动	氧饱和度下降>5%
	运动期间出现心律失常、异位起搏点或ST段改变，需提前终止运动	

缩写：

FEV_1 ：forced expiratory volume in 1 second第一秒用力呼气容积

PEF ：peak expiratory flow 峰值呼气流速

P_{ETCO_2} ：partial pressure of end-tidal CO_2呼气末二氧化碳分压

$\dot{V}_E/\dot{V}_{CO_2}$ ：minute ventilation/ CO_2 production分钟通气量/分钟二氧化碳排出量，即二氧化碳通气当量

$\dot{V}_E$/MVV minute ventilation at peak exercise/ maximal voluntary ventilation 最大通气量/最大负荷运动通气量

Peak $\dot{V}_{O_2}$ ：O_2 consumption at peak exercise 峰值耗氧量

解读：

- 当peak $\dot{V}_{O_2}$由绿色进展到红色，提示存在心肺功能不全
- 当$\dot{V}_E/\dot{V}_{CO_2}$斜率由黄色进展到红色，P_{ETCO_2}进展到红色时，考虑可能存在静息或运动诱发的肺动脉压升高
- 氧饱和度进展到红色提示存在通气-灌注不匹配
- $\dot{V}_E$/MVV、FEV_1、PEF及运动潮气量曲线变为红色提示肺循环机制致呼吸困难；在恢复期的最初几分钟内出现FEV_1和PEF的恶化，提示运动诱发的支气管痉挛；不论PEF如何变化，一旦FEV_1变为红色，提示运动诱发的支气管痉挛可能
- 血流动力学改变或ECG改变提示心血管机制

注：参考自《2016 EACPR/AHA科学声明：特定患者人群心肺运动试验数据评估建议》。

心肺运动试验不仅能为HCM患者运动处方提供依据，还能为HCM鉴别诊断提供线索，不成比例的peak $\dot{V}_{O_2}$下降和低无氧阈可能提示患者存在代谢异常，还可用于鉴别运动员左室心肌肥厚。

（二） 侵入性检查

由于影像技术的发展，目前左室测压已不再是左室流出道（left ventricular outflow tract，LVOT）压差评估的必经手段，左室充盈压也能够通过超声心动图估测。目前侵入式操作对心功能不全的评估价值主要存在于两方面：① HCM患者在进行心脏移植手术或机械循环辅助前，需进行心导管检查，对右心功能、左心功能及肺循环阻力进行评估；② 在患者因声窗受限等原因无法通过超声心动图进行评估时，可通过心导管检查评估LVOT压差及左室充盈压。

三、晕厥

晕厥是指患者突发、短暂、完全性意识丧失，其发生机制可能是大脑灌注不足，不包括其他非晕厥引起的意识丧失，如癫痫、头部外伤、假性晕厥等。HCM患者发生晕厥的可能性有多种：迷走反射性晕厥、左室流出道梗阻（left ventricular outflow tract obstruction，LVOTO）、体位性低血压、病态窦房结综合征、房室传导阻滞、快速性的房性心律失常、快速性的室性心律失常等，需要根据晕厥具体情况确定是否与HCM相关。当晕厥多次发生于劳力及运动后，需考虑是否存在LVOTO或隐匿性LVOTO。初步评估中可能提示晕厥诊断的临床特征详见表2-1-3所列。当患者合并有糖尿病、癫痫等时，也需要考虑这些合并症也可以导致意识丧失的发生，需进行鉴别。晕厥病因的确定与随后的治疗方案制定密切相关，HCM本身可因流出道梗阻、心律失常等原因导致晕厥，但仍存在合并其他因素导致晕厥的可能，因此对晕厥的鉴别诊断尤其重要。

当HCM患者发生晕厥时，需要完善12导联心电图、48小时动态心电图，明确患者是否存在心律失常。如发现缓慢性心律失常，则根据心脏起搏指南进行起搏器治疗。如患者的晕厥常与劳力相关，需完善运动负荷超声心动图以明确是否存在隐匿性流出道梗阻。必要时需要完善左心室测压确定是否存在流出道梗阻。对于怀疑晕厥与心律失常相关时，电生理检查可能有用，其可验证晕厥的原因是快速性心律失常还是缓慢性心律失常。但对于电生理所诱发的室速是否为晕厥的病因，则需要结合临床考虑。在评估HCM合并室性心动过速时，电生理检查可预测室性心动过速的发生率和疾病预后，若不能诱发持续性单源性室性心动过速，则这部分患者发生自发性室性心动过速的风险低，且预后较好。对于怀疑HCM合并血管神经性晕厥时，行直立倾斜实验可能有助于诊断。针对于不明原因多次发生晕厥的患者，在经过猝死风险评估后，处于低风险的患者建议使用植入式线圈记录仪明确是否存在心律失常。但对于HCM患者而言，不明原因晕厥是心源性猝死和埋藏式心律转复除颤器（implantable cardioverter defibrillator， ICD）治疗性放电的独立预测因子。对于HCM患者，只要出现了1次与心律失常相关的晕厥，推荐ICD植入。

表2-1-3 初步评估中提示晕厥诊断的临床特征

诊断	临床特征
反射性晕厥	复发性晕厥的长期病史，特别是在40岁之前发生 在令人不愉快的视觉、听觉刺激或疼痛后发生 长时间站立后发生 用餐期间发生 在拥挤和/或炎热的地方发生 晕厥前有自主神经症状：苍白、出汗和（或）恶心/呕吐 头部旋转或压迫颈动脉窦（如肿瘤、剃须、衣领太紧） 无心脏疾病
直立性低血压导致的晕厥	站立时或站立后发生 长时间站立后发生 用力站起时发生 餐后低血压 开始使用血管扩张剂/利尿剂或剂量改变与血压下降存在时间关联 存在自主神经病变或帕金森综合征
心源性晕厥	用力或仰卧时发生 突发心悸，随后发生晕厥 年轻时不明原因猝死的家族史 有结构性心脏病或冠状动脉疾病 心电图发现提示为心律失常性晕厥 双支阻滞 其他室内传导异常（QRS≥0.12s） 二度I型房室阻滞，一度房室传导阻滞伴PR间期显著延长 未服用负性变时药物情况下，出现无症状窦性心动过缓（40～50bpm） 非持续性室速 预激QRS波群 长或短QT间期 早期复极 V_1～V_3导联ST段I型抬高（Brugada图形） 右胸前导联的T波倒置，Epsilon波提示ARVC 左心室肥厚提示HCM

四、心悸

HCM患者的心悸可能由症状性的心脏收缩或者心室异位起搏引起。持续数分钟的心悸通常与室上性的心律失常有关。患者如频发心悸，那么推荐完善48小时动态心电图，如仍未明确诊断，那么可考虑植入式线圈记录仪，寻找心悸原因。必要时行电生理检查明确是否存在心律失常。

（赵若寒）

参考文献

[1] American College of Cardiology Foundation/American Heart Association Task Force on Practice; American Association for Thoracic Surgery; American Society of Echocardiography; 2011 ACCF/AHA guideline for the diagnosis and treatment of hypertrophic cardiomyopathy: a report of the American College of Cardiology Foundation/American Heart Association Task Force on Practice Guidelines[J]. J Thorac Cardiovasc Surg, 2011,42(6):e153-e203.

[2] Authors/Task Force members, Elliott PM, Anastasakis A, et al. 2014 ESC Guidelines on diagnosis and management of hypertrophic cardiomyopathy: the Task Force for the Diagnosis and Management of Hypertrophic Cardiomyopathy of the European Society of Cardiology (ESC) [J]. Eur Heart J, 2014, 35 (39): 2733-2779.

[3] Guazzi M, Arena R, Halle M, et al. 2016 focused update: clinical recommendations for cardiopulmonary exercise testing data assessment in specific patient populations[J]. Eur Heart J,2018,39(14):1144-1161.

[4] Shen WK, Sheldon RS, Benditt DG, et al. 2017 ACC/AHA/HRS Guideline for the Evaluation and Management of Patients With Syncope: A Report of the American College of Cardiology/American Heart Association Task Force on Clinical Practice Guidelines and the Heart Rhythm Society[J].Circulation,2017,136(5): e60-e122.

[5] Veselka J, Anavekar NS, Charron P. Hypertrophic obstructive cardiomyopathy[J]. Lancet, 2017, 389 (10075):1253-1267.

[6] Spirito P, Autore C, Rapezzi C, et al. Syncope and risk of sudden death in hypertrophic cardiomyopathy[J]. Circulation,2009,119(13):1703-1710.

[7] 中华医学会心血管病学分会，中国成人肥厚型心肌病诊断与治疗指南编写组，中华心血管病杂志编辑委员会. 中国成人肥厚型心肌病诊断与治疗指南[J]. 中华心血管病杂志，2017，45(12):1015-1032.

[8] 姜腾勇.肥厚型心肌病[M]. 北京:人民卫生出版社,2000.

[9] 乔树宾.肥厚型心肌病:基础与临床[M]. 北京:人民卫生出版社,2012.

[10] 张健,韦丙奇,张宇辉,等.肥厚型心肌病合并心力衰竭·理论精要与典型病例[M]. 北京:人民卫生出版社,2019.

[11] Jabbour C, Oenning EM, Neuzner J, et al. Seltene Ursache einer Synkope bei einem Patienten nach TASH-Behandlung [A rare cause of syncope in a patient treated with the TASH procedure][J]. Herzschrittmacherther Elektrophysiol,2011,22(1):46-48.

[12] 崔宏丽,王东,冯新星,等. 肥厚型心肌病致病基因型与临床表现的关系及基因筛查在肥厚型心肌病筛查及疾病鉴别诊断中的作用[J]. 中国循环杂志,2015,(2):149-153.

[13] 刘和俊,曹克将,李诚让,等. 肥厚型心肌病样临床表现的FABRY病家系研究[J]. 中华心血管病杂志，2006,34(2):143-147.

附录

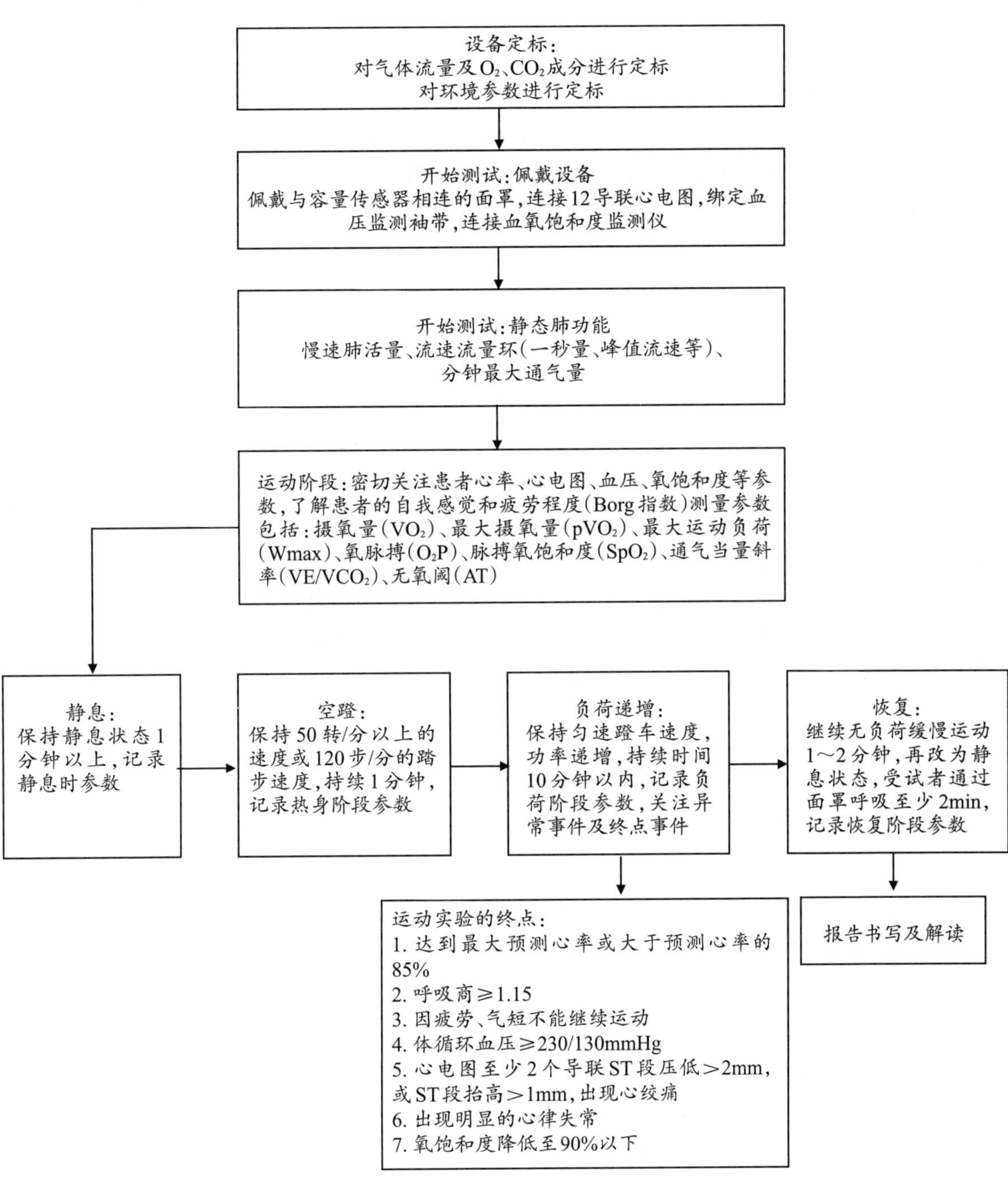

附图2-1-1　心肺运动实验操作流程图

第二节　心电图在肥厚型心肌病诊断中的应用

肥厚型心肌病（hypertrophic cardiomyopathy，HCM）的诊断依赖于通过超声心动图或心脏磁共振成像（cardiac magnetic resonance，CMR）等成像方式检测左室壁厚度是否增加。心血管成像技术的最新进展已经应用到临床的各个方面，可以进行全面的心脏表型和功能的检测，包括对心肌力学、室壁运动、腔室大小和功能进行层析成像评估。新兴的应用包括组织鉴定以识别水肿、纤维化或浸润。在这种情况下，很容易让人误认为传统的心电图检查已过时。但是实际上远非如此，心电图仍然是疑诊HCM的基石。它在心肌病领域正在历经“复兴”，这不仅是因为它的经济性和普及性，而且是因为它能表现出一些与形态、功能变化相关的细节改变，甚至可以在影像学检查未见异常的情况下，表现出一些特征性改变。HCM的特征是明显的心肌增厚，主要影响室间隔和（或）左室心尖部。在大约50%的患者中发现了左室肥厚的心电图证据。特征性心电图表现是在前外侧胸导联或下壁导联中存在异常Q波，这类似于心肌梗死的表现。心房颤动和室上性心动过速是常见的心律失常。室速也时有发生，是猝死的主要原因。HCM患者的心电图有差异很大的表现，不仅可以表现为正常心电图，还可以表现为异常心电图，包括左心室肥厚表现、异常除极（病理性Q波、碎裂QRS波）、异常复极（ST段压低、T波异常）、心律失常（房性心律失常、室性心律失常、传导阻滞）等。2014年ESC HCM指南建议，对于疑似诊断HCM的患者应行12导联心电图检查，以帮助寻找潜在病因。本小节就HCM的心电图诊断进行论述。

一、与肥厚型心肌病相关的心电图表现

（一）心房波异常改变

HCM患者，绝大多数以左心室肥厚为主要表现，其左心室舒张功能受损后，发生进行性的左心房肥大改变。由于左心室舒张末期压力增加和左心室顺应性降低，舒张早期快速充盈过程中充盈血流速度降低和容积减少，导致左心房收缩充盈补偿性增加，左心房进行性发生肥大改变。左心房肥大时主要心电图表现为P波时限延长，成年人P波时限≥110ms，老年人P波时限≥120ms，儿童P波时限≥90ms。慢性左心房增大最终会在其进展过程中发生心房颤动，这是由于在左心室舒张功能受损的情况下左心房收缩阻力增大，心房内血流动力学发生改变，导致心房肌细胞发生电学重构，容易发生心房易损期电活动活跃现象，从而引起心房颤动。

（二）心室预激改变

心室预激改变的心电图表现：PR间期缩短伴随QRS波群起始部预激波，ST-T发生继

发性改变，结合心悸、晕厥、心律失常等症状，便可诊断预激综合征。虽然心室预激改变反映的是心室电活动起始部分的紊乱情况，但是有时候它可能与结构性心脏病存在一定关联性（如HCM），严重的左心室肥厚通常会表现出心室预激改变，此时应高度疑诊因LAMP2或PRKAG2基因突变引起的糖原贮积病（安德森-法布里病）。

（三）Q波

关于病理性Q波的定义一直以来缺乏共识，存在多种诊断标准，这造成了诊断的混乱。Q波持续时间≥40ms和（或）绝对振幅＞3mm，被认为是病理学标准，而另一些人建议Q波振幅应≥随后的R波振幅的25%。近几年来将病理性Q波的定义进行了重新综合修订为：Q波时限≥30ms及振幅≥同导联R波振幅的1/4。而病理性Q波是HCM常见的心电图改变之一，在HCM患者中，约20%～50%的患者会出现病理性Q波。早期研究表明，异常Q波常常出现在左心室室壁肥厚的患者中，而间隔部不对称肥厚的患者中不会出现。组织病理学研究表明，异常Q波与跨室壁心肌纤维化有关，表现与心肌梗死类似。假性心肌梗死的心电图表现是HCM患者的重要心电图表现之一，其特点为：下壁、侧壁导联（II、III、aVF、I、aVL、V_4～V_6导联）出现病理性Q波，右侧胸导联出现高大R波，前间壁导联可见病理性Q波。Koga等进行了心腔内电生理检查，证实了HCM患者病理性Q波产生的两种潜在机制：一种机制是由于跨室壁纤维化引起的局部电活动能力的缺失；另一种机制是由于室间隔基底部和（或）左室基底部游离壁不成比例的肥厚，导致左向右的心室初始除极向量增大。HCM的异常Q波可以消失或减小，也可从无到有、由浅变深，而心肌梗死的异常Q波形成后则永久存在，部分梗死面积很小的异常Q波，则可能会消失。

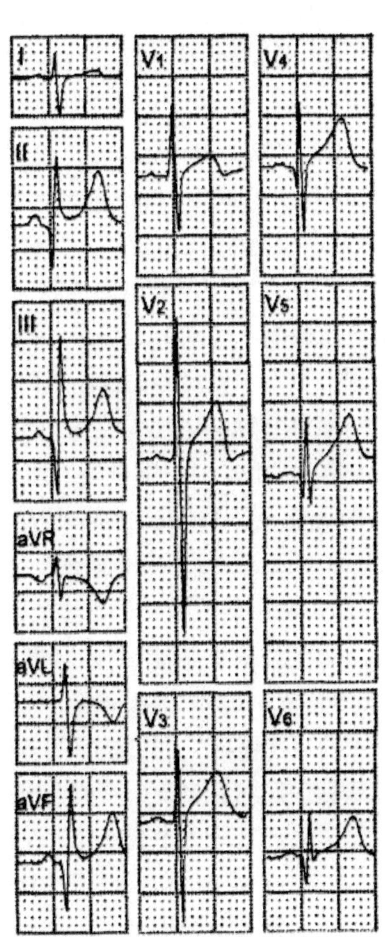

图2-2-1 肥厚型心肌病患者心电图病理性Q波与T波分离现象

T波极性有助于鉴别HCM和心肌梗死的病理性Q波：①HCM导致的异常Q波（R波很小或没有），相对应导联的T波应该直立。HCM病理性Q波不是心肌坏死所致，因为不影响复极，所以不伴有ST-T改变，故产生Q波与T波分离现象（见图2-2-1）。②心肌梗死导致的异常Q波，存在相对应的导联T波直立或倒置改变。

因此，异常Q波（QS型或Qr型）伴有T波倒置时，不支持HCM；T波直立时，无诊断价值。

（四）QRS波群

虽然心电图中仅表现出QRS波群电压增高，在正常年轻人中是普遍存在的，但是此种心电图表现有时也常常提示被检查者可能存在HCM。早在1989年，Dollar和Roberts就证实了12导联心电图中QRS波振幅＞175mm是诊断HCM的敏感指标。在Rowin的一项研究中，发现90%的HCM患者的心电图存在多种异常表现，只有2%的患者表现出孤立的左心室肥厚QRS波群电压增高的心电图表现 。这些发现在Calore的最新研究中得到了证实，其中96%的HCM患者的心电图表现出多种异常，而单独发生QRS波群电压升高的仅2%。目前，临床上最常用的诊断心肌肥厚的三个标准为（1）Sokolow-Lyon指数：即SV_1/SV_2+RV_5/RV_6＞40mm（男）或＞35mm（女）；（2）Cornell Voltage标准：即SV_3+RaVL＞28mm（男）或＞20mm（女）；（3）Cornell Product标准：（SV_3+RaVL）*QRS间期＞2440 mVms；但敏感性均较低。2017年，Peguero等人对94例高血压患者进行了分析，创建了一种新的左室肥厚心电图诊断标准：女性及男性若SD+SV_4（任一导联最深S波振幅+V_4导联S波振幅）分别≥2.3 mV（男）及2.8 mV（女），敏感性较高（70%），则可诊断左心室肥厚，其对左室肥厚的诊断价值不劣于既往其他标准。

肢体导联低电压定义为每个肢体导联中QRS波群幅度≤5mm。低电压与超声心动图或CMR显示室壁厚度显著增加结合起来，应考虑存在诸如心脏淀粉样变等心肌浸润性疾病的可能性。Tetsuo Konno等研究表明，HCM患者左室低电压与心肌纤维化程度有关。Karine Guerrier等研究也表明：左室低电压与心肌纤维化之间的关系，但是关于左室低电压在HCM中的重要性仍不清楚。

完全性束支阻滞在HCM患者中相对少见，仅仅出现在为减轻左室流出道梗阻（left ventricular outflow tract obstruction，LVOTO）的侵入性手术之后。室间隔心肌切除术可能导致左束支阻滞，而酒精室间隔消融术后可能导致右束支阻滞。疾病进展的后期伴有广泛透壁性前间隔瘢痕时，可能会出现左束支阻滞。轻度的室内传导延迟是非特异性的，可以在健康人和运动员中观察到。在HCM患者中很少发生孤立的心室电轴偏转。

fQRS是指两个连续导联的QRS波群呈RSR’型（≥1个R’波、R波或S波存在切迹），但并无典型束支阻滞的心电图图形改变。反映了心室内传导延迟，也是HCM患者心肌纤维化的重要标志。虽然fQRS作为重要预测指标，对接受埋藏式心律转复除颤器（implantable cardioverter defibrillator，ICD）治疗的HCM患者，发生心律失常事件有很好的预测作用，但是其在预后中的作用还不明确。

部分HCM患者表现为一定程度的右心室肥厚表现，但是孤立性右心室肥厚表现患者十分罕见，仅见于糖原贮积病（安德森-法布里病）。20世纪40年代末Myers等和Sokolow等的研究总结出右室肥厚的心电图诊断标准。2009年，AHA/ACCF/HRS“建议”中提出右室肥厚诊断标准中，较重要的标准是RV_1+SV_5＞1.05mV（Sokolow-Lyon电压标准），RV_1＞0.6mV，RaVR＞0.4mV，V_1导联qR型，V_1导联R/S＞1等。

（五）复极异常

ST-T改变是反映心室复极的过程。HCM常伴有左室肥厚，其ST-T异常改变常常属于继发性改变，普遍存在HCM患者中，但部分患者的ST段呈水平型下移，可能由HCM合并心肌缺血致原发性复极异常引起。

侧壁导联出现深倒置T波（TWI）是心尖HCM公认的心电图特征，可以通过心肌核磁显像做出准确评估。心尖肥厚型心肌病的T波呈对称性深倒置，以V_3～V_5导联为主，Tv4≥T5≥Tv3，同时出现R波振幅增高，呈Rv4≥Rv5≥Rv3的变化规律（见图2-2-2）。一项针对29例心尖肥厚型心肌病患者的研究中，发现所有患者心电图中均出现以V_3～V_5导联为主的T波倒置，且倒置深度呈现Tv4≥Tv5≥Tv3的规律，并且与ST段下移程度呈现出正相关变化关系。大部分心尖肥厚型心肌病患者早期均无症状，均因发现心电图ST-T异常改变，进一步检查从而得到确诊。临床上常常把心尖肥厚型心肌病误诊为冠心病。一项在日本进行10年以上针对心尖肥厚型心肌病患者的随访研究发现，巨大倒置的T波，会随着R波振幅的降低，可以出现逐渐消失的现象。

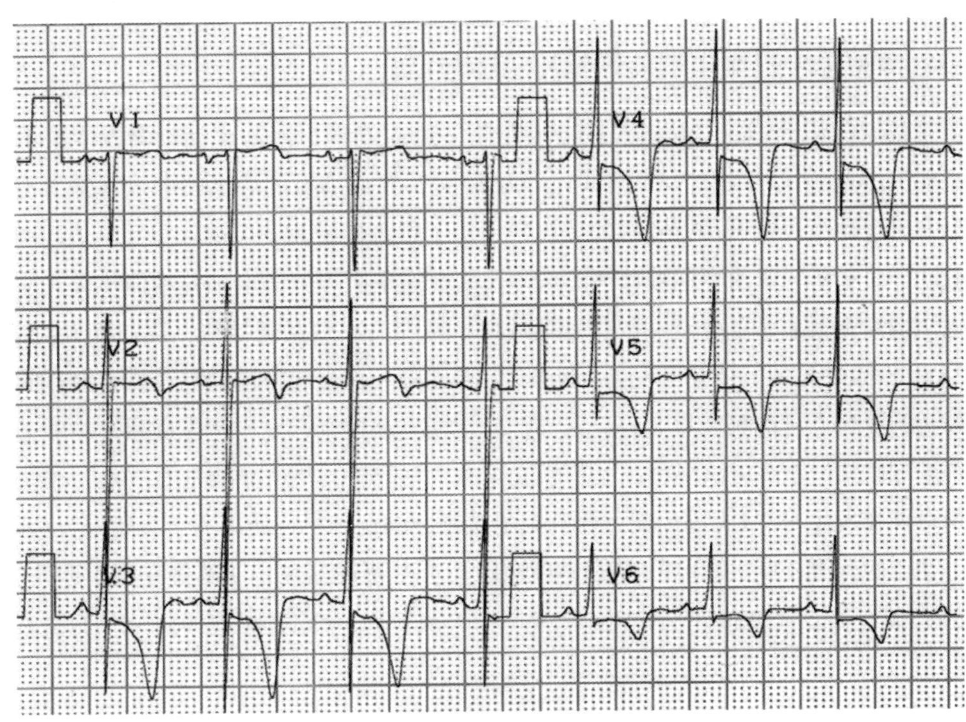

图2-2-2　心尖肥厚型心肌病的T波改变

在HCM患者中，深倒置的T波常常位于下壁及侧壁导联，T波倒置≥0.2mv，并常伴有ST段压低改变。倒置T波形成的机制尚未阐明，目前考虑与以下几方面原因有关：一是心尖部心肌细胞排列紊乱且异常肥厚，心内膜面至心外膜面的动作电位时程明显延长，心肌复极化顺序反转形成倒置T波；二是心室肌壁间小冠状动脉管壁增厚和管腔狭窄导致冠状动脉在舒张时储备受损，肥厚的室壁导致心室充盈压增高，这些因素导致心尖部心内膜缺血、缺氧参与倒置T波形成。在HCM患者中，ST段异常改变对HCM患者冠脉缺血的判断效果不佳。据报道，多达6%的健康黑人运动员和2%的白人运动员在左心室肥厚不存在的情况下，存在孤立的下壁导联T波深倒置改变。然而，在受过良好训练的运动员中，侧壁导联中的T波深倒置改变，可能早于HCM完全表现出来之前。因此，鉴于此种情况，针对运动员应该进行年度随访监测。

（六）QTc间期延长

有研究表明在8例HCM患者中，有1例患者出现了显著的QTc延长（校正后的QT[QTc]间期＞480ms），其患病率明显高于健康个体。尽管QTc延长反映了晚钠电流显著增强和复极延迟，是导致心肌细胞电生理重构的主要决定因素，它同样可以反过来反映心脏肥大及纤维化改变。近年来的研究表明，常规心电图中QTc延长被认为是发生恶性室性心律失常的重要临床预测指标，可以应用于HCM患者是否需要ICD植入治疗的判断指标。

二、运动员心电图正常变异与HCM的鉴别

随着长期的运动训练，运动员的心脏结构、心脏功能以及心电活动会发生一系列改变，心肌离子通道疾病、HCM患者的心电图改变，在运动员的心电图中也常常出现。近期国际上对运动员心电图进行解释的建议中强调了哪些异常改变应被认为反映了运动的生理适应性，而哪些异常改变应被认为是病理改变。左室肥厚或心电轴左轴偏及孤立性QRS波群电压增高则提示了正常运动的生理适应性，而同时出现复极异常，例如巨大倒置的T波和ST段压低或病理性Q波出现更可能提示是HCM。有时候，运动员在没有潜在的结构性心脏病的情况下可能表现为TWI。这常常会让医生在鉴别诊断中产生疑惑，除非进行相关检查进行排除，否则应始终将侧壁导联TWI视为病理性改变。值得注意的是，这些心电图表现可能在发生HCM之前出现，否则提示是健康的运动员，所以需要每年进行CMR和超声心动图的筛查。V_1～V_4导联中的TWI在运动员中普遍存在，尤其是在黑人运动员中，ST段抬高通常是弓背向上型。在V_1、V_2导联中出现TWI，存在于多达3%～5%的白人运动员中。

三、不同类型的HCM心电图诊断

心电图对心尖肥厚型心肌病（apical hypertrophic cardiomyopathy，ApHCM）的早期识别及诊断有明确的意义，在日常临床工作中被广泛采纳应用，但是对其他类型的HCM的诊断价值尚不明确。研究显示，心尖肥厚型心肌病心电图主要表现出以下特征：倒置T

波心尖肥厚型心肌病心电图表现主要与肥厚心肌内膜至心外膜面排列紊乱引起的动作电位时程延长有关。

只要是心尖肥厚型心肌病，不管是心尖混合型还是单纯心尖型，心电图上常常表现出T波巨大倒置样改变，这种心电图表现已经被大家所了解，巨大倒置的T波多分布在V_3～V_6导联和Ⅰ、aVL导联，以V_4导联的T波为中心。心尖混合型除了巨大倒置T波，还易出现fQRS，多分布在Ⅲ、aVF导联，而ApHCM却未发现fQRS。fQRS与HCM的心肌细胞排序紊乱、肥大、纤维化导致心室内不同步电活动有关，可以看作是肥厚型心肌病的心肌纤维化标志。有研究发现ApHCM的心电图如果出现fQRS，其为心尖混合型可能性大。fQRS可以作为心尖混合型与单纯心尖型相区分的心电图鉴别要点。

有研究发现QTc间期延长出现在部分单纯室间隔型患者中，QTc间期延长提示为室间隔肥厚型心肌病可能性大。QTc间期的延长出现在部分肥厚型心肌病患者中，不同肥厚部位的心肌肥厚程度、心肌纤维化、梗阻等都可能会影响QTc间期。因为肥厚型心肌病患者中可能共存遗传突变的长QT综合征基因，所以QT间期更容易延长和继发心律失常及心脏性猝死。有关研究表明QTc间期延长可以作为肥厚型心肌病患者是否植入ICD的临床预测因子。因为单纯室间隔肥厚的肥厚型心肌病患者出现QTc间期延长的比例高，这类患者可能需要更加积极的日常监测QTc间期，以规避其他引起QTc间期延长的继发因素，预防猝死发生。

室间隔混合型容易在左胸前导联出现深而不宽的病理性Q波，多分布在Ⅰ、aVL、Ⅲ、aVF导联和V_5、V_6导联，且V_3～V_6导联T波通常出现低平改变。有研究发现病理性Q波在室间隔混合型中最为常见，而病理性Q波不易出现在心尖肥厚型等其他类型的肥厚型心肌病中。目前研究表明，在下壁导联和胸前导联上显示出深且窄的病理性Q波，并且在相同导联中出现直立T波，多见于20%～50%肥厚型心肌病的患者中。由于心室先从室间隔中1/3处开始除极，而心尖肥厚型心肌病多在心室壁下1/3处发生肥厚，故病理性Q波在心尖肥厚型心肌病中很少见。心肌梗死常常出现病理性Q波，当患者无确切心肌梗死病史时，而心电图出现多导联病理性Q波，需考虑室间隔混合型肥厚型心肌病的可能。应积极进行相关检查以鉴别，以便尽早发现和治疗。

有研究发现肥厚型心肌病单纯出现左胸前导联T波倒置，提示可能是心尖肥厚型心肌病；合并有左心室高电压和下壁导联的QRS波切迹，提示可能是心尖混合型。如果上述特征都不存在，QTc延长提示可能是单纯室间隔型；如果同时存在左胸前导联、侧壁导联或者下壁导联深而不宽的病理性Q波，提示可能是室间隔混合型。不同肥厚部位HCM的心电图具有各自独立的特征，是预测心尖肥厚型心肌病类型的有力手段，对于临床建立不同类型的肥厚型心肌病心电图诊断流程有很大的帮助。

我们根据不同研究的结果，根据不同类型的肥厚型心肌病患者的心电图表现，进行概括汇总出一个简单的心电图诊断流程（见图2-2-3）。该流程仍然需要大样本研究进行验证及补充。

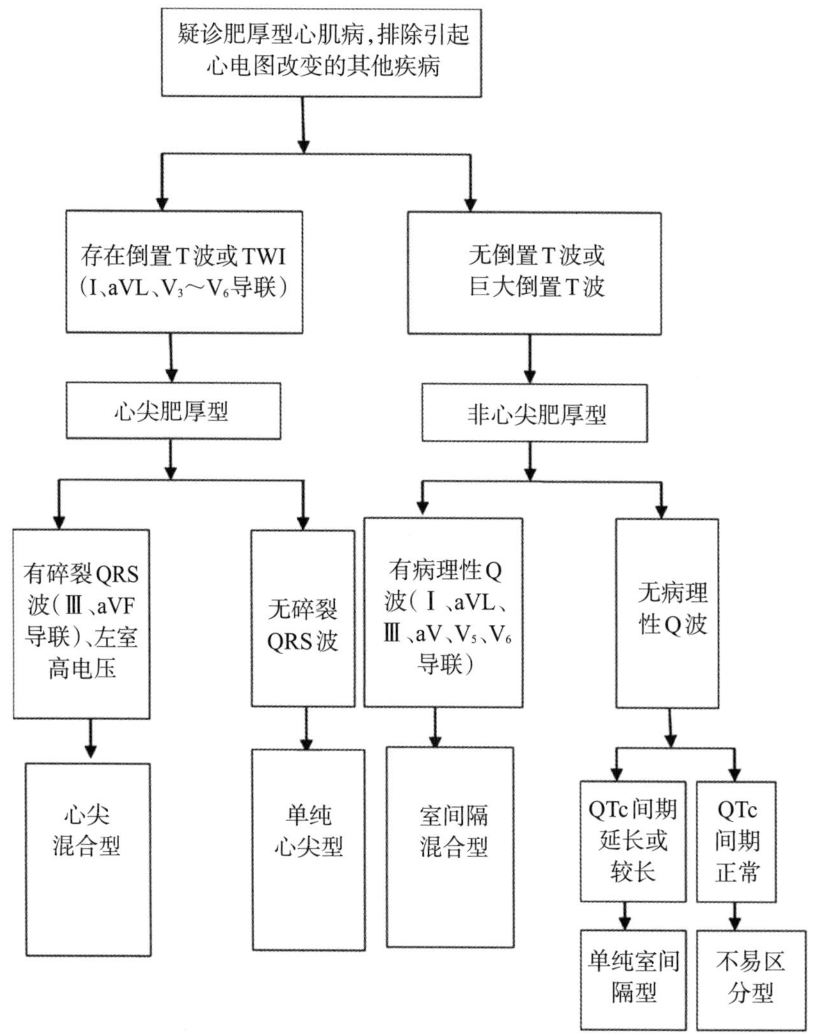

图2-2-3　肥厚型心肌病心电图诊断流程

四、心电图在肥厚型心肌病诊断中的作用

不同种类肥厚型心肌病的心电图表现各有特点，能够为临床提供重要的线索和诊断依据。一项195例经临床检查和基因筛查确诊为肥厚型心肌病的研究中，146例（92%）超声心动图异常，154例（97%）心电图异常。在肥厚型心肌病患者家族中，筛查肥厚型心肌病时超声心动图的敏感性低于心电图。一项针对10个有基因突变的肥厚型心肌病家族中的155位成年人（有77人确定存在基因突变）进行研究。研究表明：超声心动图主要异常（左室肥厚＞15mm）和心电图主要异常（异常Q波、左室肥厚和明显ST-T改变）诊断肥厚型心肌病的敏感性分别为62%和61%。特异性分别为100%和97%。因此得出超声心动图和心电图对成人家族肥厚型心肌病患者具有相近诊断价值的结论。普遍来说，非家族

性肥厚型心肌病患者的心电图改变特异性较低。临床需要鉴别各种原因引起的继发性心室肥厚、心肌炎和冠心病等。

总之，心电图仍然是疑似诊断肥厚型心肌病的基石。尽管影像技术的发展迅猛，但是心电图对肥厚型心肌病的早期识别，尤其是在针对训练有素的运动员与其他原因引起的左室肥厚或生理适应性的鉴别诊断中发挥了重要的作用。心电图结合最先进的成像技术对肥厚型心肌病患者进行综合评估在临床实践中十分有效。

（刘英杰）

参考文献

[1] Ceresnak SR，Dubin AM. Wolff-Parkinson-White syndrome（WPW）and athletes：Darwin at play?[J]. J Electrocardiol，2015，48(3)：356-361.

[2] Sharma S，Drezner JA，Baggish A，et al. International recommendations for electrocardiographic interpretation in athletes[J]. Eur Heart J 2018，39(16)：1466-1480.

[3] Maron BJ，Wolfson JK，Ciró E，et al. Relation of electrocardiographic abnormalities and patterns of left ventricular hypertrophy identified by 2-dimensional echocardiography in patients with hypertrophic cardiomyopathy[J]. Am J Cardiol，1983，51(1)：189-194.

[4] Maron BJ，Epstein SE，Roberts WC. Hypertrophic cardiomyopathy and transmural myocardial infarction without significant atherosclerosis of the extramural coronary arteries[J]. Am J Cardiol，1979，43（6）：1086-1102.

[5] Koga Y，Yamaga A，Hiyamuta K，et al. Mechanisms of abnormal Q waves in hypertrophic cardiomyopathy assessed by intracoronary electrocardiography[J]. J Cardiovasc Electrophysiol，2004，15(12)：1402-1408.

[6] Rowin EJ，Maron BJ，Appelbaum E，et al. Significance of false negative electrocardiograms in preparticipation screening of athletes for hypertrophic cardiomyopathy[J]. Am J Cardiol，2012，110(7)：1027-1032.

[7] Calore C，Melacini P，Pelliccia A，et al. Prevalence and clinical meaning of isolated increase of QRS voltages in hypertrophic cardiomyopathy versus athlete's heart：relevance to athletic screening[J]. Int J Cardiol，2013，168(4)：4494-4497.

[8] Finocchiaro G，Pinamonti B，Merlo M，et al. Focus on cardiac amyloidosis ：a Single-center experience with a long-term follow-up[J]. J Cardiovasc Med（Hagerstown）2013，14(4)：281-288.

[9] Maron BJ，Maron MS，Wigle ED，et al. The 50-year history，controversy，and clinical implications of left ventricular outflow tract obstruction in hypertrophic cardiomyopathy：from idiopathic hypertrophic subaortic stenosis to hypertrophic cardiomyopathy[J]. J Am Coll Cardiol，2009，54(3)：191-200.

[10] Cappelli F，Morini S，Pieragnoli P，et al. Cardiac resynchronization therapy for end-stage hypertrophic cardiomyopathy：the need for disease-specific criteria[J]. J Am Coll Cardiol，2018，71(4)：464-466.

[11] Sharma S，Drezner JA，Baggish A，et al. International recommendations for electrocardiographic interpretation in athletes[J]. J Am Coll Cardiol，2017，69(8)：1057-1075.

[12] Pietrasik G, Zare˛ba W. QRS fragmentation: diagnostic and prognostic significance[J]. Cardiol J, 2012, 19(2): 114-121.

[13] Elliott PM, Anastasakis A, Borger MA, et al. 2014 ESC Guidelines on diagnosis and management of hypertrophic cardiomyopathy: the Task Force for the Diagnosis and Management of Hypertrophic Cardiomyopathy of the European Society of Cardiology (ESC)[J]. Eur Heart J, 2014, 35(39): 2733-2779.

[14] Pelliccia A, Di Paolo FM, Quattrini FM, et al. Outcomes in athletes with marked ECG repolarization abnormalities[J]. N Engl J Med, 2008, 358(2): 152-161.

[15] Sheikh N, Papadakis M, Panoulas VF, et al. Comparison of hypertrophic cardiomyopathy in 房颤ro-Caribbean versus white patients in the UK[J]. Heart, 2016, 102(22): 1797-1804.

[16] Papadakis M, Carre F, Kervio G, et al. The prevalence, distribution, and clinical outcomes of electrocardiographic repolarization patterns in male athletes of 房颤rican/房颤ro-Caribbean origin[J]. Eur Heart J, 2011, 32(18): 2304-2313.

[17] Johnson JN, Grifoni C, Bos JM, et al. Prevalence and clinical correlates of QT prolongation in patients with hypertrophic cardiomyopathy[J]. Eur Heart J, 2011, 32(9): 1114-1120.

[18] Coppini R, Ferrantini C, Yao L, et al. Late sodium current inhibition reverses electromechanical dysfunction in human hypertrophic cardiomyopathy[J]. Circulation, 2013, 127(5): 575-584.

[19] Gray B, Ingles J, Medi C, et al. Prolongation of the QTc interval predicts appropriate implantable cardioverter-defibrillator therapies in hypertrophic cardiomyopathy[J]. JACC Heart Fail, 2013, 1(2): 149-155.

第三节　超声心动图在肥厚型心肌病诊治中的作用

肥厚型心肌病（hypertrophic cardiomyopathy，HCM）是一种常染色体显性遗传性疾病，主要以心室壁肥厚、心腔缩小、伴或不伴流出道梗阻为病理特征的一种特发性心肌病。2014年，ESC关于HCM的诊断与治疗指南中指出：在排除了后负荷增加如高血压、主动脉瓣狭窄和先天性主动脉瓣下隔膜等引起的左心室壁肥厚的情况下，经胸二维超声心动图测量的室间隔或左室壁厚度≥15mm，或有明确家族史者厚度≥13mm时可以诊断为HCM。同时该指南建议所有HCM患者均应进行全面的经胸超声心动图检查，检查内容主要包括二维超声、彩色多普勒、频谱多普勒及组织多普勒等。

超声心动图作为一种无创的影像学检查方法，由于其价格低廉、操作简便、可实时动态显示等优点早已成为心脏疾病的常规检查方法。超声心动图在HCM的诊断、分型、术前评估、治疗监测、术后疗效随访等方面都起着不可替代的作用。

一、室壁厚度

HCM的病理解剖特征大多表现为室壁的不对称性肥厚，常累及室间隔，但几乎所有的心肌节段都可能被累及。超声心动图可以通过多切面扫查确定心肌肥厚的部位与程度，对HCM进行分型。根据心肌肥厚的部位，目前临床上常采用Maron分型法，共分为四型。I型：心肌肥厚局限于前室间隔，约占10%；II型：心肌肥厚累及前间隔和后间隔，但左室游离壁无肥厚，约占20%；III型：心肌肥厚包括室间隔、左室前壁及侧壁，但是左室后壁正常，这一类型最多见，约占52%；IV型：除前间隔外的其他各节段均可肥厚，包括各种少见类型如心尖肥厚型、乳头肌肥厚型、双心室肥厚型等，约占18%。肥厚心肌分布的不同部位可提供患者临床病程及血流动力学状态相关的信息，如最常见的III型更容易发生左室流出道梗阻（left ventricular outflow tract obstruction，LVOTO）及二尖瓣前叶收缩期前移（systolic anterior motion， SAM），引起心脏功能障碍而出现胸闷等一系列临床症状。

超声心动图诊断成人HCM的标准是左心室心肌任何节段或多个节段室壁厚度≥15mm，或室间隔与左室后壁厚度比值≥1.3，增厚室壁的心肌回声不均匀，呈颗粒样增强。我们主要通过左室长轴切面与一系列标准的左心室短轴切面相结合来测量，尽量不使用非标准切面，以免测量为室壁斜径导致高估室壁厚度从而影响诊断准确性。室壁厚度的测量应于左室舒张末期进行，由左室心内膜强回声线到右室心内膜强回声线的垂直距离，应避开右心室内的调节束及肌小梁；而游离壁的测量则是由心内膜到心外膜强回声的垂直距离（见图2-3-1）。为了使心内膜显示清晰，需注意仪器增益的调节。

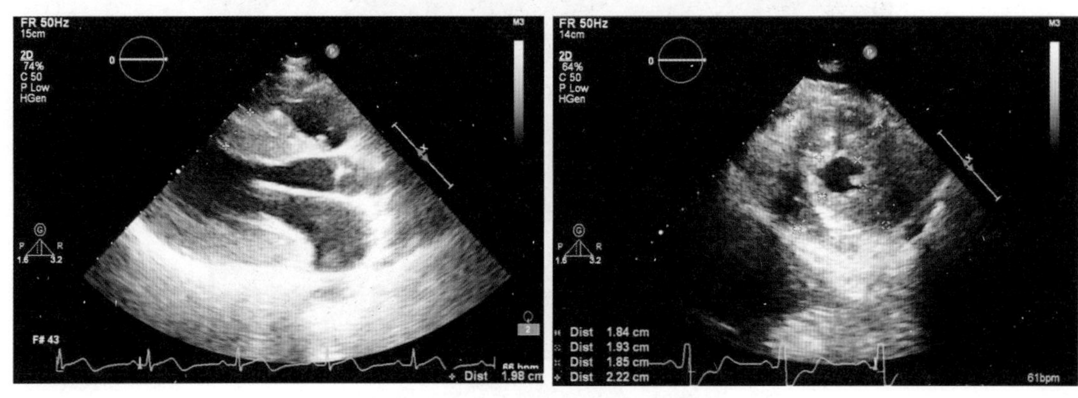

图2-3-1 左室壁厚度测量示意图

由于大部分具有症状的HCM患者常包含室间隔中上段的肥厚，超声心动图不容易漏诊，尤其是合并SAM征时；但是对于无症状的特殊部位的HCM往往容易漏诊，如心尖肥厚型心肌病（apical hypertrophic cardiomyopathy，ApHCM）。ApHCM患者往往由于心电图出现异常而就诊，超声心动图需要通过左室长轴或心尖四腔切面与左室心尖水平的短轴切面仔细评估心尖部室壁厚度。超声心动图对典型ApHCM的诊断标准为：乳头肌水平以下及左室心尖部的心肌厚度≥15mm，心尖部心腔内径明显变小，心腔呈“黑桃样”改变或闭塞，而左室基底段室壁厚度及心室腔内径基本正常（见图2-3-2）。对于早期ApHCM患者，由于心尖部室壁厚度<15mm，同样需仔细观察心尖部心腔形态与顶角，并结合心电图进行综合判定。对于左室中份肥厚的患者，在观察及测量室壁厚度时，也需要仔细观察乳头肌的形态与位置、与二尖瓣的连接方式、心腔内有无假腱索及其位置等情况。注意是否合并LVOTO，心尖部是否合并室壁瘤及心腔内是否伴血栓形成，左室腔是否呈“葫芦型”（见图2-3-3）或狭长“管道样”改变等（见图2-3-4）。

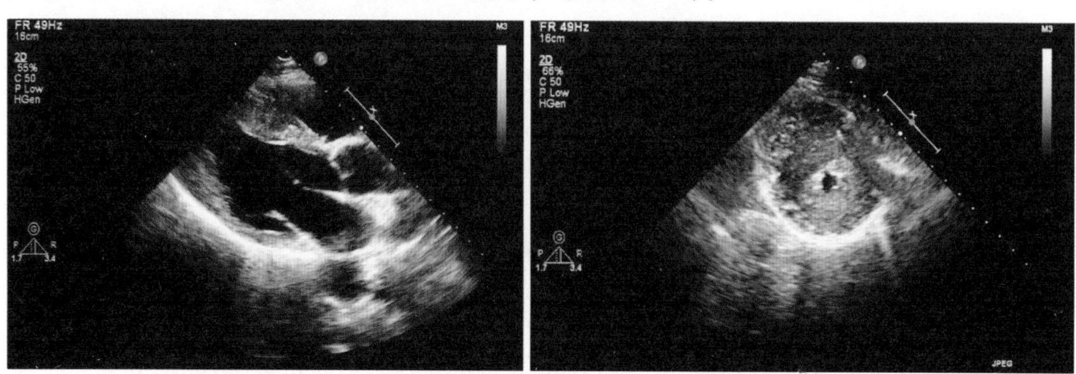

图2-3-2　同一心尖肥厚型心肌病患者的左室长轴及心尖短轴图

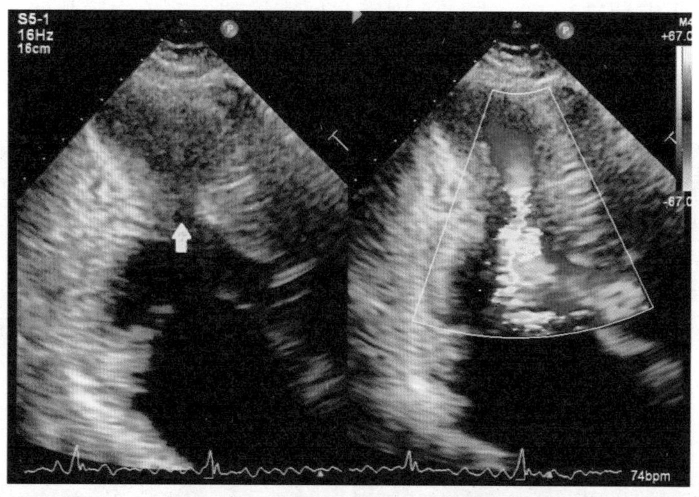

图2-3-3　左室中份梗阻超声心动图

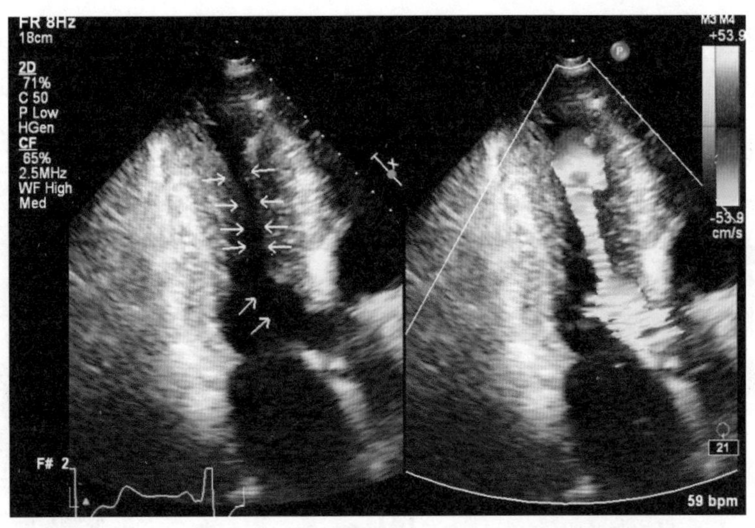

图2-3-4 左室中份+流出道梗阻：心腔呈狭长“管道样”改变

对于室壁厚度≥15mm的均匀性肥厚的患者，需仔细询问病史，观察心肌内部回声改变，在排除长期高血压、主动脉瓣狭窄、糖原贮积症、Fabry病等心肌浸润的情况后方能诊断为HCM。

二、左室流出道梗阻

超声心动图根据血流动力学状态将HCM分为非梗阻性肥厚型心肌病（hypertrophic non-obstructive cardiomyopathy，HNCM）、梗阻性肥厚型心肌病（hypertrophic obstructive cardiomyopathy，HOCM）和隐匿梗阻性肥厚型心肌病，各占1/3左右。其中HOCM及隐匿梗阻性肥厚型心肌病是患者活动后出现胸闷、胸痛等症状的主要原因。临床治疗的目的主要是通过各种方式解除或减轻LVOTO来缓解临床症状。LVOTO的定义为静息状态下或是在生理刺激（如Valsalva动作、站立和运动等）期间左心室流出道压差LVOT-PG≥30mmHg。其中，LVOT-PG≥50mmHg是HCM患者心衰进展和猝死强有力的预测指标。LVOTO的主要机制是室间隔的增厚和SAM征的共同作用。

超声心动图可以通过M型、二维、彩色与频谱多普勒结合的方式对梗阻部位、梗阻程度及梗阻病因进行较全面的评估。LVOTO在M型超声心动图上可见收缩期二尖瓣前向运动，即SAM征（见图2-3-5图A）。二维超声心动图主要表现为：左室长轴切面可见回声不均匀的室间隔呈梭形增厚凸向LVOT，同时伴有收缩期二尖瓣前叶及（或）冗长的腱索前向运动致LVOTO，内径常＜18mm（见图2-3-5图B）；收缩期二尖瓣前叶与室间隔接触时间越长，则LVOT-PG越高。彩色多普勒可根据左室长轴切面花色血流的起源确定梗阻部位（见图2-3-5图C）；频谱多普勒通过测量心尖五腔或三腔切面梗阻部位的速度来评估梗阻程度，LVOTO的频谱于收缩中晚期达高峰，形态呈倒匕首状（见图2-3-5图D）。

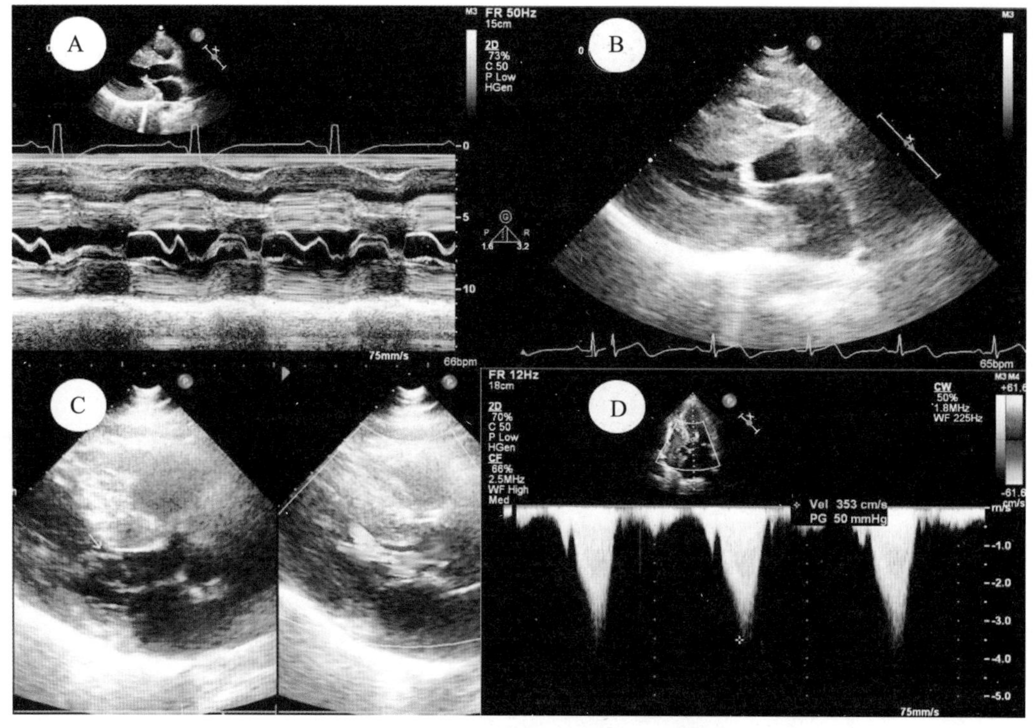

图2-3-5　超声心动图示左室流出道梗阻

注：A. M型超声心动图：二尖瓣“SAM”征（红色标记处）；B. 二维超声心动图：二尖瓣叶前向运动致流出道梗阻；C. 二维+彩色多普勒：二尖瓣瓣下冗长的腱索致流出道梗阻，花色血流起源于梗阻部位；D. 连续多普勒：左室流出道狭窄处血流频谱，呈倒匕首状，收缩晚期达高峰。

LVOTO常合并不同程度的二尖瓣反流，且梗阻越严重，二尖瓣反流也越重，多呈后向偏心性（见图2-3-6图A）。由于二尖瓣反流及LVOT的前向血流均出现于收缩期，且两股血流的起源非常接近，近端走形几乎一致，而连续多普勒不能对高速血流精准定位常导致二者在血流频谱上很难鉴别（见图2-3-6图B）。因此在临床工作中需常规留取二尖瓣反流的频谱及LVOT射流频谱，因为二者的频谱形态与速度完全不同，具体鉴别见表2-3-1所列。

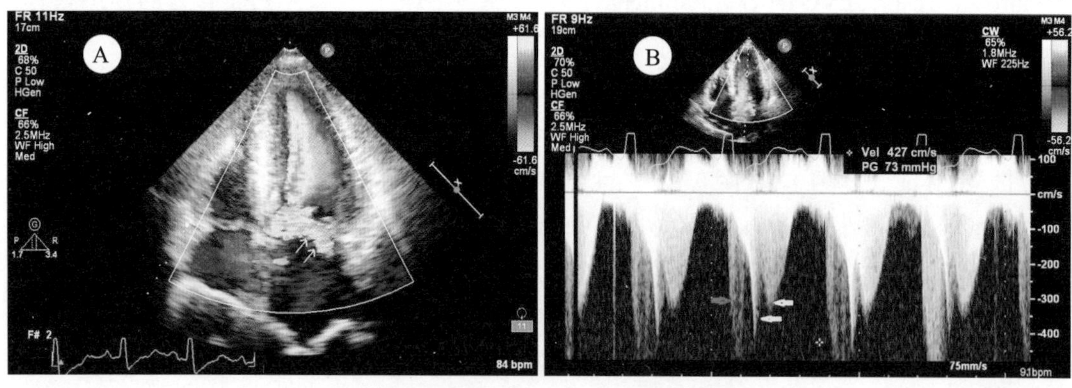

图2-3-6　超声心动图示左室流出道梗阻

注：A.左室流出道重度狭窄并二尖瓣偏心反流；B. 左室流出道射流及二尖瓣反流频谱。红色箭头代表二尖瓣反流，黄色箭头代表左室腔及流出道射流。

表 2-3-1 二尖瓣反流与流出道射流鉴别

鉴别要点	二尖瓣反流	左室流出道射流
起始部位	二尖瓣口	室间隔
频谱形态	对称、圆钝	匕首状、倒三角形
峰值速度	高，>6m/s	低，<6m/s，易受负荷影响

大部分流出道的梗阻是由于室间隔增厚与二尖瓣前叶的前向运动共同导致，因此梗阻范围较局限，还有一部分梗阻可能与二尖瓣的瓣下结构（腱索和乳头肌）有关系，也会导致不同部位及形态的梗阻。二尖瓣瓣下冗长的腱索和乳头肌与二尖瓣叶直接相连而无腱索附着都可能引起狭长的"隧道样"梗阻；乳头肌肥大、向前向内移位或分叶状乳头肌等变异都可能导致左室腔中份梗阻。超声心动图对乳头肌肥大的定义为在乳头肌水平的左室短轴切面，至少存在一组乳头肌的横径>1.1cm（正常乳头肌横径约0.7±0.2cm）。左室中份梗阻的发生率约为8%～13%，容易发生在小心腔的HCM中，有时候也与肥厚的乳头肌相关。左室中份梗阻对左室泵血功能的影响相对较轻，但是个别患者由于中份梗阻严重会因心尖部压力增大而导致心尖部呈瘤样扩张。在左室中份严重梗阻合并有心尖部室壁瘤的患者中，当室壁瘤存在运动障碍时，往往梗阻部位收缩期出现血流充盈缺损而非高速血流，甚至矛盾射血，容易误诊为HNCM，此时需仔细甄别。左室中份梗阻可以与LVOTO并存，引起相应部位梗阻，也可形成狭长的梗阻区域。

LVOTO的有无与心肌肥厚程度无明显关系，而是与肥厚部位及SAM征密切相关。同时SAM征也不是HCM所特有的超声表现，在一些特殊情况下也会出现如低血容量性休克、高血压、药物影响等。

三、左室收缩功能和舒张功能

HCM患者的左心室射血分数（1eft ventricular ejection fraction，LVEF）和短轴缩短率（fractional shortening，FS）通常是正常或代偿性增加的。当心肌明显肥厚时，左室容量负荷会明显减少，EF值就不能客观地评价左室收缩功能。超声新技术如组织多普勒和斑点追踪成像技术目前已广泛用于评估心肌的收缩功能。有研究显示，HCM患者尽管EF值正常，但是瓣环收缩速度、心肌应变及应变率明显降低，表明患者纵向收缩功能明显受损。应变成像可以在空间上识别收缩功能中的节段异质性，为了解HCM紊乱的心肌力学机制提供了重要信息。随着疾病的进展，心肌纤维化会导致局部心肌缺血、梗塞和小血管病变，超声心动图上表现为心肌变薄、心腔扩张、收缩功能进一步减退。收缩功能的恶化与死亡率增加和心源性猝死有关。

HCM患者早期就存在舒张功能障碍，其病理生理机制主要是心腔顺应性降低（左室质量增加所致）、僵硬度增加（与心肌纤维化有关），同时伴随心腔内容积减少和心腔内压力增加。无论患者有无症状、LVOT有无狭窄，超声心动图均可评估HCM患者的舒张功能异常。传统的参数如左房内径不仅可以反映患者的左室舒张功能，还是预后评估的重要因素。研究表明左房前后径＞42mm是HCM患者心血管事件的独立预测因素；多普勒参数二尖瓣E峰减速时间、E/A与左室充盈压的相关性不大，而E/e’与心室充盈压的相关性更好。目前ASE推荐评估HCM患者舒张功能的主要指标包括：室间隔与左室侧壁平均的E/e’比值（＞14）、左房容积指数（＞34mL/m²）、肺静脉心房逆向流速（Ar-A波持续时间的差值≥30ms）和CW测得的TR峰值流速（＞2.8m/s）。这些指标在有无血流动力学梗阻的情况下均适用，但当合并中度及以上的二尖瓣反流时，则只有Ar-A波持续时间的差值和TR峰值流速可以用于评估左室舒张功能。

四、负荷超声心动图

HCM中隐匿梗阻性患者约占1/3，它是指静息状态下LVOT-PG＜30mmHg而运动后压力阶差≥30mmHg的患者，在实际临床工作中这部分患者不易被发现，常得不到有效的预防，其预后不良的风险增加，存活率显著下降。2017年，中国成人HCM诊断与治疗指南建议对静息时无左心室流出道梗阻而有症状的患者做负荷超声心动图检查，以排除隐匿性梗阻。

负荷超声心动图主要包括有运动负荷和药物负荷两种，由于常用药物多巴酚丁胺是非生理性的，在正常人群中都能引起明显的LVOT压差增加，使HCM的诊断变得复杂，而且有诱发节段性运动障碍的风险，故临床不推荐使用。然而，在手术室可常规应用多巴酚丁胺和异丙肾上腺素，在术前与术后对二尖瓣前叶与室间隔的距离进行评估，并对心肌部分切除术和二尖瓣外科手术管理（折叠或修复）提供指导。目前指南推荐使用运动负荷超声心动图，它是通过体力活动加快心率、增加心脏负荷，反映的是生理状态下体内血流动力学变化，可准确评价左室内压力，较为安全地用于评估HCM患者运动状态下的血流动力学改变。

目前，运动试验主要包括站立位跑步机运动负荷试验及仰卧或半卧位踏车运动负荷试验。站立位跑步机运动试验是在运动后再进行超声心动图，无法在运动过程中测量LVOT-PG，不能进行运动阶段分级的连续测压，如运动后测压不及时则不能准确反映出运动达峰时的状态，图像质量易受影响；半卧位踏车运动试验是在运动负荷期间实时进行超声心动图评估，可进行连续监测LVOT-PG，数据记录连续、准确，是目前应用最广泛的生理性激发试验。由于β受体阻滞剂等降心率的药物会显著影响患者的心率，导致运动负荷超声出现假阴性结果，因此在做负荷超声心动图检查前需停用此类药物最少一天以上。此外，运动负荷超声心动图可以作为评价药物治疗效果的首选检查。运动过程中必须持续监测心率、血压、症状、心电图变化、LVOTO、左室收缩/舒张（E/e’）功能、二三尖瓣反流及肺动脉收缩压，以了解患者自主神经功能状态及心血管不良事件风险。运动负荷超声心动图检查的流程如图2-3-7所示。

1. 试验前准备：试验前一天停用β受体阻滞剂。测试前3小时勿进食、饮酒或喝咖啡类饮品、抽烟，穿着舒适及宽松的衣服
了解病史、查体及适应证有无禁忌证，告知患者该检查的风险和获益，签署同意书

2. 基线数据采集：连接心电图，患者左侧卧位，进入运动负荷图像采集方案，采集静息状态下动态图像（包括A4P、A2P、A3P、PSAX、左室长轴等），静息状态心电图、血压

3. 峰值数据采集：运动开始，持续监测心电图、血压，观察病人症状，逐步提高运动等级。运动停止后，迅速（60s内）躺在检查床上左侧卧位，采集峰值负荷下A4P、A2P、A3P、PSAX、左室长轴动态图，记录峰值状态下心电图、血压，询问病人症状

4. 恢复期数据采集：恢复期采集A4P、A2P、A3P、PSAX、左室长轴等动态图，同时记录E峰、e'、TR、LVOT-PG；记录心电图、血压，询问病人症状

5. 测试终止
绝对指征：a. ST段抬高＞1mm（没有QS的导联中）
b. 收缩压下降＞20mmHg同时合并其他心肌缺血证据
c. 严重的心绞痛，中枢神经系统症状，灌注不良症状
d. 收缩压＞220mmHg或舒张压＞115mmHg
e. 患者要求，设备异常
相对指征：a. 束支传导阻滞的进展对室速评估困难
b. 严重的抽噎、气喘、跛行、疲劳
c. 室速以外的心律失常
d. ST段降低＞2mm
e. 无中枢神经系统与心肌缺血症状的收缩压下降＞20mmHg

图2-3-7　负荷超声心动图操作流程示意图

LVOTO是HCM患者心源性猝死的高危因素，也是患者心衰加重及其他不良事件发生的重要危险因素。运动负荷超声心动图用于评估LVOT-PG动态改变，可对患者进行危险分层；动力性LVOT-PG大小可以指导临床选择治疗方案，LVOT-PG＞50mmHg则明显影响患者血流动力学，是室间隔减容术的适应证，术后可行负荷超声心动图检查，评估手术疗效；目前一致认为术后LVOT-PG＜30mmHg是手术成功的标准。二尖瓣反流在HOCM者中非常常见，且大部分患者的反流程度与梗阻程度密切相关，因此负荷超声心动图检查时需关注二尖瓣反流的动态变化（见图2-3-8）。鉴别SAM征相关的二尖瓣反流与原发瓣膜病变引起的二尖瓣反流，有助于后续治疗的进一步指导，如室间隔减容术对继发于SAM征的二尖瓣反流治疗效果好，不需二尖瓣成形或置换；而合并原发性瓣膜病变时则需同时对瓣膜病变进行相应处理，因此通过负荷超声心动图可以帮助伴有二尖瓣反流的HCM者选择治疗方案。

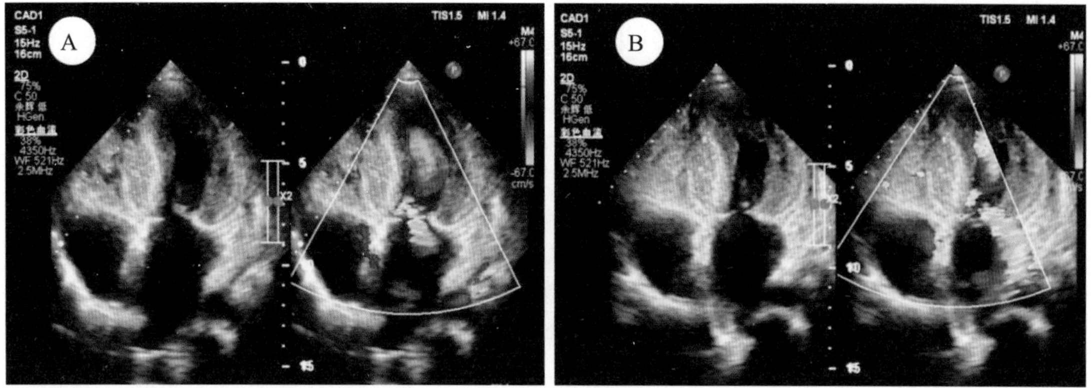

图2-3-8　同一HCM患者运动前后二尖瓣反流情况

注：图A为运动前，图B为运动后。

负荷超声心动图还可以客观评价HCM患者心室机械力学变化，有助于了解心室收缩、舒张功能障碍程度及心室运动同步性情况。研究表明，HCM患者尽管EF值正常，然而在运动负荷状态下，其心肌纵向应变增加不明显（收缩储备功能受限），这也可用于运动员心脏的鉴别诊断。负荷超声心动图同样可以评估HCM患者舒张功能储备，若患者运动期间出现e’变化迟缓（无舒张期储备）、E/e’比值增加和肺动脉高压则表明患者运动耐力较差；负荷实验还可提供运动能力相关的指标如峰值摄氧量、代谢当量、运动时间等参数。研究表明，HCM患者心室机械离散程度的增大与运动能力的降低有关。通过负荷超声心动图评价HCM患者心脏功能状态，可对患者提供个体化运动方案，有助于预后改善。

五、左心声学造影

心脏超声造影技术包括传统的右心声学造影和新近发展的左心声学造影技术，其中后者又包括左心腔造影（LVO）及心肌声学造影（MCE）两种模式。左心声学造影主要是通过肘静脉注射造影剂后（主要是声诺维），微气泡随血流迅速通过肺循环，到达左心腔及心肌，使心内膜显示更清晰，同时能观察心肌灌注情况。左心声学造影在HCM的诊治中主要有以下三方面的作用。

（一）辅助诊断，降低漏诊

由于患者声窗影响及检查过程中仪器调节等原因，导致部分HCM患者易漏诊，尤其是ApHCM患者。2018年ASE关于超声增强剂的超声临床应用指南更新中明确指出：当怀疑是HCM但图像不清晰显示或无法排除时，应进行超声造影检查。如存在ApHCM，LVO模式下可见左室心尖部心肌明显增厚，心腔舒张期呈特征性“铲样”改变。对于非ApHCM，LVO通过清晰显示心腔形态，可以准确判断梗阻部位及类型，心尖部有无室壁瘤形成及腔内有无血栓，可预防心血管不良事件的发生。HCM患者常出现心力衰竭症状，由于左心腔内径偏小，常规的EF值不能准确反映患者的收缩功能。LVO使心内膜显示更清晰，能更准确地判断HCM患者的每搏量等收缩功能信息，为临床诊断及治疗提供帮助。

（二）检测冠脉微循环情况

HCM患者普遍存在冠状动脉微循环异常，与不良预后相关。研究显示冠状动脉微循环异常不仅存在于肥厚的心肌节段，同样也存在于非肥厚的心肌节段中。HCM患者冠脉微循环障碍机制尚未完全阐明，可能与心肌纤维化、小动脉密度减少、细胞功能紊乱及心室舒张末压增高等因素有关。MCE能检测静息和负荷状态下心肌血流量，计算冠状动脉血流储备，已被广泛用于冠状动脉微循环的评估。MCE可通过定性及定量评估微循环障碍，定性观察主要是通过心肌的灌注速度及信号强度来评估，认为心肌灌注延迟大于5s则认为存在微循环障碍。该方法快速简便，但是具有一定的主观性。心肌灌注可根据 $y(t)=A\times\left(1-e^{-\beta t}\right)+C$ 执行曲线拟合。其中，A为峰值视频强度，代表局部组织能蓄积的最大微泡数量，反应的是局部微血管的密度，即局部MBV；β为强度增加的速率，反映心肌局部血流速度；A × β代表局部心肌血流量MBF。任何影响血流速度和血流量的因素均可表现为灌注达峰时间改变或/和灌注强度的改变。有研究发现这种心肌血流速度的定量评估可以客观地反映疾病严重程度，可用于疾病的分层。

（三）指导治疗

经皮室间隔化学消融术（PTSMA）不仅能减轻症状、LVOTO及梗阻相关异常如二尖瓣反流，还能减少左室质量，改善患者心功能状态。PTSMA成功的关键是确定靶域并寻找靶血管，该技术开展初期主要是根据冠状动脉造影显示冠脉主干及其分支的走形来确定靶血管，但是该方法由于不能精准定位，可能会因为消融范围过大或过小而引起心功能不全、束支传导阻滞等并发症或是出现消融效果不好等现象，甚至会出现误判靶血管的情况，导致治疗效果都不太理想。心肌声学造影通过观察心肌冠脉微循环，了解心肌内的血流灌注情况、评估存活心肌及侧支循环的形成等。自1998年该技术用于PTSMA后，使手术成功率与安全性大大提升，治疗效果明显改善。

超声心动图在PTSMA中的应用广泛，涵盖了术前诊断、术中治疗与术后随访的各个环节。PTSMA的血流动力学适应证为：经胸超声心动图的多普勒检查，静息状态下LVOT-PG≥50mmHg，或激发后LVOT-PG≥70mmHg。具体操作流程详见附图2-3-1。术前通过超声心动图大致锚定需要消融的范围，即二维超声心动图显示二尖瓣前叶与室间隔基底段接触点及其周围，彩色多普勒显示LVOT血流加速点及周围。术中主要是通过心肌声学造影来寻找靶血管，一般为前降支近段的第一间隔支动脉，但是该血管的解剖及所灌注的心肌具有很大变异性，为了避免将乙醇误注射入非梗阻区，术中需要应用超声心动图实时监测。心肌声学造影可以显示间隔支动脉所供应的心肌区域，间隔支动脉有无变异，判断靶域与靶血管是否吻合，决定治疗方案，判断预后及手术安全性。较为理想的状态是声学造影剂的强回声区正好位于需要消融的靶域内，说明二者吻合度高，消融效果好；若显影的强回声区位于右室游离壁或乳头肌等区域，则需要重新造影选择合适的血管，或是通过衡量手术的安全性与效果再决定治疗方案。术中超声心动图还需实时监测LVOT-PG变化，评估手术即刻效果。术后即刻LVOT-PG≤30mmHg则表示手术效果良好。

超声心动图在术后的随访中也需要评估LVOT-PG改变，观察消融后心肌回声增强区域、消融区心肌变薄范围及梗阻缓解区域，还应关注有无并发症的出现，如乳头肌损伤引起的瓣膜反流加重等情况，综合评估手术远期疗效。

六、经食道超声心动图的术中监测

2017年，中国成人HCM指南中提出对于药物治疗效果不佳仍然有症状，且静息或激发后LVOT-PG≥50mmHg的HCM患者可行室间隔心肌切除术，约70%～80%的患者能够改善其长期生存率。良好的长期预后，其术前决定因素包括年龄＜50岁，左房内径＜46mm，无房颤，男性。术前食道超声心动图（TEE）的全面评估对手术方案的选择至关重要。TEE能为外科医师提供间隔解剖和几何形态的路线图。评估内容主要包括：室间隔的最大厚度、最厚处距主动脉瓣环的距离、二尖瓣前叶与间隔接触点位置及间隔向心尖延伸的长度。TEE能很好地识别功能性或器质性的二尖瓣异常，便于指导瓣膜的修复或置换；能清晰地显示瓣下乳头肌发育情况，是否直接插入二尖瓣前叶，并决定术中是否需要松解或切除，以避免残余梗阻。

外科室间隔切除方式主要有Morrow手术及改良型Morrow手术。由于Morrow手术可能会导致房室传导阻滞、室间隔穿孔、主动脉瓣反流等并发症，因此TEE是外科术中最重要的监测手段，可预防并发症的出现。TEE可以在术中实时指导手术，即刻评估手术效果，手术成功的标志是：左室内径增大、LVOT-PG＜20mmHg、SAM征消失、二尖瓣反流明显减少或消失（见图2-3-9）。若术后效果不理想，则可考虑对瓣器进行相应处理，如瓣膜修复、瓣膜置换或见乳头肌部分切除等。TEE术中还能评价左室收缩与舒张功能、心室充盈程度等，评估容量状态。

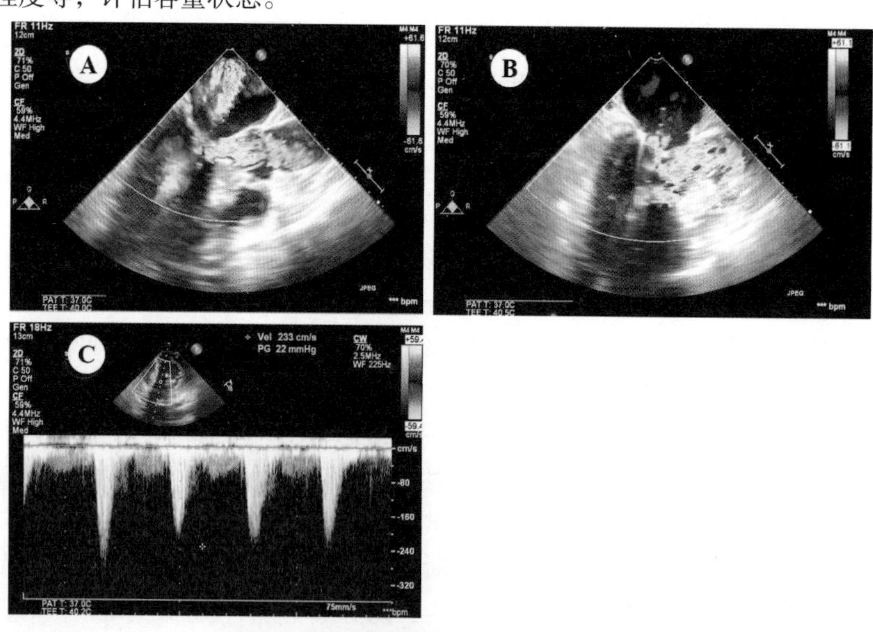

图2-3-9　超声心动图辅助Morrow手术

注：A. Morrow手术前左室流出道细束花色血流；B. Morrow手术后左室流出道血流束变宽；C. 术后即刻左室流出道压差。

术后超声心动图随访也是外科手术远期疗效评估中必不可少的环节，可通过流出道的压差监测评估手术疗效。

经胸与经食道超声心动图在外科治疗中通过对HCM患者心脏结构、功能及LVOT-PG的评估、监测及随访能对患者手术指导、术中监测及术后疗效评估中起重要作用。

（王淑珍）

参 考 文 献

[1] Elliott PM, Anastasakis A, Borger MA, et al. 2014 ESC Guidelines on diagnosis and management of hypertrophic cardiomyopathy: the Task Force for the Diagnosis and Management of Hypertrophic Cardiomyopathy of the European Society of Cardiology (ESC) [J]. Eur Heart J, 2014,35(39):2733-2779.

[2] BJ Maron, JS Gottdiener, SE Epstein. Patterns and significance of distribution of left ventricular hypertrophy in hypertrophic cardiomyopathy. A wide angle, two dimensional echocardiographic study of 125 patients [J]. Am J Cardiol, 1981, 48(3):418-428.

[3] 中华医学会心血管病学分会中国成人肥厚型心肌病诊断与治疗指南编写组，中华心血管病杂志编辑委员会.中国成人肥厚型心肌病诊断与治疗指南 [J]. 中华心血管病杂志，2017，45(12)：1015-1032.

[4] 中华医学会超声医学分会超声心动图学组，中国超声医学工程学会超声心动图专业委员会.肥厚型心肌病超声心动图检查规范专家共识[J].中华医学超声杂志，2020，17(5):394-408.

[5] Ethan J Rowin, Barry J Maron, Iacopo Olivotto, et al. Role of Exercise Testing in Hypertrophic Cardiomyopathy[J].JACC Cardiovasc Imaging, 2017, 10(11):1374-1386.

[6] Lothar Faber, Hubert Seggewiss, Dirk Welge, et al. Echo-guided percutaneous septal ablation for symptomatic hypertrophic obstructive cardiomyopathy: 7 years of experience[J]. Eur J Echocardiogr, 2004, 5(5): 347-355.

[7] Sherif F Nagueh 1, Bertron M Groves, Leonard Schwartz, et al. Alcohol septal ablation for the treatment of hypertrophic obstructive cardiomyopathy. A multicenter North American registry[J]. J Am Coll Cardiol, 2011, 58(22):2322-2328.

[8] Sherif F Nagueh, S Michelle Bierig, Matthew J Budoff, et al. American Society of Echocardiography clinical recommendations for multimodality cardiovascular imaging of patients with hypertrophic cardiomyopathy: Endorsed by the American Society of Nuclear Cardiology, Society for Cardiovascular Magnetic Resonance, and Society of Cardiovascular Computed Tomography[J].J Am Soc Echocardiogr, 2011, 24(5): 473-498.

[9] Patrizio Lancellotti, Patricia A Pellikka, Werner Budts, et al.The clinical use of stress echocardiography in non-ischaemic heart disease: recommendations from the European Association of Cardiovascular Imaging and the American Society of Echocardiography[J]. Eur Heart J Cardiovasc Imaging, 2016, 17(11): 1191-1229.

附录

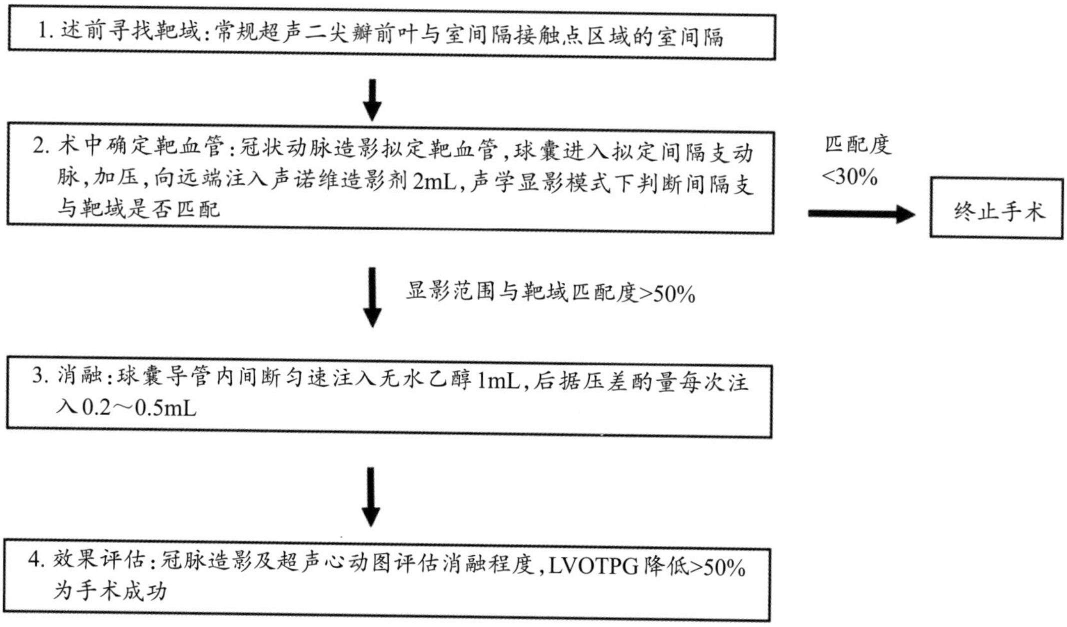

1. 述前寻找靶域:常规超声二尖瓣前叶与室间隔接触点区域的室间隔

2. 术中确定靶血管:冠状动脉造影拟定靶血管,球囊进入拟定间隔支动脉,加压,向远端注入声诺维造影剂2mL,声学显影模式下判断间隔支与靶域是否匹配

匹配度
<30%

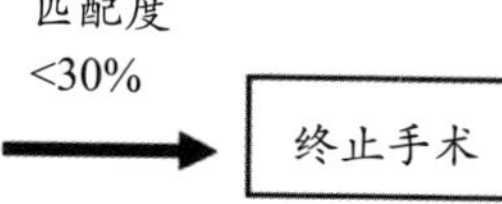

显影范围与靶域匹配度>50%

3. 消融:球囊导管内间断匀速注入无水乙醇1mL,后据压差酌量每次注入0.2～0.5mL

4. 效果评估:冠脉造影及超声心动图评估消融程度,LVOTPG降低>50%为手术成功

附图2-3-1　经皮室间隔化学消融操作流程示意图

第四节 肥厚型心肌病左心室心功能的评价

传统观点认为，在HCM的早期以舒张功能障碍为主，晚期才会表现为收缩功能障碍。舒张功能障碍是导致患者出现胸痛、晕厥和呼吸困难等临床表现的主要原因，若不经治疗，舒张功能障碍可发展为心力衰竭，导致HCM患者出现较高的死亡率。然而，部分研究也开始质疑“独立性舒张功能不全”的存在，学者认为舒张功能不全往往也伴有不同程度的收缩功能受损。收缩功能的恶化与心源性猝死和死亡率增加也显著相关。分子研究的结果也表明心肌肥厚是HCM收缩功能紊乱的一种代偿性反应，说明HCM早期即有收缩功能障碍。尽管目前常规超声心动图观察到HCM患者左心室射血分数（1eft ventricular ejection fraction，LVEF）正常甚至明显增高，但事实上心肌细胞的收缩力已然受损。因此早期检测出HCM患者收缩及舒张功能的异常对HCM的诊断、治疗、随访及预后都具有重要作用。

一、肥厚型心肌病左心室舒张功能的评价

（一）评估肥厚型心肌病患者左心室舒张功能的意义

左心室舒张功能障碍是指左心室松弛受损，伴或不伴有弹性恢复力和左室僵硬度增加导致心脏充盈压升高的病理生理过程。以左心室舒张速率降低和舒张末期压力增加为特征的左心室舒张功能障碍被认为是HCM的早期征象，其最终结果是左心室舒张末压（LVEDP）升高，血液反射回肺循环，导致肺瘀血。患者可出现舒张性心力衰竭的一系列临床症状，严重影响生活质量，这也是患者就医的主要原因。近年来，左心室舒张性心力衰竭发生率呈逐年上升趋势，达到HCM心力衰竭发生率的50%，引起了临床的高度重视。因此，早期准确地检测出HCM患者左心室舒张功能障碍对延缓其舒张性心功能不全的发生发展，降低心力衰竭的发生率和死亡率都具有重要意义。

（二）肥厚型心肌病患者左心室舒张功能的评价方法

1. 心导管监测对肥厚型心肌病患者左心室舒张功能的评价

心导管监测能直接反映左心室内压力与左心室舒张容积之间的关系，是目前评价左心室舒张功能障碍的金标准。其主要评价指标包括左室松弛时间常数＞48ms，左室舒张末压＞16mmHg，平均肺毛细血管楔压＞12mmHg，以及左室僵硬指数＞0.27，这些测量指标异常可提示左室舒张功能不全。但因其为侵入性和有创性检查，临床推广较困难。

2. 磁共振对肥厚型心肌病患者左心室舒张功能的评价

目前用于评价左心室舒张功能的心脏磁共振（cardiac magnetic resonance imaging，CMRI）的方法主要包括：（1）基于图像的二尖瓣口流速测量、早期减速时间、肺静脉流速等；（2）基于tagging图像的左室应变分析技术；（3）基于自由稳态电影序列的左室充盈曲线分析。其中以左室充盈曲线分析技术使用最早。该技术常用的分析指标包括：峰值充盈速率（peak filling rate，PFR）、峰值速率时间（time to peak filling rate，TPFR）、早期峰值充盈速率（early peak filling rate，ePFR）及晚期峰值充盈速率（late peak filling rate，lPFR）等。

此外，钆对比剂延迟强化技术（late gadolinium enhancement，LGE）、T1 mapping技术等常用于心肌纤维化的评估。多项研究证实间质纤维化是导致左室僵硬度和左室充盈压增加，心脏舒张功能降低的主要病因。虽然心内膜活检是直接评估纤维化程度的金标准，但技术难度高、风险性大，临床实施也很困难。因此在HCM患者中，运用T1 mapping技术分析左室舒张功能就具有绝对优势。

Maragiannis等运用T1 mapping技术、LGE技术结合超声心动图对HCM患者的左心室功能及运动耐受性进行评估。T1 mapping技术评价指标包括Native T1值（未注射造影剂的T1值）、增强后T1值及细胞外容积（extracellular volume，ECV）等。结果表明，与对照组相比HCM组绝大多数患者存在替代性纤维化的情况，其LGE程度与左室质量、左室质量指数、左室重塑指数（LV remodeling index，LVRI）即左室质量/容积比呈正相关，与二尖瓣环舒张早期运动速度（e）、舒张晚期运动速度（a）呈负相关，而与E/e及运动耐受性无相关性。此外，HCM患者Native T1值延长、ECV增加，且Native T1值与左室质量、左室质量指数、LVRI及E/e呈正相关，与e及运动耐受性呈负相关；ECV与舒张早期应变率及运动耐受性呈负相关。作者认为，通过ECV评估的间质纤维化对左室舒张功能的不良影响常导致运动耐受性降低，虽然LGE和T1 mapping均与左室舒张功能相关，但只有Native T1值和ECV与运动参数显著相关。同时，国内学者在舒张功能正常的HCM患者中也发现，通过T1 mapping技术计算的ECV升高，且ECV的升高与严重受损的LVRI有关。该作者认为ECV是评价舒张功能障碍的一个相对稳定的指标，而且与超声心动图参数评估左室舒张功能相比，ECV可能是舒张功能受损的一个更加敏感而早期的标志。

此外，国内学者通过对HCM患者的舒张功能及左室重构的性别差异进行比较发现，与男性相比，女性LVRI和LGE程度更高，PFR较男性显著降低，而TPFR较男性延长，提示女性舒张功能障碍较男性更严重。舒张功能障碍指标如PFR和TPFR与LVRI和LGE程度也存在相关性。多元线性回归表明，LVRI是PFR和TPFR的独立预测因子，而LGE是PFR的预测因子。该研究结果表明HCM患者LGE的程度与左室质量和舒张末期容积相关，同时左室重构和心肌纤维化可增加心室僵硬度，导致舒张储备降低，舒张功能受损。

尽管目前已有多项研究表明，CMRI可用于HCM患者舒张功能的评估，但在实际临床工作中，由于CMRI成像耗时、费力，将其用于HCM患者舒张功能的评估仍具有一定的局限性。

3. 超声心动图对HCM患者左心室舒张功能的评价

随着超声心动图和多普勒血流技术在HCM患者舒张功能评价中的应用，使其成为非侵入性评估舒张功能的主要检查方法。

目前，基于常规超声心动图技术评价舒张功能的方法已在临床广泛开展，其评估左心室舒张功能的参数包括房室形态、功能参数以及血流动力学参数等。

二尖瓣脉冲式多普勒血流频谱最早用于评价左心室舒张功能，由舒张早期快速充盈波（E波）和左心房主动收缩所致充盈波（A波）组成（见图2-4-1）。由于该指标受负荷、年龄等条件的影响，其用于评价HCM患者左心室舒张功能并不理想。已有研究表明，在成人HCM患者中，基于二尖瓣脉冲式多普勒血流频谱的E波、A波及E/A比值与症状、运动耐力、平均左房压和左室肥厚的相关性较差。McMahon等的研究也发现，HCM患儿的E波和A波传播速度无法区分达到临床终点事件的患者。同样在Ziółkowska等人的研究中也表明，二尖瓣脉冲式多普勒血流频谱并不能区分HCM患儿是否有心肌纤维化和左室舒张功能障碍。因此，单独的E/A比值尚不能很好地反应HCM患者的左室舒张功能。

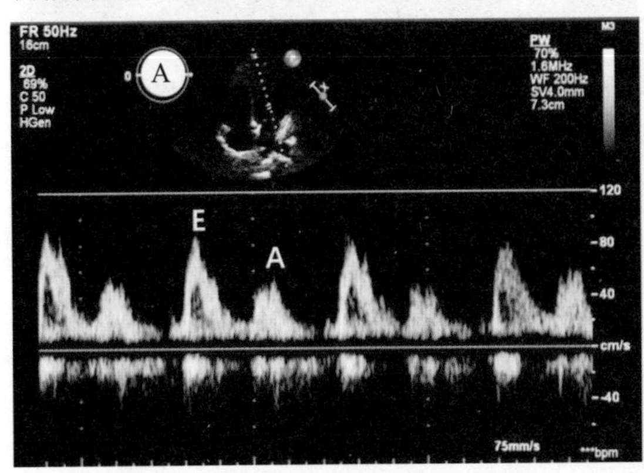

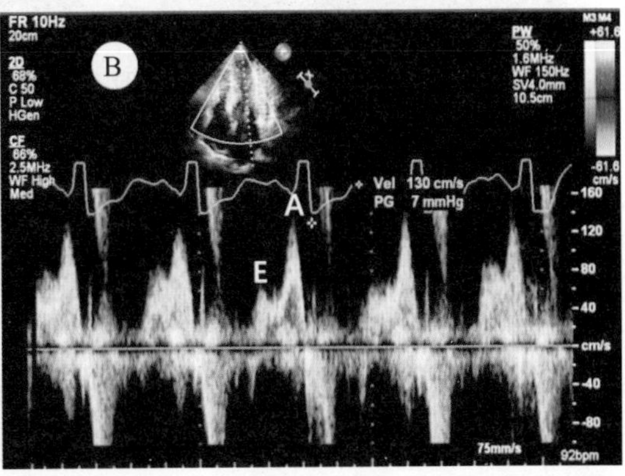

图2-4-1 标准心尖四腔切面采用二尖瓣脉冲式多普勒血流频谱测量跨二尖瓣口血流速度峰值E峰和A峰

注：A. 为正常人示意图（E>A）；B. HCM患者示意图（E<A）。

近年来，组织多普勒成像（TDI）技术已成为衡量心脏舒张功能不全的一种敏感手段，通过测定二尖瓣环舒张早期运动速度（e）、舒张晚期运动速度（a）评价左心室舒张功能，该指标受负荷影响较小（见图2-4-2）。临床研究发现，E/e比值能够客观反映左室舒张功能的变化，比单独用e或E更准确。欧洲心衰研究组提出将E/e作为诊断舒张性心衰的标准之一。

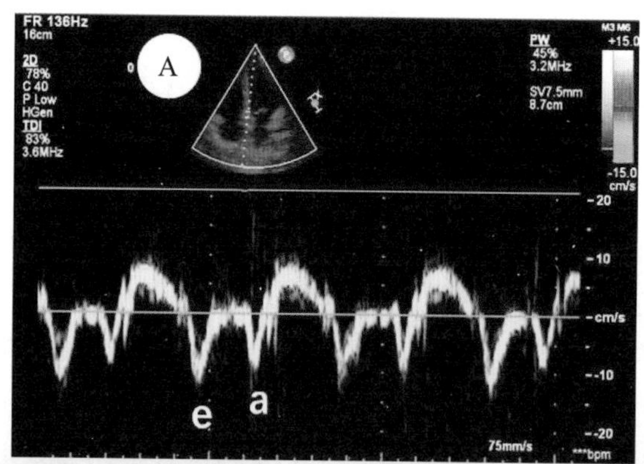

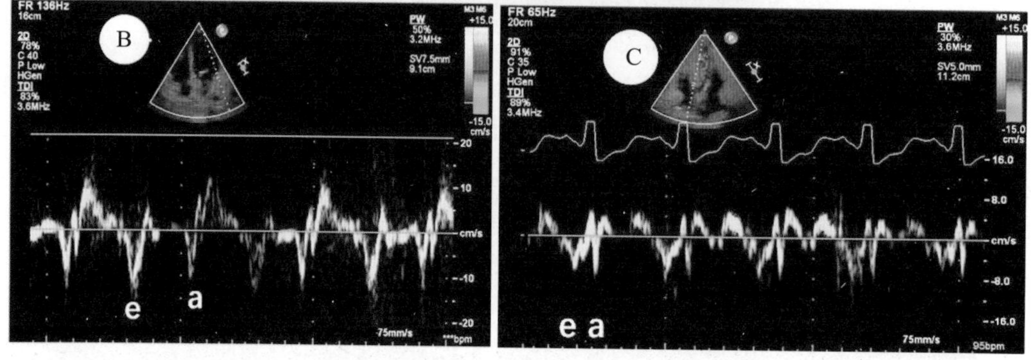

图2-4-2 标准心尖四腔切面采用TDI技术测量二尖瓣间隔及侧壁瓣环舒张早期运动速度e峰和舒张晚期运动速度a峰

注：图A、图B为正常人示意图，图C为HCM患者示意图（e、a峰值减小）。

以往研究结果表明，在HCM患者中，E/e可作为一种无创测量左室充盈压评价左室舒张功能障碍的方法，提示左室充盈压升高与心肌纤维化具有显著相关性。同时，Ziókowska等人通过对HCM患儿研究发现，基于MRI的心肌纤维化与TDI测量指数间具有强相关性；与无心肌纤维化的患儿相比，室间隔及左室侧壁的e降低，E/e升高，而二尖瓣口血流频谱在二者间并无显著差异。这表明TDI技术可以检测出HCM患儿左心室舒张功能障碍的存在和存在心肌纤维化的儿童。在成人HCM研究中也得到类似结果。Hiroaki等人运用TDI技术对无症状或轻度症状的HCM患者进行长达4年左右的随访发现，与无心血管事件的患者相比，出现HCM相关死亡、因心力衰竭或中风入院或新发心房纤颤等心血管事件的患者的室间隔e、a减低，而E/e增高。通过TDI技术估测的E/e值有助于HCM患者的危险分层，同时E/e是无症状或轻度症状HCM患者不良心血管事件的独立预测因子。因此无论患者症状如何，对HCM患者左室舒张功能不全的评估尤为重要。对于基因阳性而无左心室肥厚的HCM（G^+/LVH^-）患者而言，TDI技术也能敏感地发现此类患者室间隔和侧壁的e减低，而E/e增高。

虽然E/e是临床工作中最常见的判断左室充盈异常的无创指标，但它仅限于HNCM患者，对于HOCM患者，E/e对左室舒张功能的判断仍具有一定的局限性。若LVOT存在梗阻，则LVOT压力梯度本身对未来不良心血管事件的影响大于E/e。而对HOCM患者施行室间隔心肌切除术后，E/e与左室充盈压的相关性增加，其预测未来不良心血管事件的能力亦增加。因此，E/e在评估HCM患者左室舒张功能障碍时，需考虑LVOT梗阻的存在与否及严重程度。

2016年，ASE对舒张功能评估的最新指南中，建议对HCM患者采用综合分析方法进行左心室舒张功能和充盈压的评估（见图2-4-3、图2-4-4）。评价指标包括二尖瓣环运动速度、二尖瓣口前向血流速度、左房容积指数和三尖瓣口的三尖瓣反流峰值流速，若患者存在舒张功能障碍时，还应对舒张功能障碍的程度进行分级。AslAnnif等人通过对心尖肥厚型心肌病（apical hypertrophic cardiomyopathy，ApHCM）患者进行舒张功能评估及舒张功能分级研究发现，42%的患者为舒张功能障碍I级，左房压正常；22%的患者为舒张功能障碍II级；10%的患者为舒张功能障碍III级。另外26%的患者舒张功能分级不能确定，需要补充数据和做进一步的评估，如IVRT、DT、肺动脉S/D比值和E到e的时间。

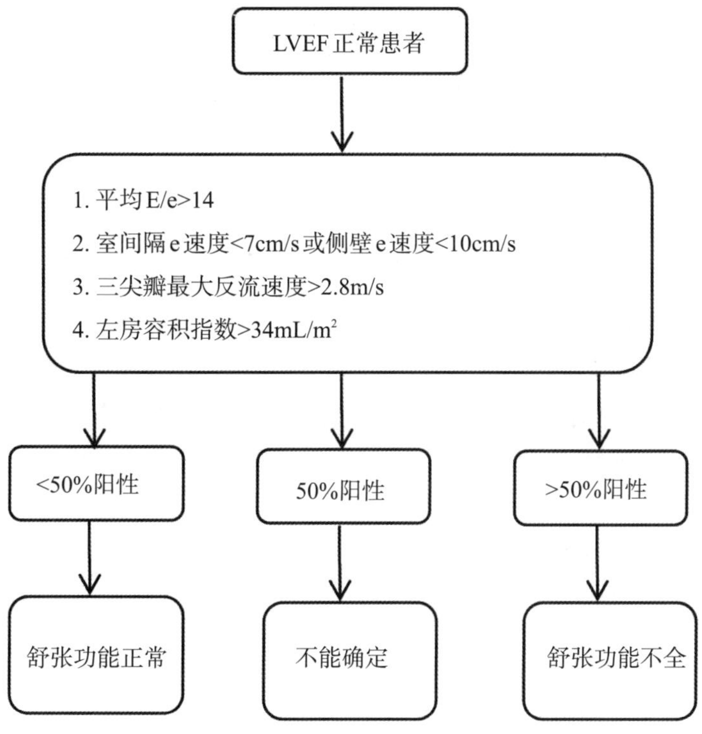

图2-4-3 左室射血分数正常舒张功能评估简要流程

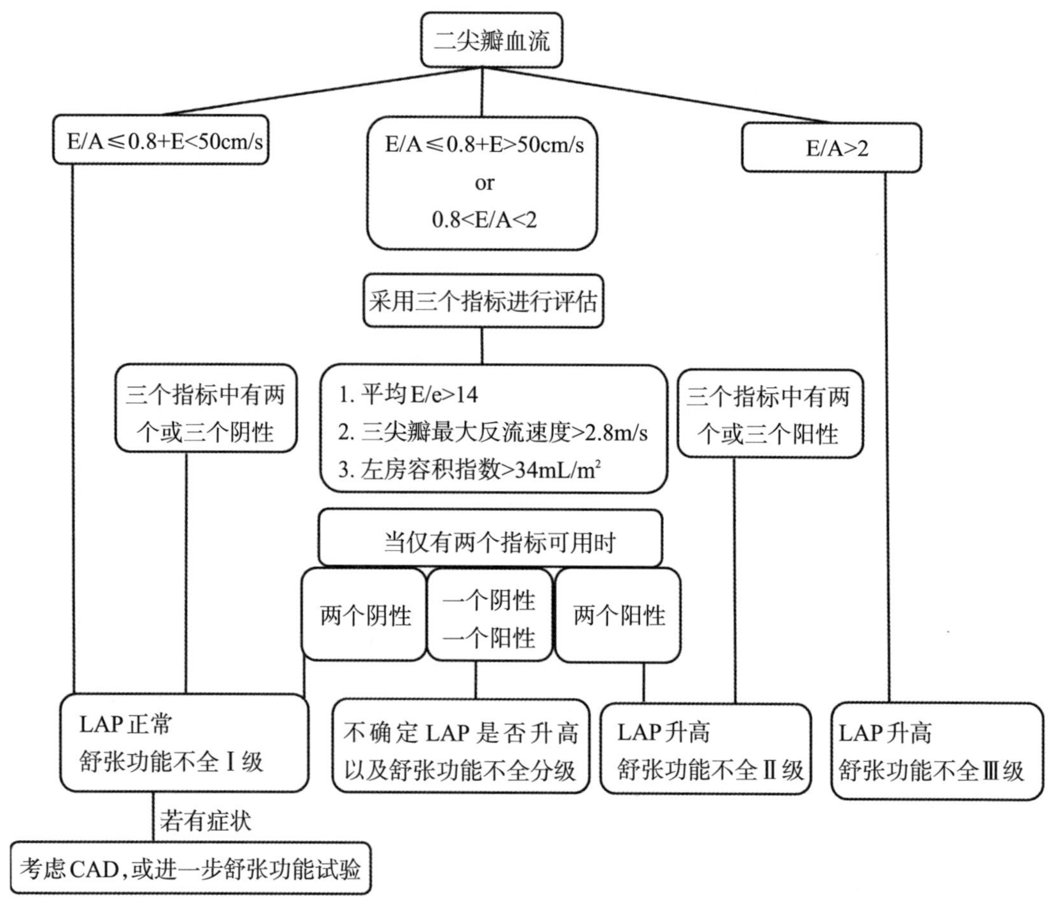

图2-4-4　左心室舒张功能异常分级诊断流程

然而，根据目前实际的临床工作需要，按照该指南进行舒张功能的评估和分级仍具有一定的局限性，主要源于评估的流程较为复杂，操作费时。寻找更为合适简洁的临床评估手段仍需进一步探究。因此，对HCM患者做好基线舒张功能与临床症状的评估，并在以后的临床治疗中做到功能和症状的细致随访，将有助于综合判断舒张功能在整个病程中的影响作用。

（三）二维斑点追踪技术（two-dimensional speckle tracking imaging, 2D-STI）对HCM患者舒张功能的评价

近年来的研究表明采用2D-STI技术可以直接反映HCM患者的心肌功能，提高其舒张功能障碍的诊断水平。国外学者运用2D-STI测量的舒张早期峰值应变率（SRe）、等容舒张期峰值应变率（SR_{IVR}）并结合心导管技术测量的LVEDP、心肌舒张时间常数（τ）对HOCM患者的左室舒张功能进行评价，研究发现SRe与LVEDP具有显著的负相关性，E/SRe与LVEDP呈明显正相关，E/SR_{IVR}与τ呈显著负相关；E/e比值与LVEDP呈中度相关，而E/A比值与LVEDP无明显相关性。并进一步对E/SR_{e}、E/SR_{IVR}、E/e（侧壁）、E/e

（室间隔）各参数预测HOCM患者LVEDP升高的检验效能进行分析发现，各参数中仅E/SR_e的AUC最大。由此可见，E/SR_e是检测严重左室舒张功能不全最准确的指标，而E/SR_{IVR}是评估HOCM左室舒张功能障碍的可靠参数。同样，Patrick等人在对HOCM的研究中也得到了类似的结果。此外，为了鉴别独立于收缩功能的舒张功能异常，该作者还研究了舒张早期峰值应变率与收缩期峰值应变率的比值（SR_e/SR_s）与LVEDP的关系。结果表明SR_e/SR_s与LVEDP具有显著的正相关性，当$SR_e/SR_s \geq 0.79$被证明是LVEDP升高的一个良好预测因子，此时估测患者LVEDP >15mmHg，其灵敏度为87%，特异性为75%。因此，与常规超声心动图诊断左室舒张功能不全相比，2D-STI在诊断HOCM患者LVEDP升高所导致的严重舒张功能障碍方面具有更高的准确性，其心肌力学参数对细微的心室功能障碍的检测更为敏感，可用于评估HOCM患者左室舒张功能和充盈压。

（四）实时三维超声心动图技术（real-time 3-dimensional echocardiography，RT-3DE）对HCM患者舒张功能的评价

二维超声心动图是目前临床上主要的超声检查方法，通过对心脏几何形态的假设来评估心脏的大小，并通过二维成像来展示心脏的病理生理改变。而RT-3DE可弥补二维超声心动图的不足，能在同一心动周期内获取无拼接的全容积图像，更为客观准确地评估心脏的结构及功能。

国内学者通过RT-3DE在同一心动周期内获取HCM患者二尖瓣环水平6个心室壁舒张早期、舒张晚期的心肌运动速度，并计算其平均值，包括e_m、a_m、e_m/a_m、E/e_m。结果表明二尖瓣血流频谱E峰、A峰及E/A在HCM组与健康对照组间无明显差异，而二尖瓣环水平6个心室壁的e_m、a_m、e_m/a_m均减低，E/e_m增高，提示HCM患者LVEDP升高，左室舒张功能受损。国内学者通过RT-3DE研究有关HCM舒张非同步性及局部舒张功能与整体舒张功能的关系，结果发现左心室舒张失同步指数（DDI）会随着舒张功能障碍的程度加重而增加，以舒张早期DDI变化最为明显，与舒张功能不全的程度最为密切，表明心室舒张功能失同步性可能是舒张功能障碍的一个主要原因。以上研究表明，RT-3DE可以在同一心动周期对左室的整体舒张功能进行评价，避免心率对舒张功能的干扰；也可提供同一心动周期内17个节段容积随时间变化的曲线，为进一步研究不同时相的局部功能提供可能性。

此外，同位素成像（Isotope Imaging）、电子计算机断层摄影术（CT）、单光子发射计算机断层成像术（SPECT）等均可用于左心室舒张功能的评估，但关于HCM的研究较少，对其是否能客观、准确反映HCM患者左心室舒张功能还有待研究。而超声心动图因其方便、经济等优势，仍然是目前评估HCM患者舒张功能的主要检查方法。

二、肥厚型心肌病左心室收缩功能的评价

（一）评估肥厚型心肌病患者左心室收缩功能的意义

多数研究认为在HCM早期主要以舒张功能障碍为主，而收缩功能大多正常甚至增加。然而，分子研究的结果表明心肌肥厚是HCM收缩功能紊乱的一种代偿性反应，表明

HCM早期即存在收缩功能障碍。尽管大多数患者在疾病进程中呈良性发展，在收缩功能正常或超常的情况下可存活至70或80岁，然而也有研究表明约4%～9%的患者在此过程中会出现严重的收缩功能障碍，导致患者的发病率和死亡率增加。因此，准确评价HCM患者的左心室收缩功能，早期发现收缩功能异常，对HCM患者的临床管理及预防猝死都至关重要。

（二）肥厚型心肌病患者左心室收缩功能的评价方法

1. CMRI对肥厚型心肌病患者左心室收缩功能的评价

近年来，CMRI已成为心脏疾病诊断的重要检查方法，是目前公认的评估心脏结构和功能的“金标准”，不仅可以提供心脏疾病的形态学改变，也可对心脏的功能如心脏的充盈与射血、心肌运动、心肌应变、心肌纤维化等进行精确评价。

Boban等通过CMRI技术分析HCM患者左心室几何结构与收缩功能的关系，其中以左心室最大舒张末期内径除以舒张末期室间隔厚度（geometric functional index-I，GFI-I）及左心室最大舒张末期内径除以舒张末期最大室壁厚度（geometric functional index-M，GFI-M）代表其几何重构。结果表明，GFI与左心室收缩功能在多个水平上存在相关性。与LVEF保留的HCM患者相比，LVEF降低的HCM患者其GFI-I、GFI-M明显增高。采用ROC曲线预测GFI-I、GFI-M对HCM患者左心室收缩功能异常的诊断价值，结果显示GFI-M的AUC最大，表明在HCM患者左心室收缩功能障碍的评估中，GFI-M优于GFI-I。CMRI检测的左心室几何重构与左心室收缩功能间存在重要关系，说明GFI是检测HCM患者收缩功能损伤的一种高敏感性和特异性的指标。

此外，运用CMRI技术也可对心脏的形变能力进行评估。Keita等在对LVEF保留的HCM患者纵向和周向收缩的异质性与LGE的关系研究中发现，与对照组相比，HCM患者LVEF升高，纵向峰值应变（global peak values of longitudinal strain，LS_{global}）降低，周向峰值应变（global peak values of circumferential strain，CS_{global}）无明显差异。LGE阴性的节段其$LS_{regional}$降低，$CS_{regional}$保留；而LGE阳性的节段$LS_{regional}$、$CS_{regional}$都降低。以上结果表明，在LVEF保留的HCM患者中，$CS_{regional}$在发病初期保持不变，而LS_{global}在病程早期就会降低。随着病情进展，由于心肌纤维化的增多，$CS_{regional}$也会降低。因此，即使HCM患者LVEF保留，其收缩的区域异质性也明显高于正常对照组。在用变异系数（LS_{CoV}、CS_{CoV}）评价其区域异质性及对广泛性LGE的检测价值中发现，CS_{CoV}的AUC最大，表明$CS_{regional}$的异质性对HCM患者广泛的LGE具有较高的诊断价值。研究还显示，即使LVEF≥50%，LGE的程度仍是心源性猝死的重要预测因子。综上，CMRI不仅可对LVEF正常的HCM患者进行局部收缩功能的评价，还能预测其心源性猝死的可能性。

Iacopo等在研究心肌纤维化与LVEF的关系中也发现，尽管其纳入的HCM患者LVEF值包含从高动力到受损的广泛范围，但其平均值仍显著高于健康对照组，这与HCM患者通常表现为左心室高动力收缩状态的观点一致。而LVEF与年龄、性别、左室腔大小及室壁厚度等无关，与LGE的程度呈负相关。当LVEF＜50%，LGE分布最广泛；当LVEF＞

65%时，LGE分布就较为局限；而当LVEF介于50%～65%时，LGE分布范围依然比较显著。因此，对于LVEF为50%～65%且LGE比较显著的HCM患者，需要密切进行临床随访和影像学监测以评估其持续的左室重构与收缩功能下降。

从上述研究可以看出，CMRI为HCM的临床诊断带来了重要进展，不仅可用于整体收缩功能的评价，也可用于局部收缩功能异常的诊断，且评价的收缩功能也多处于正常范围甚或增加。LGE可预测不良心血管事件，其分布程度是心源性猝死的重要预测因子，也可间接反应LVEF。但CMRI成像目前还缺乏能够与超声心动图血流、组织多普勒和应变特性相媲美的分析功能，因此目前临床上较少用于HCM患者心功能的评估。

2. 超声心动图对HCM患者左心室收缩功能的评价

超声心动图技术可对左心室整体及局部收缩功能进行定量及定性的评价，目前已成为临床上主要的收缩功能评价手段。

（1）常规超声心动图技术对HCM患者收缩功能的评价

目前，临床上评价HCM患者左心室收缩功能的指标主要有LVEF及短轴缩短率（fractional shortening，FS），其测量方法主要包括M型超声心动图及双平面Simpson法。由于HCM患者多存在室壁非对称性肥厚及局部室壁运动异常等问题，所以更推荐使用双平面Simpson法对该类患者的收缩功能进行评估（见图2-4-5）。该测量方法要求图像质量较好，当有两个或以上节段心内膜显示不清晰时，其结果的准确性将受到影响。根据中国成年人正常参考值建议，LVEF男性＜52%，女性＜53%则提示左室收缩功能异常。LVEF 40%～52%为收缩功能轻度降低，30%～40%为收缩功能中度降低，＜30%则为收缩功能重度降低。

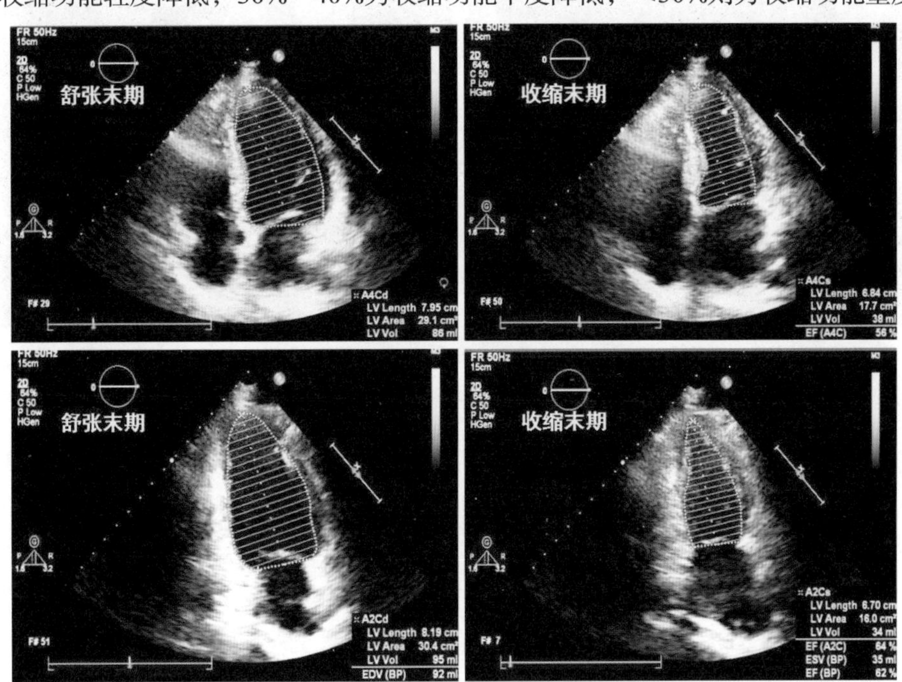

图2-4-5 标准心尖四腔切面和两腔切面采用双平面Simpson法进行左心室舒张末期和收缩末期容量的测量方法

大多数研究表明基于上述方式得出的LVEF多正常或增强，但已有相关研究表明HCM患者存在左心室收缩功能异常，如左心室应变和应变率的显著降低。因此，单独用LVEF和FS评价HCM患者的左心室整体收缩功能并不能真实反映左心室收缩功能受损情况。

此外，HCM患者图像质量大多欠清晰，因此双平面Simpson法在临床实际应用中也常受到限制。而基于TDI技术的二尖瓣环收缩期峰值速度（s）测量简单，且不受图像质量影响，也可用于左心室整体收缩功能的评估（见图2-4-6），当s＜5时则提示左心室收缩功能降低。大多数研究表明，与正常对照组相比，HCM患者无论是间隔还是侧壁的s均较对照组降低，而LVEF反而增高，说明二尖瓣环收缩期峰值速度可能较LVEF具有更高的敏感性。

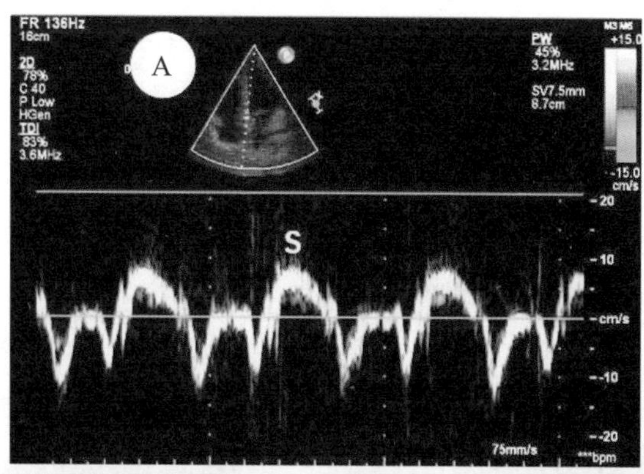

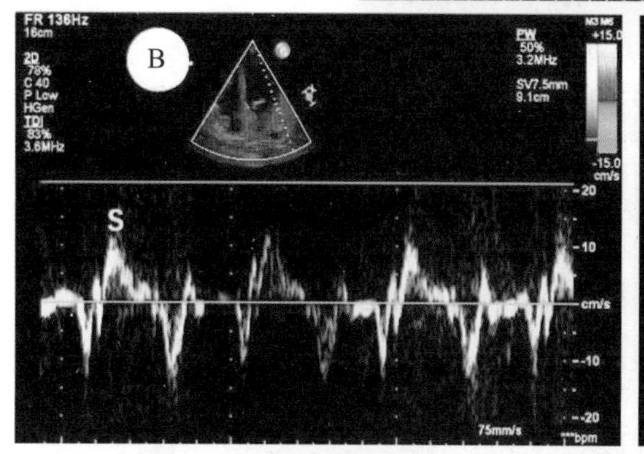

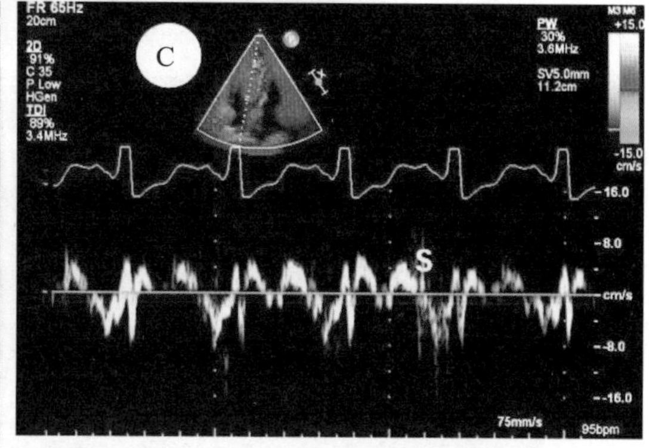

图2-4-6　标准心尖四腔切面采用TDI技术测量二尖瓣间隔及侧壁瓣环收缩期峰值速度s

注：图A、B为正常人示意图(s>5)，图C为HCM患者示意图。

（2）2D-STI对肥厚型心肌病患者收缩功能的评价

2D-STI作为一种新的超声心动图方法，无角度依赖性，可对心肌整体和局部收缩功能障碍进行敏感评估。

目前国内外多项研究均表明，尽管与正常对照组相比HCM患者LVEF正常或增加，但其左心室整体纵向应变（GLS）降低，LVEF正常可能是由于左心室整体周向应变（GCS）代偿增加的结果。此外，对左心室各节段的收缩功能分析发现，肥厚节段的心肌应变率降低，而非肥厚节段的心肌应变率代偿性增加，也解释了HCM患者LVEF正常的原因。此外也有研究表明，心肌收缩功能障碍不仅存在于明显肥厚节段，也存在于非肥厚节段。国外学者通过2D-STI技术检测HCM患者临床前期左心室结构及收缩功能的改变，其纳入对象包括基因阳性、表型阳性的HCM患者（Mut+/Phen+），基因阳性、表型阴性的HCM患者（Mut+/Phen-）及正常对照组，结果发现左室内径及LVEF在三组间并无统计学差异。而与对照组和Mut+/Phen-组相比，Mut+/Phen+组GLS及前壁基底段的LS均降低；而Mut+/Phen-组GLS虽无明显降低，但其前壁基底段的LS也明显降低。由此可见，心肌肥厚是左心室收缩功能障碍的代偿反应，2D-STI技术对于检测HCM患者早期整体收缩功能受损及亚临床的收缩功能障碍具有一定的敏感性。

2D-STI技术通过逐帧追踪感兴趣区内不同像素的心肌组织，标测同一位置不同帧之间的心肌运动轨迹，为研究心脏整体和局部力学运动提供全新的定量手段。尽管其无角度依赖性，但对图像的质量要求较高，且操作相对费时。而组织运动瓣环位移（Tissue Motion Annular Displacement，TMAD）技术是在2D-STI技术的基础上发展起来的一种新技术，该技术只需在心尖四腔二尖瓣环水平的侧壁及间隔壁分别放置2个点，并将第三个点放置在心尖水平即可快速得到二尖瓣环位移（mitral annular displacement，MAD），其与左心室长轴的比值即为平均位移率（tissue motion annular displacement，TMAD midpt（%））。由于不受图像质量影响且不需要逐帧追踪心内膜及心外膜，因此可快速评估左心室纵向收缩功能。研究表明，TMAD技术在左心室纵向收缩功能损伤的早期诊断、心脏病疗效评估、心血管事件预测和某些心脏病的预后方面都具有重要的临床价值。国内学者运用TMAD技术对HCM患者的左心室整体和节段收缩功能进行评估，分别采集心尖四腔、三腔、两腔图像获取二尖瓣环水平6个节段的MADs，并取其平均值得到整体的MAD_{global}。与对照组相比，HCM患者不仅GLS及各节段的LS降低，且MAD_S、MAD_{global}、TMADmidpt（%）均降低；MAD_S、MAD_{global}、TMADmidpt等参数与心肌的应变力呈明显正相关性，而LVEF与对照组无明显差异。因此，TMAD技术同样可对HCM患者左室整体纵向和节段收缩功能进行准确、快速地评估，相较于应变及应变率，还具有图像质量要求低、可重复性好等优点。

正常人在心脏收缩时，左心室心尖呈逆时针旋转，基底呈顺时针旋转，这种相反的旋转即产生心脏的“扭转”运动，从而推动血液向前，左心室射血。研究表明，基于2D-STI技术的心肌旋转和扭转运动可量化心肌的收缩功能，是判断左心室收缩功能障碍的重要依据。与健康对照组相比，HCM患者的基底部旋转、心尖部旋转及左室扭转均增加，而纵向应变降低，LVEF正常或增加。这表明HCM患者通过圆周方向扭转能力的增强来代偿纵向收缩功能的减退，其增强的左室扭转能力对维持左室的LVEF具有重要意义，且扭转能力越强说明HCM患者收缩功能减退也越严重。当然，评价心脏扭转运动的“金标准”还是CMRI技术，该技术可在三维空间无创量化左心室的形变，可对左室扭转进行精确评价。

近年来兴起的新技术“左室-压力应变环（PSL）”也是基于2D-STI技术，将心肌形变与左心室压力结合起来，与2D-STI技术相比，该技术排除了后负荷对心肌应变的影响，可对心肌做功进行较为准确的无创定量评价。国内学者运用PSL技术对HCM患者研究发现，HCM患者在LVEF保留时，其左心室整体做功参数包括整体做功指数（GWI）、整体有用功（GCW）、整体做功效率（GWE）均明显降低。GWI、GCW、GWE与GLS（GLS为负值）均呈明显负相关，表明与LVEF相比，PSL能更敏感地评估HCM患者整体心肌做功的改变，进而评价左心室收缩功能，为HCM患者的临床诊断提供新的参考指标。

（3）RT-3DE对HCM患者收缩功能的评价

RT-3DE技术同样可对HCM患者的收缩功能进行评价，而且可在立体空间内追踪心肌运动而非局限于固定平面内，因此能更真实地反映左心室收缩功能情况。

国内外学者应用RT-3DE技术对HCM患者左心室收缩功能进行评价，其中就3D-LVEF是增高还是降低各研究结果还存在一定的差异；但SV国内外研究情况基本一致，HCM组SV均明显降低。因此，SV可能较LVEF更能客观、敏感地反映HCM患者左心室收缩功能受损。同时左心室收缩同步性参数显示，HCM患者Tmsv16-Dif、Tmsv16-SD、Tmsv16-Dif%及Tmsv16-SD%均较对照组增高，表明在HCM患者中由于心肌细胞不规则增厚、心肌纤维化，使得各水平心肌节段之间运动缺乏协调性，从而引起心肌收缩功能异常。

此外，基于3D-STI技术评价的左心室心肌应变结果显示，GLS、左心室面积应变（GAS）较对照组降低，而GCS二者间无统计学差异。研究结果还显示，心尖肥厚型HCM患者的应变降低主要集中于心尖段，而室间隔肥厚型HCM的应变降低主要集中于室间隔，GLS与室间隔厚度呈明显正相关；而在非肥厚的节段心肌应变也有一定程度的降低。以上研究结果综合说明，HCM患者心肌收缩功能障碍最先发生，肥厚可能是一种代偿反应，且心肌肥厚程度越显著，其心肌张力损伤也越严重。

综上所述，HCM患者早期主要以舒张功能障碍为主（E/A＜1），基于常规超声心动图技术及核磁共振测量的左心室收缩功能多处于正常或高动力状态。大于3/4的HCM患者可长期保持临床稳定性，且在LVEF＞65%时，没有或很少出现广泛的心肌纤维化。但随着病情的进展，舒张功能障碍程度加重，患者逐渐表现为限制性充盈障碍（E/A＞2），此时患者容易进展为NYHA III、IV级的慢性心衰。患者反复因心衰症状加重住院治疗，最终出现心衰相关死亡的发生。在随访过程中，HCM可能进展为孤立的限制性充盈障碍或收缩功能不全，或两者皆有。但限制性充盈障碍的平均出现时间比左心室收缩功能障碍的出现时间短，这证实了在HCM中，左心室收缩功能障碍通常是疾病进展的晚期标志，即终末期HCM。患者一旦进展为终末期HCM，其左室腔常扩大，室壁变薄并伴有广泛的心肌纤维化，66%的患者会因进展性心力衰竭、心源性猝死或心脏移植进展至死亡，平均时间约2.7年。虽然目前多种影像学检查手段均可对HCM患者的心功能进行监测，但超声心动图仍然是诊断、评估以及短期或长期随访HCM患者的首选检查方法。当患者确诊为HCM时，对其左心室功能进行系统和长期的随访是非常必要的。

（严霜霜）

参考文献

[1] Members A F, Elliott P M, Anastasakis A, et al. 2014 ESC Guidelines on diagnosis and management of hypertrophic cardiomyopathy: the Task Force for the Diagnosis and Management of Hypertrophic Cardiomyopathy of the European Society of Cardiology (ESC)[J]. European Heart Journal, 2014,35(39):2733-2779.

[2] Chowdhury Shamim A K, Warren Chad M, Simon Jillian N, et al. Modifications of Sarcoplasmic Reticulum Function Prevent Progression of Sarcomere-Linked Hypertrophic Cardiomyopathy Despite a Persistent Increase in Myofilament Calcium Response[J]. Frontiers in physiology, 2020, 11:107.

[3] Huang X, Yue Y, Wang Y, et al. Assessment of left ventricular systolic and diastolic abnormalities in patients with hypertrophic cardiomyopathy using real-time three-dimensional echocardiography and two-dimensional speckle tracking imaging[J]. Cardiovascular Ultrasound, 2018, 16(1):23.

[4] Pislaru C, Anagnostopoulos P C, Seward J B, et al. Higher myocardial strain rates duringisovolumic relaxation phase than duringejection characterize acutely ischemic myocardium[J]. Journal of the American College of Cardiology, 2002, 40(8): 1487-1494.

[5] Mohammed A, Mertens L, Friedberg M K. Relations between systolic and diastolic function in children with dilated and hypertrophic cardiomyopathy as assessed by tissue Doppler imaging[J]. Journal of the American Society of Echocardiography, 2009, 22(2): 145-151.

[6] Raffaele Calabrò. Prolonged left ventricular twist in cardiomyopathies: a potential link between systolic and diastolic dysfunction[J]. European Journal of Echocardiography, 2011, 12(11):841-849.

[7] Nagueh SF, Smiseth OA, Appleton CP, et al. Recommendations for the Evaluation of Left Ventricular Diastolic Function by Echocardiography: An Update from the American Society of Echocardiography and the European Association of Cardiovascular Imaging[J]. Journal of the American Society of Echocardiography, 2016,29(4):277-314.

[8] McMahon, C. J . Characterization of Left Ventricular Diastolic Function by Tissue Doppler Imaging and Clinical Status in Children With Hypertrophic Cardiomyopathy[J]. Circulation, 2004, 109(14): 1756-1762.

[9] Ziółkowska L, Petryka J, Boruc A, et al. Comparison of echocardiography with tissue Doppler imaging and magnetic resonance imaging with delayed enhancement in the assessment of children with hypertrophic cardiomyopathy[J]. Archives of Medical ence Ams, 2017, 13(2):328-336.

[10] 陈石. 肥厚型心肌病左心室舒张功能障碍研究进展[J]. 中国循环杂志, 2013, 28(004): 316-318.

[11] Paulus W J, Carsten T, Sanderson J E, et al. How to diagnose diastolic heart failure: a consensus statement on the diagnosis of heart failure with normal left ventricular ejection fraction by the Heart Failure and Echocardiography Associations of the European Society of Cardiology[J]. European Heart Journal, 2007, 28(20):2539-2550.

[12] Hiroaki K, Toru K, Kayo H, et al. Tissue Doppler imaging and prognosis in asymptomatic or mildly symptomatic patients with hypertrophic cardiomyopathy[J]. Eur Heart J Cardiovasc Imaging, 2013, 14(6): 544-549.

[13] Wen Liu, Dandan Sun, Jun Yang. Diastolic Dysfunction of Hypertrophic Cardiomyopathy Genotype-Positive Subjects Without Hypertrophy Is Detected by Tissue Doppler Imaging: A Systematic Review and Me-

ta-analysis[J]. Journal of Ultrasound in Medicine, 2017,36(10):2093-2103.

[14] Aslannif R, Suraya K, Koh H B, et al. Diastolic dysfunction grading, echocardiographic and electrocardiogram findings in 50 patients with apical hypertrophic cardiomyopathy[J]. The Medical journal of Malaysia, 2019, 74(6):521-526.

[15] Chen S, Yuan J, Qiao S, et al. Evaluation of Left Ventricular Diastolic Function by Global Strain Rate Imaging in Patients with Obstructive Hypertrophic Cardiomyopathy: A Simultaneous Speckle Tracking Echocardiography and Cardiac Catheterization Study[J]. Echocardiography, 2014, 31(5): 615-622.

[16] Garceau P, Carasso S, Woo A, et al. Evaluation of Left Ventricular Relaxation and Filling Pressures in Obstructive Hypertrophic Cardiomyopathy: Comparison between Invasive Hemodynamics and Two - Dimensional Speckle Tracking[J]. Echocardiography, 2012, 29(8): 934-942.

[17] None. E/e′ ratio and outcome prediction in hypertrophic cardiomyopathy: the influence of outflow tract obstruction[J]. European Heart Journal Cardiovascular Imaging, 2018,19(1): 121.

[18] 赵蓓，李娟，朱伟红，等. 实时三维超声评价肥厚型心肌病舒张失同步性及舒张功能[J]. 南方医科大学学报，2013,33(1): 8-12.

[19] Maragiannis D, Alvarez P A, Ghosn M G, et al. Left ventricular function in patients with hypertrophic cardiomyopathy and its relation to myocardial fibrosis and exercise tolerance[J]. International Journal of Cardiovascular Imaging, 2018,34(1):121-129.

[20] You-Zhou Chen, Shu-Bin Qiao, Feng-Huan Hu, et al. Left ventricular remodeling and fibrosis: Sex differences and relationship with diastolic function in hypertrophic cardiomyopathy[J]. European Journal of Radiology, 2015, 84(8):1487-1492.

[21] Meng J, Zi W, Xuan S, et al. The Significance of Interstitial Fibrosis on Left Ventricular Function in Hypertensive versus Hypertrophic Cardiomyopathy[J]. Scientific Reports, 2018, 8(1):9995.

[22] Boban M, Pesa V, Kauzlaric H A, et al. Ventricular diastolic dimension over maximal myocardial thickness is robust landmark of systolic impairment in patients with hypertrophic cardiomyopathy[J]. Medical ence Monitor International Medical Journal of Experimental & Clinical Research, 2018, 24: 1880-1886.

[23] Sakamoto K, Oyama-Manabe N, Manabe O, et al. Heterogeneity of longitudinal and circumferential contraction in relation to late gadolinium enhancement in hypertrophic cardiomyopathy patients with preserved left ventricular ejection fraction[J]. Japanese Journal of Radiology, 2018,36(2):103-112.

[24] Cheng, Sainan, Fang, et al. LGE-CMR-derived texture features reflect poor prognosis in hypertrophic cardiomyopathy patients with systolic dysfunction: preliminary results[J]. European radiology, 2008,28(11), 4615-4624.

[25] Iacopo Olivotto, Barry J. Maron, Evan Appelbaum, et al. Spectrum and Clinical Significance of Systolic Function and Myocardial Fibrosis Assessed by Cardiovascular Magnetic Resonance in Hypertrophic Cardiomyopathy[J]. The American Journal of Cardiology, 2010, 106(2).

[26] Ranjan Shetty, Jyothi Samanth, Krishnanand Nayak, et al. Evaluation of Subtle Left Ventricular Systolic Abnormalities in Adult Patients with Hypertrophic Cardiomyopathy[J]. Journal of Clinical & Diagnostic Research Jcdr, 2014, 8(12): MC05.

[27] Kai Hang Yiu, Douwe E Atsma, Victoria Delgado, et al. Myocardial structural alteration and systolic dysfunction in preclinical hypertrophic cardiomyopathy mutation carriers[J]. PLoS ONE, 2017, 7(5).

[28] Liu L, Tuo S, Zhang J, et al. Reduction of left ventricular longitudinal global and segmental systolic functions in patients with hypertrophic cardiomyopathy: Study of two-dimensional tissue motion annular dis-

placement[J]. Experimental & Therapeutic Medicine，2014，7(6)：1457-1464.

[29] 赵蓓，智光，陈劲松，等. 实时三维超声评估肥厚型心肌病左室收缩与舒张失同步性的关系[J]. 心脏杂志，2015，027(002)：194-197.

[30] 彭源，杨军，孙丹丹，等. 三维斑点追踪成像评价肥厚型心肌病患者左心室整体和局部收缩功能[J]. 中国医学影像技术，2014，30(11)：1645-1649.

[31] 梁慧青，刘昕，崔翊，等. 实时三维斑点追踪成像技术评价肥厚型心肌病患者左室整体收缩功能的研究[J]. 临床超声医学杂志，2016(11).

[32] He X W，Song Z Z. Evaluation of left ventricular function，rotation，twist and untwist in patients with hypertrophic cardiomyopathy.[J]. Experimental & Clinical Cardiology，2013，18(1)：e47.

[33] 赵庆庆，刘琳，崔存英，等.左室压力-应变环对非梗阻型肥厚型心肌病患者整体心肌做功的定量研究[J].中国超声医学杂志，2020，36(09)：795-798.

[34] 超声心动图评估心脏收缩和舒张功能临床应用指南[J].中华超声影像学杂志，2020，29(06)：461-477.

[35] Yao GH，Deng Y，Liu Y，et al. Echocardiographic Measurements in Normal Chinese Adults Focusing on Cardiac Chambers and Great Arteries：A Prospective，Nationwide，and Multicenter Study[J]. Journal of the American Society of Echocardiography，2015，28(5)：570-579.

第五节　左室流出道压差测量及影响因素

梗阻性肥厚型心肌病（hypertrophic obstructive cardiomyopathy，HOCM）压差测量在病情评估、治疗方式的确定及预后的评估上具有指导意义，其测量的金标准为侵入性的心导管法，常规随访时多用经胸超声心动图进行测量，经食道超声心动图多用于室间隔切除术术中监测。左心室流出道压差（left ventricular outflowtract gradient，LVOT-PG）主要与心肌收缩力、外周阻力及左室容量三个因素相关。

一、心导管法测量左室流出道压差

利用有创心导管技术可以将导管置入心腔或大血管进行有创的心腔内压力检测，该种方法得出的HOCM患者的LVOT-PG最为精确。对于无创影像学方法无法明确是否存在左室流出道梗阻（left ventricular outflow tract obstruction，LVOTO）或者LVOTO程度不明者，推荐采用心导管法测量LVOT-PG。心腔内的压力曲线在心房、心室及大动脉内各呈现特征性的波形，LVOT-PG的心导管法测量主要在于左室腔压力曲线、左室流出道（left ventricular outflow tract，LVOT）和升主动脉压力曲线的获得。通常患者平卧位，经桡动脉穿刺，置入6F动脉鞘，鞘内给予肝素5000U，将6F猪尾导管通过动脉鞘送入左室，记录左室压力，然后缓慢回撤猪尾导管，行左室到升主动脉连续测压，根据收缩末期压力峰值，计算出LVOT-PG（见图2-5-1）。也有医疗中心通过双导管法，即一根导管置于左心室，一根导管置于升主动脉，同时进行压力测定。左室的压力曲线呈典型的高原型压力曲线，曲线的上升支和下降支都较迅速，通常收缩压波动在90～140mmHg，舒张压波动在0～10mmHg。主动脉压力曲线的收缩压由于是左室收缩期间血液从左室快速流入主动脉而形成，且主动脉瓣处于开放状态，因此收缩期的波形在形态和幅度上与左室的收缩期相同，舒张期当左心室压力降到主动脉压力以下时主动脉瓣关闭，舒张压同外周舒张压类似，通常收缩压波动在90～140mmHg，舒张压波动在60～90mmHg。LVOT的压力曲线在无LVOTO时，与左心室的压力曲线相同。但在HOCM患者中，由于流出道梗阻的存在，LVOT及主动脉收缩期压力峰值低于左心室收缩期压力峰值，即左心室收缩期压力>LVOT收缩期压力，约等于主动脉收缩期压力，形成LVOT-PG。具体心导管在各心腔的压力测值见表2-5-1所列，连续测压法测得HOCM的压差曲线变化如图2-5-2所示。

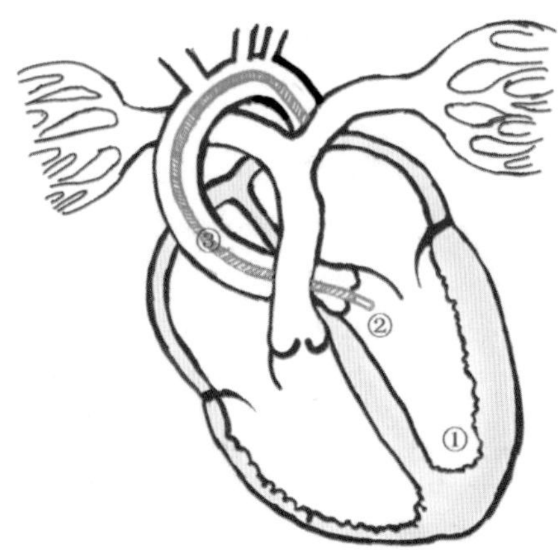

图2-5-1　左室流出道压差测量示意图

注：①所示位置为左心室；②所示位置为左室流出道；③所示位置为主动脉。

表2-5-1　心导管法测量各心腔压力参数

部位	压力	正常值(mmHg)
右心房	平均压	0～5
右心室	收缩压	18～30
	舒张压	0～5
肺动脉	收缩压	18～30
	舒张压	6～12
	平均压	10～18
肺微血管	平均压	6～12
左心房	平均压	4～8
左心室	收缩压	90～140
	舒张压	0～10
主动脉	收缩压	90～140
	舒张压	0～10
上腔静脉	平均压	3～6
下腔静脉	平均压	5～7

注：摘自《实用内科学》。

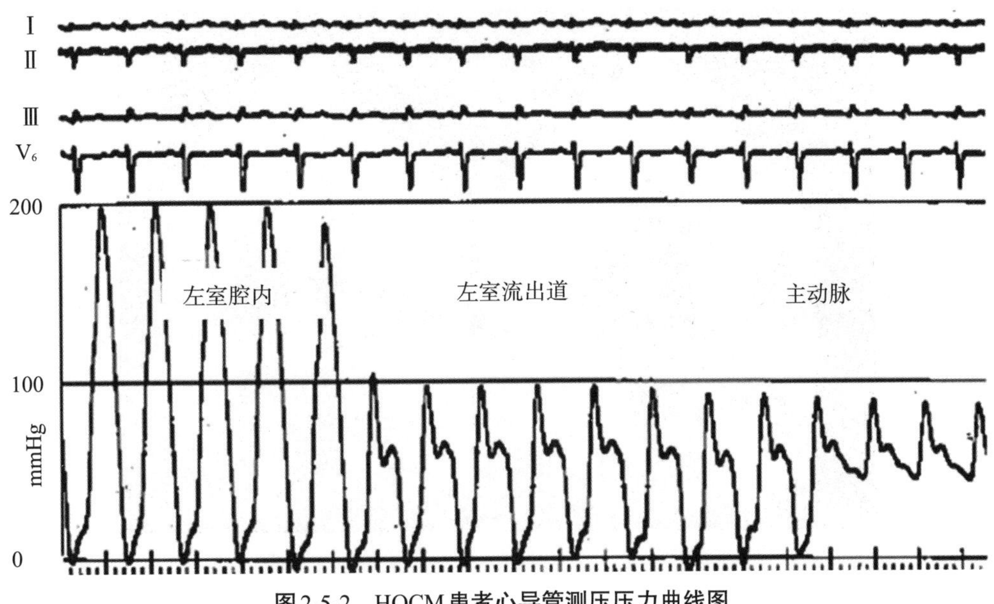

图2-5-2　HOCM患者心导管测压压力曲线图

注：左心室的收缩压为200mmHg，当导管回撤至左室流出道时，所测收缩压降至100mmHg，表示左室流出道的压力阶差为100mmHg，继续回撤至主动脉后，主动脉收缩压为100mmHg，表示左室流出道处存在100mmHg的压力阶差，主动脉瓣上不存在压力阶差。

二、超声心动图测量左室流出道压差

在HOCM患者中，由于存在流出道梗阻，当使用彩色多普勒查看时，该处的血流速度超过Nyquist极限，呈五彩混叠状，亮度增加，主动脉内的血流速度也加快，此时用连续频谱多普勒探查时，可探查到LVOT负向的高速血流频谱，形态为曲线逐渐下降，收缩晚期达高峰，呈倒匕首状。当静息时LVOT-PG＞30mmHg时提示存在梗阻。在经胸超声心动图中，一般采用心尖五腔切面测量LVOT-PG（见图2-5-3），声束尽量与LVOT血流束平行，获得频谱形态、测定流速大小即压力阶差。需注意以下两点：①经胸超声心动图测得的LVOT-PG与术中心导管测得的压差有时并不一致。经胸超声心动图通过测量通过最狭窄处一过性的高速血流速度来反推LVOT-PG，此刻的血流动能最高，心导管法则通过测量左室腔及流出道两腔室最高收缩压的压差来确定LVOT-PG，此时LVOT狭窄处的血流动能已有部分转化为势能等其他能量耗损。因此往往较经胸超声心动图法测得的流出道压差小，但两种检查具有较好的一致性，超声测量仍然有很高的诊断价值。②流出道梗阻时常伴有二尖瓣反流，由于二者的反流同出现在收缩期，且测量位置较为接近，同为连续频谱多普勒测量，因此在实际操作过程中要注意二者频谱形态的分辨。二者的形态对比图如图2-5-4所示，形态特征总结详见表2-3-1所列。

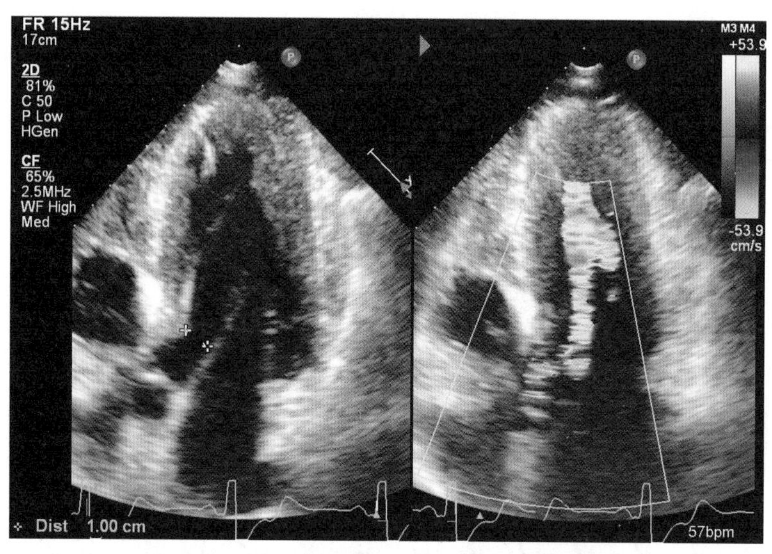

图2-5-3　心尖五腔心切面显示左室流出道梗阻

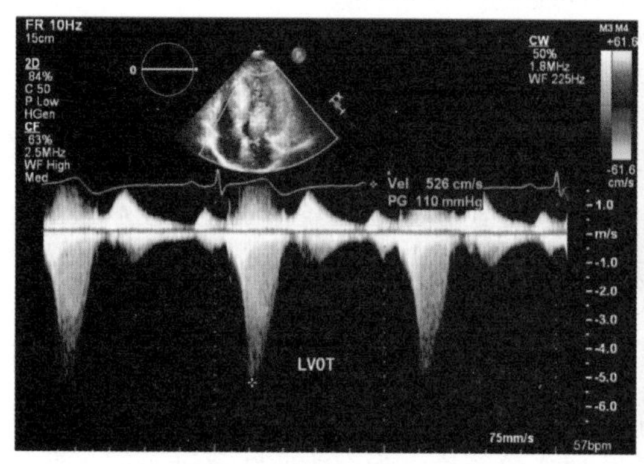

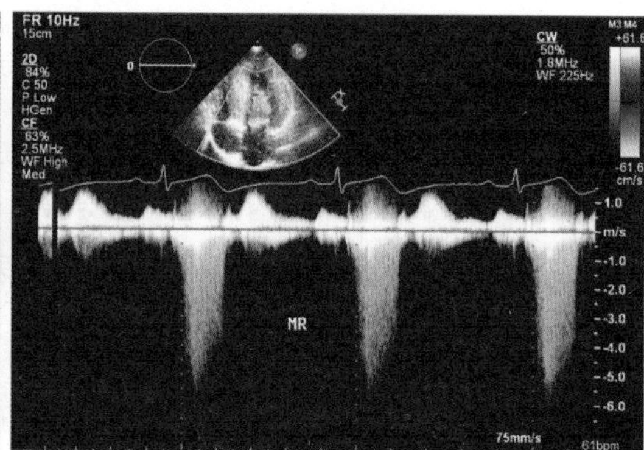

图2-5-4　HOCM患者左室流出道血流频谱与二尖瓣反流频谱

经食道超声心动图在HOCM的LVOT-PG评估主要应用于术中压差监测。经食道超声中有多个切面可用于多角度观察LVOT情况，但测量压差需要注意LVOT前向血流的角度问题，有3个切面较为适合进行LVOT-PG的测量，详见表2-5-2所列。

表2-5-2　经食道超声心动图左室流出道压差测量切面

切面名称	声窗及多平面角度	调整技巧	切面示意图
食管中段左室流出道切面	食管中段(距门齿30～40cm) 110°～160°	在食管中段四腔心切面基础上保持探头尖端不动,旋转角度至 120°～130°	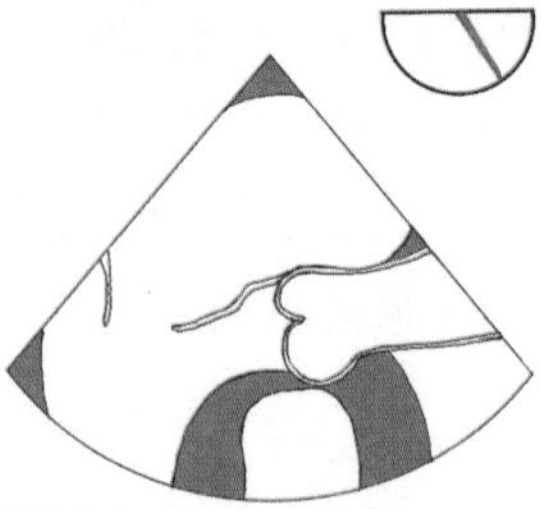

续表

切面名称	声窗及多平面角度	调整技巧	切面示意图
食管中段四腔心切面	食管中段(距门齿30~40cm) 0°~10°	显示四个心腔后,轻微后屈探头尖端,可尽量多地显示左室心尖部,轻微前屈探头尖端,更多地显示左室前壁	
深胃底左室流出道切面	胃底(距门齿40~50cm) 90°~120°	在经胃短轴图像的基础上,前屈并轻微推进探头,紧贴胃黏膜直到在图像顶端显示左室心尖部,即可获得。有时为了在图像中央显示左室流出道和主动脉瓣需要向左弯曲探头	

但经食道超声心动图测量的术后压差和流速较术前明显减低，与术后的经胸超声心动图检查结果也有显著差异，且具有偏低的倾向，需考虑以下原因。①术后心脏复跳后因为麻醉药物的心肌抑制、体外循环过程中心肌的缺氧损伤、术后容量负荷不足等原因对心肌功能有影响。②正常患者中，经食道超声心动图主动脉瓣及LVOT流速的测量常在深胃底LVOT切面，该切面显示难度较高及存在潜在风险，HOCM患者由于室间隔形态的改变，使得LVOTO发生部位的血流方向在食管中段四腔心切面及LVOT长轴切面的取样线成角小于60°，而对血流速度的测量影响较小，尽管如此，采用食管中段LVOT切面及食管中段四腔心切面测量LVOT峰值血流速度仍会对结果造成影响。③由于经食道超声心动图测得的LVOT-PG是通过简化伯努利方程计算得到，其结果与速度的平方成正比，因此速度测量的偏差会被进一步放大。所以在术中使用经食道超声心动图对LVOT-PG的评估需要考虑到测值偏低的问题。

三、左室流出道压差的影响因素

LVOT-PG与三个因素相关：心肌收缩力、外周动脉压力及心室容量。三个因素的变化都可能会导致LVOT-PG改变，因此在测量时患者的基础生命体征标注非常重要。

心肌收缩力增强时，左室腔内收缩压增加，在其他因素不变的情况下，左室内收缩压与流出道之间的压差增大，可见于使用强心药物，如西地兰、米力农、异丙肾上腺素、多巴酚丁胺等。相反，在心肌收缩力降低时，可能出现低流量低压差的情况，比如使用β受体阻滞剂、维拉帕米、地尔硫卓等。

外周动脉压降低时，LVOT收缩压降低，与左心室压差增大，可见于使用硝酸酯类药物、麻醉药物导致血管麻痹等情况。相反，使用去氧肾上腺素、等距手柄运动等可增加外周动脉压，降低LVOT-PG。

心室容量降低时，前负荷降低，心腔充盈不足，左心室内径偏小，LVOT狭窄处的内径进一步缩小，会导致LVOT-PG进一步增加。心动过速时，左心室充盈时间缩短，心腔舒张不足，内径偏小；做Valsalva动作时，深吸气后紧闭声门并用力呼气，胸腔压力增高，回心血量减少，前负荷减少。类似的情况可见于低血容量、出血、贫血、甲亢、疼痛刺激等。相反，在下蹲、回心血量增加的情况下，LVOT-PG则会降低，临床上查体可发现患者取蹲位，HOCM的心脏杂音减弱。

HOCM患者的LVOT-PG的影响因素众多，尤其是在重症监护室和术中监测时，血流动力学的变化较大，对LVOT-PG的测量影响非常大，比如手术刺激、麻醉导致的血管麻痹和术中出血都会导致左室的高动力状态，导致LVOTO加重。LVOT-PG的监测不仅在评估手术效果上非常重要，而且在补液的调整、血管活动药物的应用方面具有指导价值。

（赵若寒）

参考文献

[1] 陈灏珠. 实用内科学[M]. 北京：人民卫生出版社，2001.

[2] 刘延玲，熊鉴然. 临床超声心动图学[M]. 北京：科学出版社，2014.

[3] 赵晓琴. 术中经食管超声心动图的应用[M]. 北京：北京大学医学出版社，2013.

[4] 王建德，段福建，焦盼晴，等. 经食管超声心动图在梗阻性肥厚型心肌病扩大室间隔切除术中的应用[J]. 中国循环杂志，2014，(8)：594-597.

[5] 周爱琴，吴有秀，王小萍，等. 肥厚型心肌病左室流出道压差的超声测量与有创测量的对比研究[J]. 赣南医学院学报，2014，(3)：407-408.

第六节　心脏磁共振在肥厚型心肌病诊断的应用

心脏磁共振（cardiovascular magnetic resonance，CMR）作为近年来飞速发展的无创性检查技术，具有良好的时间和空间分辨力，视野大，图像清晰、直观，可任意切面观察等优点。CMR可准确评估心脏的组织结构、心功能及心肌活性，尤其对局限性和心尖肥厚型心肌病（apical hypertrophic cardiomyopathy，ApHCM）显示较敏感和准确，对HCM的诊断及预后评估都有非常重要的意义。本节将介绍CMR技术在HCM诊断和预后评估中的应用价值。

一、检查方法及图像后处理

应用1.5T或3.0T磁共振扫描仪，使用心脏专用线圈，结合ECG心电门控和呼吸门控技术。患者取仰卧位，在患者屏气状态时连续采集图像。主要包括：①标准的横冠矢状位平扫、两腔及四腔心位层面黑血/亮血序列等；②短轴位和四腔心位电影序列，扫描范围自心尖至心底，每一心动周期采集连续动态电影图像；③流速序列；④Maping序列；⑤对比增强扫描序列，先进行左心室短轴位首过灌注扫描，延迟10～15 min启动延迟强化（late gadolinium enhancement，LGE）序列的扫描，包括左心室短轴位及两腔心、四腔心位等。

将扫描数据导入心脏功能软件进行图像后处理。在短轴位电影序列图像中，通过软件自动识别和人工修正相结合的方法确定各心腔的收缩末期和舒张末期图像，随后从心底部向心尖部在各层图像上勾画各心腔的心内膜和心外膜，后处理软件即可自动计算出各项心功能参数值。勾画选择出现延迟强化的心肌，计算LGE率。

二、心脏形态及电影成像

（一）肥厚型心肌病在心脏磁共振上的一般表现特点

肥厚型心肌病（hypertrophic cardiomyopathy， HCM）患者在CMR上的典型表现为左室心肌不均匀性增厚，舒张末期厚度≥15mm及室间隔与左室后壁同期厚度比值≥1.5对诊断有定性价值（若患者存在HCM家族史，舒张末期厚度≥13mm时也需考虑HCM）。病变多累及前室间隔及左室前壁心肌，常伴有左室心腔缩小、左室舒张功能障碍、左室心肌质量增加、LVOT狭窄、二尖瓣关闭不全和左房增大等。

（二）心脏磁共振形态及电影成像

心脏形态扫描包括黑血成像和亮血成像技术，两者均可清晰显示心脏的各腔室及出入心腔的大血管的细微结构。

心脏MRI电影多采用亮血技术，可获得心脏同一扫描层面心动周期中不同时相的数十幅图像，继而用电影播放的方式连续显示。心脏短轴位MRI电影扫描能直观显示心壁横截面的形态和活动情况，并能精确测量不同时相各部位心壁的厚度。典型表现为舒张末期室间隔和左室前壁不均匀性显著肥厚，但左室后下壁常不累及（见图2-6-1）。肥厚心壁均可见不同程度的活动幅度变小、各节段活动不对称、心肌收缩持续时间延长和收缩时心壁增厚不明显等特点。心脏长轴四腔位MRI电影既可动态观察左室流出道（left ventricular outflow tract，LVOT）有无狭窄，又可显示心脏瓣膜运动和该部位血流动力学特点。由于室间隔不均匀性肥厚，部分肥厚心肌可凸向心室面造成心室流出道狭窄，MRI电影可动态显示收缩期LVOT狭窄处所致血流加剧和高速射血产生的“涡流征象”。也可观察到收缩早期LVOT的高速血流导致二尖瓣前叶收缩期前移（systolic anterior motion，SAM），并“吸入”流出道造成“动态”梗阻的过程，以及SAM征所导致的二尖瓣对合不良、二尖瓣反流和左房增大等征象。一般认为LVOT狭窄是由肥厚的室间隔凸向流出道和SAM征共同所致，但SAM征是主要原因。心脏MRI电影不仅能直观、准确显示各节段心肌肥厚情况，动态观察心室各壁活动、瓣膜运动和血流动力学变化，还可进行心功能定量分析，且操作方便、可重复性强，是诊断HCM的理想检查方法。

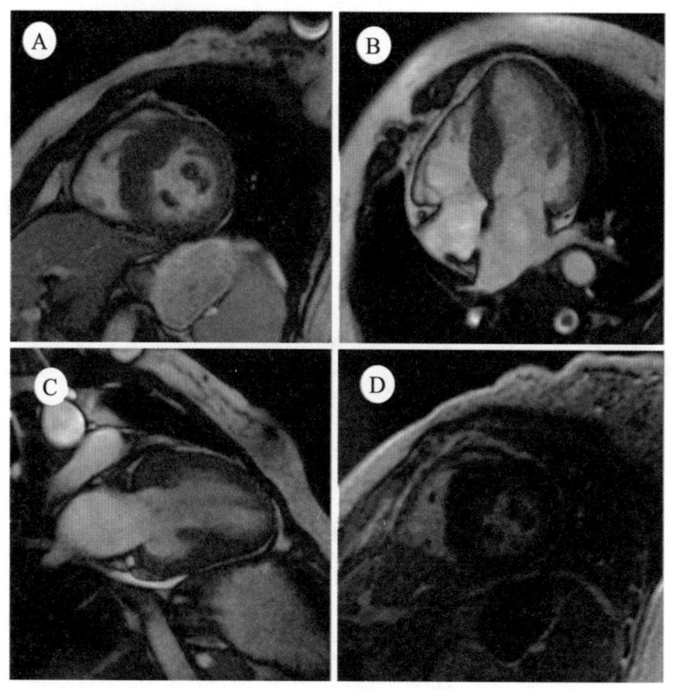

图2-6-1　HCM心脏磁共振表现

注：A. 短轴位图像；B. 四腔心图像；C. 二腔心图像：CMR显示左室近中段室间隔增厚，余室壁厚度正常或正常上限；D. 短轴位延迟增强图像：延迟扫描未见确切异常强化。

（三）心脏磁共振对心脏功能的评估效能

左室舒张功能障碍是HCM患者最常见、最重要的病理生理改变，是引起心力衰竭、影响患者预后的主要原因，也是HCM患者发生恶性心律失常及心源性猝死的重要危险因素。

HCM患者的左室心腔容积缩小与心肌细胞异常肥大常导致心肌舒张功能受限，其受限程度与肥大心肌累及范围和肥厚程度呈正相关。左室流出道梗阻（left ventricular outflow tract obstruction，LVOTO）患者的左室容积-时间变化曲线的“平台”样改变，呈口宽、底浅低容量泵血特点，该曲线也是HCM明显特征的表现（见图2-6-2）。肥厚心肌通过增强心肌收缩力和延长收缩持续时间，以克服心腔容积缩小和（或）流出道梗阻所导致的每搏输出量下降，用以维持体循环，即称为“高动力状态”。

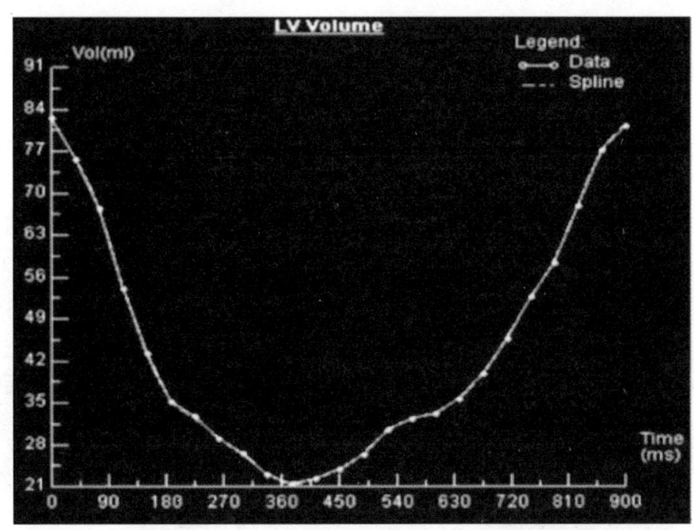

图2-6-2 HCM典型左室容积-时间曲线图

HCM患者在发病的很长一段时期，心脏收缩功能正常，左室射血分数并不降低，而主要表现为左室舒张功能障碍。研究表明，与健康对照组相比，HCM患者的左室射血分数、每搏输出量、心输出量、左室最大排空率等均未见明显差异，而左室最大充盈率明显降低，提示HCM患者的左室舒张功能显著降低。

左室心肌质量（left ventricular mass，LVM）是反映心肌肥厚程度的一项重要指标，约80%的HCM患者LVM超过正常上限；同时，LVM也是心血管事件（包括心源性猝死、心脏骤停）的独立预测因子。与最大室壁厚度相比，LVM能更好地预测HCM的相关致死率。

左房增大也是HCM患者的一个非常重要的病理生理改变，当左室心肌肥厚时，左室充盈压增加，左室顺应性下降，从而导致左房扩张性重构。因此，左房增大可以间接反应左室舒张功能的受损程度。此外，左房增大也增加了HCM患者死亡、心房颤动、心衰等不良事件的发生。研究表明，左房大小与HCM的病情严重程度密切相关，也是HCM发生心脑血管事件及死亡的独立预测因子。

有研究表明，HCM患者的右心室整体功能的变化和左心室是一致的，即左心室舒张功能减低、收缩功能升高的同时，右心室的功能变化是一致的，说明二者通过肥厚的室间隔相互影响。可能与左心室肥厚累及的室间隔是左、右心室的共同组成部分，左心室的容量和压力变化可直接影响右心室的顺应性和形态有关。此外，在整个心动周期中，左室的收缩以横向运动为主，而右室的收缩以纵向运动为主，因此室间隔的缩短和增厚同样也减小了右室收缩期容积。

CMR能全面显示整个心室壁及其肥厚心肌出现的部位和程度，尤其对非典型部位（如左室侧壁、前壁、室间隔后部、左室游离壁等）及心尖部的肥厚的清晰显示。此外，CMR还能很好地评估左室心尖部室壁瘤、血栓和发现心肌隐窝、乳头肌异常等微小病变。

三、延迟增强成像

（一）肥厚型心肌病在延迟强化的一般表现特点

HCM延迟强化特征是在增厚的心肌中层肌壁间、非冠状动脉分布区出现局限性多发斑点状强化或片状弥漫性强化。强化部位最常发生于室间隔和左心室游离壁结合部，一般不累及心内膜（见图2-6-3）。

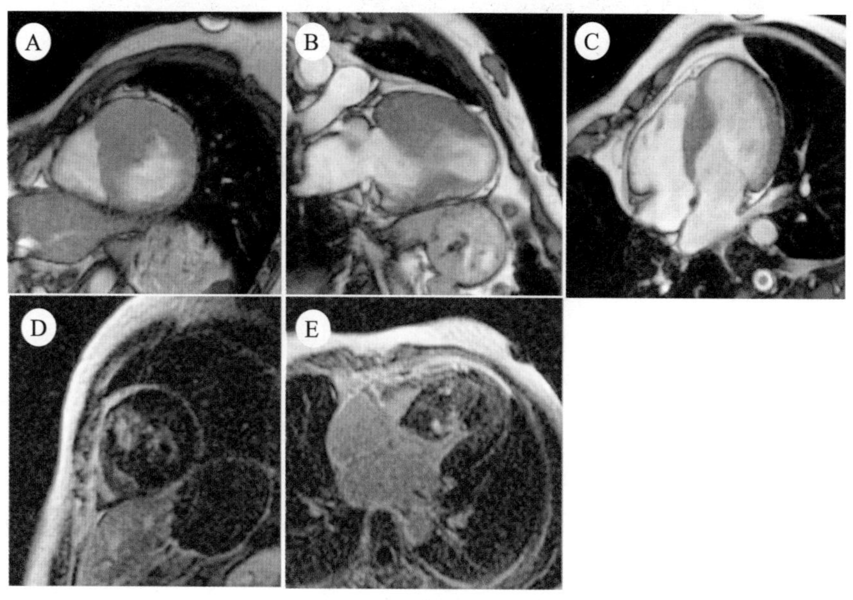

图2-6-3　HCM典型CMR表现

注：A. 短轴位图像；B. 二腔心图像；C. 四腔心图像：CMR显示室间隔及毗邻左室前壁明显增厚，其余左室各节段室壁厚度正常；D. 短轴位延迟增强图像；E. 四腔心延迟增强图像：延迟扫描可见室间隔弥漫性斑片状强化，提示心肌纤维化。

在HCM患者中，心肌纤维化非常普遍，尤其是在心肌肥厚程度较明显且有相关危险因素的家族性患者中。研究显示，在携带肌小节突变基因的患者中，血清Ⅰ型前胶原C末端肽在无显性疾病时就已升高，提示心肌胶原蛋白合成增加。这一促纤维化状态出现于左室肥厚或MRI发现LGE之前，表明在HCM疾病早期即已发生心肌纤维化。在儿童和青少年HCM患者中，LGE的表现与成人相似，女性患者的左室重构指数及LGE范围明显大于同龄男性患者，临床预后相对更差。

（二）肥厚型心肌病中延迟强化的心肌纤维化及病理学特点

LGE是评估HCM患者左心室纤维化程度的金标准。钆对比剂（Gd-DTPA）作为细胞外分布对比剂，能够自由通过血管壁，但不能通过正常细胞膜。正常情况下，造影剂从血管进入左心室各个节段细胞间质，再回到血管从而被排泄出心脏的时间是相等的，而且是迅速的。由于HCM患者常发生急性心肌细胞损伤、慢性心肌梗死或心肌纤维化，心肌细胞膜破裂及微血管受损，正常的心肌细胞被胶原瘢痕取代，心肌细胞排列紊乱，相应的细胞外间隙增大。对比剂在病变部位的流入和流出时间延长，导致细胞外对比剂的浓度升高，纤维化区域T1WI增强信号明显高于正常心肌，即胶原和瘢痕会延迟造影剂从心脏排泄，LGE表现为局部心肌延迟强化。

组织病理学已经证实HCM患者的心肌存在不同程度的心肌纤维化、心肌细胞代偿性肥大、心肌细胞不规则重排和胶原纤维增生等改变。心肌纤维化是心脏重构的主要表现，是导致HCM患者心律失常、心力衰竭及心源性猝死的主要原因。

HCM患者左心室纤维化主要有分布广、程度高、分布不均一、肥厚程度与纤维化相关以及早发性等病理特点。具体表现为：①72%～96%的患者存在不同程度的左室纤维化；②左心室各个节段纤维化程度不均匀，可从无纤维化到71%的纤维化；③纤维化程度高，可达左心室心肌质量的4%～19%，是高血压心肌肥厚患者的3倍以上；④间质纤维化和替代性纤维变性（即瘢痕）是HCM患者最主要的左心室纤维化类型，两者的比例为8∶1，血管周围纤维化在HCM患者中并不明显；⑤胶原纤维排列紊乱，增厚的纤维可围绕心肌细胞形成密集的纤维网；⑥心肌肥厚越严重的心室节段其纤维化程度也越严重；⑦纤维化程度与心肌排列紊乱程度无关，在心肌细胞排列正常的肥厚和（或）非肥厚左室心肌节段中均会出现胶原基质、纤维成分数量和厚度的增加。

HCM中LGE的发展是一个渐进的过程，与室壁厚度增加、收缩力下降及心室内压力梯度降低有关。研究发现，在非ApHCM和首次CMR检查时即发现LGE范围较大的患者中，其LGE的进展较为迅速。

（三）肥厚型心肌病中心肌纤维化的量化评价方法

在HCM中，局限性与弥漫性心肌纤维化相互独立，且二者表现出截然不同的临床相关性。有基因突变者中，局限性心肌纤维化较明显，而弥漫性心肌纤维化相对较少。

目前用于量化局限性心肌纤维化的常用方法分为手动法及半自动法。在CMR-LGE图像上，选取左心室中的正常心肌（即信号最低的心肌）作为非强化区域（即对照区域），计算机通过软件自动计算出该面积的信号强度平均值和标准差（standard deviation，SD）。临床上常用的阈值设定包括信号强度平均值+2SD、5SD和6SD，以及半峰全宽（full width at half maxima，FWHM）的方法。以信号强度平均值+6SD为例，该阈值的设定就是以对照区域信号强度平均值加上6SD作为阈值，左心室各个节段凡是高于该阈值的区域则被定义为LGE区域。左心室钆延迟增强百分数（LGE%）是用于计算超过该阈值的面积占整个左心室面积的百分比。所谓FWHM，即软件得到图像后，将LGE最显著区域的信号强度平均值的一半作为阈值进行LGE%的测量。因此，对于同一例HCM患者，设定不同阈值所获得的LGE%是不同的，阈值设置得越高，LGE%就越低。由此可见，作为“金标准”

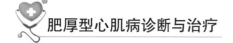

的磁共振LGE在进行HCM纤维化程度定量分析时也存在标准不统一和结果不能类比的情况。

以FWHM为阈值所获得的LGE%与人工测量的结果最为接近且重复性最高，信号强度平均值+5SD/6SD为阈值所获得的LGE%精确性略低于FWHM法。但是，用FWHM作为阈值进行测量时，要求患者的左心室必须存在高亮的强化灶，不适用于多发散在纤维灶或均匀灰度病灶，因此该方法在实际应用中存在较大局限性。多项研究发现，以信号强度平均值+2SD作为阈值所获得的LGE%是FWHM、信号强度平均值+6SD或者手工测量法所获得数值的2倍以上。病理和LGE-CMR结果对比研究发现，信号强度平均值+5SD为阈值获得的LGE%与病理所获得的间质纤维化瘢痕占左心室质量百分比最为接近（见图2-6-4）。综上，实际工作中可选取平均信号强度+5SD/6SD作为阈值，用以检测患者实际纤维化程度及纤维化进展程度；而用平均信号强度+2SD作为阈值，反映患者体内胶原含量是否增加，以提示是否需要采取相应干预措施。

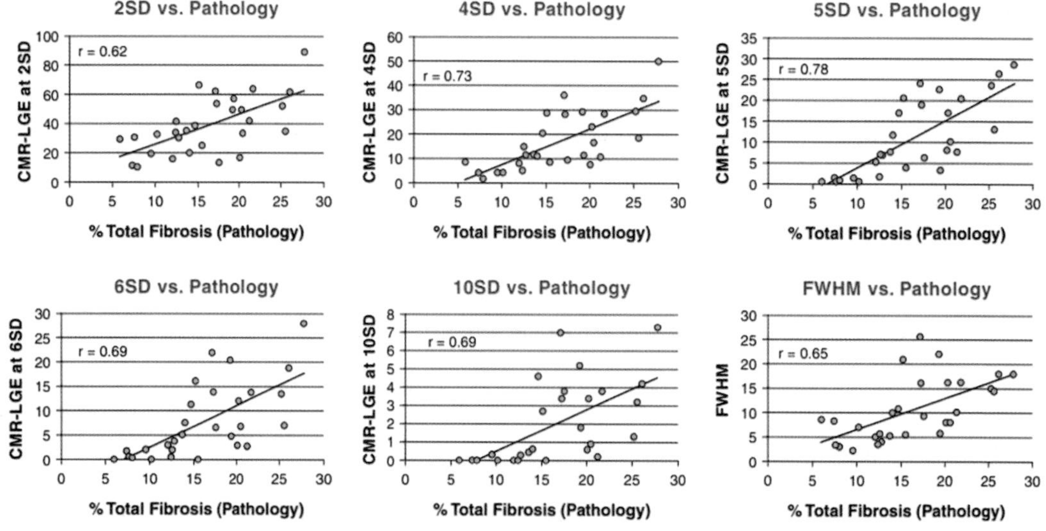

图2-6-4 不同定量技术获得的LGE和病理结果总纤维化量之间的关系图

注：摘自Martin S. Maron.JACC： Cardiovascular Imaging.2013。

尽管LGE-CMR已成为检测HCM患者心肌纤维化程度的金标准，其临床地位也已获得广泛的认同，但在定量方面仍然存在一些问题。早期研究多以平均信号强度+2SD作为阈值，近来越来越多的研究人员采用平均信号强度5SD/6SD作为阈值。

（四）延迟强化对肥厚型心肌病的心脏功能的评估

HCM中即使无心肌纤维化，其左室心肌的纵向、周向及径向应力也均下降，而心肌纤维化的出现又与左心房、左心室功能障碍及心衰症状的严重程度有关。HCM中大范围的LGE代表的是与局部心肌肥厚和运动功能下降相关的严重心肌损害。无论心肌肥厚程度如何，HCM中有LGE的心肌其周向收缩能力均明显受损，特别是心肌局限性LGE与局部收缩功能障碍紧密相关。此外，运动时左室壁纵向收缩功能也受LGE范围的影响，LGE范围越大，相应的纵向收缩功能越差。因此，HCM中的LGE能间接反应左心功能储备情况。

随着左心室壁最大厚度（LVMWT）的增加，其出现LGE的节段数增多，说明二者间呈正相关。HCM患者的LVMWT值越大，即心肌越肥厚，左室结构异常越明显，更易发生微血管的损伤，导致心肌缺血、梗死和纤维化的程度更重。随着LGE节段数增加，LVMWT增大，提示左心室收缩功能降低。研究发现，LGE与代表心脏舒张功能不全的指标-峰值充盈率呈负相关。同时，HCM各室壁节段的收缩期峰值应变率均显著低于正常对照组，提示左室局部心肌收缩功能受损。LGE节段数与LVEF和RVEF呈负相关，与左室收缩末期容积（LVESV）呈正相关，即LGE节段数越多，患者的心功能越差。

（5）肥厚型心肌病患者左心室纤维化与不良预后

LGE率、心肌质量指数增加、左室射血分数下降及房颤均为HCM患者预后不良的独立预测因子，特别是LGE率提高了临床危险因素在HCM患者危险分层及临床处理方面的应用价值。广泛的LGE预示着较为严重的疾病状态，与较明显的心肌损伤（射血分数降低和心肌多节段运动功能障碍）、较严重的临床表现（患者较年轻、心肌肥厚程度较严重、持续性快速室性心律失常及运动后血压反应异常）关系密切，也与SCD、持续性室速、室颤、心力衰竭等相关。

HCM的纤维化进展是导致不良预后的重要原因，LGE率与HCM心肌纤维化程度及猝死风险呈正相关，LGE率越高，心源性猝死风险越高（LGE程度每增加10%，SCD风险发生率会相应增加40%），因此LGE率可作为CMR评估HCM患者心源性猝死风险的量化指标。运用LGE-CMR可对HCM进行危险分层：LGE≥（33±19）%为高风险；LGE≥（15±16）%为中风险；LGE≥（10±11）%为低风险。与LGE阴性的HCM患者相比，当HCM患者左室心肌LGE≥15%时，SCD风险会增加2倍。Rowin等认为左心室心肌LGE≥15%可作为HCM患者发生不良事件的独立危险因子，应尽早预防性植入心律转复除颤器。因此，对HCM进行个体化分析和危险分层，将有助于改善HCM患者不良预后。

四、T_1 mapping、细胞外间质容积分数

近年来，T1 mapping技术已应用于多种心脏疾病的临床研究中，可较准确地评估弥漫性心肌纤维化的严重程度。T1是组织的固有属性，在特定场强下具有特定的数值。T1 mapping技术能够直接测量组织的T1值，从而定量评估心肌纤维化的程度。T1 mapping技术包括平扫T1 mapping及增强后T1 mapping。平扫T1 mapping所获得的T1值反映了心肌细胞及细胞外间质的混杂信号，可定量评价心肌组织水分、间质纤维化和胶原的含量。而钆对比剂联合T1 mapping技术可定量分析细胞外容积（extracellular volume，ECV），反映细胞外间质容积占整个心肌组织容积的百分比，是诊断心肌纤维化的新标准。ECV只与心肌间质成分改变有关，尤其是胶原纤维的增加有关，不受技术、设备的影响。局限性纤维化、弥漫性纤维化、淀粉样变性的沉积及心肌组织水肿均可引起细胞外间隙的扩大即ECV

的增加。因此，ECV是较稳定的一种评价指标，且随着心肌纤维化的出现而不断增加。

在HCM中，当心肌T1弛豫时间的阈值设为1060ms时，其与延迟强化+6SD法测量的心肌纤维化的一致性和相关性达到最佳平衡（见图2-6-5）。Puntmann等的研究显示，HCM的T1值为（1239±57)ms，明显高于正常心肌（1070±55)ms。平扫T1 mapping区分正常心肌与不正常心肌的准确度较增强后T1 mapping及ECV高，其敏感度、特异度及诊断准确率分别为100%、96%和98%。T1值与疾病严重程度相关，且随心肌壁的增厚而增加。

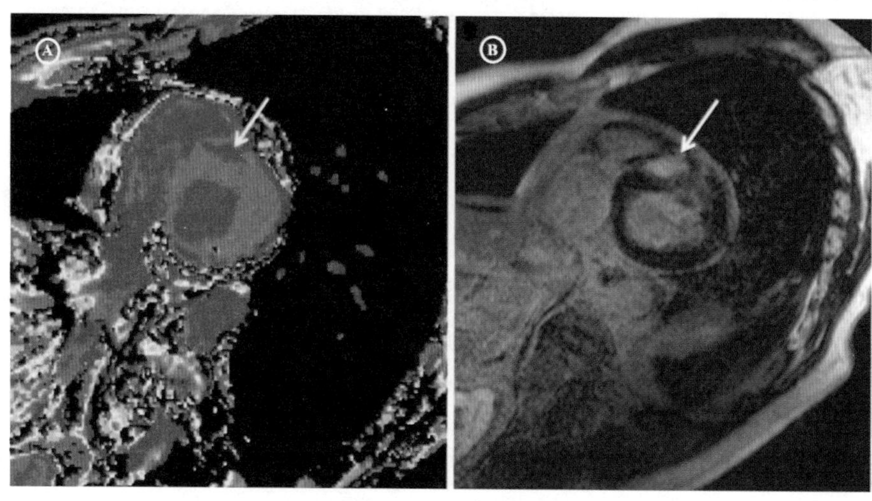

图2-6-5　同一患者T1 mapping和延迟增强图像对比

注：A. 平扫T1 mapping；B. 短轴位延迟增强图像：平扫T1 mapping可见左心室局部T1值延长的区域（黄箭，1370 ms），与延迟增强（LGE）图像强化区域一致（白箭）。本图摘自 Magn Reson. Med Sci. 2018。

对比增强T1 mapping是近年来用于检测心肌弥漫性纤维化的新技术，HCM患者心肌在尚未发生形态改变时，心肌的T1、ECV值即已发生变化，对心肌纤维化的发现较LGE强化早。

（赵正凯　李坤华）

参 考 文 献

[1] Amin N，Williams RB，Yarmozik JA，et al. Spiral hypertrophic cardiomyopathy as detected by cardiac magnetic resonance[J].Echocardiography，2014，31(3)：E88-E91.

[2] Harrigan CJ，Peters DC，Gibson CM，et al. Hypertrophic cardiomyopathy：quantification of late gadolinium enhancement with contrast-enhanced cardiovascular mr imaging[J]. Radiology，2011，258(1)：128-133.

[3] 朱黎.CMRI多技术对肥厚型心肌病诊断和风险评估及研究进展[J].临床放射学杂志，2017，36(1)：151-153.

[4] 刘霞，刘智.心脏磁共振在肥厚型心肌病诊断及预后评价的应用进展[J].实用放射学杂志，2019，35(8)：1343-1346.

[5] Salerno M, Kramer CM. Prognosis in hypertrophic cardiomyopathy with contrast-enhanced cardiac magnetic resonance: the future looks bright[J]. J Am Coll Cardiol, 2010, 56(11): 888-889.

[6] Dass S, Suttie JJ, Piechnik SK, et al. Myocardial tissue characterization using magnetic resonance noncontrast t1 mapping in hypertrophic and dilated cardiomyopathy[J]. Circ Cardiovasc Imaging, 2012, 5(6): 726-733.

[7] Xu HY, Yang ZG, Sun JY, et aI. The regionaI myocardial microvascular dysfunction differences in hypertrophc cardiomyopathy patients with or without left ventricular outnow tract obstruction: assessment with first-pass perfusion imaging using3.0T cardiac magnetic resonance[J]. Eur J Radiol,2014,83(4):665-672.

[8] 杨钰粒，赵铭哲，于瀛，等. 肥厚型心肌病患者左心室纤维化特点及延迟钆增强心脏磁共振的临床应用现状[J]. 南京医科大学学报(自然科学版)，2019，39(11)：1676-80.

[9] 陶阳，褚志刚. 肥厚型心肌病心肌MRI延迟强化的研究进展[J]. 解放军医学杂志，2018，43(8):704-709.

[10] Semsarian C, Ingles J, Maron MS, et al. New perspectives on the prevalence of hypertrophic cardiomyopathy[J]. J Am Coll Cardiol, 2015, 65(12):1249-1254.

[11] Maron BJ, Ommen SR, Semsarian C, et al. Hypertrophic cardiomyopath:present and future, with translation into contemporary cardiovascular medicine[J]. J Am Coll Cardiol, 2014, 64(1):83-99.

[12] 孙凯，李文玲，朱力，等. MRI对肥厚型心肌病左右心室整体功能变化的研究[J]. 磁共振成像，2015，(2):120-124.

[13] Van Putten S, Shafieyan Y, Hinz B, et al. Mechanical control of cardiac myofibroblasts[J]. J Mol Cell Cardiol, 2016, 93:133-142.

[14] Moravsky G, Ofek E, Rakowski H, et al. Myocardial fibrosis in hypertrophic cardiomyopathy: accurate reflection of histopathological findings by CMR[J]. JACC Cardiovasc Imaging, 2013, 6(5):587-596.

[15] Raman B, Ariga R, Spartera M, et al. Progression of myocardial fibrosis in hypertrophic cardiomyopathy: mechanisms and clinical implications[J]. Eur Heart J Cardiovasc Imaging, 2019, 20(2):157-167.

[16] 梁波，孔祥泉，江利，等. 肥厚型心肌病的磁共振影像诊断应用初探[J]. 临床放射学杂志，2000，19(7):417-419.

[17] Choi HM, Kim KH, Lee JM, et al. Myocardial fibrosis progression on cardiac magnetic resonance in hypertrophic cardiomyopathy[J]. Heart,2015,101(11):870-876.

[18] Weng Z, Yao J, Chan RH, et al. Prognostic value of LGE-CMR in HCM: a Meta-analysis[J]. JACC Cardiovasc Imaging, 2016, 9(12):1392-1402.

[19] Amano Y, Kitamura M, Takano H, et al. Cardiac MR Imaging of hypertrophic cardiomyopathy : techniques,findings,and clinical relevance[J]. Magn Reson Med Sci, 2018, 17(2):120-131.

[20] He D, Ye M, Zhang L, et al. Prognostic significance of late gadolinium enhancement on cardiac magnetic resonance in patients with hypertrophic cardiomyopathy[J]. Heart Lung, 2018, 47(2):122-126.

[21] 刘洪，余建群，彭礼清. 磁共振延迟强化在肥厚型心肌病中的临床应用价值研究[J]. 放射学实践，2017，32(12):1271-1276.

[22] Avegliano G, Costabel JP, Huguet M, et al. Influence of dynamic obstruction and hypertrophy location on diastolic function in hypertrophic cardiomyopathy[J]. J Cardiovasc Med (Hagerstown), 2014, 15(3): 207-213.

[23] Doesch C, Tülümen E, Akin I, et al. Incremental benefit of late gadolinium cardiac magnetic resonance im-

aging for risk stratification in patients with hypertrophic cardiomyopathy[J]. Sci Rep, 2017, 7(1):6336.

[24] O'Mahony C, Akhtar MM, Anastasiou Z, et al. Effectiveness of the 2014 European Society of Cardiology guideline on sudden cardiac death in hypertrophic cardiomyopathy: a systematic review and meta-analysis [J]. Heart, 2019, 105 (8): 623-631.

[25] 刘东婷，马晓海，赵蕾，等. 钆布醇在磁共振延迟增强成像诊断肥厚型心肌病中的应用[J]. 中国医学影像学杂志，2016，24(5):337-341.

[26] Weng Z, Yao J, Chan RH, et al. Prognostic value of LGE-CMR in HCM: A meta-analysis[J]. JACC Cardiovasc Imaging, 2016, 9(12): 1392-1402.

[27] Klopotowski M, Kukula K, Malek LA, et al. The value of cardiac magnetic resonance and distribution of late gadolinium enhancement for risk stratification of sudden cardiac death in patients with hypertrophic cardiomyopathy[J]. J Cardiol, 2016, 68(1): 49-56.

[28] 张艳，庞明杰，张宏江，等. T1-mapping和ECV在诊断肥厚型心肌病和H型高血压心室肥厚中的临床价值[J]. 昆明理工大学学报(自然科学版)，2020，45(4):109-114.

第七节　核素显像在肥厚型心肌病诊断的应用

肥厚型心肌病（Hypertrophic Cardiomyopathy， HCM）是一种遗传性心血管病，在中国HCM患病率为万分之八，估算中国成人HCM患者超过100万。目前认为，HCM是一种以心肌肥厚为特征的心肌病，主要表现为左心室壁非对称性增厚，通常指二维超声心动图测量的室间隔或左心室壁厚度≥15mm，或者有明确家族史者厚度≥13mm，通常不伴有左心室腔的扩大，需排除负荷增加如高血压、主动脉瓣狭窄和先天性主动脉瓣下隔膜等引起的左心室壁增厚。HCM的临床表型具有高度异质性，也可发生于左心室各游离壁以及右心室。放射性核素显像在冠心病、心肌病等心血管病的诊断、危险分层、治疗决策和疗效评价等方面起着重要的作用。近年来，门控单光子计算机断层（gate-single photon emission tomography，G-SPECT）心肌灌注显像、单光子计算机断层（single photon emission tomography，SPECT）/CT融合显像和正电子计算机断层显像（positron emission tomography，PET）及PET/CT融合显像以及心脏专用型SPECT的应用提高了放射性核素显像在冠心病、心肌病等心血管疾病的临床应用价值。

一、平衡法核素血池心室造影（ERNA）

心力衰竭症状在HCM患者中较为常见，大多数HCM患者可出现劳力性呼吸困难，而只有10%～20%患者发展为晚期心力衰竭NYHA III-IV级。心力衰竭症状的发展主要与舒张期或收缩期左室功能障碍或流出道梗阻有关。此外，房颤是心力衰竭症状的重要触发因素，多见于晚期左室收缩功能障碍患者。了解引起心力衰竭的潜在机制具有重要的治疗和预后意义。超声心动图和心脏磁共振成像（cardiac magnetic resonance， CMR）是评估舒张期和收缩期左室功能、左室容积和流出道梗阻的影像技术，而核成像技术对此也有帮助。平衡法核素血池心室造影（equilibration radionuclide angiography，ERNA）利用放射性核素体内标记红细胞或体外标记红细胞行心室造影，能够提供可靠的、重复性好的左室容积和射血分数（EF），高峰射血率、峰值充盈速率（peak filling rate，PFR）以及右室容积和EF等心脏功能参数。体外标记红细胞，标记率高，但生物安全要求严、操作烦琐，体内标记红细胞操作简易、安全性高，主要采用体内标记法显像。由于G-SPECT也能提供相似的心脏功能参数，仅提供单一心脏功能参数的ERNA的应用逐渐减少，但采用断层采集方法后，对于右心室功能测定ERNA仍具有一定的优势。

二、单光子计算机断层（SPECT）心肌灌注显像（MPI）

核素心肌灌注显像（Myocardial Perfusion Imaging，MPI）主要是利用心肌细胞可选择性摄取核素显像剂，其摄取量与该区域冠状动脉血流量成正比，静脉注入该类显像剂后正常心肌显影，而局部心肌缺血、损伤或坏死时，则出现局灶性显像剂分布稀疏或缺损。常用显像剂有^{201}TL、^{99m}Tc标记类化合物，包括^{99m}Tc-MIBI、^{99m}Tc-tetrofosmin等。

HCM患者静息MPI的典型表现为病变部位（常见于室间隔）心肌壁不均匀增厚，放射性摄取增加。门控心肌灌注SPECT以及SPECT/CT的应用提高了MPI诊断心血管病的准确性，利用门控心肌SPECT显像可以测定左心室功能参数，包括舒张末期容积、收缩末期容积和EF等，此外门控心肌SPECT显像还可以通过相位分析评价左心室的同步性，左室室壁运动及室壁增厚率等，如图2-7-1所示。

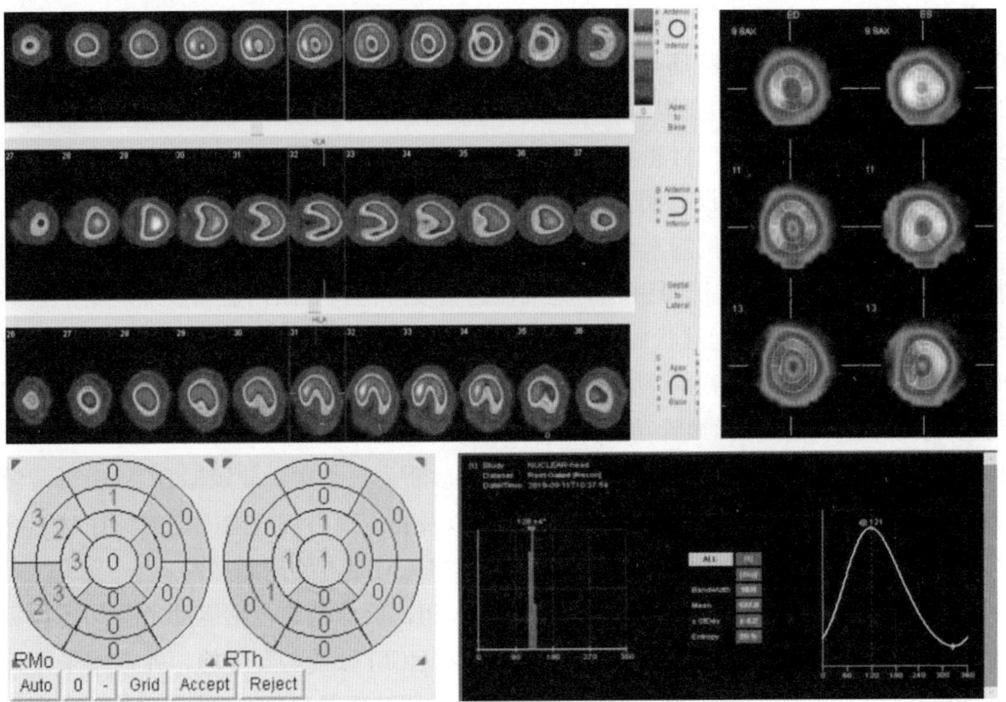

图2-7-1　肥厚型心肌病SPECT图

HCM患者存在多种临床表型，研究发现，排除冠状动脉狭窄的HCM患者心肌缺血是比较显著的病理生理学特征之一，根本原因是冠状动脉微血管结构受损、功能障碍，最终导致微循环心肌血流量降低。HCM患者部分心肌异常肥厚、肌纤维排列紊乱打破心肌均衡受力的状态引起心肌力学发生改变，也会影响心脏功能。因此早期了解HCM患者心肌血流灌注情况以及心肌力学变化，了解心肌室壁运动及室壁增厚变化是非常有必要的。最新研究表明，心肌力学的早期分析可以更有利于风险分层和随访期间的治疗管理。

根据超声心动图检查时测定的左心室流出道压差（left ventricular outflowtract gradient，LVOT-PG），可将HCM患者分为梗阻性肥厚型心肌病（ hypertrophic obstructive cardiomyopathy，HOCM ）、非梗阻性肥厚型心肌病（hypertrophic non-obstructive cardiomyopathy， HNCM）及隐匿HOCM 3种类型，3种类型各约占1/3。左室流出道（left ventricular outflow tract，LVOT）显著梗阻与心力衰竭进展和生存率降低显著相关。核素显像技术不适合直接评价左室流出道梗阻（left ventricular outflow tract obstruction，LVOTO），但可用于监测外科心肌切除术或经导管酒精室间隔消融术的疗效。据一项多中心研究显示，在1101名患者中，25%伴有明显梗阻，LVOTO患者心力衰竭进展为NYHA功能III-IV级，心力衰竭死亡或卒中的相对风险是4.4倍；手术肌切除或经导管酒精间隔消融术提高了总生存率。经导管酒精间隔消融术后，经左冠状动脉前降支靶供血的间隔区静息MPI显示灌注缺损（瘢痕），采用门控技术评估，前壁基底段新的灌注缺损随着时间推移较术后早期缩小，左室收缩功能没有改变，LVOT显著梗阻没有复发。

胸痛是HCM患者的常见症状。胸痛的主诉特征因患者而异：通常症状为非典型、持续时间长、在休息时发生胸痛也可能症状典型并与劳力性呼吸困难有关。心肌缺血是HCM临床病程重要的病理生理因素，与心肌细胞死亡、替代性纤维化（瘢痕）、左室扩张和功能障碍有关。然而，HCM患者胸痛症状与心肌缺血不直接相关，患者可以无症状缺血，也可能有典型症状而没有明显的阻塞性冠状动脉疾病。这种临床异质性可以通过HCM心肌缺血的几个潜在机制来解释：壁内的冠状小动脉结构异常引起血管阻力增加和冠状动脉反应性降低；心肌肥厚引起的毛细血管密度降低；心肌内血管收缩压增加、增高的舒张压及心肌外肌桥引起冠状血管舒张储备能力下降；存在显著LVOTO或房性心律失常时心肌耗氧量增加；伴随冠状动脉粥样硬化疾病。鉴别阻塞性冠状动脉疾病或其他原因引起的心肌缺血，特别是微血管功能障碍和LVOTO，是以胸痛为主诉的HCM患者的首要目标。另外，患者常因心电图明显异常、胸痛等诊断为冠心病，故疑似HCM患者常做核素心肌显像；而且随着HCM患者年龄的增长，以及相应冠心病危险因素如糖尿病、高胆固醇血症的增加，排除合并阻塞性冠状动脉疾病的HCM是有临床意义的。

为了解HCM患者有无心肌缺血，需要负荷MPI，负荷试验包括运动负荷和药物负荷试验。根据ACC/AHA/ESC指南，运动负荷检查对HCM患者是安全的，并常用来评价有症状的隐匿性LVOTO。由于剧烈运动负荷可诱发心肌缺血及LVOTO加重，甚至出现严重的心律失常，因此对HCM患者进行负荷试验时，需要在经验丰富的临床医师指导及心电监测下进行，并密切观察患者的血流动力学及临床症状。

负荷/静息MPI出现可逆性的灌注稀疏或缺损是HCM患者存在心肌缺血的表现，多见于肥厚心肌节段，而不可逆性灌注缺损是伴有心肌坏死的标志，常见于疾病晚期，往往伴有心脏增大、室壁变薄、心脏收缩功能降低等。在临床工作中，HCM有胸痛症状与MPI检出心肌缺血（即表现为心肌可逆性灌注异常）之间并没有显著关联，检出心肌缺血阳性率也不高。导致SPECT MPI检出心肌缺血阳性率低的原因还不十分确切，可能与SPECT仪器特性及分辨率的限制有关。一方面，MPI显示的异常表现是由于心肌局部的相对差异所致，而HCM心肌微循环障碍可能不仅仅累及肥厚的心肌节段，而是整个心肌的相对缺血，因此，表现为心肌各部位整体灌注低下，致局部对比困难；另一方面，部分HCM患者心肌缺血可能只是累及心内膜下，而SPECT分辨率还不足以检测出心内膜下心肌缺血。采用新的专用的多针孔准直碲锌镉（CZT-SPECT）MPI仪器，诊断心内膜下心肌缺血会更有价值，但由于设备昂贵、功能单一（心脏显像专用），目前在我国实际应用较少。

心肌SPECT灌注显像也被用于评估“缺血记忆”，使用放射性碘标记的长链脂肪酸类似物，如^{123}I-b-甲基碘十五烷酸（^{123}I-BMIPP）。这种特殊的示踪剂均匀地分布在以脂肪酸为主要能量来源的正常心肌中，在心肌缺血时，有氧的脂肪酸代谢转向无氧葡萄糖代谢，并可能在心肌血流恢复后持续30小时，当心肌血流恢复，心肌脂肪酸代谢异常仍持续存在，称为“缺血记忆”。HCM患者可能先于心肌灌注异常和替代性纤维化出现脂肪酸代谢异常。一项对23名HCM患者进行双同位素SPECT扫描的研究中，^{123}I-BMIPP和许多左心室节段尤其是肥厚的节段存在脂肪酸代谢异常，静息灌注无异常。不正常的^{123}I-BMIPP摄取通常在心内膜下区域最明显，局部左心室^{123}I-BMIPP摄取与组织多普勒测量的负心肌速度梯度峰值直接相关。对无症状HCM患者的纵向随访显示异常，基线时^{123}I-BMIPP的摄取可以预测未来左心室功能的恶化。另一项20例HCM患者的研究发现，CMR钆对比剂延迟强化（late gadolinium enhancement，LGE）心肌纤维化程度较大的节段在SPECT上的心肌灌注和脂肪酸代谢异常较多，但这些异常改变能否为HCM患者预测心衰进展还需要更大样本进一步证实。

三、正电子计算机断层（PET）心肌显像

PET即可行MPI，也可行心肌代谢显像。与SPECT相比，PET优势突出，有更高的空间分辨率，对放射性示踪剂的检测更灵敏，可绝对定量心肌血流、测定心肌血流储备，但PET价格昂贵，显像药物需要加速器制备等限制了其广泛应用。

（一）PET心肌灌注显像

常用显像剂包括^{13}N-氮、^{15}O-H_2O、^{82}Rb，与SPECT显像剂比较有更好的药代动力学特性。

冠状动脉包括内径0.5～5.0mm的心外膜下冠状动脉、内径0.1～0.5mm的前小动脉和内径＜0.1mm的小动脉3个节段。冠状动脉微血管病变是指在多种致病因素的作用下，冠

状前小动脉和小动脉的结构和（或）功能异常所致劳力性心绞痛或心肌缺血的临床综合征。心肌血流量（myocardial blood flow，MBF）是指单位时间内经冠脉循环通过单位质量心肌的血流容积，通常用MBF表示，计量单位为mL.min^{-1}.g^{-1}。PET是无创性获取MBF的最准确方法，能够获取心脏负荷状态和静息状态下的MBF。负荷MBF通常是冠脉最大充血状态下的心肌血流灌注，可通过药物负荷或运动负荷获得。但由于运动负荷所需时间长、需特殊器械辅助、冠脉血流增加缓慢，而且需实时采集，一般难用于PET/CT动态显像。PET/CT负荷显像多采用药物负荷，如腺苷、双嘧达莫等。

冠脉血流储备（coronary flow reserve，CFR）是指冠脉最大充血、扩张状态时的心肌血流量与静息心肌血流量的比值，即负荷和静息状态MBF的比值。PET通过显像剂在心肌血流中的药代动力学房室模型获取MBF和CFR，两者可反映心外膜冠脉和微循环功能。CFR的正常范围为3～5，CFR＜2提示心肌灌注储备不足。CFR的主要局限是无法区别究竟是心外膜大血管狭窄还是微循环异常，而功能性检查与解剖学检查相结合，如联合冠脉造影，当冠脉形态学检查阴性时，CFR异常降低则提示冠脉微循环障碍。PET心肌灌注显像可以判断HCM患者微血管受损导致的左心室心肌血流储备下降。微血管功能异常可能会导致心肌缺血，持续的缺血又会导致心肌细胞死亡和纤维化，最终造成左心室重构。目前多项研究已经表明PET测量的异常CFR与HCM心绞痛、心力衰竭和相关并发症的发生和（或）持续存在显著相关，但确定是否存在因果关系还需要进一步研究。

暂时性左室腔扩张（left ventricular cavity dilation，LVCD）是一种在门控MPI中观察到的左室腔负荷状态短期内较静息态明显扩大的显像，早期研究认为与冠心病多支病变有关，是冠心病严重程度及预后差的标志，但之后在糖尿病患者和左室肥厚患者中也发现有LVCD，考虑是负荷后心内膜下缺血引起的心内膜边界对示踪剂摄取的丢失导致明显的稀疏，这样给人的印象就是室腔扩大。那么HCM患者的PET-LVCD是真实的左室腔扩大还是心内膜下缺血所致？LuDY等人的研究给出了答案：PET-LVCD发生率高达51%，而超声心动图LVCD仅有0.9%。笔者认为这种差异与两种影像方法的负荷方式不同有关。PET负荷采用扩血管药物，其作用原理是引起轻度血压降低及心率增快。HCM患者存在微血管功能障碍时可通过窃血显像（效应）导致心内膜下缺血，这也从PET-LVCD阳性组更高的差异总分、更低的CFR以及更多心电图缺血改变得到体现；而超声心动图采用平板运动，心率增快，心肌收缩力增加，血压升高，LVCD反映的是收缩功能障碍，这通常在HCM病程晚期才出现。该研究扩展了LVCD在HCM中的应用价值，但是LVCD对HCM的预后评估还需要更大样本以及更长时间随访。

HCM临床表现高度异质性，可以从无症状到最可怕的并发症心源性猝死（Sudden Cardiac Death， SCD），而SCD占HCM死亡人数的50%以上；预防HCM患者SCD的唯一方法是植入埋藏式心律转复除颤器（implantable cardioverter defibrillator， ICD）。增加SCD风险的临床特征包括年龄（＜35岁）、LVOTO、既往晕厥史、非持续性室性心动过速、左心房内径及左室心尖部室壁瘤等，然而低风险的患者也可能出现SCD的风险。植入ICD的患者可能会面临严重的负担，包括电击、导线故障、更换脉冲发生器的风险。因此对于真正处于低SCD风险的患者，任何能够减少ICD植入需求的技术都具有重要临床意义。目前CMR LGE是HCM患者SCD的一项独立预测因子，特别是在常规风险评估仍不确定的情况下。随着LGE程度增加，SCD的风险增加，但是研究也发现，部分患者（29.8%）存在致死性室性心律失常时，没有LGE。LGE预测临床事件的不一致性，也产生了进一步风险分层是否可以通过PET心肌灌注显像和MBF实现的假设，有待于在未来的研究中进行前瞻性的探索。总之，现有的数据支持临床研究PET MPI作为检测心肌缺血、建立诊断和分级微循环功能障碍的程度，进而发现重要的生物标记与HCM的不良心血管结果相关联。中国作为HCM高发国家，也期待未来有更多多模态影像技术应用到HCM的诊断、治疗和危险评估中来。

（二）PET心肌代谢显像

目前，主要的显像剂包括葡萄糖代谢显像剂^{18}F-FDG（脱氧葡萄糖）、脂肪酸代谢显像剂^{11}C-棕榈酸、长链脂肪酸。正常心肌的主要能量代谢底物是脂肪酸，空腹状态下，游离脂肪酸从脂肪组织的甘油三酯储备中动员出来，成为心肌首选能量底物；进食糖负荷后，血浆中葡萄糖和胰岛素增加，游离脂肪酸的释放和利用明显减少，心肌细胞以葡萄糖为主要能源。PET心肌代谢显像更多地应用于心肌活力的研究。当心肌缺血时，脂肪酸代谢障碍，以糖酵解供能，尤其是空腹状态下运动负荷时，血中儿茶酚胺水平升高，进一步抑制心肌摄取葡萄糖，而缺血心肌受血胰岛素水平和脂肪酸浓度影响小，以葡萄糖无氧酵解为主要方式供应能量，缺血心肌摄取葡萄糖明显高于正常心肌，因此空腹运动状态下^{18}F-FDG心肌显像也被用于直接检测缺血心肌。HCM作为复杂的遗传性疾病，同时又具有复杂的临床异质性，而心肌的能量代谢同样复杂，研究不同状态下心肌代谢，对探索发现HCM患者SCD、病情进展以及心力衰竭、心律失常的重要生物标记有重要的潜在价值。

（黄　劲）

参 考 文 献

[1] Gersh BJ，Maron BJ，Bonow RO，et al. 2011ACCF/AHA Guideline for the diagnosis and treatment of hypertrophic cardiomyopathy：a report of the American College of Cardiology Foundation/American Heart Association Task Force on Practice Guidelines. Developed in collaboration with the American Association for Thoracic Surgery，American Society of Echocar-diography，American Society of Nuclear Cardiology，Heart Failure Society of America，Heart Rhythm Society，Society for Cardiovascular Angiography and Interventions，and Society of Thoracic Surgeons[J].J Am Coll Cardiol，2011，58(25)：e212-e260.

[2] Elliott PM，Anastasakis A，Borger MA，et al. 2014 ESC Guidelines on diagnosis and management of hypertrophic cardiomyopathy：The Task Force for the Diagnosis and Management of Hypertrophic Cardiomyopathy of the European Society of Cardiology（ESC）[J]. Eur Heart J，2014，35(39)：2733-2779.

[3] 中华医学会心血管病学分会中国成人肥厚型心肌病诊断与治疗指南编写组，中华心血管病杂志编辑委

员会.中国成人肥厚型心肌病诊断与治疗指南[J].中华心血管病杂志,2017,45(12):1015-1032.

[4] Shirani J, Dilsizian V.Nuclear cardiac imaging in hypertrophic Cardiomyopathy[J].J Nucl Cardiol, 2011, 18(1):123 - 134.

[5] Delgado V, Bax J.Clinical topic: Nuclear imaging in hypertrophic cardiomyopathy[J].J Nucl Cardiol, 2015, 22(3):408-418.

[6] Maron MS, Olivotto I, Betocchi S, et al.Effect of left ventricular outflflow tract obstruction on clinical outcome in hypertrophic cardiomyopathy[J].N Engl J Med, 2003, 348(4):295-303.

[7] Kawasaki T, Akakabe Y, Yamano M, et al.Gated Single-Photon Emission Computed Tomography Detects Subendocardial Ischemia in Hypertrophic Cardiomyopathy[J].Circ J, 2007, 71(2):256 - 260.

[8] Sorajja P, Ommen SR, Holmes DR Jr, et al.Survival after alcohol septal ablation for obstructive hypertrophic cardiomyopathy[J].Circulation, 2012, 126(20):2374-2380.

[9] 孙晓昕,田月琴,乔树宾,等.核素心肌灌注显像评价经皮室间隔化学消融术治疗肥厚型梗阻性心肌病疗效[J].中华心血管病杂志,2011,39(6):497-502.

[10] Rowin EJ, Maron BJ, Olivotto I, et al.Role of Exercise Testing in Hypertrophic Cardiomyopathy[J].J Am Coll Cardiol Img, 2017, 10(11):1374-1386.

[11] George Angelidis, Gregory Giamouzis, Georgios Karagiannis, et al.SPECT and PET in ischemic heart failure[J].Heart Fail Rev, 2017, 22(2):243-261.

[12] Nagueh SF, Bierig M, Budoff MJ, et al.American Society of Echocardiography Clinical Recommendations for Multimodality Cardiovascular Imaging of Patients with Hypertrophic Cardiomyopathy.Endorsed by the American Society of Nuclear Cardiology, Society for Cardiovascular Magnetic Resonance, and Society of Cardiovascular Computed Tomography[J].J Am Soc Echocardiogr, 2011, 24(5):473-498.

[13] Keng FY, Chang SM, Cwajg E, et al.Gated SPECT in patients with hypertrophic obstructive cardiomyopathy undergoing transcoronary ethanol septal ablation[J].J Nucl Cardiol, 2002, 9(6):594-600.

[14] Maron BJ, Maron MS.Hypertrophic cardiomyopathy.Lancet, 2013, 381(9862):242-255.

[15] Wu DY, Zhang ZY, Ma RZ, et al.Comparison of CZT SPECT and conventional SPECT for assessment of contractile function, mechanical synchrony and myocardial scar in patients with heart failure[J].J Nucl Cardiol, 2019, 26(2):443-452.

[16] Tadamura E, Kudoh T, Hattori N, et al.Impairment of BMIPP uptake precedes abnormalities in oxygen and glucose metabolism in hypertrophic cardiomyopathy[J].J Nucl Med, 1998, 39(3):390-396.

[17] Amano Y, Kumita S, Takayama M, et al.Comparison of contrast-enhanced MRI with Iodine-123 BMIPP for detection of myocardial damage in hypertrophic cardiomyopathy[J].Am J Roentgenol, 2005, 185(2):312-318.

[18] Hashimura H, Kiso K, Yamada N, et al.Myocardial impairment detected by late gadolinium enhancement in hypertrophic cardiomyopathy: Comparison with 99mTc-MIBI/tetrofosmin and 123I-BMIPP SPECT[J].Kobe J Med, 2013, 59(3):E81-E92.

[19] Efseaff M, Klein R, Ziadi MC, et al.Shot-term repeatability of resting myocardial blood flow measurements using rubidium-82 PET imaging[J].J Nucl Cardiol, 2012, 19(5):997-1006.

[20] Yoshinaga K, Manabe O, Tamaki N.Absolute quantification of myocardial blood flow[J].J Nucl Cardiol, 2018, 25(2):635-651.

[21] Lu DY, Yalcin H, Sivalokanathan S, et al.Higher incidence of vasodilator-induced left ventricular cavity dilation by PET when compared to treadmill exercise-ECHO in hypertrophic cardiomyopathy[J].J Nucl Cardiol, 2020, 27(6): 2031-2043.

[22] Bravo PE. Is there a role for cardiac positron emission tomography in hypertrophic cardiomyopathy[J].J Nucl Cardiol, 2019, 26(4): 1125-1134. [23]Chan RH, Maron BJ, Olivotto I, et al.Prognostic value of quantitative contrast-enhanced cardiovascular magnetic resonance for the evaluation of sudden death risk in patients with hypertrophic cardiomyopathy[J]. Circulation, 2014, 130(6): 484-495.

[23] Gewirtz H, Dilsizian V.Myocardial Viability Survival Mechanisms and Molecular Imaging Targets in Acute and Chronic Ischemia[J].Circulation Research, 2017, 120(7): 1197-1212.

[24] He ZX, Shi RF, Wu YJ, et al.Direct imaging of exercise-induced myocardial ischemia with flfluorine-18-labeled deoxyglucose and Tc-99m-sestamibi in coronary artery disease[J].Circulation, 2003, 108 (10): 1208-1213.

[25] Jain D, He ZX, Lele V.Cardiac Hot Spot Imaging With ^{18}FDG[J].Semin Nucl Med, 2014, 44(5): 375-385.

第八节　基因诊断在肥厚型心肌病中的应用

HCM是最常见的单基因心血管疾病之一，其发病率约为0.2%，被普遍认为具有非常明显的异质表型、自然选择和遗传特征；其发病的分子机制已知至少与11个编码心肌肌节蛋白的基因突变（约1400个致病性突变位点）有关。在编码肌小节蛋白基因的致病突变被发现后，HCM的分子遗传学诊断开始逐渐兴起和发展。因此基因诊断的建立有助于进一步确立HCM的基本遗传性质，使得人们对应用遗传突变分析技术来改变传统的HCM临床诊断、预测以及临床管理充满了期待。现代基因组学技术的迅速发展使遗传信息学得到广泛使用，并促进了基因检测服务的发展，使得HCM突变分析方法在筛查家庭成员患病风险上具有传统检测手段无可比拟的优势。同时，基因检测技术的广泛应用还将扩大HCM的致病基因谱系，增加具有不同自然背景的HCM拟表型的诊断成功率，并拓宽了HCM的诊疗策略。然而像HCM这种具有高度遗传异质性和高频率遗传变异的疾病也给临床分子遗传学诊断带来了无法预见的困难。因为在实际操作中，先证者（proband）的检测通常用概率尺度来表示，这通常不适用于临床诊疗的决策。如何准确地鉴别出致病性突变（pathogenic variants）、良性突变（benign variants）以及那些意义不明的突变（variants of uncertain significance，VUS）是遗传检测面临的重要挑战。此外，尽管HCM的基因型分型可作为家庭筛查和诊断强有力的工具，使得在心血管疾病患者群体中进行综合性遗传检测的商业应用成为可能；但遗传信息的分析和临床决策之间仍存在现实差距。分子遗传检测是否能在HCM患者群体中得到广泛应用取决于是否能实现对突变结果分析的标准化评价，以及临床医生和基础医学科学家之间的密切沟通与交流。因此，正确地认识和分析HCM基因分型技术的优势和挑战将有助于我们更好地进行该病的临床诊治。

HCM是符合孟德尔遗传定律的常染色体显性遗传病，其外显率与年龄相关。患者的每一个后代都有50%遗传并发生该疾病的概率。此外，一些散发性病例可能是由于先证者携带的新生突变造成，而这些突变在亲本中是缺失的。最早期HCM的检测只能通过结合查体、心电图和侵入性血管造影/血流动力学检测来对HCM做出诊断，并计算左心室流出障碍的患者比例的。到20世纪70年代早期，超声心动图为诊断HCM提供了无创性可视化的检查手段，能准确地鉴定出具有HCM表型的家庭成员。1989年，结合脱氧核糖核酸（DNA）测序方法和经典的超声波心动描记术，HCM的第一个致病基因位点被成功地定位到第14号染色体上。1990年，对候选基因的测序分析揭示了编码β-肌球蛋白重链的基因（MYH7）发生致病性错义突变（R403Q，第403位精氨酸突变为谷氨酰胺）是HCM发生的原因。自此以后，大量研究已经揭示了HCM巨大的遗传异质性。从早期报道的MYH7基因突变位点到现在已经发展为超过1400突变位点在至少11个致病基因中被发现。这些基因几乎都在心肌表达、编码粗、细肌丝蛋白肌节或相邻Z-盘结构。此外，编码其他肌节或钙耦联蛋白的基因突变也偶有报道，但是缺少其致病性的证据。在上述致病基因突变检测阳性的患者中，大约70%的患者携带MYH7或肌球蛋白结合蛋白C基因（MBPC3）突变。而其他基因包括TNNT2、TNNI3、TPM1和ACTC1的突变只占一小部分，大约为1%～5%。绝大多数（约90%）的致病突变是由错义突变引起的蛋白理化性质和功能特性改变（如一个精氨酸被替换为了谷氨酸）。更显著的突变，如移码突变等，可引起的基因编码序列内核苷酸的插入或丢失，或者导致信使核糖核酸（mRNA）的异常剪接而生成截短蛋白或与原基因编码序列完全不同的蛋白。

一、HCM遗传检测的手段

HCM的分子遗传学测试目前依赖于多基因面板（Multigene panels）的使用，该技术综合了已知与HCM相关联的基因和与多种遗传性心肌病相关的基因。根据HCM亚型的不同，多基因面板的诊断敏感性在30%～50%。目前HCM多基因面板能以相对合理的诊疗成本确定疾病的遗传原因，同时对不确定意义突变和不能解释的拟表型基因中的致病性变体进行识别。但多基因面板的局限性在于：面板中的基因成员和每个受检基因的诊断敏感性可因实验室工作规程和实验人员主观判断而呈现出显著差异，并且可能会随着时间的推移而变化。随着遗传型心肌病的新基因的发现并被添加到现有的研究分组中，变异发现率会逐渐提高。

近年来，全外显子组测序（whole exome sequencing，WES）和全基因组测序（whole genome sequencing，WGS）被越来越多地用于HCM的分子遗传学诊断。受限于相对多基因面板更复杂而耗时的结果分析过程，这些技术最初是作为靶向基因检测阴性结果的备用检测手段，然而现今随着测序技术的广泛普及和价格的大幅下降，正逐渐成为分子遗传学检测的重要选择之一。WGS相对于多基因面板的优势在于可以提供已知的和历史数据中未报告的基因，并可随时调用进行综合分析。就检测覆盖范围而言，WGS可检测基因组

99%的信息，WES平均检测1%～2%基因组信息，而多基因面板的测量范围可能小于整个基因组的0.1%。因此，WGS生成更复杂的序列数据集，使得校对和变量调用将更为复杂和专业化。然而，一旦变量调用完成，基于WGS数据集对心肌病基因的分析过程类似于全基因面板。有对比研究报道，采用WGS数据集发现了20个先前报道的HCM相关突变中的19个，鉴定了3种靶向多基因面板中从未发现的突变，并在20名“未知原因”患者中发现了另外2种意义不明的变异。然而也有研究表明多基因面板检测和WGS对HCM患者基因检测的诊断率是相似的（32%对34%），提示扩大基因测试的范围（由靶向基因到全基因组）并没有引发临床诊疗的实质性变化。

二、HCM突变致病性的评估

对HCM进行基因检测的尝试最初仅局限于实验室，其目的是为了提高人们对这种疾病的分子遗传机制的了解。但由于实验室研究缺乏足够的样本量来满足临床检测的统计学标准，其测试或预测结果往往是不可靠的。2003年左右，以自动化DNA测序技术为基础的有偿遗传检测服务开始走出实验室。这项技术因能够提供快速、可靠且较为综合全面的分子遗传学分析，在欧美发达国家的医疗保健系统被迅速推广。DNA检测通常需要受试者提供5～10毫升的全血，检测评价指标囊括了已知HCM致病基因、HCM拟表型基因以及具有少量临床证据的可疑致病基因等。美国医学遗传学与基因组学学会（American College of Medical Genetics and Genomics，ACMG）于2015年发布了一项关于遗传检测结果解读与遗传诊断的操作指南（“Standards and guidelines for the interpretation of sequence variants：a joint consensus recommendation of the American College of Medical Genetics and Genomics and the Association for Molecular Pathology”）。该指南提供了一系列的标准和网络服务地址以帮助遗传检测实验室与遗传咨询提供者评价所检出基因突变的性质，并将其分为致病的（pathogenic）、可疑致病的（likely pathogenic）、良性的（benign）、可疑良性的（likely benign）及意义不明的（uncertain significance）几类突变。据此评价标准，实验室将能够被足够数据支持其致病性的检出变异称为阳性变异；将目前所掌握的信息不能确定其为致病性还是良性的突变称为意义不明的变异；而阴性则指实验室没有鉴定出任何潜在的致病变异。需要注意的是，所谓阴性结果只意味着致病性突变尚未被检出，并不能排除受试者携带有潜在致病遗传因素。未来一旦有新的含有致病变异的基因被发现报道，则可以考虑重新检测阴性患者。

突变分类标准为变异的致病性评价提供了参考基础，同时个人的病史与先证者/家族病史信息也需要被加以充分考虑。通常情况下，对家族成员进行遗传检测并分析遗传分离情况可以对家族病史的评价做出有力的补充支撑。目前，表2-8-1所列的HCM突变致病可能性评价标准被用来对受试者检出的突变基因是否属于致病基因（或者可疑致病基因）进行判断：（1）家庭成员HCM表型的遗传分离（cosegregation），这是基于从患者直接获得的数据来验证突变基因是否出现在患病的亲属中；（2）检测出的突变是否是曾被报道的

HCM致病突变；（3）该突变是否在同种族无亲缘关系的正常对照人群中未曾出现过；（4）该突变是否会导致蛋白质的结构和功能发生重要的改变（例如，移码突变造成截短形式的蛋白）；（5）该突变位点是否是编码进化过程中高度保守的蛋白质区域的氨基酸序列（若该位点在物种间保持了高度的一致性，提示其对基本细胞功能的重要性）。

表2-8-1　目前用于确定HCM突变致病性概率的判断标准

突变致病性判断方法	判断原则	局限性
遗传分离	确定检出突变是否在罹患左心室肥厚的亲属中存在，而同时不存在于健康(没有左心室肥厚)亲属	可操作性不强 家庭规模可能较小或受试者无亲属 需要3个或以上的亲属的影像学或DNA测序研究资料 除先证者外还应包括至少1例HCM表型的亲属
突变致病性的已知证据	已发表的文献证明该突变是HCM致病突变，或在实验室检测过程中被证明其至少导致1例HCM疾病	缺乏全面而综合的突变数据库 在先证者中检测出的往往是全新的未知突变(大约占65%的患者) 不同实验室对致病性的解释可能不一致
对照人群	在大样本的同种族健康人群(无临床症状)中如果没有出现该突变，则其具有致病性的概率将大大增加	通常检测样本量不足 对照组的受试者应该是无关联的，同种族及无相关疾病的人群 潜在的致病基因可能会出现在无临床症状的测试者中从而干扰判断结果 相反地，正常人中许多罕见的良性(错义)变异，将会成为数据分析时的“背景噪声”
蛋白质结构和功能的破坏	突变蛋白被认为具有实质的理化性质改变	判断结果是从非病人活体实验中获得的证据进行的推断和预测得到，缺乏体内实验数据的证明

许多造成氨基酸替换的基因突变并不足以引起疾病，因此都被认为是良性的遗传多态性。这类突变发生率占种族特定的正常对照人口的0.5%到1.0%。然而，即使是按照所有已知的致病性评价标准，仍有少数突变与疾病发生的相关性不甚清楚。因此，遗传检测报告将这些突变归类为模糊的突变（即不确定意义的突变）。这类突变对疾病的家庭遗传筛查几乎无临床价值，相反，要从中鉴别出潜在致病性突变或罕见的非致病性突变已日益成为HCM遗传检测结果分析的一个难题，也是这一诊断方法的致命缺陷。随着外显子基因组测序甚至是全基因组测序技术成本的降低，这些技术在为临床诊断提供了日益增多的科学分析依据的同时，也会发现更多的不确定意义突变。对照人群中出现的不确定意义的突变将成为数据分析时的“背景噪音”，从某种意义上讲，不确定意义突变的堆积也进一步增加了检测报告的不确定性。因此就需要更为明确的标准来使之与致病性突变相区分。

然而，目前对鉴定不确定意义突变的手段仍然十分缺乏，致使其预估的出现频率在5%～50%巨幅变化。这种现象很大程度上是因为现今用于区分致病突变类别的标准和测试基因构成在各实验室间千差万别，造成不同实验室对同一突变可能产生不同的致病性概率评估。事实上，采用分子遗传诊断技术对突变的致病性进行的评估通常描述的是一类概率性事件，并不能简单地给与“是”或“否”的判断。而在具体操作中，检测者考虑到HCM确定的致病性突变相对较少，可能会对基因分型时的期望阈值设定过高，这些原因会造成致病性评估很难与心脏疾病的临床诊疗实践相契合。此外，遗传检测尚未被临床医生普遍认可的另一个原因可能是因为致病性变异的分类可以随着时间而改变（如新的突变信息出现时，原不确定意义突变可以被分配到新的致病性类别中，或者其在原类别中的概率加权会被重新计算）。目前，学界尚未就解决上述问题的最优策略达成一致，标准的检测评估程序也有待建立。

三、遗传检测的临床应用

（一）HCM家族成员特异性突变筛查

对于临床心脏科医生是否应该给HCM患者做基因检测这个问题，分子遗传学家们给出的建议是给予患者一定形式的家庭筛查。通常的第一选择是通过心脏超声成像和心电图的临床检测来确定表型阳性亲属。其次，如果能对有HCM临床表现的先证者进行了成功的基因分型，采用基因检测对家庭成员的筛查也可以鉴别出那些无左室肥厚症状但有患病风险的人。反之，若不能从先证者中鉴定出致病突变，则无法对家庭成员的预测性检测结果进行验证。在具体操作中，应详细收集家族中3～4代亲属的病史信息，其中需要特别关注如心衰、HCM、心脏移植、原因不明的猝死（特别是40岁以下的年轻人）、心脏传导系统疾病和/或心律失常，以及无法解释的卒中或血栓塞性疾病等。当未检出其他患病亲属时应注意一些可变因素的影响，如选择了不合适的心脏检查方式，疾病外显率低，发病前已死亡和/或社会因素（如家庭孤立、私下收养以及非亲生父母）。在上述这些情况下，家族病史则不能够确定患有HCM的先证者是否为家族中的单发患者。同时，对家族史进行定期收集和临床评估可以为家族史提供有价值的信息，如为之前没有HCM病史的家族成员做出前瞻性诊断。

常见HCM患者遗传致病基因检测流程如图2-8-1所示。对HCM家系发病情况的准确评估依赖于多个家系成员的临床检查（心脏超声、心电图等）与基因检测结果的整合分析，因此对整个家庭成员进行遗传检测优于只对患者进行遗传检测。通过这种全面的整合分析才能确定整个家庭的疾病表型特征与基因型的遗传分离情况。

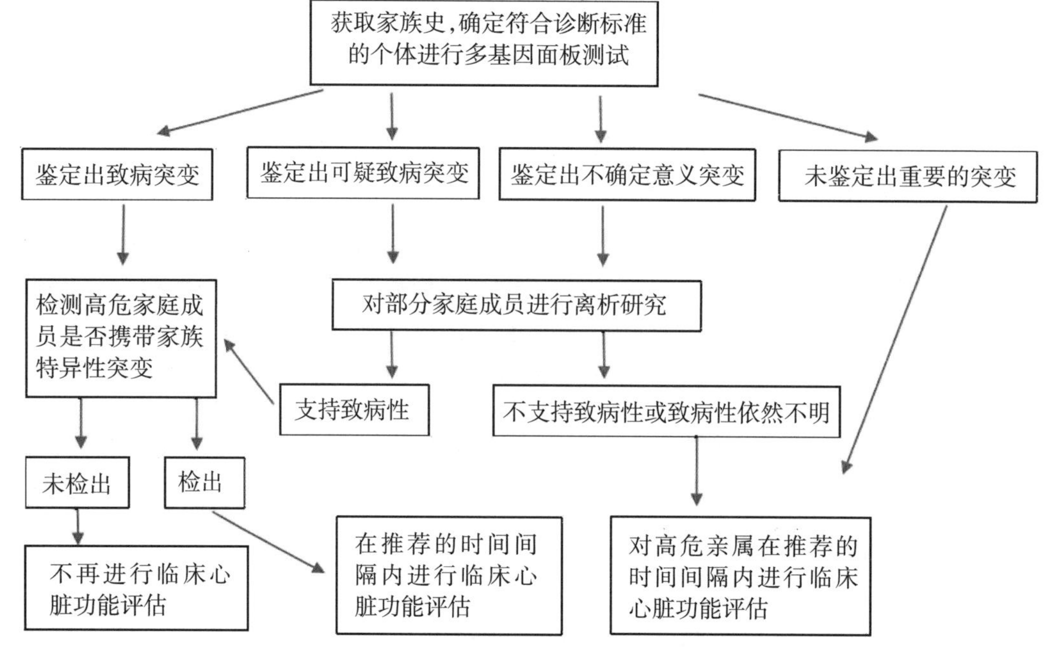

图2-8-1 HCM患者遗传致病基因检测流程

先证者中鉴定出的致病突变可作为筛查高危亲属的一个良好指标，为分子遗传诊断提供可行的方案。相反，若已知的家族性致病突变在亲属检测中为阴性，这些亲属则被认为是不受潜在致病因素影响的。这类结果为家族成员是否进行进一步的心血管检测、成像检测，以及是否改变现有生活方式（如饮食、竞技体育限制等）可做出重要指导，从而减轻心理和经济上的负担。然而即便如此，我们仍无法在不做成像检测的前提下完全排除家族成员HCM患病的风险（尽管可能性极小），可能原因有：（1）可能的致病突变被重新划分为了不确定意义的突变；（2）先证者除了一个致病性突变其实还有其他的突变（未知或者未被检出）；（3）新生（致病）突变在先证者中未出现而出现在家庭成员中。需要注意的是，在实际的临床检测过程中，从先证者获得阳性检测结果的概率也只有50%，这是因为并不是所有导致HCM的基因突变都已经被确定，而那些未被确定的基因突变则不会在遗传检测的评价列表中出现。与此同时，很多即使被鉴定出的基因突变也可能不是致病的，因此多于一半的家庭无法通过致病基因突变分型来检测出具有HCM患病风险的家庭成员。

（二）HCM拟表型的基因诊断

有很少一部分突变基因并不编码肌节蛋白，却能构造成类似HCM的临床拟表型，基因检测的另一个应用就是对这些拟表型致病基因进行特异性诊断。在临床上，代谢性心肌病是一类十分容易被误诊的心肌疾患，它是可疑HCM病因的很小但非常重要的一类（小于1%）：如单磷酸腺苷活化蛋白激酶（PRKAG2）糖原贮积病-PRKAG2心脏综合征，溶酶体相关膜蛋白基因LAMP2突变造成的X连锁显性溶体储存障碍遗传病-Danon病，以α-

半乳糖苷酶（α-GAL）活性缺陷引起的全身各系统溶酶体进行性消耗为特征的疾病——Fabry病以及该酶完全缺乏导致多器官细胞内鞘糖脂沉积等。由于自然遗传背景的差异和完全不同的治疗策略，诊断区分肌节蛋白突变的HCM与可疑拟表型基因突变是至关重要的。例如，LAMP2的突变通常在患者30岁前发生快速且潜在的致命临床症状，因此需要明确病因并在早期考虑心脏移植。而Fabry病的临床治疗可采取重组α-Gal A替代疗法来抑制HCM的发展，提高心肌功能和运动能力。

（三）基因检测与HCM预后预测

回顾过去，分子遗传学诊断在出现初期被给予了过高的期望，人们曾认为该手段将引导一个全新的预后预测方式。然而事实上，特异的错义突变与HCM预后的相关性一直未被证明。现在普遍的共识是，通过对特定突变的常规筛选结果，不能简单指定某些基因突变为"良性"或"恶性"，也不能可靠地预测临床结果。相反，传统的临床筛查（病史询问或超声心动图）对HCM的诊断更有实际帮助。大规模基因测序数据显示在HCM患者中，双突变、三突变或多突变可以与更严重疾病表型和不良预后有关（如晚期心衰或猝死）。

（王槐英　王　祎）

参考文献

[1] Cirino AL，Harris S，Lakdawala NK，et al. Role of Genetic Testing in Inherited Cardiovascular Disease：A Review[J]. JAMA Cardiol，2017,2(10)：1153-1160.

[2] Pagon R A，Adam M P，Ardinger H H，et al. Hypertrophic Cardiomyopathy Overview -- GeneReviews(®)[J]. American Heart Journal，1993，95(4):511-520.

[3] Cirino AL，Lakdawala NK，Mcdonough B，et al. A Comparison of Whole Genome Sequencing to Multi-gene Panel Testing in Hypertrophic Cardiomyopathy Patients[J]. Circulation，Cardiovascular genetics，2017，10：e001768.

[4] Cirino AL，Seidman CE，Ho CY. Genetic Testing and Counseling for Hypertrophic Cardiomyopathy[J]. Cardiol Clin，2019,37(1)：35-43.

[5] Puckelwartz MJ，McNally EM. Hypertrophic Cardiomyopathy Gene Testing：Go Big?[J]. Circ Cardiovasc Genet，2017,10(5):e001951.

第九节　肥厚型心肌病合并二尖瓣器病变的诊断评估

肥厚型心肌病（hypertrophic cardiomyopathy，HCM）是一种以不对称性左心室心肌肥厚为主要特征的常染色体显性遗传病，常合并二尖瓣器的发育异常，如瓣环、瓣叶、腱索和乳头肌的发育异常。术前对二尖瓣器的完整评估对手术方式的选择及患者的预后都有着重要意义，本节将对HCM合并二尖瓣器病变的病理解剖、超声表现和评估内容进行阐述。

一、胚胎发育

二尖瓣器的发育是在妊娠第5～8周，二尖瓣的前叶起源于上下心内膜垫的左侧部分，而后叶是由侧方的心内膜发育而来。在第8周，孔的两端连接于左心室上正处于致密过程的肌小梁上。局部肌小梁逐渐形成肌肉嵴，而后发育为前外、后内侧的两组乳头肌。腱索的分化发育是在妊娠第11～13周，由心内膜垫上的小缺口处发出，经历伸展、稀薄和纤维化，最后两端分别连接瓣叶和乳头肌。从胚胎发育的过程可以看出，瓣叶和腱索都来源于心内膜垫组织，而乳头肌则起自于心室心肌层。

二、二尖瓣器正常解剖

（一）瓣环

二尖瓣环呈“马鞍形”或“D字形”，长径约为2～3cm，随心动周期呈收缩和伸展运动，即收缩期向前下方移动，舒张期向后上方移动。前瓣环为左、无冠瓣延续，占瓣环的1/3，其中点为瓣环最高点。后瓣环薄弱，占瓣环的2/3，是瓣环不完整现象的主要表现区域，如图2-9-1所示。

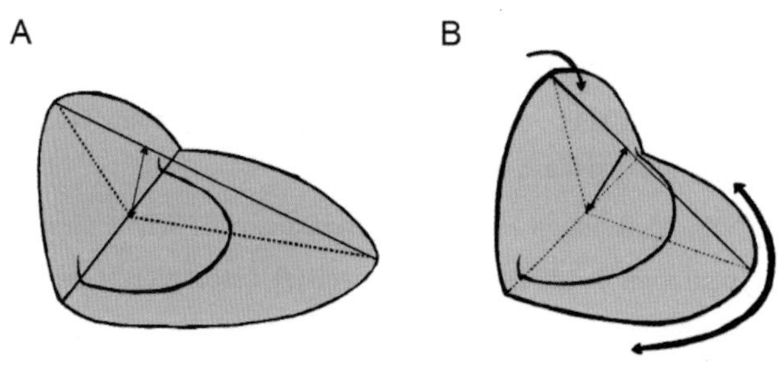

图2-9-1　二尖瓣环运动示意图

注：图A为舒张末期，图B为收缩中期。

（二）瓣叶

二尖瓣叶附着于二尖瓣环之上，分为前叶和后叶。前叶较大，多无切迹，呈半圆形或帆状，位于前内侧。后叶较小，多有切迹，常为两个或三个扇区，位于后外侧。瓣叶在相连处形成两个联合，即前外联合部和后内联合部。瓣膜心室面可分为基底带、光滑带和粗糙带三个部分，也有凹凸闭合线，瓣叶对合区域为粗糙带。由于二尖瓣前叶不直接与心室相连，因此无基底带和基底腱索。后叶直接连于心室壁，具有完整的三条带，但只有粗糙带和基底带有腱索相连。

（三）腱索

腱索为纤维条索状组织，起自于乳头肌顶端，止于瓣膜心室面的粗糙带和基底带。腱索自乳头肌起始后可以有分支，依次分为一级、二级和三级腱索，其中三级腱索直接连于瓣膜粗糙带。根据腱索的功能，又可分为基底腱索和牵拉腱索。基底腱索的主要作用为固定瓣膜位置，只位于后叶。牵拉腱索是腱索的主要组成成分，其作用为控制瓣膜的活动幅度，防止收缩期瓣叶脱入左心房。

（四）乳头肌

乳头肌共有两组，即前外侧乳头肌和后内侧乳头肌，均起自于室壁中、下1/3交界处，两个尖端分别指向前外、后内联合部。前外侧乳头肌起自于左心室的前外侧壁，发出的腱索连接二尖瓣前外联合部、前叶和后叶的前外侧部。后内侧乳头肌起自于左心室的后内侧壁，发出的腱索连接二尖瓣后内联合部、前叶和后叶的后内侧部。左心室的乳头肌较粗大，前外侧乳头肌通常只有一个头，后内侧乳头肌通常有两个头。按其形态可分为指状、锚状或混合状三种，15%正常心脏中可见到副乳头肌结构。

舒张末期，正常乳头肌的宽度≤1.1cm，长度≤3.0cm，缩短约20%。收缩时变短变宽，收缩期横断面积增加25%。乳头肌同步收缩使二尖瓣叶在左室压力升高时能协调闭合，前、后叶的对合高度约1cm左右，因此在二尖瓣叶收缩期向前运动（SAM征）、乳头肌-腱索绷紧或瓣环扩张时对合处不至于消失。同时乳头肌的功能还包括：收缩期通过向二尖瓣上移动促进左室血液流向流出道，增加左室搏出量；防止腱索松弛导致二尖瓣叶脱向左心房。乳头肌与左心室壁连接紧密，对二尖瓣功能影响较大。

三、HCM合并二尖瓣器病变的病理解剖

大多数HCM患者可合并不同程度的二尖瓣器病变，如下所示。

（一）瓣环

瓣环多表现为瓣环钙化或收缩期瓣环位移减少。

（二）瓣叶

在正常患者中，前叶A2区的长度≤3.0cm，后叶P2区的长度≤1.5cm，前、后叶的表面积大致相等。HCM患者常合并二尖瓣叶长度和面积增加，前、后叶均可，以前叶多见。收缩期前叶折向左室流出道（left ventricular outflow tract，LVOT），可持续与肥厚的室间隔接触，造成冲击性损伤。根据收缩期二尖瓣前叶与室间隔的接触程度可分为4级：（1）二尖瓣前叶（anteriormitral valve leaflet，AMVL）无明显的前向运动，即无明显的SAM征；（2）AML有二尖瓣前叶收缩期前移（systolic anterior motion， SAM），但与室间

隔无接触；（3）AMVL有明显的SAM征，与室间隔有明显的接触，但时间比较短暂；（4）AMVL有明显的SAM征，持续与室间隔接触，LVOT几乎处于一种封闭状态，梗阻程度很重，如图2-9-2所示。但也有学者将SAM征分为两类，即部分SAM征和完全SAM征。部分SAM征：M型和二维超声显示收缩期二尖瓣叶向室间隔方向移位，但未接触室间隔；完全SAM征：收缩期二尖瓣叶与室间隔接触。

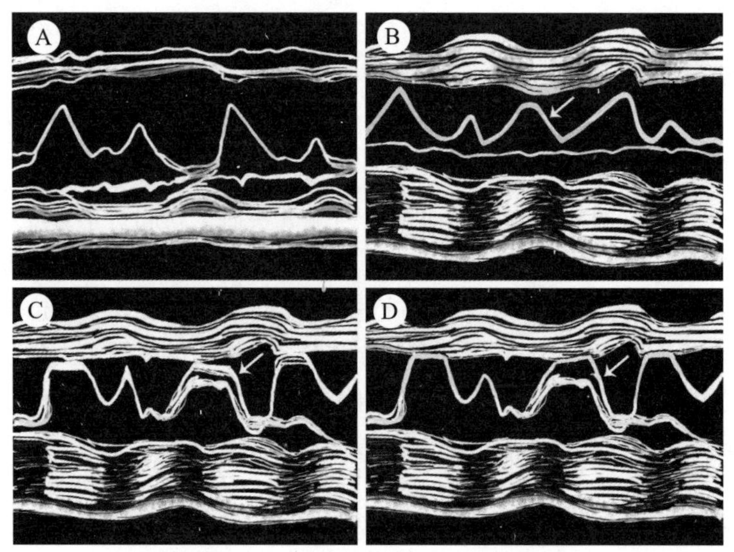

图2-9-2　二尖瓣M型曲线SAM征示意图

注：A. AMVL无明显SAM征；B. AMVL有明显SAM征，但与IVS无接触；C. AMVL有明显SAM征，与IVS有短暂接触；D. AMVL有明显SAM征，并与IVS持续接触；SAM. 二尖瓣收缩期向前运动（箭头所示）。

（三）腱索

腱索可表现为腱索断裂、腱索缺如、异常腱索附着或腱索过度松弛。腱索缺如时，乳头肌与二尖瓣前叶直接相连，收缩时乳头肌与室间隔平行，造成左室流出道梗阻（left ventricular outflow tract obstruction，LVOTO）。异常腱索附着或腱索过度松弛时，收缩期瓣叶和瓣下腱索可折向LVOT，致LVOTO。

（四）乳头肌

乳头肌多表现为乳头肌肥大、前外侧乳头肌与室壁融合、乳头肌移位、副乳头肌、双分叉乳头肌和乳头肌纤维化（重塑）等，其中移位多见于心尖部。乳头肌形态各异，可分为圆锥状、菜花状、平顶状、双分叉、互连状和平行状。

乳头肌的发育异常多引起SAM征和LVOTO。如（1）乳头肌肥大时，两组均向中间移位，乳头肌之间距离缩短，使附着在前叶A2区的腱索松弛，收缩期AML前移至流出道致LVOTO。（2）前外侧乳头肌与室壁融合时，可导致前外侧乳头肌根部延伸至左室游离壁，后内侧乳头肌根部延伸至室间隔，使前叶与室间隔间的距离缩短，引起SAM征和LVOTO。(3) 前外侧乳头肌向心尖部移位时，使瓣叶松弛，收缩期瓣叶及瓣下腱索前移至LVOT，致LVOTO。同时，二尖瓣叶被牵拉到远离关闭线的位置，常合并不同程度的二尖瓣反流。此类型易与心尖肥厚型心肌病（apical hypertrophic cardiomyopathy，ApHCM）混淆，需仔细扫查和鉴别。(4) 副乳头肌多见，约1/2的HCM患者存在1～2个副乳头肌。副乳头肌常肥大，多位于前壁或心尖部，常引起SAM征和LVOTO。(5) 多项研究表明双分叉乳头肌与LVOTO的发生密切相关，而与室间隔厚度无关。此种乳头肌活动度较大，收缩时瓣叶及瓣下腱索均前移至LVOTO，可通过重塑乳头肌来解除梗阻。(6) 心脏磁共振成像（cardiac magnetic resonance，CMR）发现约2/3的HCM患者存在基底-心尖异常走行肌束，常与前外侧乳头肌融合，引起SAM征和LVOTO。这也可能是正常变异的假肌束，只是在HCM患者中异常粗大而表现明显，超声易漏诊。

四、HCM合并二尖瓣器病变的超声表现

我们主要选择左室长轴切面、左室短轴切面、心尖两腔、三腔和四腔切面，观察房室腔大小、室壁厚度、二尖瓣叶、腱索、乳头肌等结构和活动情况。利用彩色多普勒可观察LVOT血流和评价二尖瓣反流程度。脉冲波或连续波多普勒可探测LVOT血流频谱和二尖瓣反流频谱。经食管超声心动图检查可清晰显示二尖瓣器的情况、室壁厚度、LVOT内径和血流情况，探讨二尖瓣反流机制及评价反流程度等，具有非常重要的诊断价值。

（一）瓣环钙化

左室长轴切面可见二尖瓣瓣环回声增强，可见钙化，如图2-9-3所示。

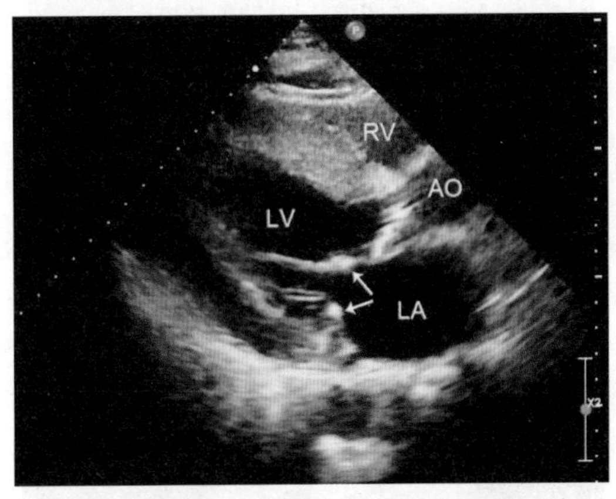

图2-9-3 二尖瓣瓣环钙化超声图像

注：AO为主动脉，LA为左房，LV为左室，RV为右室。

（二）瓣叶冗长

(1) 二尖瓣前叶冗长。左室长轴切面可见二尖瓣前叶冗长，收缩期可见SAM征，LVOT内径明显变窄，如图2-9-4所示。

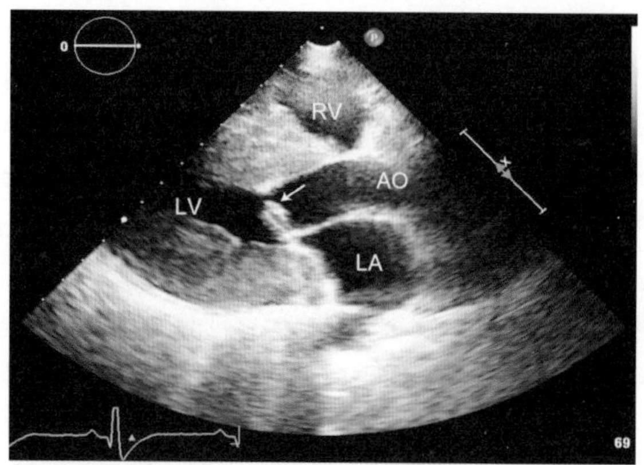

图2-9-4　二尖瓣前叶冗长超声图像

注：AO为主动脉，LA为左房，LV为左室，RV为右室。

（2）二尖瓣后叶冗长。左室长轴切面可见二尖瓣后叶冗长，收缩期可见SAM征，LV-OT内径明显变窄，如图2-9-5所示。

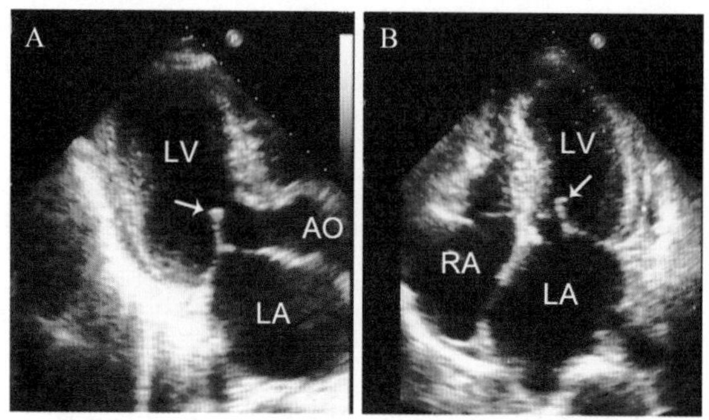

图2-9-5　二尖瓣后叶冗长超声图像

注：AO为主动脉，LA为左房，LV为左室，RV为右室。

（三）腱索冗长

左室长轴切面可见二尖瓣瓣下腱索冗长、松弛，收缩期折向LVOT，致LVOT内径变窄，如图2-9-6所示。

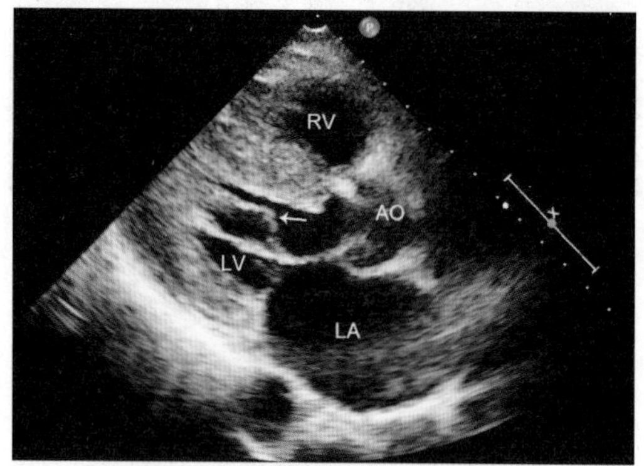

图2-9-6　瓣下腱索冗长超声图像

注：AO为主动脉，LA为左房，LV为左室，RV为右室。

（四）乳头肌移位

（1）心尖移位。左室长轴切面可见乳头肌肥大，向心尖方向移位，如图2-9-7所示。

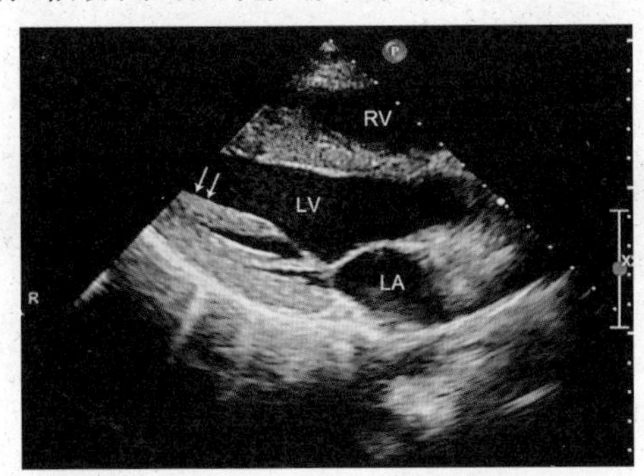

图2-9-7 乳头肌心尖移位超声图像

注：LA为左房，LV为左室，RV为右室。

（2）前融合。左室短轴切面可见前外侧乳头肌肥大，呈分叉状，与左室前壁融合，乳头肌与室间隔之间的距离缩短，如图2-9-8所示。

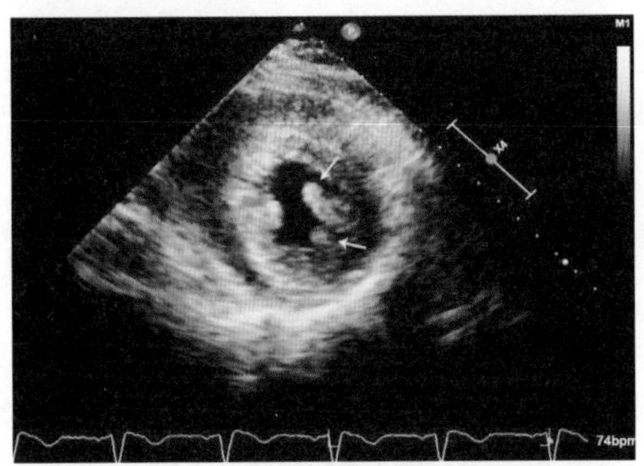

图2-9-8 乳头肌前融合超声图像

（3）分叉乳头肌。左室短轴切面可见前外侧乳头肌肥大，后内侧乳头肌呈分叉状，如图2-9-9所示。

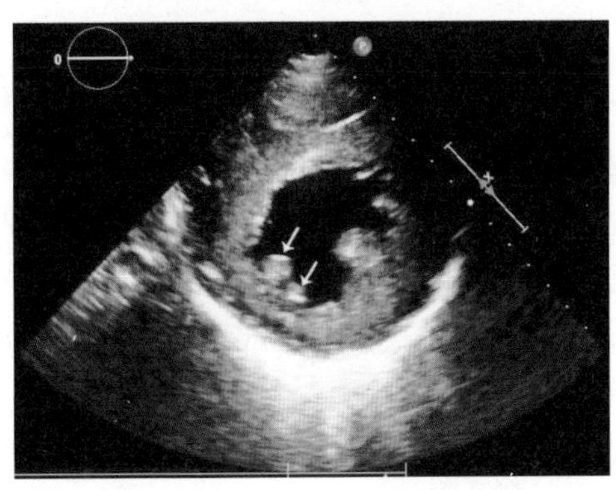

图2-9-9 分叉乳头肌超声图像

（4）副乳头肌。左室短轴切面可见前外侧乳头肌肥大，其前方可见一肌性结构，与乳头肌紧邻，如图2-9-10所示。

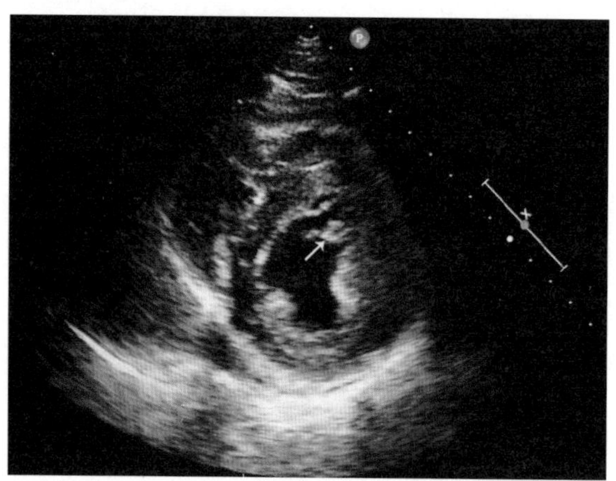

图2-9-10　副乳头肌超声图像

五、HCM合并二尖瓣反流的病理特征

在HCM患者中，由SAM征或二尖瓣病变导致的二尖瓣反流（mitral regurgitation，MR）较为常见。MR是HCM患者产生临床症状的主要原因，减少反流量可在一定程度上缓解临床症状。

SAM征导致的MR通常是功能性的，是由于收缩期AMVL被左室射流推向室间隔，二尖瓣瓣叶对合处分离，从而导致MR。其特点是反流束紧贴二尖瓣后叶走行（后向反流），但在激发状态下也可为前向血流。MR严重程度与LVOT梯度增加有关，但不同患者之间又存在显著异质性，这与二尖瓣后叶的长度和活动度密切相关。若后叶足够长且活动度不受乳头肌-腱索限制，增加对合长度，从而减轻MR。反之，则相反。SAM征的患者若合并二尖瓣器的异常，也可定性、定量地影响MR。如（1）瓣叶纤维化、活动受限：与冗长的AMVL反复接触室间隔，造成冲击性损伤有关，从而导致MR。（2）合并黏液瘤：导致收缩期瓣叶脱向左房面，瓣叶不能完全对合，常引起严重的MR。（3）二尖瓣环钙化：常导致二尖瓣后叶活动受限，瓣叶对合不良，加重MR。（4）自发性腱索断裂：导致瓣叶呈连枷样运动，引起严重的MR。

单纯SAM征导致的MR（后向血流），在室间隔切除术消除LVOTO后，反流量可大幅度减少或消失，无须对二尖瓣本身进行干预，如图2-9-11所示。中央型或紧贴二尖瓣前叶走行的反流束（前向反流）通常是由二尖瓣病变引起的，即在消除LVOTO后，经食管超声心动图证实MR仍存在，则需进行二尖瓣修复或置换术。

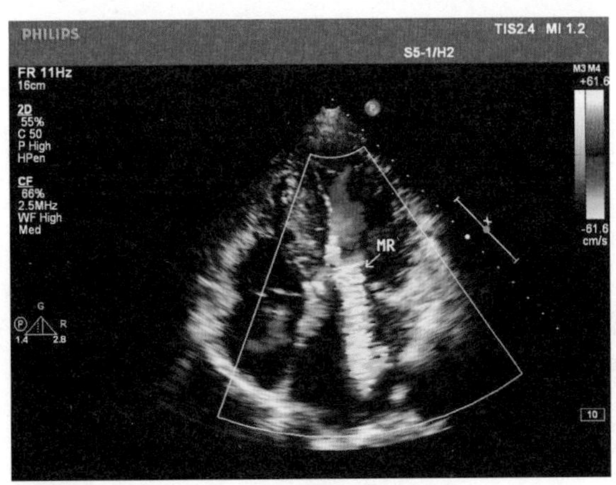

图2-9-11 二尖瓣反流超声图像

六、二尖瓣反流的定量评估

关于MR的定量评估，根据反流程度可分为无（0+）、轻度（1+）、中度（2+）、中重度（3+）、重度（4+）、极重度（5+）。评估方法包括简化评估法和标准评估法。

（一）简化评估法

该方法以反流束最窄部位宽度（vena contracta width，VCW）为主要评价指标，以反流面积分数（regurgitant fraction，RF）为第二参考指标，必要时结合反流容积（regurgitant volume，RVol）和有效反流口面积（effective reflux valve orifice area，EROA），如图2-9-12所示。

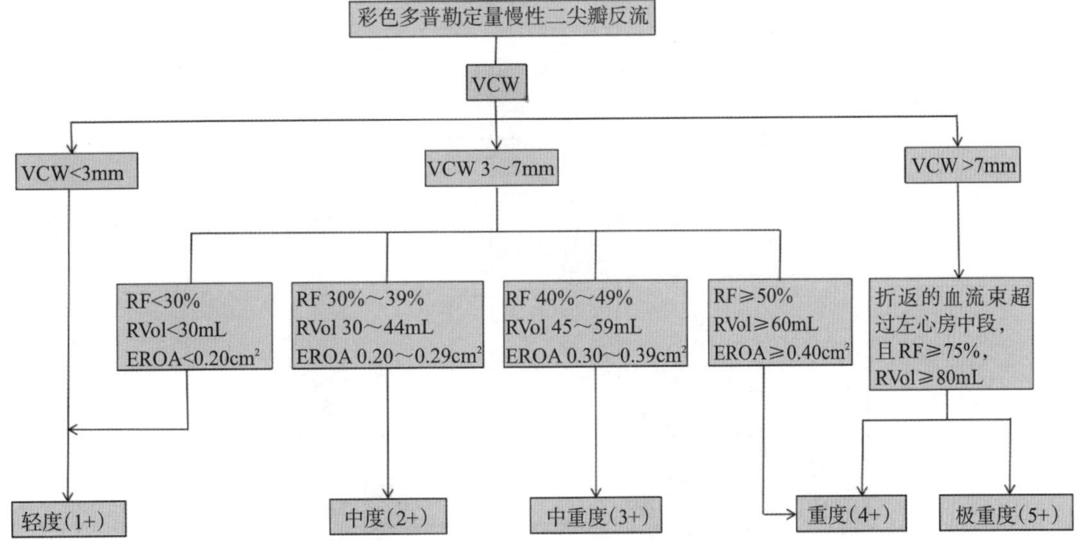

图2-9-12 二尖瓣反流程度简化评估图

注：VCW，反流束最窄部位宽度；RF，反流面积分数；RVol，反流容积；EROA，有效反流口面积。

（二）标准评估法

该方法与国外最新指南基本一致，但增加了极重度分级，如图2-9-13所示。

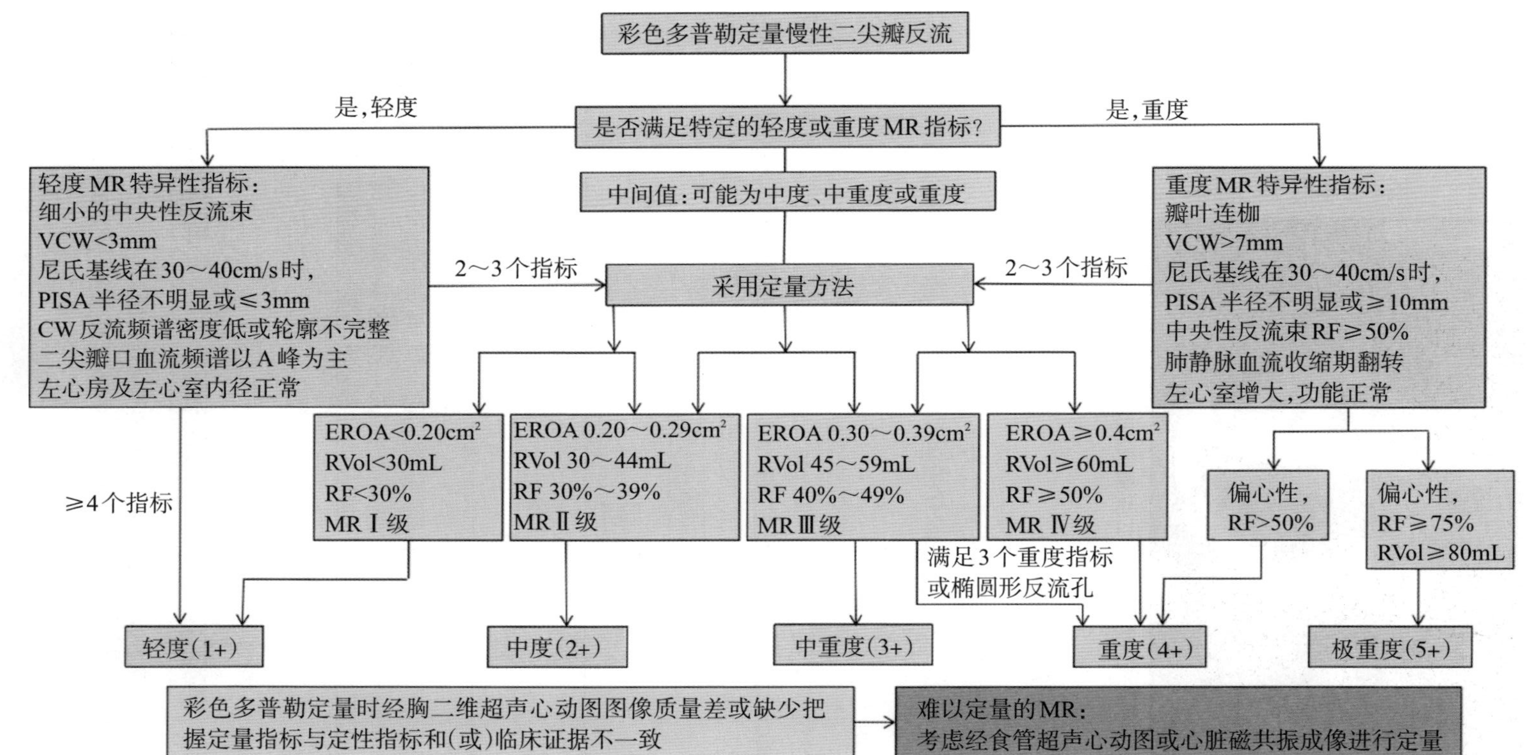

图2-9-13　二尖瓣反流程度的半定量及定量评估图

注：VCW，反流束最窄部位宽度；RF，反流面积分数；RVol，反流容积；EROA，有效反流口面积。

（三）方法学

（1）VCW：建议在经胸二维超声心动图胸骨旁左心室长轴切面和经食管超声心动图食管中段左心室长轴切面，或者反流最多的标准切面测量VCW。

（2）RF：建议在经胸二维超声心动图心尖四腔切面和经食管超声心动图食管中段四腔切面，或者反流最多的标准切面测量反流面积和相应的左心房面积。

（3）RVol和EROA：在无主动脉瓣反流时，建议用多普勒连续方程法（$SV_{MV}-SV_{LVOT}$）测算，条件不符合时考虑近端等速表面积法（PISA法）。

注意：MR信号的出现受一些技术因素的影响，如帧频、彩色增益和探头频率。同时，调节彩色标尺也会影响反流束在左心房内分布的范围。将彩色标尺调节到适中范围（50～70cm/s），可以限制血流外溢，保持相对固定的技术因素，减少设备误差。

（徐　敏）

参考文献

[1] Jeffrey J Silbiger. Abnormalities of the Mitral Apparatus in Hypertrophic Cardiomyopathy：Echocardiographic，Pathophysiologic，and Surgical Insights [J]. J Am Soc Echocardiogr，2016，29(7)：622-639.

[2] William A Zoghbi，Federico M Asch，Charles Bruce，et al. Guidelines for the Evaluation of Valvular Regurgitation After Percutaneous Valve Repair or Replacement：A Report from the American Society of Echocardiography Developed in Collaboration with the Society for Cardiovascular Angiography and Interventions，Japanese Society of Echocardiography，and Society for Cardiovascular Magnetic Resonance [J]. J Am Soc Echocardiogr，2019，32(4)：431-475.

[3] Veselka J，Anavekar NS，Charron P. Hypertrophic obstructive cardiomyopathy [J]. Lancet，2017，389(10075)：1253-1267.

[4] Sherrid MV，Balaram S，Kim B，et al. The Mitral Valve in Obstructive Hypertrophic Cardiomyopathy：A Test in Context [J]. J Am Coll Cardiol，2016，67(15)：1846-1858.

[5] Fernando Dominguez，Esther González-López，Laura Padron-Barthe，et al. Role of echocardiography in the diagnosis and management of hypertrophic cardiomyopathy [J]. Heart，2018，104(3)：261-273.

[6] 潘翠珍. 二尖瓣反流介入治疗的超声心动图评价中国专家共识 [J]. 中国介入心脏病学杂志，2019，27(1)：6-12.

第十节　肥厚型心肌病常见合并症诊断

近年来，由于诊断技术的不断提高，肥厚型心肌病（hypertrophic cardiomyopathy，HCM）的临床检出率明显提高，同时发现部分患者多合并房颤、左心室心尖部室壁瘤、冠心病等。上述疾病可导致HCM患者预后较差，不良事件发生率增加，故应引起重视，早期诊断及鉴别，对临床治疗提供指导。

一、肥厚型心肌病合并房颤

心房颤动是HCM患者常见的心律失常，主要与左房扩张和重构有关。HCM患者房颤发生最主要的预测因子是左房大小、年龄和心力衰竭类型。房颤可导致HCM患者心功能进行性衰退、心力衰竭恶化和增加全身性血栓栓塞的风险。因此，早期诊断和预防房颤的发生对HCM患者至关重要。

（一）发病率和患病率

HCM是最常见的遗传性心肌病，其人群患病率高达0.2%。它是年轻患者运动不耐受、心力衰竭和心源性猝死（sudden cardiac death，SCD）的常见原因。房颤是HCM和普通人群中最常见的心律失常之一。HCM患者房颤的患病率比同龄人群高4～6倍。以往多项研究报告显示，70岁以上的HCM患者房颤的年发病率为2%～4%，终生患病率为20%～30%，终生发病率高达40%。一项对7381名HCM患者的荟萃分析报告显示，房颤年发病率为3.08%，终生患病率为22.5%。房颤在HCM患者中被认为是一种进行性心律失常，临床上有重大影响，三分之二的患者倾向于阵发性心律失常，而其他患者则有持续性或永久性房颤。

（二）发病机制

HCM患者房颤的发生可能是多种因素造成的，包括遗传、结构异常和电生理异常等因素。

1. 遗传因素

HCM基因突变导致肌原纤维紊乱，最终导致左心室肥大。在HCM病例中，涉及肌节蛋白的三种最主要突变占60%，包括β肌氨酸重链（MYH7）、心肌TNT和肌球蛋白结合蛋白C。研究表明，MHY7基因中的错义突变Arg663His与房颤的高风险密切相关（在7年的随访期内，患病率为47%）。血管紧张素受体基因（AGTR1）的多态性也与HCM患者房颤的发生有关。

2. 结构异常和电生理异常因素

HCM与左室肥厚和左室顺应性降低有关。舒张功能不全导致左室舒张末压升高和左心房后负荷增加。这导致左房的进行性扩张和重塑，导致结构和电生理异常。由于二尖瓣收缩前运动导致的左室流出道梗阻（left ventricular outflow tract obstruction，LVOTO）和二尖瓣反流进一步加剧了这一点。左房重构缩短心房不应期，进而增加复极离散度，这可以增强异位触发房颤的能力。

此外，HCM本身可导致心房肌纤维紊乱和心房纤维化，后者可通过损害心房内传导而作为房颤的底物。最后，HCM中房颤的其他机制包括微血管功能障碍引起的心房缺血、肺静脉触发物向左房传导的肌袖肥大以及导致触发活动的异常钙处理。

（三）HCM患者房颤发生的危险因素及诊断

很多因素与HCM患者合并房颤密切相关。左房大小、年龄和心力衰竭类型是最有力的独立预测因子。

1. 左房大小

HCM患者房颤的发生与左房的大小密切相关。不同的研究使用不同的左心房大小来预测HCM患者的房颤风险，但目前被广泛接受的是左房前后径＞45mm。在对7381例患者（33项研究）的荟萃分析中，窦性心律的HCM患者的左房直径为38mm，而房颤患者的左房直径为45mm。在另一项对480名患者的研究中，左房直径＞45mm与房颤的高风险显著相关。

左房容积指数（left atrial volume index ， LAVI）能提供更多关于HCM患者左房重构的信息，是预测HCM患者房颤的较好指标。在一项对141例HCM患者的研究中，LAVI＞34 mL/m^2表明患者有发生阵发性房颤的风险，其敏感性和特异性分别为80%和73%。

心电图显示心房异常激活亦可预测房颤发生的风险。在一项针对110名HCM患者的研究中发现，信号平均P波＞140ms的HCM患者发生房颤的风险更高。当与扩张的左房直径＞40mm相结合时，它更为敏感。在另一项针对80例HCM患者的研究表明P波持续时间＞134.5ms将房颤患者与对照组分开，其敏感性为92%，特异性为89%； P波离散度值＞52.5ms将房颤患者与对照组分开，敏感性为96%，特异性为91%。

2. 年龄

在一般人群和HCM患者中，年龄是房颤的一个众所周知的预测因子。许多研究已经确定年龄是发生房颤的危险因素，年龄在40～50岁是HCM患者房颤的独立预测因素。

最后，多项研究表明，NYHA III/IV级、中度至重度二尖瓣反流、左室射血分数＜50%与房颤的高风险相关。

基于心脏影像学的其他一些结构因素也可以预测房颤发生的风险。在对1360例HCM患者进行的一项研究中显示，超声心动图和/或心脏磁共振成像（cardiac magnetic resonance，CMR）显示的室间隔肥厚程度越大，房颤风险越高。在另一项对37例HCM患者的研究中，伴有房颤的HCM患者的钆对比剂延迟强化（late gadolinium enhancement，LGE）明显多于无房颤的患者，但是LGE的预测值低于左房大小。HCM中LVOTO预后差有关，但预测房颤的证据并不一致。在一项对3673名患者的研究中，房颤在非梗阻性生理疾病患者中更为常见。相反地，其他研究表明，LVOTO程度越高，房颤发生的风险越高。

（四）HCM患者房颤的临床影响

HCM患者房颤的发生对生活质量有重要影响，并且常常与功能衰退有关。房颤与有症状的心力衰竭、血栓栓塞症和死亡率较高相关。

进行性心力衰竭是HCM合并房颤患者发病的主要临床表现。房颤时，协调性心房收缩和快速心室反应的丧失导致心室充盈的变化，再加上肥厚心室的左心室顺应性降低，可产生广泛的血流动力学效应。伴有LVOTO的HCM患者可因心输出量减少而出现低血压、先兆或晕厥，心功能恶化更为明显。合并房颤的HCM患者进展为终末期心力衰竭的概率更高。值得注意的是，阵发性房颤患者尽管在测试时心律正常，但运动耐力较差。

房颤是HCM患者死亡率的独立预测因子，与窦性心律相比，房颤死亡风险增加了四倍。房颤患者心血管死亡主要与血栓栓塞和心力衰竭加重有关。在一项对480例HCM患者的研究中，107例在平均随访9年期间发生房颤。房颤的存在与这些患者的死亡率（3% VS 1%）显著增高相关。而在年龄大于50岁时发生房颤的患者发生血栓栓塞的风险最高，预后更差。多项研究表明房颤增加了HCM患者发生全身性血栓栓塞的风险。在对7381例HCM合并房颤患者的大型荟萃分析中，全身性血栓栓塞的发病率为每年3.8%，总体患病率为27.1%。在另一项对480名HCM患者的研究中，房颤组缺血性中风的发生率是无房颤的HCM患者的8倍（分别为21%、2.6%）。房颤的血栓栓塞风险与房颤类型（阵发性与持续性）和阵发性房颤发作次数无关，不能用临床预测评分（如CHA_2DS_2VA Sc）进行准确预测。

二、肥厚型心肌病合并心尖部室壁瘤

HCM合并左心室心尖部室壁瘤（left ventricular apical aneurysm， LVAA）在临床上相对罕见，其发病率较低，约占HCM患者的2%。该类患者预后较差， SCD、室性心律失常、血栓栓塞等心血管不良事件发生率和猝死率较高。合并LVAA的HCM患者的不良事件年发生率为6.4%，比未合并LVAA的HCM患者高出3倍多。因此，早期准确诊断这类患者具有重要的临床意义，可为临床治疗提供指导。

LVAA常见于左心室中部梗阻和心尖肥厚型HCM患者，发生机制尚不明确，推测与多种因素有关。左心室中部梗阻HCM所致的LVAA，可能与梗阻造成左心室内压力梯度、心尖部压力负荷过重、室壁张力增加、心室重构、冠状动脉血流储备降低、冠脉小血管病变等导致的长期心肌缺血等因素相关。而心尖肥厚型心肌病 （apical hypertrophic cardiomyopathy，ApHCM）患者，因不存在压力阶差，LVAA形成机理不同于左心室中部肥厚型梗阻性HCM；目前有学者提出“Burning off”理论，认为肥厚的心尖部心肌耗竭其代偿能力后，由肥厚转而变薄扩张，继而发展为LVAA。

目前对HCM合并LVAA的诊断主要依赖于心脏影像学检查，包括超声心动图，CMR、心室造影等。超声心动图检查是临床上最常用的筛查方法，操作实时、便捷，但易受患者声窗和操作者经验等影响，不能准确评估心尖部心肌的形态及结构，漏诊率较高。心室造影不仅可以明确诊断，而且可以准确获得血流动力学参数，但其有创性限制了临床应用。CMR软组织分辨率高，可以清晰地观察左心室心尖部的结构细节，尤其是心肌纤维化情况，客观性和重复性较好，故CMR仍为诊断HCM合并LVAA的金标准。

有研究认为，高达20%的成人HCM患者合并冠心病。因此，对于合并LVAA的HCM患者，其临床最重要的鉴别诊断是冠心病心肌梗死所致LVAA。两者均可导致LVAA，但发生机制及治疗方法完全相同。冠状动脉造影目前仍是鉴别诊断的主要方法。冠心病所致LVAA多为急性心肌梗死继发，而继发于HCM的LVAA形成属急性还是慢性过程目前尚无定论，近年来的研究多倾向于后者。

综上所述，HCM合并LVAA的患者预后不良，LVAA主要发生在左心室中部梗阻和心尖肥厚型HCM患者身上。早期准确诊断至关重要，能够及时指导临床治疗。

三、肥厚型心肌病合并冠心病

近年来，由于诊断技术的不断提高，HCM的临床检出率明显增加，同时发现部分患者合并冠心病。冠心病的存在明显地影响着HCM患者的预后。然而，两种疾病有各自的临床特点，因此在早期准确地诊断出这类患者，指导临床治疗至关重要。

（一）发生率

HCM合并冠心病的确切发生率尚不清楚。早在20世纪70年代，就有研究报道45岁以上的HCM患者中大约有20%～25%的患者合并冠心病。Cokkinos等对85例HCM患者进行选择性冠状动脉造影，其中19%合并冠心病。我国学者姜腾勇等研究发现，45岁以上HCM患者中冠心病检出率约19%。因此，HCM合并冠心病并不少见。

（二）发生机制

HCM病变以心肌肥厚为主，尤以左心室为常见。肥厚心肌可引起心肌顺应性减低，使心室舒张期充盈发生障碍。HCM可以出现胸痛和缺血型ST-T改变。其发生机制如下：（1）舒张压增高，降低了冠状动脉血管扩张贮备能力；（2）肥厚的心肌内冠状动脉受压引起舒张期冠状动脉血流减少，甚至造成逆向反流；（3）肥厚心肌或非肥厚区微血管发育不良，引起血管阻力增加；（4）心肌质量增加，心肌需氧量增加；（5）肌桥发生率高，肌桥致冠状动脉受压，引起冠状动脉血流受阻。若同时合并冠心病，冠状动脉存在有意义的狭窄性病变，会加剧冠状动脉的结构性异常及内皮功能异常，肥厚的心肌氧需与氧供失衡，矛盾则更为突出。

（三）临床特点

HCM合并冠心病时，两者临床表现相似，均可表现为心悸、胸闷、劳力性心绞痛、晕厥等。仅凭HCM患者的症状和常规检查并不能非常容易做出合并冠心病的诊断。HCM合并冠心病与年龄及冠心病危险因素相关。年龄＞45岁的HCM患者发现冠状动脉病变者占24%～27%。冠心病的危险因素高血压、糖尿病等是HCM合并冠心病的独立预测因素。

（四）诊断

HCM的诊断主要依靠影像学检查：任意影像学检查（超声心动图、CMR或计算机断层扫描）提示左心室心肌任何节段或多个节段室壁厚度≥ 15mm（或有明确家族史患者室壁厚度≥ 13mm），同时排除能够引起室壁肥厚的其他心血管疾病或者全身疾患（高血压、主动脉瓣狭窄、心肌淀粉样变性等）。冠心病的诊断依据心脏表面冠状动脉1支以上管径狭窄＞50%视为冠心病。冠状动脉造影检查是明确HCM是否合并冠心病的金标准，但其为有创性检查，而冠状动脉增强CT为无创检查，在临床诊断冠状动脉病变中具有良好的应用价值。

四、肥厚型心肌病合并心力衰竭

多数HCM患者的心功能正常，部分患者可出现左心室舒张功能或收缩功能不全，并可在此基础上发生心力衰竭。其中，左室舒张功能不全最为常见。病程晚期可出现左室收缩功能不全。HCM合并心衰常常为左心衰，或是以左心衰为主的全心衰。心力衰竭的临床评价要结合患者临床症状、体征、实验室检查及多种影像学检查进行综合评价。

左室舒张功能不全与心肌肥厚造成心室收缩和松弛不同步性增加，心室壁和心腔僵硬度增加有关，可出现活动时胸闷、气短等心力衰竭症状和水钠潴留的相应体征。心肌缺血和LVOTO患者更容易出现舒张功能不全的情况。多数HCM患者的左心室腔不大，少数HCM患者晚期可发展为左心室扩大和收缩功能降低，呈扩张型心肌病样改变。（详见第三部分第十节）。

（张丽娟）

参 考 文 献

[1] Oliver P Guttmann，M Sh房颤iqur Rahman，Constantinos O'Mahony，et al. Atrial fibrillation and thromboembolism in patients with hypertrophic cardiomyopathy：systematic review[J]. Heart，2014，100（6）：465-472.

[2] Maron BJ, Maron MS, Semsarian .Genetics of hypertrophic cardiomyopathy Genetics of hypertrophic cardiomyopathy after 20 years: clinical perspectives; clinical perspectives[J]. J Am Coll Cardiol ,2012,60(8):705-715.

[3] Gruver EJ, Fatkin D, Dodds GA, et al. Familial hypertrophic cardiomyopathy and atrial fibrillation caused by Arg663His beta-cardiac myosin heavy chain mutation[J]. Am J Cardiol ,1999,83(12A):13H-18H.

[4] Nair AG, Fischer AG.Atrial fibrillation in hypertrophic cardiomyopathy: mechanisms, embolic risk and prognosis[J]. Anadolu Kardiyol Derg,2006, 6(Suppl 2):40-43.

[5] Prinz C, Van Buuren F, Bogunovic N, et al. In patients with hypertrophic cardiomyopathy myocardial fibrosis is associated with both left ventricular and left atrial dysfunction[J]. Acta Cardiol,2012, 67(2):187-193.

[6] Authors/Task Force members, Elliott PM, Anastasakis A et al. ESC Guidelines on diagnosis and management of hypertrophic cardiomyopathy: the Task Force for the Diagnosis and Management of Hypertrophic Cardiomyopathy of the European Society of Cardiology (ESC) [J]. Eur Heart J,2014, 35(39):2733-2779.

[7] Tani T, Tanabe K, Ono M, et al. Left atrial volume and the risk of paroxysmalatrial fibrillation in patients with hypertrophic cardiomyopathy[J]. JAm Soc Echocardiogr ,2004,17(6):644-648.

[8] Ozdemir O, Soylu M, Demir AD, et al. P-wave durations as a predictor for atrial fibrillation development in patients with hypertrophic cardiomyopathy [J]. Int J Cardiol 2004,94(2 - 3):163-166.

[9] Olivotto I, Cecchi F, Casey SA, et al. Impact of atrial fibrillation on the clinical course of hypertrophic cardiomyopathy [J]. Circulation,2001,104(21):2517-2524.

[10] Bauer F, Shiota T, White RD, et al. Determinant of left atrial dilation in patients with hypertrophic cardiomyopathy: a real-time 3-dimensional echocardiographic study [J]. J Am Soc Echocardiogr ,2004,17(9):968-975.

[11] Park KM, Im SI, Kim EK, et al. Atrial fibrillation in hypertrophic cardiomyopathy: is the extent of septal hypertrophy important? [J] PLoS One,2016, 11(6):e0156410.

[12] Papavassiliu T, Germans T, Flüchter S, et al. CMR findings in patients with hypertrophic cardiomyopathy and atrial fibrillation [J]. J Cardiovasc Magn Reson,2009, 11(34):34.

[13] Rowin EJ, Hausvater A, Link MS, et al. Clinical profile and consequences of atrial fibrillation in hypertrophic cardiomyopathy [J]. Circulation,2017, 136(25):2420-2436.

[14] Tuluce K, Tuluce SY. Predictors of atrial fibrillation risk in hypertrophic cardiomyopathy [J]. J Atr Fibrillation,2015, 7(5):1200.

[15] Azarbal F, Singh M, Finocchiaro G, et al. Exercise capacity and paroxysmal atrial fibrillation in patients with hypertrophic cardiomyopathy [J].Heart ,2014,100(8):624-630.

[16] Maron MS, Finley JJ, Bos JM, et al. Prevalence, clinical significance, and natural history of left ventricular apical aneurysms in hypertrophiccardiomyopathy [J]. Circulation, 2008, 118(15): 1541-1549.

[17] 李华，闫朝武，徐仲英，等. 肥厚型心肌病合并左心室心尖部室壁瘤患者的临床特征[J]. 中国循环杂志,2016,31(7):679-682.

[18] Minami Y, Kajimoto K, Terajima Y, et al. Clinical implications of midventricular obstruction in patients with hypertrophic cardiomyopathy[J]. J Am Coll Cardiol, 2011, 57,(23) :2346-2355.

第十一节　肥厚型心肌病的诊断及鉴别诊断

肥厚型心肌病（hypertrophic cardiomyopathy，HCM）是一种以心肌肥厚为特征的心肌疾病。大部分患者发病与遗传相关，有研究表明心肌肌节蛋白基因突变导致HCM发病率超过50%，5%～10%是由其他遗传性或非遗传性疾病引起，另外还有25%～30%为不明原因的心肌肥厚。HCM主要临床表现为左心室壁增厚，通常指二维超声心动图测量的室间隔或左心室壁厚度≥15mm任意成像手段检测左室心肌节段或多个室壁节段厚度≥15mm，或者有其他特征（家族史、心脏外症状及迹象、心电图异常、实验室检查、多模式心脏成像）者左室壁厚度≥13mm。诊断需排除可引起心肌肥厚的其他心血管及系统性疾病，如高血压、主动脉瓣位狭窄等疾病。

一、肥厚型心肌病的诊断

（一）病因

典型的HCM由编码肌小节蛋白的基因突变所致，约占所有成年HCM患者的60%，已发现27个致病基因与HCM相关，这些基因编码粗肌丝、细肌丝、Z盘结构蛋白或钙调控相关蛋白。编码β-肌球蛋白重链的MYH7基因与编码肌球蛋白结合蛋白的MYBPC3基因是最常见的两个HCM易感基因，发病率约占HCM人群的50%左右。该病绝大部分呈常染色体显性遗传。

（二）临床表现

心功能不全相关表现：HCM患者可出现乏力、活动耐量下降、呼吸困难、不能平卧等心功能不全的症状。这可能与舒张性功能不全、收缩功能不全、左室流出道梗阻（left ventricular outflow tract obstruction，LVOTO）、房颤、瓣膜反流等因素相关。

心悸：HCM患者的心悸可能由症状性的心脏收缩或者心室异位起搏引起。持续数分钟的心悸通常与室上性的心律失常有关。

胸痛：HCM静息状态下或活动后会有胸痛表现，也可被饱餐或饮酒诱发。胸痛与HCM病理中冠脉的微血管功能障碍致微循环缺血、左室心肌肥厚及流出道梗阻相关。

头晕或晕厥：HCM患者发生晕厥的可能性有多种，如反射性晕厥、LVOTO、快速性的房性心律失常、快速性的室性心律失常、病态窦房结综合征、房室传导阻滞、体位性低血压导致的晕厥等。患者的晕厥发生于久立于高温环境、饱餐后，特别是伴随有恶心、呕吐等症状时，提示神经反射介导的迷走反射可能。当晕厥多次发生于运动后、劳动后，则需要考虑是否存在LVOTO。

心源性猝死（Sudden Cardiac Death， SCD）：部分患者以SCD为首发临床表现，多见于青年人早熟，精力旺盛或经历高活跃度的生理活动。

咯血：据报道有罕见病例以咯血为首发临床表现。

（三）体格检查

常于听诊时闻及心脏杂音，多见于有LVOTO的患者，为第一心音后出现明显的递增递减型杂音，在心尖和胸骨左缘最为显著，梗阻程度越大杂音越响亮。部分伴有二尖瓣反流的患者在二尖瓣听诊区可闻及收缩期吹风样杂音，反流程度越大，杂音越强。左室流出道（left ventricular outflow tract，LVOT）无或梗阻轻的患者可无明显的阳性体征。

（四）辅助检查

心电图：HCM患者心电图改变出现早、灵敏性高。具体包括：P波时限延长；明显的病理性Q波，尤其是下壁导联（Ⅱ、Ⅲ、aVF）和侧壁导联（Ⅰ、aVL或V_4～V_6），或与跨室壁心肌纤维化有关，表现与心肌梗死类似；QRS波群电压增高；ST-T异常改变；心尖肥厚者常见V_3～V_5导联T波深倒置；QTc间期延长。

超声心动图：经胸二维超声心动图诊断HCM标准是左心室心肌任何节段或多个节段室壁厚度≥15mm，或室间隔与左室后壁厚度比值≥1.3，或有明确家族史者厚度≥13mm，但需排除负荷增加如高血压、主动脉瓣狭窄和先天性主动脉瓣下隔膜等疾病。超声心动图还可有LVOTO、二尖瓣反流、左房增大、左室收缩/舒张功能降低等表现。

心脏磁共振：HCM患者CMR典型表现为左室心肌不均匀性增厚，舒张末期厚度≥15mm以及其与左室后壁同期厚度比值≥1.5对诊断有定性价值（若患者存在HCM家族史，舒张末期厚度≥13mm亦需考虑HCM），常累及前室间隔及左室前壁心肌；常伴有左室心腔缩小、左室舒张功能障碍、左室心肌质量增加、LVOT狭窄、二尖瓣关闭不全和左房增大。此外，钆对比剂延迟强化（late gadolinium enhancement，LGE）心脏磁共振是评估HCM患者左心室纤维化程度的金标准。左心室纤维化与死亡、SCD等风险呈正相关。

核素显像：HCM患者单光子计算机断层、心肌灌注显像的典型表现为病变部位（常见于室间隔）心肌壁不均匀增厚，放射性摄取增加。HCM患者用电子计算机断层心肌显像可表现为心肌灌注、冠脉血流储备及心肌代谢减低等。

二、肥厚型心肌病的鉴别诊断

（一）拟表型肥厚型心肌病

临床诊断的HCM中，除肌小节蛋白编码基因突变导致典型的HCM及不明原因的心肌肥厚外，5%～10%是由其他遗传性或非遗传性疾病引起的，包括遗传性代谢性疾病如糖原贮积病、肉碱代谢疾病、溶酶体贮积病，神经肌肉疾病如Friedreich共济失调以及线粒体疾病、畸形综合征、系统性淀粉样变等。这类疾病与典型HCM临床表现相似，称为肥厚型心肌病拟表型。2014欧洲心脏病协会（European Society of Cardiology，ESC）指南及2017中国成人肥厚型心肌病诊断与治疗指南将该部分疾病归类为肥厚型心肌病。该部分疾病诊断详见第五部分第六节。

（二）高血压病

高血压疾病使心脏后负荷增加，为确保心脏的正常泵血功能，左心室需要加大做功量。在左心室长期超负荷工作状态下，会导致心肌缺氧、心肌胶原细胞增生、心肌质量增加，最终发生心肌肥厚，需与HCM相鉴别。高血压病病史明确，其引起的心肌肥厚一般为对称性肥厚，室壁厚度一般≤15mm，肥厚心肌回声均匀，进入失代偿期左室腔扩大。心电图表现为左室高电压，控制血压后心肌肥厚减轻。而HCM可有家族史而无明确的高血压病史，以左室壁非对称性肥厚为特征，左室壁常显著增厚，左室心肌节段厚度常＞15mm，室间隔与左室后壁厚度比值＞1.3，心肌回声欠均匀，呈磨玻璃样改变，心腔一般不大。心电图多表现为复极异常：病理性Q波、异常的P波；电轴左偏；心尖肥厚者常见V_2～V_4导联T波深倒置。

（三）主动脉瓣位（瓣上、瓣下及瓣体）狭窄

主动脉瓣位狭窄症状及听诊心脏杂音与肥厚梗阻型心肌病相似。二者鉴别点在于主动脉瓣位狭窄引起的心脏病理学改变与高血压病相似，常为对称性轻度肥厚。超声心动图可明确瓣膜病变特点及血流动力学改变，评估瓣膜狭窄程度，明确瓣下及瓣上隔膜的位置及狭窄程度，可清晰显示左心室及室间隔呈对称性肥厚。HCM患者病理改变与上述不同，一般无严重瓣膜病变，且以左室壁非对称性肥厚为特征。二者通过心脏超声、磁共振等辅助检查易于鉴别。

（四）运动员性心脏

运动员性心脏又称运动员心脏综合征，在长期从事大运动量耐力训练、心脏负荷严重增加的情况下，运动员心脏将发生生理性改变，如心脏的4个腔室扩大、室壁厚度增加等，属于心脏适应性改变，而这些改变有时与HCM鉴别存在一定困难。运动员心脏综合征无心肌病家族史，超声表现为对称性轻度肥厚，心肌回声均匀，左室心腔有增大。运动员心脏综合征较少出现左房增大、左室舒张功能降低，HCM致病基因检测阴性，停止训练一段时间后，左室肥大可减轻。

（五）内分泌异常导致的心肌肥厚

肢端肥大症是垂体良性肿瘤引起生长激过度分泌，导致骨骼、软组织和脏器肥大为主

要特征的罕见内分泌疾病，它多发于30～50岁的中青年人。心脏异常表现为心室肥厚，以向心性左右心室肥厚、心腔狭小为特点，随病情进展可出现收缩功能降低、心力衰竭，约50%的患者出现心律失常，束支传导阻滞多见。此外过度分泌肾上腺髓质激素的疾病（如嗜铬细胞瘤）也会导致心肌肥厚。患有糖尿病的母亲分娩的婴儿中25%～50%出现左心室肥厚。治疗相关疾病左室肥厚可缓慢逆转。根据病史及临床表现易于鉴别。

（六）冠心病合并心肌肥厚

HCM患者由于肥厚心肌相对缺血常出现心绞痛症状，心电图呈ST-T压低及T波深倒置，异常Q波，临床根据症状体征易误诊为冠心病心绞痛，二者需进行鉴别诊断。冠心病心绞痛患者年龄多在40岁以上，常合并高血压病、高脂血症等相关危险因素，心脏听诊多无明显杂音，超声心动图通常无明显左室非对称性肥厚、左心室流出道梗阻等表现，可有节段性室壁运动异常，心绞痛发作时心电图ST-T呈动态改变。HCM患者常有家族史，合并流出道梗阻时胸骨左缘可闻及3～4级收缩期杂音，超声心动图常表现为左室非对称性肥厚，心电图无ST-T动态改变。冠状动脉造影、超声心动图及基因检测可协助诊断。

（黄晓凤）

参考文献

[1] Authors/Task Force members，Elliott PM，Anastasakis A，et al. 2014 ESC Guidelines on diagnosis and management of hypertrophic cardiomyopathy：the Task Force for the Diagnosis and Management of Hypertrophic Cardiomyopathy of the European Society of Cardiology（ESC）[J]. Eur Heart J，2014，35（39）：2733-2779.

[2] 中华医学会心血管病学分会，中国成人肥厚型心肌病诊断与治疗指南编写组，中华心血管病杂志编辑委员会.中国成人肥厚型心肌病诊断与治疗指南[J].中华心血管病杂志，2017，45（12）：1015-1032.

[3] Shen WK，Sheldon RS，Benditt DG，et al. 2017 ACC/AHA/HRS Guideline for the Evaluation and Management of Patients With Syncope：A Report of the American College of Cardiology/American Heart Association Task Force on Clinical Practice Guidelines and the Heart Rhythm Society[J].Circulation，2017，136（16）：e271-e272.

[4] Spirito P，Autore C，Rapezzi C，et al. Syncope and risk of sudden death in hypertrophic cardiomyopathy[J]. Circulation，2009，119（13）：1703-1710.

[5] Maron BJ，Maron MS，Wigle ED，et al. The 50-year history，controversy，and clinical implications of left ventricular outflow tract obstruction in hypertrophic cardiomyopathy：from idiopathic hypertrophic subaortic stenosis to hypertrophic cardiomyopathy[J]. J Am Coll Cardiol，2009，54：191－200.

[6] Casey DE，Thomas RJ，Bhalla V，et al.2019 AHA/ACC Clinical Performance and Quality Measures for Adults With High Blood Pressure：A Report of the American College of Cardiology/American Heart Association Task Force on Performance Measures[J]. J Am Coll Cardiol，2019，74（21）：2661-2706.

[7] Pelliccia A，Caselli S，Sharma S. European Association of Preventive Cardiology（EAPC）and European Association of Cardiovascular Imaging（EACVI）joint position statement：recommendations for the indication

and interpretation of cardiovascular imaging in the evaluation of the athlete's heart[J].Eur Heart J, 2018, 39（21）: 1949-1969.

[8] Pandian NG, Ramamurthi A, Applebaum S, et al.Role of echocardiography in aortic stenosis[J]. Prog Cardiovasc Dis, 2014, 57(1) : 47-54.

[9] Çimen D, Karaaslan S.Evaluation of cardiac functions of infants of diabetic mothers using tissue doppler echocardiography[J]. Turk Pediatri Ars, 2014, 49(1): 25-29.

第十二节　肥厚型心肌病的心源性猝死风险评估

肥厚型心肌病（hypertrophic cardiomyopathy，HCM）是最为常见的遗传性心肌病之一，是青少年和运动员猝死的常见病因。除青年患者外，老年患者也有猝死风险。心源性猝死（sudden cardiac death，SCD）是HCM最严重的并发症，在HCM患者中SCD的发生率大约为1%。SCD的发生常无预警、不易被发现，一旦发生患者存活率极低，且在部分患者中SCD有可能是患者的首发症状。HCM患者发生猝死的原因主要为恶性心律失常，多为室性心动过速（持续性或非持续性）、心室颤动，也可表现为窦性停搏、房室传导阻滞。

在临床工作中应尽早识别具有猝死高危风险的HCM患者，并积极采取预防措施。如何识别SCD高危的HCM患者、如何进行危险分层等目前尚缺乏标准化的流程。

一、肥厚型心肌病患者心源性猝死危险因素

所有HCM患者应当进行SCD风险评估，并进行动态监测，尤其是青年患者。SCD风险评估内容应包括：详细的临床病史、家族史、体格检查、12导联心电图、经胸超声心动图及/或心脏磁共振、48小时动态心电图及心肺运动试验。有条件者应行基因检测。目前临床预测SCD危险的指标，其阳性预测值为10%～20%，阴性预测值为90%。SCD风险评估的临床相关内容主要包括以下方面。

1. 心脏骤停（心室颤动）或持续性室性心动过速

至少发生1次心脏骤停的幸存HCM患者，且为心室颤动导致，或发生1次以上持续性室性心动过速，是发生SCD风险强有力的预测因素。发生过室性心动过速或心室颤动导致心脏骤停的幸存者，或存在自发性持续性室性心动过速导致晕厥或血流动力学改变，预期寿命大于1年的HCM患者，推荐埋藏式心律转复除颤器（implantable cardioverter defibrillator，ICD）植入二级预防。

2. 猝死家族史

一个或多个一级亲属中有40岁前猝死的恶性家族史（无论是否确诊HCM），或HCM患者的一级亲属发生SCD（无论猝死发生的年龄），对危险分层评估具有重要的临床意义。HCM的发病具有明显的家族聚集性，且有猝死家族史的患者往往发病年龄更早，猝

死风险更高，因此猝死家族史是HCM患者发生猝死的独立预测因素。

3. 不明原因的晕厥

无明确病因晕厥史是指除外神经源性晕厥、血管源性晕厥等因素，无明确病因的晕厥史。HCM患者约30%有晕厥或者晕厥先兆症状，常常发生在运动过程中或运动后即刻，可能与左心室流出道压差（left ventricular outflowtract gradient，LVOT-PG）增加、异常低血压反应、室性心律失常等相关。HCM患者近期（6月内）出现无其他原因可解释的晕厥，发生猝死风险比未发生晕厥者高5倍。

4. 非持续性室性心动过速

非持续性室性心动过速（nonsustained ventricular tachycardia，NSVT）定义为3个及以上持续的心室搏动，频率≥120次/分，持续时间＜30秒。20%～30%的HCM患者动态心电图显示存在NSVT，可表现为频发、反复性。NSVT是SCD的独立预测因素。有学者认为，NVST阴性预测值为97%，阳性预测值为22%。发生NVST的HCM患者年死亡率为8%，且增加青年HCM患者猝死的风险。HCM患者出现频发、反复的NVST，无论有无其他危险因素，需考虑植入ICD预防SCD。

5. 左心室壁极度肥厚

既往研究证实HCM患者猝死风险随室壁厚度增加而增加。左心室壁极度肥厚（室壁厚度≥30mm）是HCM患者SCD强有力的独立预测因素。其10年猝死风险发生率约20%，20年猝死风险高达40%。左心室壁极度肥厚的HCM患者常常年轻，平常没有任何症状，左室收缩功能正常，其猝死风险可能持续存在数十年。对于左心室壁极度肥厚的青年患者，无论有无其他危险因素，应当考虑植入ICD以预防心源性猝死。

6. 运动血压反应异常

运动血压反应异常为HCM患者运动量峰值时收缩压升高较静息状态＜20mmHg或较静息状态下降＞20mmHg。既往认为异常的运动血压是50岁以下患者SCD的危险因素，但近期一些研究指出运动后的异常血压不是SCD的独立危险因素，2014年更新的ESC HCM诊断和管理指南中去掉了血压异常反应的风险指标。

7. 左室流出道梗阻

静息状态LVOT-PG＞30mmHg，增加HCM患者SCD的风险。HOCM（hypertrophic obstructive cardiomyopathy）患者SCD的发生风险是非梗阻性肥厚型心肌病（hypertrophic non-obstructive cardiomyopathy， HNCM）患者的4倍。左室流出道梗阻 （left ventricular outflow tract obstruction，LVOTO） 对全面评价是否需要置入ICD有一定价值，同时目前普遍认为LVOT-PG是HCM预后的重要判断指标。但LVOTO阳性对SCD风险的预测价值低，在SCD危险评估时应结合其他危险因素综合进行评估。

8. 年龄

2014年，ESC指南将年龄纳为SCD的危险因素之一，是5年SCD风险计算公式的指标之一。SCD多发生于年龄≤35岁的患者，婴儿期及青春期是猝死发生的高风险时期。

研究表明，在青年患者中，年龄可能与SCD风险增加相关，一些危险因素对青年HCM患者的影响更显著，如NSVT、严重左心室肥厚和晕厥等。

9. 左心房内径

2014年，ESC指南亦将左心房内径纳为SCD的危险因素之一，并将其纳入5年SCD风险计算公式中。现有研究表明，HCM患者左心房大小与SCD相关。有研究指出左心房内径≥48mm的患者全因死亡率会增加2倍。目前尚无充分证据表明HCM患者SCD和左心房面积及体积相关。左心房的大小测量对评估HCM患者发生心房颤动的风险尤为重要。心房颤动可导致血栓栓塞事件及进展性心力衰竭，最终增加心血管死亡率。

10. 钆对比剂延迟强化

HCM患者心脏MRI发现钆对比剂延迟强化（late gadolinium enhancement，LGE）是反映心肌纤维化和瘢痕形成的影像指标，这是发生室性心律失常的病理学基础。近年大量研究表明，LGE是HCM患者发生SCD的相关危险因素。LGE在HCM患者的阳性检出率很高，其敏感性高、特异性不足。在临床中近50%的HCM患者合并不同程度的LGE，同时心肌纤维化也可发生在无症状及症状较轻患者中。因此，在进行SCD危险评估时应结合其他危险因素进行综合评估。有学者纳入第四军医大学西京医院成人HCM患者207例，应用2014 ESC HCM SCD风险模型，观察HCM患者SCD的预测价值，认为心脏磁共振LGE百分比与HCM患者SCD评分的相关性好。LGE程度或范围（通常＞15%）与SCD风险的关联性可能强于LGE阳性本身。

11. 多个基因突变

是否携带致病基因是HCM患病与否的主要决定因素，同时致病基因的突变特性也决定着患者预后的情况。目前报道恶性突变包括MYH7-R403Q、R453C、R663C、R719W、Q734P、E930K、TNNT2-R92Q、R130C、△E160等，有研究报道携带以上基因的患者预后较差。但是HCM的临床表型差异较大，除外致病基因及突变差异等遗传特征外，还与个体遗传背景及暴露环境相关，因此目前还不能直接从基因型准确预测疾病发展及预后。既往曾认为不同的基因突变导致HCM的表型不同，但随着对基因型-临床表型异质性的了解，目前不再按突变种类对HCM进行良恶性分型。但若同一患者携带两个及以上的基因突变，无论突变来自为同一基因还是不同基因，均可能导致更为严重的临床表型，甚至SCD风险增加。因此，多个基因突变可能作为SCD的危险因素评估之一。

12. 左心室收缩功能降低

HCM患者晚期失代偿阶段心脏由向心性心室壁肥厚转变为离心性心腔扩大，室壁较前变薄，左心室收缩功能降低（左室射血分数≤50%），所占比率约为2.4%～15%。患者常合并广泛心肌纤维化和瘢痕形成，可能原因为HCM易导致冠状动脉微小血管病变，且室壁增厚压迫微小血管，导致心肌缺血所致。在晚期失代偿阶段，临床可迅速恶化，亦有部分患者临床稳定，无心力衰竭症状持续数年。晚期的HCM患者发生SCD的风险高达10%，最终需要心脏移植，在等待移植的过程中可考虑植入ICD。

13. 左室心尖部室壁瘤

约2%的HCM患者合并左室心尖部室壁瘤（left ventricular apical aneurysm， LVAA），常存在左室壁中份过度肥厚。这类HCM患者室壁瘤并非由冠状动脉粥样硬化性心脏病导致。由于左室心尖部发生大面积心肌瘢痕的病理学改变，可导致多种心律失常，增加致命性室性心律失常的风险。有报道称室壁瘤＞4cm时，不良心血管事件发生率进一步增加。合并LVAA的HCM患者具有植入ICD的指征以预防SCD。

14. 室间隔化学消融术

经皮室间隔酒精消融术适用于梗阻性肥厚型心肌病（hypertrophic obstructive cardiomyopathy，HOCM），LVOT-PG≥50mmHg，患者年龄大或并存其他基础疾病，外科手术风险大者。经皮室间隔酒精消融术是通过局部注射酒精造成人为的心肌梗死从而使局部心肌坏死、变薄，可使左室流出道（left ventricular outflow tract，LVOT）内径拓宽，从而降低LVOT-PG，以缓解患者临床症状。这种心肌梗死遗留下的心肌疤痕区同样是心律失常的好发部位，同时可能增加患者的猝死风险。

15. 其他不确定的因素

（1）碎裂QRS波（fragmented QRS complex，fQRS）和J波：fQRS对于HOCM患者具有预测心律失常的价值，其作为评估心肌细胞纤维化的方法，有可能作为HCM SCD评估的辅助手段；伴有J波的HCM患者均存在J点之后的ST段呈水平或下斜型压低，后者被证实为与特发性室性心动过速有关，这可能是J波增加HCM患者SCD风险的原因。

（2）反向间隔曲率和hs-cTNI：新近少数学者认为，反向间隔曲率和hs-cTNI可作为HCM患者SCD的危险因素。这两项指标对未来预测HCM的SCD可能具有一定价值。

在以上危险因素中，前5项是预测SCD的高危危险因素，其余项对预测SCD具有重要价值，危险因素越多，则SCD风险越高，在进行个体决策时可综合考虑。2014年ESC HCM诊断和治疗指南提出了预测SCD的临床模型，综合上述多项指标，并结合统计学分析赋予不同权重，计算HCM患者5年SCD风险。但这种预测SCD的临床模型是否适合中国HCM患者，尚需进一步明确。

二、肥厚型心肌病患者心源性猝死的危险分层评估

HCM患者形态、心功能及临床表现多样。以往的研究显示，HCM人群多数自然病程为良性，仅小部分患者将发生SCD。因此，识别这些猝死高风险的患者，并通过有效临床治疗措施加以预防，具有重要临床意义。

HCM患者可不具有或具有一种或多种临床表现，使得危险分层变得复杂。所有HCM患者应当进行个体化SCD的危险因素评估和个体化治疗。存在多种危险因素的患者可结合临床考虑置入ICD，而具有单个危险因素的HCM患者是否应当置入ICD，需要结合临床实际情况及患者的意愿综合考虑，共同制定治疗方案。

迄今为止，尚无随机试验或经统计学验证的预测模型可用以指导ICD植入HCM患

者。以往用以评估HCM患者危险分层的临床内容具有一定的局限性，只能评估相对的风险，而非绝对的风险，不能说明个别风险因素效应值的差别。2014年ESC指南推出的新的风险计算法在高风险患者和低风险患者间做了适当调整。该指南首次将左心房内径及年龄纳入风险评估体系，去掉了血压异常反应的风险指标。HCM Risk-SCD计算方程式如下。5年SCD风险=$1-0.998^{\exp(\text{预后指数})}$。其中预后指数=[0.15939858×最大室壁厚度（mm）]– [0.00294271×最大心室壁厚度^2(mm)^2] +[0.0259082×左心房内径（mm）]+[0.00446131×最大（静息/Valsalva动作）左心室流出通道压力阶差（mmHg）]+[0.4583082×SCD家族史]+ [0.82639195×NSVT] + [0.71650361×不能解释的晕厥]-[0.01799934×临床评估年龄（岁）]。SCD家族史、NSVT、不能解释晕厥3项为非连续变量，有计为1，无计为0，其他指标为连续变量。年龄指评估时的年龄，而非首次诊断为HCM时的年龄。

上述风险计算公式来自一个纳入3675例HCM患者的多中心、回顾性、纵向队列研究，该研究发明并验证了一种新的HCM预测模型，提供了个体化的5年风险评估，并和使用了4大主要风险因素的模型正面比较，其性能有了实质性的提高。之后，一项从美国、欧洲、中东和亚洲招募3703例患者的观察性、回顾性、纵向队列研究，从外部验证了上述HCM Risk-SCD方程式。其中73（2%）例患者在随访5年内达到SCD终点（5年发病率为2.4%）。在完整的病例分析中预计5年风险＜4%的患者（n = 1524，71%）的5年SCD发生率是1.4%；预测风险≥6%（n = 297，14%）的患者5年SCD发生率为8.9%。估计5年SCD风险≥6%的患者中，每进行13例ICD植入，就有1名患者可以挽救SCD。该研究证实HCM Risk-SCD模型可提供准确的预后信息，SCD高风险患者可给予ICD治疗。

（刘春霞　谭焜月）

参 考 文 献

[1] Bernard JG, Barry JM, Joseph AD, et al. 2011 ACCF/AHA Guideline for the Diagnosis and Treatment of Hypertrophic Cardiomyopathy[J]. JACC, 2011, 58(25):2703-2738.

[2] 宋雷，邹玉宝，汪道文，等.中国成人肥厚型心肌病诊断与治疗指南[J].中华心血管病杂志，2017，45(12)：1015-1032.

[3] Rowin EJ, Sridharan A, Madias C, et al. Prediction and Prevention of Sudden Death in Young Patients（＜20 years）With Hypertrophic Cardiomyopathy[J].Am J Cardiol, 2020, 128:75-83.

[4] Schmied C, Borjesson M. Sudden cardiac death in athletes [J].J Intern Med, 2014, 275(2):93-103.

[5] O'Mahony C, Jichi F, Pavlou M, et al. A novel clinical risk prediction model for sudden cardiac death in hypertrophic cardiomyopathy（HCM risk-SCD）[J]. Eur Heart J, 2014, 35（30）：2010-2020.

[6] Elliott PM, Anastasakis A, Borger MA, et al. 2014 ESC Guidelines on diagnosis and management of hypertrophic cardiomyopathy：the Task Force for the Diagnosis and Management of Hypertrophic Cardiomyopathy of the European Society of Cardiology（ESC）[J]. Eur Heart J, 2014, 35（39）：2733 -2779.

[7] Sakamoto N, Kawamura Y, Sato N, et al. Late gadolinium enhancement on cardiac magnetic resonance represents the depolarizing and repolarizing electrically damaged foci causing malignant ventricular arrhythmia in

hypertrophic cardiomyopathy [J]. Heart Rhythm, 2015, 12 (6): 1276 -1284.

[8] Briasoulis A, Mallikethi-Reddy S, Palla M, et al. Myocardial fibrosis on cardiac magnetic resonance and cardiac outcomes in hypertrophic cardiomyopathy: a meta-analysis [J]. Heart, 2015, 101 (17): 1406 -1411.

[9] Chan RH, Maron BJ, Olivotto I, et al. Prognostic value of quantitative contrast-enhanced cardiovascular magnetic resonance for the evaluation of sudden death risk in patients with hypertrophic cardiomyopathy [J]. Circulation, 2014, 130 (6): 484 -495.

[10] Maron BJ, Rowin EJ, Casey SA, et al. Hypertrophic Cardiomyopathy in Adulthood Associated with Low Cardiovascular Mortality with Contemporary Management Strategies [J]. J Am Coll Cardiol, 2015, 65 (48): 1915 -1928.

[11] Aquaro GD, Grigoratos C, Bracco A, et al. Late Gadolinium Enhancement-Dispersion Mapping: A New Magnetic Resonance Imaging Technique to Assess Prognosis in Patients with Hypertrophic Cardiomyopathy and Low-Intermediate 5-Year Risk of Sudden Death[J]. Circ Cardiovasc Imaging, 2020 , 13 (6) : e010489.

[12] 李文霞,刘丽文,王静,等.2014年欧洲肥厚型心肌病诊断和管理指南心脏性猝死风险评估模型临床应用评估及心血管不良事件危险因素的预测分析[J].中华心血管病杂志,2017,45(12):1033-1038.

[13] 朱苏徽,李瑶,黄为,等.2014年欧洲肥厚型心肌病诊断及治疗指南心脏性猝死事件风险评估模型在中国的适用性分析[J].中华心血管病杂志,2017,45(05):404-408.

[14] 闫丽荣,陈柯萍,戴研,等.植入型心律转复除颤器在肥厚型心肌病患者中的临床有效性和安全性研究[J].中华心律失常学杂志,2018,22(05):402-407+418.

[15] Zou Y, Wang J, bu X, et a1.Multiple gene mutations, not the type of mutation, are the modifier of left ventricle hypertrophy in patients with hypertrophic cardiomyopathy[J].Mol Bid Rep, 2013, 40(6):3969-3976.

[16] Dimitrow PP, Rajtar-Salwa R. Reversed Septal Curvature Predicts Sudden Death in Hypertrophic Cardiomyopathy in Earlier Study[J]. J Am Coll Cardiol, 2020, 75(10):1242.

[17] Grace A. Sudden Death in Hypertrophic Cardiomyopathy Is Rare[J]. Circulation, 2019, 140 (21) : 1717-1719.

[18] O'Mahony C, Jichi F, Ommen SR, et al. International External Validation Study of the 2014 European Society of Cardiology Guidelines on Sudden Cardiac Death Prevention in Hypertrophic Cardiomyopathy (EVIDENCE-HCM) [J]. Circulation, 2018, 137(10):1015-1023.

[19] Ogura Soichiro, Nakamura Kazufumi, Morita Hiroshi, et al. New Appearance of Fragmented QRS as a Predictor of Ventricular Arrhythmic Events in Patients with Hypertrophic Cardiomyopathy[J]. Circulation Journal, 2020, 84(3):487-494.

[20] 李艳兵,毛俊,闫倩,等.肥厚型心肌病患者标准12导联体表心电图J点抬高与心脏骤停的关系[J].临床心血管病杂志,2015,31(02):133-136.

[21] Veselka J, Anavekar NS, Charron P. Hypertrophic obstructive cardiomyopathy[J]. Lancet, 2017, 389 (10075):1253-1267.

[22] Kubo T, Kitaoka H, Yamanaka S, et al. Significance of high-sensitivity cardiac troponin T in hypertrophic cardiomyopathy[J]. J Am Coll Cardiol, 2013, 62(14):1252-1259.

第三部分

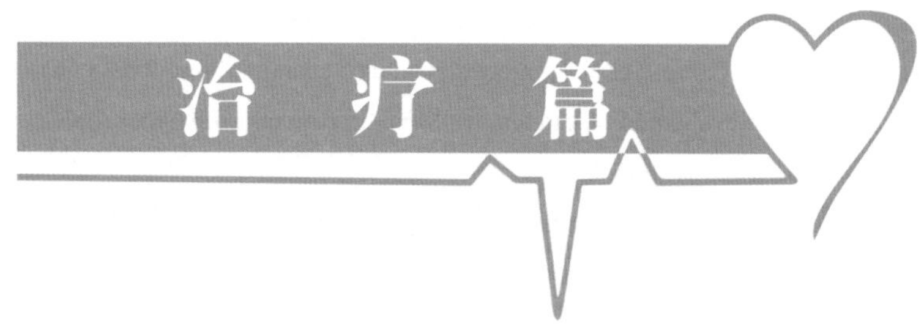

第一节　肥厚型心肌病的药物治疗

药物治疗可有效改善肥厚型心肌病（hypertrophic cardiomyopathy，HCM）患者的左室充盈压、减轻左室压力阶差，从而缓解梗阻症状，是HCM的首选治疗方法。高危患者在药物治疗无效时需考虑非药物治疗，但对这部分患者药物治疗仍然至关重要，药物治疗是其他所有治疗的基础。

一、治疗人群选择

HCM患者的自然病程包括持续无症状和进展出现症状两大类。HCM患者的临床症状与是否合并左室流出道梗阻（left ventricular outflow tract obstruction，LVOTO）、心律失常及心功能不全等因素密切相关。对于无症状、无心律失常、静息及活动状态均不合并LVOTO，且无心源性猝死（sudden cardiac death，SCD）风险或低SCD风险的患者不需要接受特殊治疗，这部分患者需注意保持规律的生活、低盐低脂饮食、避免过度劳累、避免剧烈运动，同时进行定期随访即可。进展出现症状的患者往往合并恶性心律失常及SCD风险，对这部分有症状或有较高SCD风险的患者，无论成人还是儿童，均需要积极干预，及早治疗。

二、肥厚型心肌病的治疗目标

HCM的治疗旨在减轻患者症状、改善患者生活质量，同时治疗合并症、预防疾病进展、预防猝死等不良心血管事件。HCM的治疗需结合患者症状判断，需个体化治疗。治疗原则主要包括弛缓肥厚的心肌、减轻LVOTO、抗心律失常、预防心力衰竭及SCD。

三、传统药物

（一）β受体阻滞剂

β受体阻滞剂早于20世纪60年代就被用于HCM的治疗，目前仍是HCM治疗的一线药物。β受体阻滞剂能够抑制交感神经兴奋性，减少心肌做功、降低心肌耗氧，从而缓解因心肌缺血缺氧导致的心绞痛及呼吸困难。β受体阻滞剂可降低患者心室率、增加心室舒张充盈时间，改善患者左室舒张功能及LVOTO，从而缓解因梗阻导致的晕厥等症状。β受体阻滞剂能降低心肌细胞自律性及传导速度，可一定程度上发挥抗心律失常作用。同时β受体阻滞剂还有一定的延缓和抑制心肌重构的作用。

β受体阻滞剂的使用应从小剂量开始，根据患者心率及左心室流出道压差（left ventricular outflowtract gradient，LVOT-PG）逐渐加量至最大耐受量。治疗靶目标是将心室率控制在55～65次/分，LVOT-PG控制在20mmHg以下。目前临床上应用较多的β受体阻滞剂是普萘洛尔、美托洛尔及阿替洛尔、卡维地洛等具有血管扩张作用的β受体阻滞剂应避免用于梗阻性肥厚型心肌病（hypertrophic obstructive cardiomyopathy，HOCM）及隐匿梗阻性HCM。其中，普萘洛尔为首选药物，普萘洛尔是一种非选择性β受体阻滞剂，可同时抑制β1、β2受体，起到拮抗交感神经兴奋和儿茶酚胺的作用。普萘洛尔的起始剂量为10mg，3～4次/天，随后可逐渐增加用药剂量，最大剂量可达200mg/d。β受体阻滞剂的不良反应较少见，但因普萘洛尔为非选择性β受体阻滞剂，需避免应用于支气管哮喘患者。

β受体阻滞剂在临床使用过程中的疗效差异较大，有研究指出β受体阻滞剂对静息状态的LVOT-PG影响较小，其主要作用是降低运动状态下的压力阶差。使用β受体阻滞剂后大约有1/3～2/3的患者症状可得到改善。此外β受体阻滞剂对严重梗阻患者治疗效果不理想，且长期使用β受体阻滞剂能否有效预防猝死并改善患者预后仍不明确。

（二）钙离子通道阻滞剂

HCM患者中心肌的过度收缩以及舒张充盈障碍均与钙动力学异常有关。钙拮抗剂可通过抑制心肌摄取钙，从而降低心肌收缩力、减轻流出道梗阻、改善心室舒张功能。在β受体阻滞剂治疗存在禁忌或治疗无效时可考虑使用钙离子通道阻滞剂。在单用β受体阻滞剂不能有效缓解LVOTO时，也可加用钙离子通道阻滞剂以缓解症状。

二氢吡啶类钙离子通道阻滞剂扩张血管作用强于负性肌力作用，使用硝苯地平等二氢吡啶类钙离子将使患者血压明显降低，从而加重LVOTO，严重时可能会出现低血压甚至猝死。因此不推荐二氢吡啶类钙离子通道阻滞剂用于HOCM患者。在HCM的治疗中应选择非二氢吡啶类钙离子通道阻滞剂进行治疗。

维拉帕米和地尔硫卓是非二氢吡啶类钙通道阻滞剂中最具代表性的药物。其中维拉帕米最为常用。维拉帕米可通过抑制钙离子内流抑制心肌收缩从而减少心肌耗氧，并可通过抑制心肌收缩改善心室充盈。维拉帕米的使用应从小剂量开始使用，推荐逐渐加量至最大耐受剂量，可从120mg/天逐渐加量至320～480mg/天。用药过程中应注意随访有无低血压、房室传导阻滞等药物不良反应发生，严重心衰、血压过低、窦房结功能或房室传导功能障碍者应慎用。此外，维拉帕米也具有一定的扩血管作用，为避免扩血管作用引起的严重的血流动力学并发症，在左心室流出道重度梗阻的患者中即LVOT-PG≥100mmHg的患者中应慎用维拉帕米。

对β受体阻滞剂和维拉帕米不耐受或疗效不佳的LVOTO患者，可考虑使用地尔硫卓进行治疗以改善症状。地尔硫卓作用与抑制心肌及血管平滑肌除极时钙离子内流有关。其通过减慢心率及降低血压，减少心肌需氧量，增加运动耐量并缓解缺氧所导致的症状。

（三）钠通道阻滞剂

丙吡胺是一种Ia类的抗心律失常药物，在β受体阻滞剂及钙离子通道阻滞剂均不耐受或治疗无效的患者中可考虑使用丙吡胺进行治疗，其常用剂量为100～200mg/次，3次/天。丙吡胺具有较强的负性肌力作用，可改善静息及运动状态下患者由梗阻导致的临床症状。与β受体阻滞剂及钙离子通道阻滞剂相比，丙吡胺的优势在于可有效降低静息状态下的LVOT-PG，同时其减轻LVOTO的效果优于β受体阻滞剂及钙离子通道阻滞剂。同时也因为丙吡胺具有较强的负性肌力作用，可能会使患者心输出量下降，在合并心力衰竭的患者中使用应当谨慎。此外，丙吡胺有加快房室结传导的作用，因此在心房颤动或易发房颤的患者中应避免单一使用。如需在合并心房颤动的患者中使用，应加用β受体阻滞剂以预防室性心动过速。需要注意丙吡胺会导致QT间期延长，应避免与胺碘酮、索他洛尔等其他延长QTc的药物联合使用，用药后需随访QTc间期，将QTc间期严格控制在480 ms之内，以预防尖端扭转性室速的发生。此外，丙吡胺还会导致窄角型青光眼、尿潴留、口干等多种抗胆碱能副作用。对于上述抗胆碱能副作用可预防性加用新斯的明等胆碱酯酶抑制剂。目前国内尚无丙吡胺，对于难治性HOCM患者，丙吡胺联合β受体阻滞剂或维拉帕米具有良好的效果和较高的安全性，对有渠道购得的患者可推荐使用。HNCM使用丙吡胺会导致心输出量降低，从而使症状加重，故HNCM患者不推荐使用丙吡胺。

氟卡胺也是Ia类的抗心律失常药物，与丙吡胺相比可同样有效降低心肌收缩力、降低LVOT-PG，同时抗胆碱能的不良反应较丙吡胺小。但氟卡胺在HCM治疗中的应用需要更多安全性证据推荐。

（四）胺碘酮

超过30%的HCM患者可在长时间记录的心电图上发现室性心动过速甚至更严重的室性心律失常。室性心律失常的发生是HCM患者猝死的重要原因之一。胺碘酮是一种III类抗心律失常药，其主要作用机制是通过抑制Na^+-K^+-ATP酶，延长心肌组织的动作电位时程和有效不应期，有利于消除折返、延缓传导速度，可用于控制室性心律失常，从而减少猝死，适用于合并有室性心律失常的高危患者。胺碘酮可直接扩张冠状动脉，从而改善心肌缺血状态。既往研究显示，在HCM伴恶性心律失常的患者中使用胺碘酮联合β受体阻滞剂治疗可改善患者心功能并降低再住院率及猝死概率。胺碘酮的常用剂量为100～300mg/d，应从小剂量开始，后逐渐加量并维持。

需要注意胺碘酮副作用较大，有导致肺纤维化、甲状腺功能异常、尖端扭转室速等诸多副作用，因此用药期间应密切随访患者甲状腺功能、胸片及心电图QTc间期变化情况。

（五）抗凝治疗

HCM合并房颤患者发生血栓栓塞事件的概率是无房颤患者的5～8倍。对所有合并心房颤动的HCM患者均应行抗凝治疗，以防发生卒中。抗凝治疗最常用的药物是华法林，并要求在使用华法林后定期复查凝血功能，将国际标准化比率（INR）控制在2～3，此时既能很好地发挥预防卒中的作用，又能控制出血并发症发生率。华法林在降低卒中风险方面疗效确切，明显优于阿司匹林等抗血小板药物。新型口服抗凝药物的出现为房颤患者的抗凝治疗提供了新的选择，新型口服抗凝药受食物药物影响小，无须反复抽血监测凝血象，使用方便，可增加患者服用依从性。有研究证实，在HCM合并房颤的患者中新型口服抗凝药是安全有效的，其抗凝效果与出血并发症与华法林相当。

（六）利尿药

对使用β受体阻滞剂或非二氢吡啶类钙拮抗剂治疗后仍有心力衰竭症状的患者，加用利尿剂有可能会一定程度上改善患者症状。但利尿剂使用后将会使心脏前负荷减少、回心血量减少，继而可能加重梗阻症状，甚至可能导致电解质紊乱，诱发心律失常，故在HCM中使用利尿剂需要谨慎。部分晚期HCM患者可能会出现大量心肌细胞坏死，导致心腔扩大、射血分数降低，对这部分伴有严重心力衰竭且不合并LVOTO的患者，治疗上同其他原因导致的心力衰竭，治疗上应逐渐转为抗心力衰竭治疗，包括使用利尿药、洋地黄类、血管紧张素转换酶抑制剂等药物进行治疗。

四、新型药物

（一）MYK-461

HCM的主要病因是心肌肌球蛋白基因突变引起肌球蛋白与肌动蛋白收缩时间延长加强了肌节收缩。目前针对这一病因还未有特异的治疗方法，临床中应用最多的β受体阻滞剂和钙离子通道阻滞剂只能改善患者症状，并未针对病因进行治疗，且不能改善患者预后。MYK-461为HCM的病因治疗提供了新思路。MYK-461（化学名Mavacamten）是一种小分子心肌肌球蛋白抑制剂，其通过降低心肌肌球蛋白重链的ATP酶活性来降低心肌收缩力，从而抑制心肌过度收缩。在表型阴性的HCM小鼠中早期使用MYK-461治疗，可防止心肌肥厚并减轻心肌细胞的紊乱排列及纤维化程度，同时可在表达层面抑制心肌细胞中促进肥厚及促纤维化的相关基因表达。相关的Ⅱ期临床研究（MAVERICK-HNCM和PIONEER-HCM研究）取得较理想的结果。在PIONEER-HCM的研究中，与对照组相比MYK-461可降低患者LVOT-PG并改善患者的运动耐量。在MAVERICK-HNCM研究中，与对照组相比MYK-461组患者临床症状及生活质量改善未达统计学意义，但MYK-461组

LVOT-PG以及心肌损伤标志物均有降低。同时在II期临床研究中，MYK-461的不良反应较轻，大多数事件被认为与研究药物无关。综上，肌节收缩蛋白抑制剂MYK-461可能是治疗HCM的一种有效方法。针对肥厚梗阻型心肌病治疗的III期临床试验（EXPLORER-HCM、NCT03470545）正在进行。

（二）生长抑素类似物

生长抑素类似物对多种细胞具有抗增殖作用。奥曲肽（Octreotide）是一种生长激素拮抗剂，近年被应用于HCM的治疗。其作用机制是减少生长激素在心肌中的作用，从而发挥抑制心肌细胞增殖的作用。有研究显示，奥曲肽治疗后HCM患者室间隔厚度及左心室质量显著降低，左心室舒张期充盈改善， 而左心室收缩功能无明显变化。

（三）哌克昔林

哌克昔林（Perhexiline）是一种冠状动脉扩张剂，也是肉碱棕榈酰转移酶-1和-2的有效抑制剂，其可通过抑制肉碱转移酶活性抑制游离脂肪酸代谢、增强碳水化合物利用、提高心肌氧利用效率，从而达到提高HCM患者心肌能量生成效率及能量储备的目的。相关动物研究证实，哌克昔林可以降低室壁厚度及左心室质量。已发表的小样本随机研究证实哌克昔林可有效改善HCM患者运动耐量降低及舒张功能障碍。哌克昔林已在国内上市，但是其安全性及耐受性仍需进一步证实。

（四）晚期钠电流抑制剂

雷诺嗪是一种晚期钠电流抑制剂，也是一种抗心绞痛的药物。体外研究表明，晚期钠电流的增强会导致细胞内钠离子及钙离子超载从而影响心肌收缩力并增加心律失常发生率。而在HCM患者中同样常出现跨膜电流异常，因此抑制晚期钠电流可能是HCM治疗的靶点。雷诺嗪可预防携带HCM突变的小鼠相关表型的出现，并延缓心脏结构和功能的恶化。一项针对HCM患者的小型研究表明，雷诺嗪能改善症状和生活质量，但随后的较大型研究并未得到阳性结果。Eleclazine （GS-6615）是一种新型选择性晚钠电流抑制剂，其对晚钠电流的选择性优于雷诺嗪。在动物模型中Eleclazine显示了良好的抗缺血和抗心律失常的特性，但其在HCM治疗中的应用价值需后续研究进一步证实。尽管目前晚期钠电流抑制剂相关的临床试验数据不足，但晚期钠电流阻滞剂仍为HCM的治疗提供了新的思路，其有望成为携带HCM突变患者预防性治疗药物。

（五）N-乙酰半胱氨酸

有研究证实，氧化应激障碍参与了HCM的病理生理机制。N-乙酰半胱氨酸是谷胱甘肽的前体，是氧化应激途径的有效抑制剂。合成的谷胱甘肽可以发挥重要的抗氧化应激的作用，而这种抗氧化作用在HCM患者中是明显减低的。在HCM小鼠模型中，N-乙酰半胱氨酸被证实可直接逆转心肌肥大及心肌间质纤维化，同时对改善心功能及肺动脉高压有明显获益。在随后的HALT-HCM研究中，HCM患者被随机分为N-乙酰半胱氨酸组和安慰剂组，结果显示两组在肥厚、纤维化、质量、应变等指标方面没有显著差异。N-乙酰半胱氨酸对人体安全无明显不良反应，且服用方便，在动物实验中取得良好的试验结果，但其是否成为HCM治疗的新药尚需更多临床试验数据支持。

（六）肾素血管紧张素醛固酮系统抑制剂

在转基因HCM大鼠中已经证实血管紧张素Ⅱ及醛固酮在心肌肥厚、心肌纤维化中具有重要作用。在动物实验中证实螺内酯可改善心肌间质纤维化、心肌细胞排列紊乱以及心室舒张功能。氯沙坦同样在动物试验中证实可减少心肌纤维化，但临床试验结果不统一。

（七）他汀类

既往动物试验提示他汀类药物可通过抑制心肌细胞生长过程中关键调控因子的异戊二烯化以及活性氧的产生以改善心肌肥厚、纤维化及舒张功能不全。在兔HCM模型中，辛伐他汀可改善心肌肥厚及心肌纤维化，阿托伐他汀可抑制左室肥厚的进展。然而，在人类身上进行的小规模试验研究并没有显示出心脏质量或功能的可检测变化。

五、药物治疗疗效评估

药物治疗后患者LVOT-PG及运动耐量的变化是短期内评价药物治疗的重要指标。药效评价的有效标准包括：（1）药物治疗后LVOT-PG控制在20mmHg以下；（2）平板试验结果提示患者运动耐量得到改善且较药物治疗前增加1级及以上。其中，LVOTO是HCM药物治疗的重点，目前LVOT-PG常通过超声心动图评估。超声心动图是HCM治疗效果重要且无创的评估手段。

（谭焜月）

参考文献

[1] 宋雷，邹玉宝，汪道文，等.中国成人肥厚型心肌病诊断与治疗指南[J].中华心血管病杂志，2017，45(12)：1015-1032.

[2] 熊峰，刘春霞，唐炯.肥厚型心肌病的诊断与治疗进展[J].心血管病学进展，2013，34(5)：686-689.

[3] 闫丽荣，樊朝美，张健.肥厚型心肌病药物治疗新进展[J].中华心血管病杂志，2018，46(6)：502-505.

[4] 黄纬凌，杨俊.肥厚型心肌病治疗新进展[J].临床心血管病杂志，2016，32(8)：766-768.

[5] 赵梦林，于婕，祖凌云.肥厚型心肌病的诊断和防治进展[J].中国心血管杂志，2017，22(05)：364-368.

[6]曹博涵，吴光哲.肥厚型心肌病研究进展[J].临床军医杂志，2020，48(4)：469-471+474.

[7] Elliott PM，Anastasakis A，Borger MA，et al. 2014 ESC Guidelines on diagnosis and management of hyper-

trophic cardiomyopathy: the Task Force for the Diagnosis and Management of Hypertrophic Cardiomyopathy of the European Society of Cardiology（ESC）[J]. European heart journal, 2014, 35(39):2733-2779.
[8] Wong T C, Martinez M. Novel Pharmacotherapy for Hypertrophic Cardiomyopathy[J]. Cardiology Clinics, 2018, 37(1):113-117.
[9] Dominguez F, Climent V, Zorio E, et al. Direct oral anticoagulants in patients with hypertrophic cardiomyopathy and atrial fibrillation. [J]. International Journal of Cardiology, 2017,37(1): 232-238.
[10] Discovery of Dihydrobenzoxazepinone（GS-6615）Late Sodium Current Inhibitor（Late INai）, a Phase II Agent with Demonstrated Preclinical Anti-Ischemic and Antiarrhythmic Properties. [J]. Journal of Medicinal Chemistry, 2016,59(19): 9005-9017.
[11] Mosqueira D , Smith J G W , Bhagwan J R , et al. Modeling Hypertrophic Cardiomyopathy: Mechanistic Insights and Pharmacological Intervention[J]. Trends in Molecular Medicine, 2019, 25(9): 775-790.
[12] Y Cao, PY Zhang. Review of recent advances in the management of hypertrophic cardiomyopathy. [J]. European Review for Medical & Pharmacological ences, 2017, 21(22): 5207-5210.
[13] Gehmlich K, Dodd M. S., Allwood J. W, et al. Changes in the cardiac metabolome caused by perhexiline treatment in a mouse model of hypertrophic cardiomyopathy. [J]. Molecular bioSystems, 2015, 11 (2): 564-573.
[14] Coppini R , Mazzoni L , Ferrantini C , et al. Ranolazine Prevents Phenotype Development in a Mouse Model of Hypertrophic Cardiomyopathy.[J]. Circulation Heart Failure, 2017, 10(3): e003565.
[15] Semsarian C . CSANZ Cardiovascular Genetics Working Group. Guidelines for the diagnosis and management of hypertrophic cardiomyopathy[J]. 2007, 16(1):16-18.

第二节　肥厚型心肌病相关心源性猝死的预防——ICD的应用

肥厚型心肌病（hypertrophic cardiomyopathy, HCM）患者发生猝死的原因主要为恶性心律失常，多为室性心动过速（持续性或非持续性）、心室颤动，也可表现为窦性停搏、房室传导阻滞。在临床工作中应尽早识别具有猝死高危风险的HCM患者，并积极采取预防措施。适当限制运动有助于预防心源性猝死（sudden cardiac death, SCD）。抗心律失常药无充分证据认为可有效预防SCD。植入埋藏式心律转复除颤器（implantable cardioverter defibrillator, ICD）是目前预防SCD最为有效的治疗方法，现已逐渐广泛应用于SCD的一级预防和二级预防中。下文将重点结合现有指南中关于预防SCD的相关内容进行介绍。

一、一般治疗和药物治疗

（一）限制运动

HCM患者应避免参加竞技体育运动和强体力活动，尤其存在SCD危险因素和/或左室流出道梗阻（left ventricular outflow tract obstruction，LVOTO）时。适当限制运动有助于预防SCD。在实际临床中通过动态记录仪记录到的运动诱发的持续性室性心律失常极为少见，大多数ICD治疗的HCM患者没有室性心动过速发生。

（二）抗心律失常药物

目前，抗心律失常药物预防SCD效果不明确，尚缺乏随机对照数据支持应用抗心律失常药物对HCM患者SCD的预防作用。以往ICD诞生以前，HCM高危患者多应用传统抗心律失常药物或其他药物，例如β受体阻滞剂、维拉帕米、胺碘酮、IA类抗心律失常药物奎尼丁、普罗帕酮。数个相关研究认为，这些药物并无充分理论及临床证据证实可有效预防SCD。一项小型观察研究结果显示，胺碘酮与SCD低发生率相关，认为其增加了心室颤动的阈值，但该研究认为胺碘酮预防SCD常常失败。

二、肥厚型心肌病相关心源性猝死的预防——ICD的应用

自2000年的ICD注册研究显示ICD可有效预防HCM患者的SCD之后，ICD被广泛应用于具有高危SCD风险的HCM患者。除HCM以外，亦可用于其他心脏遗传性疾病，如Brugada综合征、长QT综合征、离子通道疾病、致心律失常性心肌病、心肌致密化不全等。

（一）ICD的应用

ICD在HCM患者预防SCD中的应用包括二级预防和一级预防。

二级预防发生过心脏骤停、心室颤动或持续室性心动过速存活的HCM患者，发生致命性心律失常的风险非常高，应当接受ICD治疗。在临床实践中，发生过以上恶性心律失常的HCM人群占比非常少。目前关于运动诱发室性心律失常的数据很少，但有研究数据表明其与发生突发事件的高风险有关。

一级预防已证实未发生致命性室性快速心律失常，但有SCD高度风险的HCM患者，应当对其SCD危险因素分层进行综合评估，结合患者实际情况及其生活方式、社会经济状况及患者心理健康，考虑植入ICD。目前只有一小部分接受ICD治疗的HCM患者发生了可能挽救生命的电除颤，而大量接受ICD的HCM患者经历了不恰当的电除颤和植入并发症。

2014年指南发布的HCM 5年SCD风险计算公式，将SCD风险分为高风险、中等风险和低风险。每一风险类别的ICD治疗建议不仅考虑到绝对统计风险，而且考虑到患者的年龄和一般健康状况、社会经济因素和治疗的心理影响。此公式不能应用于年龄<16岁、田径运动员及具有代谢/渗透性疾病（如Fabry病）或综合征（如Noonan综合征）的患者。该模型未采用运动诱发的左心室流出道压差（left ventricular outflowtract gradient，LVOT-PG）指标，且在肌切除术或酒精室间隔消融术前后未被验证。

（二）HCM患者ICD植入指征

根据2014年ESC肥厚型心肌病诊断和治疗指南和2015年ESC室性心律失常治疗与SCD预防指南的相关内容，HCM患者ICD植入指征如下。其中前面7条两个指南均建议一致。

（1）建议HCM患者避免参加竞技性运动（I C）。

（2）室性心动过速或心室颤动导致心脏骤停的幸存患者，或存在自发性持续性室性心动过速导致晕厥或血流动力学改变，预期寿命大于1年的HCM患者，建议植入ICD（I B）。

（3）年龄≥16岁，无复苏后室性心动过速/心室颤动或自发性持续性室性心动过速导致晕厥或血流动力学改变的HCM患者，建议运用HCM的SCD风险公式进行猝死危险分层，以评估5年猝死风险（I B）。

（4）建议患者初诊或者临床情况有变化时，进行5年SCD风险评估，之后每1～2年再次评估（I B）。

（5）预期5年SCD风险≥6%，寿命＞1年的患者，经详细的临床评估，考虑ICD并发症的终身风险和对生活方式、社会经济状况及患者心理健康的影响后，应考虑植入ICD（IIa B）。

（6）预期5年SCD风险为4%～6%，预期寿命＞1年的患者，经详细的临床评估，考虑ICD并发症的终身风险和对生活方式、社会经济状况及患者心理健康的影响后，确定植入ICD有益，可考虑植入ICD（IIb B）。

（7）预期5年SCD分险＜4%，有预后差的重要临床症状的患者，经详细的临床评估，考虑ICD并发症的终身风险和对生活方式、社会经济状况及患者心理健康的影响后，确定ICD植入有益，可考虑植入ICD（IIb B）。

（8）对于5年后SCD风险＜4%且无临床特征（如一个家庭中的多名年轻人突然死亡或运动血压异常反应）证明植入ICD具有重要的预后价值的HCM患者，不建议植入ICD（III B）。如果存在这些特征，应考虑个人基础条件及并发疾病，并权衡可能获益、存在终生并发症风险及并发疾病对生活方式、社会经济地位和心理健康的影响，做综合临床决策（2014ESC HCM诊断及治疗指南）。

（9）不建议用有创性电生理学检查及程序性心室刺激进行SCD危险分层（III C）（2015 ESC室性心律失常治疗与SCD预防指南）。

在经评估常规危险因素后，具备以下SCD潜在危险因素任意一项可考虑植入ICD（II a，B）：①心脏磁共振成像钆对比剂延迟强化（late gadolinium enhancement，LGE）阳性；②携带多个HCM致病基因突变（致病突变个数＞1）（2017年中国成人HCM诊断与治疗指南）。而对于具备晚期失代偿期左室射血分数降低、室间隔消融术、左室心尖部室壁瘤等危险因素任意一项或多项的HCM患者，需综合评估其SCD危险因素，结合患者实际情况及其生活方式、社会经济状况及患者心理健康状况，综合决策考虑植入ICD。

（三）ICD装置类型的选择

对于具有ICD的适应证，不需要心房或心室起搏的年轻HCM患者，建议选择单腔ICD。对于具有ICD的植入指征的HCM患者，静息状态LVOT-PG≥50mmHg，或存在心力衰竭相关症状，年龄＞65岁，亦推荐植入双腔起搏ICD，并建议右心室心尖起搏。窦性心动过缓或有阵发性心房颤动的HCM患者宜植入双腔ICD。

ICD导线功能障碍的发生率约每年0.5%～1%。对于年轻患者，可仅用一根电极以减少静脉系统电极数量。双腔起搏可增加ICD对室上性心动过速和室性心动过速的辨别能力。

对ICD的植入临床实践建议如下。

（1）植入ICD前，应告知患者不恰当放电与移植并发症的风险，以及植入后对社交、职业和驾驶等方面的影响（I C）。

（2）对于优化治疗和ICD重编程后仍出现室性心律失常或复发性休克的患者，建议运用β受体阻滞剂和/或胺碘酮进行治疗（I C）。

（3）对于常因室上性心动过速导致ICD不恰当放电的患者，建议进行心脏电生理检查，以确定并治疗可消融的基质（I C）。

（4）对于不适用于起搏器治疗的HCM患者，可考虑应用皮下ICD系统（IIb C）（2014ESC HCM诊断和治疗指南）。

（四）皮下植入式心脏复律除颤器

2015年ESC室性心律失常治疗与SCD预防指南提出的新技术——皮下ICD，其应用指征为：（1）对于存在ICD植入指征的HCM患者，但不需要针对心动过缓起搏治疗、心脏再同步化治疗或者抗心动过速起搏治疗的患者，应考虑皮下ICD作为静脉ICD的替代治疗方式（IIa，C）；（2）对于经静脉植入途径存在困难，或因感染移除经静脉植入ICD的患者或需长期ICD治疗的青年HCM患者，皮下植入式ICD可作为经静脉ICD的有效替代方案（IIb，C）。

（五）可佩带式心脏复律除颤器

对于左室收缩功能严重降低、有限期限内存在心律失常性猝死风险但不适合ICD的HCM患者，可考虑应用可佩戴式心脏复律除颤器（IIb，C）。

（刘春霞）

参考文献

[1] 宋雷，邹玉宝，汪道文，等.中国成人肥厚型心肌病诊断与治疗指南[J].中华心血管病杂志，2017，45(12)：1015-1032.

[2] Authors/Task Force members, Elliott PM, Anastasakis A, et al. 2014 ESC Guidelines on diagnosis and management of hypertrophic cardiomyopathy: the Task Force for the Diagnosis and Management of Hypertrophic Cardiomyopathy of the European Society of Cardiology (ESC) [J]. Eur Heart J, 2014, 35 (39): 2733 -2779.

[3] Priori SG, Blomstrom-Lundqvist C, Mazzanti A, et al. 2015 ESC Guidelines for the management of patients with ventricular arrhythmias and the prevention of sudden cardiac death: The Task Force for the Management of Patients with Ventricular Arrhythmias and the Prevention of Sudden Cardiac Death of the European Society of Cardiology (ESC). Endorsed by: Association for European Paediatric and Congenital Cardiology (AEPC) [J]. Eur Heart J, 2015,36(41):2793-2867.

[4] 闫丽荣,陈柯萍,戴研,等.植入型心律转复除颤器在肥厚型心肌病患者中的临床有效性和安全性研究[J].中华心律失常学杂志,2018,22(05):402-407,418.

附录

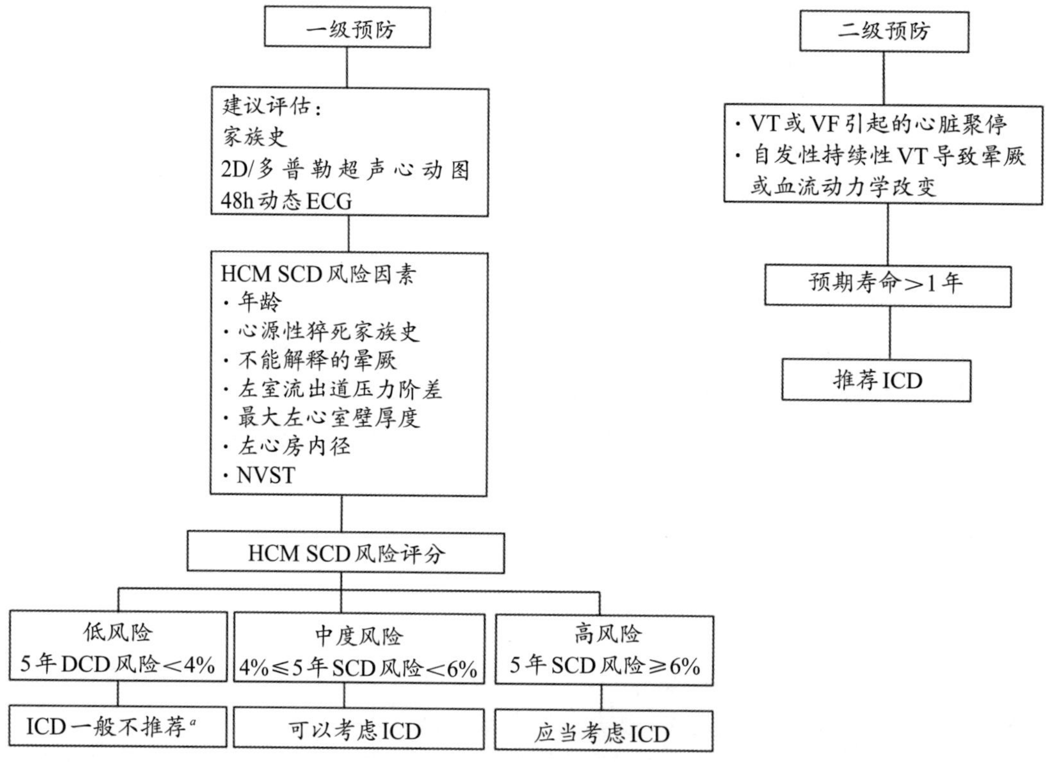

附图3-2-1 ICD植入的流程图

注：2D：2维；ECG：心电图；ICD：植入型心律转复除颤器；LVOT：左心室流出道；NVST：24～48小时动态心电图发现非持续性室性心动过速；VT：室性心动过速；VF：心室颤动；*a*：除非有其他具有潜在预后重要性的临床特征，并且ICD可能带来的好处大于终生并发症的风险以及ICD对生活方式、社会经济状况和心理健康的影响，否则不建议进行ICD。

第三节 外科手术治疗梗阻性肥厚型心肌病

HCM是一种以心室壁局部肥厚为特点的先天性心脏病，发病率约为0.2%，可发生于任何年龄段的人群。该疾病常累及室间隔，造成心室腔变小，左室舒张期顺应性降低，充盈受阻。根据左心室流出道（left ventricular outflow tract，LVOT）有无梗阻可分为HOCM占70%，HNCM占30%。据目前研究表明，HCM是常染色体显性遗传性疾病，60%～70%具有家族性特征，是遗传基础最为明确的心血管疾病。HCM如果不经治疗，年死亡率为1.7%～4%，5年死亡率可达15%。

HCM的治疗可大致分为三大类。(1) 传统药物治疗，包括β受体阻滞剂、钙通道阻滞剂等。治疗目标是降低心肌氧耗，缓解劳力性呼吸困难的症状，改善患者运动能力。(2) 经导管化学消融，通过向梗阻部位肥厚心肌的间隔支动脉注入无水乙醇，人为地造成局限性心肌梗死，达到消融心肌、拓宽LVOT从而消除梗阻的目的。(3) 外科手术，自1960年开始开展心肌切除术解除流出道梗阻以来，外科手术一直是治疗HCM疗效可靠、不可替代的治疗方式。室间隔肥厚心肌切除术是一项非常成熟的手术技术，手术死亡率低，复发率低。对于症状严重、药物治疗效果差、超声心动图或左心室造影显示室间隔明显突入左心室，左心室流出道收缩期压差明显增大等病例，皆为外科手术指征。20世纪90年代，双腔起搏器和经皮室间隔化学消融的出现，曾被一度认为可完全替代外科手术治疗HCM。但是室间隔消融并发症远大于外科手术，25%患者因术后传导阻滞需放置永久起搏器，6%以上的患者因梗阻复发需再次手术。*Lancet*、*Circulation*、*JACC*等上发表多篇文章，一致推荐外科手术是治疗HOCM无可替代的“金标准”。

一、HCM的外科治疗历史

随着人们对HCM疾病病理生理认识的深入，HCM的外科治疗技巧也在不断进步。早在1958年，Cleland就在英国成功实施了第一例HCM的肥厚肌肉切开术（myotomy），随后手术治疗HOCM在北美及欧洲部分中心开始发展起来。后来Andrew Glenn Morrow在美国国立卫生研究院（NIH）、John Kirklin在梅奥医学中心（Mayo Clinic）相继开展了此类手术，这就是经典的Morrow术。手术技巧从肥厚心肌切开术（Myotomy）发展为了肌肉切除术（myectomy），手术疗效显著提升。外科医师最初聚焦于肥厚的室间隔的处理，怎么有效解除梗阻是Morrow手术的关键。后来的几十年，对于如何有效地解除左室流出道梗阻（left ventricular outflow tract obstruction，LVOTO），外科医生们探索了多种不同的手术方式。Dobell等报道了其经左心房入路，切开二尖瓣前叶，显露并切除肥厚的室间隔的手术方法；Swan等采用的是左心室切口切除室间隔肌肉；Cooly等报道从主动脉口伸入手指垫起室间隔，经右心室面削薄室间隔肥厚肌肉，消除LVOTO的方法等。随着人们对

SAM现象的了解，二尖瓣替换手术成了治疗HCM的组成部分。随着时间的推移，各种手术方式带来的相应并发症逐渐显现，大部分手术方式现已无人采用，目前HCM外科治疗常用的手术方法有以下几种。

（1）经典Morrow手术，即室间隔心肌切除术：正中开胸，体外循环，阻断升主动脉，经主动脉切口，槽型切除室间隔增厚心肌。手术可有效缓解流出道梗阻，缓解患者临床症状，改善心力衰竭。

（2）改良Morrow手术，在经典Morrow手术基础上扩大切除范围，可长达7cm，达到二尖瓣前叶乳头肌，适用于室间隔中部梗阻或有乳头肌异常插入二尖瓣前叶的患者。

（3）改良Konno手术，适用于梗阻部位深入心尖部的患者，或Morrow手术后仍有明显梗阻的患者。

（4）二尖瓣置换术，也可改善LVOTO，但不推荐单纯采用二尖瓣置换来缓解LVOTO。

随着人们对HCM疾病了解的加深，治疗方案以及治疗理念也发生了明显的变化。外科治疗HCM的目标从单纯的解除流出道梗阻，逐渐地发展成为以治疗心力衰竭、改善心功能以及提高患者生存率为目的的综合性治疗。特别是对于二尖瓣及前叶乳头肌的处理在HCM手术中的作用，及造成SAM现象的机制及处理方式，已发生很大变化。手术理念从肌肉切除发展到切除-折叠-松解（Resection-Plication-Release，R-P-R）的新阶段。现代HCM的外科治疗应包括肥厚肌肉的扩大切除术（包括室间隔、异常乳头肌切除）及二尖瓣修复（包括消除反流及SAM现象）。

二、HCM的手术指征

2011年，美国大学心内科学会/美国心脏协会（ACCF/AHA）肥厚型心肌病诊治指南中指出HCM的外科手术指征。（1）对于重度耐药的患者（标准药物治疗已经失败）、LVOTO（有症状，静息时LVOT-PG＞50mmHg）的HCM患者，行室间隔心肌切除术是I类推荐。（2）有手术禁忌或有严重合并症，不适宜手术者，应在有经验的心脏中心做经皮酒精室间隔消融术，IIa类推荐。（3）不应该只做二尖瓣置换来缓解LVOTO。（4）当患者合并其他心脏疾病需手术治疗时，应同期进行外科手术治疗，而不是经皮室间隔化学消融术。（5）无症状HCM患者，静息压差＞100mmHg也应手术治疗，可降低猝死发生率。

三、HCM常用术式

（一）经典Morrow手术

早在1978年，那个时候还不叫“肥厚型心肌病”这个名字，而是叫“先天性主动脉瓣下狭窄”（idiopathic hypertrophic subaortic stenosis， IHSS）。打个比喻，主动脉的根部就像一口井，主动脉瓣下狭窄就像是井下淤积了很多淤泥土块，把井口给挡了一大半。造成了井口狭窄，血液射出自然不通畅。HCM大多数为非对称性室间隔肥厚的病理改变，异常增厚的肌肉可遍布整个室间隔，以致部分心室游离壁。异常肥厚的室间隔常常突向左心室，与收缩期前向运动的二尖瓣前叶对拢，堵塞左心室的血液流出通道，造成主动脉瓣下的LVOTO。

Andrew Glenn Morrow是NIH的临床外科医生，早在20世纪60年代就开始开展了心肌切除术，解除了药物难治性HOCM患者的左心室流出道梗阻，缓解了无数患者的病情和症状，提高患者的生存率。就是他发明的这种缓解“瓣下梗阻”的手术术式，并在顶级医学杂志上发表，这就是著名的“Morrow术”，如图3-3-1 A所示。Morrow致力于HOCM的外科手术治疗，先后为299名患者做了手术。然而，有意思的是，Morrow本人及他的2个孩子也是HOCM患者，他自己拒绝手术治疗，最终出现了心房颤动，并且后来反复发生了栓塞性脑卒中，于1982年8月猝死。尸检发现，Morrow左心房扩大，左室不对称性增厚，室间隔厚度达20mm。肥厚室间隔的纤维斑块，位于增厚的二尖瓣前叶，这是LVOTO的直接证据。

1. Morrow手术的主要操作步骤

全麻成功后，患者取仰卧位，常规经正中劈胸骨切口进胸；经升主动脉和右心房插管建立体外循环，必要时经上下腔插管，肝素化后开始体外循环转机。全身降温至中低温，阻断升主动脉，经主动脉根部灌注4℃冷停搏液，做主动脉斜行切口，检查主动脉瓣，以后可经左、右冠状动脉开口直接灌注停搏液。以直角小拉钩向上牵开右冠瓣，探查室间隔及LVOT，明确肥厚部位、程度以及二尖瓣有无结构异常。室间隔的肥厚心肌表面常常覆盖有增厚的心内膜，此处即为收缩期与二尖瓣前叶相对的位置，这也正是LVOTO的位置。在右冠瓣下方室间隔肥厚心肌上作2条平行的3～5cm左右切口，深1cm，宽1.5cm左右，切除肥厚的心肌。缝合关闭主动脉切口，辅助循环，术中经食道超声心动图检验手术效果。撤体外循环，止血，缝合心包，彻底止血，逐层关胸，手术结束。

2. Morrow手术的操作要点

（1）斜行切开主动脉壁显露瓣下组织时，必要时可用细线轻轻悬吊右冠瓣，以改善暴露，可以看到室间隔肌肉位于左-右冠瓣交界与右-无冠瓣交界之间。

（2）为避免损伤传导束，可从相当于右冠状动脉开口的左侧开始，在右冠开口中点的右侧1～2mm，瓣膜下2～3mm做第一切口，垂直于室间隔，深约10～15mm，长40mm。第二切口位于第一切口左边15mm左右，深度和长度与第一切口保持一致。相当于在左、右冠瓣交界右侧，切除了40mm×15mm×10mm～15mm的增厚心肌。

（3）如不慎切除过多的心肌组织，造成室间隔缺损，必须用带垫片缝线修补闭合，必要时使用自体心包修补。

（4）避免切除肌肉过程中碎片掉入左心室，可于左心室内放置干纱布，在将要切除的肌肉上缝牵引线，切除肥厚的心肌后，应彻底清除左心室内所有的碎片。

（5）若主动脉瓣入路暴露太差，可考虑经二尖瓣入路。

对于室间隔基底部增厚或二尖瓣前下乳头肌异常的患者，单纯Morrow手术不足以解除梗阻，应扩大切除范围，即改良Morrow手术。

（二）改良Morrow手术

早在20世纪60年代早期，Morrow在NIH开展室间隔心肌切除术后，该技术迅速蔓延到包括梅奥医学中心在内的美国各大医疗机构。外科手术行室间隔心肌切除术是目前药物治疗失败的、有症状的LVOTO的HCM的金标准。Morrow术作为经典的手术切除方式曾被广泛应用。但是近年来大家发现Morrow术后狭窄复发的主要原因是肥厚的心肌切除不彻底，切除的宽度和长度不够，导致室间隔中下部未切除的地方容易出现狭窄。因此，目前临床上广泛应用的是室间隔心肌扩大切除术，即改良Morrow手术，如图3-3-1 B所示。

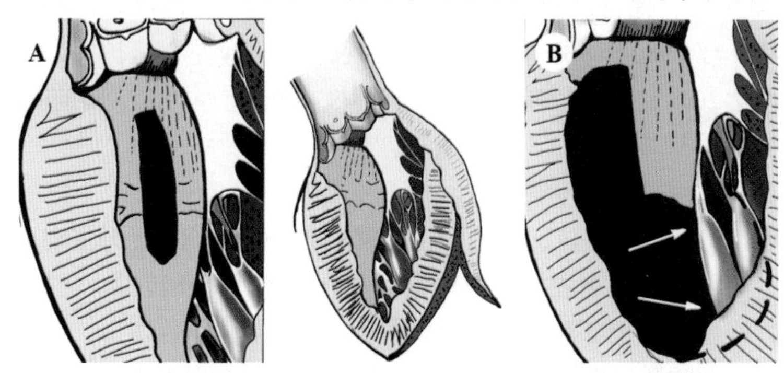

图3-3-1　经典Morrow手术与改良Morrow手术肥厚肌束切除范围

注：A. 经典Morrow手术；B. 改良Morrow手术。

1. 手术技术

手术仍经主动脉切口，牵开主动脉瓣右冠瓣，探查室间隔及LVOT狭窄情况，明确肥厚部位、程度以及二尖瓣结构有无异常。自右冠瓣中点下方朝心尖方向切除部分室间隔心肌，切除范围一直延伸到左侧的二尖瓣前叶，切除部分乳头肌，并切断异常插入二尖瓣前叶非游离缘附着的肌束或腱索，切除厚度取决于术前经胸和经食道超声心动图测量的室间隔肥厚程度。室间隔心肌扩大切除术的范围可长达7cm，较经典Morrow手术的3～5cm显著扩大，可更有效缓解流出道梗阻，且扩大患者左心室容量。

2. 手术疗效

绝大部分患者术后LVOT-PG明显下降，梗阻消失，SAM征消失，症状缓解率达99%。2005年，Dearani等对610例采用Morrow手术治疗的HCM患者随访中发现，13例患者由于再次狭窄行改良Morrow手术获得良好的效果。大量研究显示，成人改良Morrow手术，围术期死亡率低于1%，起搏器植入率小于2%，10年生存率90%。对于无症状HOCM患者，也应该尽早手术，疗效更佳，获益更大。PTSMA的围术期死亡率为1.5%，但相关并发症远高于外科手术，25%的患者因为严重的房室传导阻滞或其他的心律失常放置永久起搏器或体内除颤仪，总体症状缓解率为89%，再次手术率为6%。外科手术疗效、生存率、症状缓解率、并发症发生率均优于药物治疗或PTSMA治疗。近年来，国内外大量的研究证实，HCM患者接受外科手术治疗后，远期生存率接近于正常人群。

3. 并发症

心肌切除术的常见并发症为：完全性束支传导阻滞的风险大约为2%，另外还包括室间隔穿孔、心室破裂以及主动脉瓣反流等。

（三）改良Konno术

HCM的外科治疗最常见是改良Morrow术，经主动脉切口切除室间隔肥厚的肌束，如何正确掌握切除增厚的室间隔范围及厚度是手术的关键点，切除太少则不能有效解决LVOTO，切除太多易造成室间隔穿孔、心室破裂以及完全性房室传导阻滞。此时另外一种手术路径及方式就成了第二种选择。改良Konno术又叫单纯室间隔切开和应用补片加宽成形术或室间隔成形术。它适用于主动脉瓣和瓣环正常的隧道型主动脉瓣下狭窄，对HOCM患者亦适用。其手术步骤如下。

（1）全麻成功后，患者取仰卧位：常规经正中劈胸骨切口进胸；经升主动脉、右心房插管建立体外循环，肝素化后开始体外循环转机。全身降温至中低温，阻断升主动脉，经主动脉根部灌注4℃冷停搏液。

（2）在升主动脉根部做一横切口，检查主动脉瓣。

（3）在右室漏斗部距肺动脉2cm处做一横切口。

（4）应用直角钳或术者食指经主动脉瓣口进入LVOT，顶住室间隔，从右室腔做室间隔扪诊，并在该处平行LVOT纵行切开室间隔。

（5）牵开室间隔切口，检查LVOT，向上延长切口至主动脉瓣下2cm，向下至乳头肌水平，并尽可能切除造成LVOTO的异常纤维肌隔组织及增厚心肌。

（6）剪取一适当大小的椭圆形涤纶片或0.6%戊二醛处理的自体心包片，用带小垫片间断褥式缝合从左室穿至右室面，间断固定补片4～5针，再应用连续缝合法将补片嵌入室间隔切口，加宽LVOT。

（7）连续缝合右心室和主动脉切口。若疑有右室流出道狭窄或直接缝合后产生右室流出道狭窄，则可采用另一块自体心包片连续缝合加宽右室流出道。

（8）排除心腔积气，开放升主动脉阻闭钳，诱导心脏复跳，再逐渐停止体外循环，按常规关胸。

改良Konno手术可以直视下切除肥厚的室间隔，暴露视野较Morrow手术更加清晰，可以确保手术切除室间隔的范围，有效解除流出道梗阻。但是室间隔切口向上应止于主动脉瓣下2cm左右，避免损伤主动脉瓣。向下应至乳头肌，以便彻底解除流出道梗阻，同时直视下可避开乳头肌附着处及二尖瓣瓣环。另外，室间隔补片位于右心室面，避免房室传导阻滞。HCM患者的二尖瓣反流多为继发性病变，如无二尖瓣本身的病变及乳头肌病变一般不需要置换二尖瓣。轻度反流，解除梗阻后可自行消失；中度反流可行二尖瓣瓣环成形术；若伴有器质性二尖瓣病变，则需同期行二尖瓣置换术。

（四）二尖瓣手术

HCM患者除了心室壁心肌明显增厚外，二尖瓣往往合并不同程度的病变。二尖瓣置换可有效缓解LVOT梗阻，二尖瓣替换手术成了HCM外科治疗的一部分或者一种选择。但是二尖瓣置换又带来抗凝、感染及人工瓣膜寿命等并发症风险，所以二尖瓣修复术逐渐替代了瓣膜置换。因此现代HCM的外科治疗应包括肥厚心肌的扩大切除（包括室间隔、异常乳头肌切除）以及二尖瓣修复（包括消除反流及SAM现象）。

（陈　杰）

参考文献

[1] Morrow AG.Hypertrophic subaortic stenosis [J]. The Journal of Thoracic and Cardiovascular Surgery，1978，76(4)：423-430.

[2] 姜腾勇.肥厚型心肌病[M]. 北京.人民卫生出版社.2000

[3] Gersh BJ，Maron BJ，Bonow RO，et al. 2011 ACCF/AHA guideline for the diagnosis and treatment of hypertrophic cardiomyopathy：Executive summary [J]. The Journal of Thoracic and Cardiovascular Surgery，2011，142(6)：1303-1338.

[4] Ho CY. Hypertrophic cardiomyopathy in 2012[J]. Circulation，2012，125(11)：1432-1438.

[5] 曹博涵，吴光哲. 肥厚型心肌病研究进展 [J]. 临床军医杂志，2020，48(4)：469-471，474.

[6] Elliott，P. M.，Anastasakis，A.，Borger，M. A.，et al. 2014 ESC Guidelines on diagnosis and management of hypertrophic cardiomyopathy：the Task Force for the Diagnosis and Management of Hypertrophic Cardiomyopathy of the European Society of Cardiology（ESC）[J]. European Heart Journal：The Journal of the European Society of Cardiology，2014，35(39)：2733-2779.

[7] 中华医学会心血管病学分会中国成人肥厚型心肌病诊断与治疗指南编写组，中华心血管病杂志编辑委员会. 中国成人肥厚型心肌病诊断与治疗指南 [J]. 中华心血管病杂志，2017，45(12)：1015-1032.

[8] Dearani JA. Septal myectomy remains the gold standard [J]. Eur Heart J，2012，33(16)：1999-2000.

[9] Minakata K，Dearani JA，Schaff HV，et al. Mechanisms for recurrent left ventricular outflow tract obstruction after septal myectomy for obstructive hypertrophic cardiomyopathy [J]. Ann Thorac Surg，2005，80(3)：851-856.

[10] Shenouda J，Silber D，Subramaniam M，et al. Evaluation and Management of Concomitant Hypertrophic Obstructive Cardiomyopathy and Valvular Aortic Stenosis [J]. Current treatment options in cardiovascular medicine，2016，18(3)：17.

[11] Swistel DG，Balaram SK. Surgical myectomy for hypertrophic cardiomyopathy in the 21st century，the evolution of the "RPR" repair：resection，plication，and release [J]. Prog Cardiovasc Dis，2012，54(6)：498-502.

[12] Balaram SK，Ross RE，Sherrid MV，et al. Role of Mitral Valve Plication in the Surgical Management of Hypertrophic Cardiomyopathy [J]. Ann Thorac Surg，2012，94(6)：1990-1998.

第四节　乙醇室间隔消融术治疗梗阻性肥厚型心肌病

乙醇室间隔消融术（alcohol septal ablation，ASA），又称经皮穿刺腔内间隔心肌消融术（percutaneous transluminal septal myocardial ablation，PTSMA）、经冠脉间隔肥厚心肌消融术（transcoronary ablation of septal hypertrophy，TASH），是一种通过导管在前降支动脉的间隔支内注入无水酒精栓塞血管，使其支配的室间隔心肌发生缺血坏死、室壁变薄、收缩力下降，从而降低左心室流出道压差（left ventricular outflowtract gradient，LVOT-PG）、改善左室流出道梗阻（left ventricular outflow tract obstruction，LVOTO）、缓解临床症状的微创介入治疗梗阻性肥厚型心肌病（hypertrophic obstructive cardiomyopathy，HOCM）的方法。PTSMA目前已成为HOCM患者较普遍的非外科手术替代疗法。手术成功的关键在于选择合适的消融靶血管以及室间隔削减区域，达到限制心肌坏死范围与减少手术相关并发症的目的。

一、ASA发展史

Waller等在1981年的病例中报道了1例青年HOCM女性患者，发生室间隔心肌梗死后，出现室间隔变薄、左室流出道（left ventricular outflow tract，LVOT）增宽、LVOT-PG消失的情况。1983年，Sigwart等发现在HOCM患者行PCI术中选择性阻塞前降支的第一间隔支，可使局部心肌运动降低并缓解LVOTO，而当间隔支血流恢复后，LVOT又恢复梗阻状态。1995年，Sigwart等首次报道在冠状动脉间隔支内注入无水酒精栓塞血管，使室间隔基底段局灶性心肌梗死，术后LVOTO缓解，临床症状改善明显。随后，ASA作为治疗HOCM的非外科手术方法在世界各地兴起，并以较快的增长速度超过既往外科手术治疗患者的总和。国内在1998年由赵林阳等首次报道应用ASA治疗1例HOCM，消融后静息状态和多巴酚丁胺激发状态下LVOT-PG皆明显下降。经过二十余年的发展，ASA技术在不断得到发展和提高，目前ASA在20余个省市自治区上百家医院得到开展。选用ASA还是外科肌切除术仍存在临床争论，荟萃分析发现ASA和外科肌切除术对于降低LVOT-PG、心功能的改善方面没有太大的差别，反而ASA较心肌切除术的病死率和猝死发生率略低，但ASA也存在有10%～20%的完全性心脏传导阻滞，因心肌梗死疤痕形成致恶性心律失常的发生尚未证实。ASA术后仍存在LVOT残余压差的患者，可能与间隔支分布特点及侧支循环等因素有关，可根据间隔支情况选择是否行二次消融。

二、ASA适应证与禁忌证

在《2011年肥厚型梗阻性心肌病室间隔心肌消融术的中国专家共识》基础上，《2017年中国成人肥厚型心肌病诊断与治疗指南》制定适应证、禁忌证如下。

（一）适应证

ASA的适应证同时满足临床适应证、血流动力学适应证和形态学适应证（Ⅱa，C），由于对手术条件的较高要求，指南建议在三级医疗中心由治疗经验丰富的专家团队进行（Ⅰ，C）。

1. 临床适应证

（1）适合于经过严格药物治疗3个月、基础心率控制在60次/min左右、静息或轻度活动后仍出现临床症状，既往药物治疗效果不佳或有严重不良反应、纽约心脏协会（NYHA）心功能Ⅲ级及以上或加拿大胸痛分级（CCS）Ⅲ级的患者。（2）尽管症状不严重，NYHA心功能未达到Ⅲ级，但LVOT-PG高及有其他猝死的高危因素，或有运动诱发的晕厥的患者。（3）外科室间隔切除或植入带模式调节功能的双腔（DDD）起搏器失败。（4）有增加外科手术危险的合并症的患者。

2. 有症状患者血流动力学适应证

经胸超声心动图和多普勒检查，静息状态下LVOT-PG≥50mmHg，或激发后LVOT-PG≥70mmHg。

3. 形态学适应证

（1）超声心动图示室间隔肥厚，梗阻位于室间隔基底段，并合并与二尖瓣前叶收缩期前移（systolic anterior motion，SAM）有关的LVOT及左心室中部压力阶差，排除乳头肌受累和二尖瓣叶过长。（2）冠状动脉造影有合适的间隔支，间隔支解剖形态适合介入操作。心肌声学造影可明确拟消融的间隔支为梗阻心肌提供血供，即消融靶血管。（3）室间隔厚度≥15mm。

（二）禁忌证

非梗阻性肥厚型心肌病（hypertrophic non-obstructive cardiomyopathy，HNCM）合并必须行心脏外科手术的疾病，如严重二尖瓣病变、冠状动脉多支病变等；无或仅有轻微临床症状，无其他高危因素，即使LVOT-PG高亦不建议行经皮室间隔心肌消融术；不能确定靶间隔支或球囊在间隔支不能固定；室间隔厚度≥30mm，呈弥漫性显著增厚；终末期心衰；年龄虽无限制，但原则上对年幼患者禁忌，高龄患者应慎重；已经存在左束支传导阻滞。

三、ASA手术方法

自1994年英国Royal Brompton医院首次成功实施ASA以来，室间隔消融术逐渐成为治疗HOCM的有效微创治疗方法之一。ASA相较肌切除而言，有手术创伤小、患者恢复快等优势。该术式通过可控性室间隔减容，导致瘢痕形成及心肌重塑，从而解除LVOT梗阻。

（一）拟消融心肌的判断

HCM患者中50%为HOCM患者，90%梗阻位于主动脉瓣下，又称典型HOCM，一小部分梗阻位于心室中份，又称不典型HOCM。ASA治疗的HOCM属于典型梗阻，消融区域位于主动脉瓣下的高位室间隔。超声心动图可确定梗阻位置及心肌肥厚程度，测量LVOT宽度，观察SAM征、二尖瓣反流等信息。彩色多普勒超声可显示狭窄处呈五彩镶嵌血流信号，频谱多普勒超声检测LVOT血流速度和LVOT-PG。综合超声心动图特征判断导致LVOTO的室间隔心肌，拟定出消融心肌的位置及范围。一般M型超声观察二尖瓣前叶瓣尖贴合室间隔的部位以及获得最快血流速度处所对应的室间隔即是拟消融区域（靶域）。

（二）消融血管的选择

ASA成功的关键在于选择合适的消融血管、合理控制消融范围。但室间隔间隔支变异较大，通常室间隔基底段肥厚心肌由第一间隔支供血，但亦可出现第二或第三间隔支供血的情况，有的患者可能由第一、第二甚至第三间隔支联合供血，少数患者可能为中间支或对角支的分支供血。多支血管交叉供血的存在导致经验性选择第一间隔支消融可能导致误消融或者消融不充分，当消融位置不当或范围过小会影响消融效果， 消融范围过大可引起心功能不全及传导阻滞等并发症。特别是室间隔支动脉供血左室乳头肌、右室调节束及右室乳头肌等时， 误消融可带来严重二尖瓣反流及三尖瓣反流等并发症。通常拟消融的间隔支血管多数起源于左前降支（left anterior descending coronary，LAD），前上至后下走行，以近段、近中段较好，一般不超过LAD中段。

刘蓉等研究发现ASA术后预后良好者存在较为单一粗大的间隔支［(1.75 ±0.36mm)比(1.48±0.41)mm，P=0.012］，并且消融间隔支与相邻间隔支距离较大［(18.80 ±10.20) mm比(13.04 ±6.65)mm，P=0.020］。可能在化学消融时，粗大的间隔支造成心肌梗死的部位及范围更明确，更能有效解除梗阻。而消融间隔支细小的患者，心肌梗死范围较小，则梗阻缓解有限。而间隔支血管邻近者可存在代偿性供血，易致使心肌坏死不充分。因此，需尽可能选择消融间隔支直径粗大、消融间隔支与相邻间隔支间距大的患者作为手术对象。

传统ASA依靠功能-解剖法引导，术中结合冠脉造影的血管分布，在间隔支动脉用球囊短时间阻断5～10min，监测LVOT-PG是否下降，如LVOT-PG下降再注入无水酒精，LVOT-PG下降不明显，则该支血管不能选作靶血管。因此，诊断性球囊暂时阻断间隔支是判断靶血管的重要参考依据，但并不是所有的球囊功能性阻断都可检测到LVOT-PG下降。冠脉造影亦不能明确间隔支血管的供血区域，第一间隔支解剖和灌注变异发生率高。依靠冠脉造影下功能-解剖法选择靶血管，易出现定位不准确、消融范围不清甚至误消融，且无水酒精使用量大，容易造成过多的心肌损伤和并发症。

心肌声学造影新技术（myocardial contrast echocardiography， MCE）能显示血管床与

心肌的匹配关系及消融血管的血供范围，便于定位消融区域和半定量消融范围，同时能清晰显示是否存在其他解剖部位的显影，观察前降支所支配的心肌的微循环状况。若显影范围与梗阻心肌范围吻合则判断该室间隔支为支配梗阻相关心肌的消融靶血管，同时需排除其他部位的显影，通常靶血管为第一间隔支。最佳间隔支供血范围应完全覆盖超声拟定的消融区域，即彩色多普勒评估的最大流速间隔区域和二尖瓣与收缩期室间隔相接触的点。MCE能辅助判断消融范围不足、消融范围过大以及误消融，减少无水酒精使用量，缩短手术时间，使术中及术后并发症显著下降。因此，MCE被广泛应用于ASA术中。熊峰等对22例患者在MCE引导下行ASA手术。19例患者MCE定位第一室间隔支为靶血管，心肌显影范围与靶域一致。2例患者MCE第一室间隔支造影与靶域虽一致，但心肌显影区域小于靶域，更换第二室间隔支造影，心肌显影范围与靶域几乎一致，定位第二室间隔支为靶血管。19例患者中靶域位于基底室间隔1例，位于近基底部室间隔18例。1例患者MCE第一室间隔支造影显影范围位于室间隔右室侧心肌，更换室间隔支造影亦不能对应靶域从而放弃消融治疗。

（三）ASA操作方法

ASA操作过程：术前均安置临时起搏器。术中先行冠状动脉造影，对于静息LVOT-PG≥50mmHg或激发后LVOT-PG≥70mmHg且血管解剖合适者行ASA手术。根据冠状动脉造影拟定的室间隔支靶血管，引导导丝进入靶血管室间隔支，按室间隔支直径大小选择合适球囊，经导引钢丝将球囊导管送入室间隔支，以4～6个大气压扩张球囊，使球囊充盈堵塞拟消融的室间隔支，向远端靶血管注入超声造影剂声诺维（浓度45μg/mL，每次1mL）。实时监测MCE的造影剂显影范围与梗阻相关心肌是否匹配，若显影范围与梗阻心肌范围吻合则判断该室间隔支为支配梗阻相关心肌的靶血管，同时需排除其他部位显影，通常靶血管为第一室间隔支。球囊加压若LVOT-PG下降，进一步提示室间隔支动脉选择正确。向球囊导管中心腔内弹丸式注入无水酒精1mL，后据压差变化酌量每次注入0.2～0.5mL，通常注入间隔不＜5min。无水酒精注射后“心肌无水酒精显影”呈“分割状”，若发现无水酒精充盈范围不充分，及时追加注入无水酒精，避免术后LVOT-PG反弹和二次消融。栾姝蓉等研究发现无水酒精显影范围一般小于MCE，推测可能与无水酒精导致心肌、血管局部损伤，破坏了心肌血管床，限制了无水乙醇扩散有关。若心导管测得LVOT-PG＜50%，可选择毗邻的血管重复上述过程。保持球囊加压5～10min，重复测得LVOT压差下降＞50%作为手术成功的标准。若术中出现三度房室传导阻滞及严重室性心律失常则终止消融。整个过程需要进行血流动力学和心律监测。

ASA操作过程中应注意以下几点：（1）在注射无水酒精前，必须明确拟消融的区域与靶域的吻合，超声应当多个角度观察，确定非靶域未受累；（2）每次注射前后应当确认前降支动脉的通畅性，及时发现由于回漏导致的灾难性后果；（3）每次注射前应当观察球囊压力表读数，若出现降低，提示可能存在球囊移位；（4）若在注射的过程中发生三度房室传导阻滞，需暂停注射，否则，可能增加永久性三度房室传导阻滞的可能；（5）末次注射后至少需要观察数分钟，才能结束经此血管的治疗，应当避免冠状动脉主支和间隔支之间的损伤。

熊峰团队报道了32例成功完成MCE引导下ASA的HOCM患者，29例消融1支血管，3例消融2支血管。无水酒精使用（2.23±0.61)mL，单支血管使用（1.84±0.55)mL。29例术中MCE提示心肌显影部位与术前靶域相吻合，基底室间隔显影2例，近基底部室间隔显影27例，直接行ASA治疗。3例MCE显示心肌显影区域小于靶域，更换靶血管后行ASA治疗。5例患者放弃ASA治疗，皆因未找到适合的靶血管，MCE显示非靶域显影，其中4例显影位于室间隔右室侧，1例显影位于以室间隔右室侧为主的双室侧。

（四）安全性与临床疗效

ASA术后被消融室间隔基底段心肌会发生一系列病理改变，最初在消融后出现局灶性心肌梗死，梗死心肌运动消失，LVOT-PG下降较明显。但在随后的几天，LVOT-PG可出现反常性增高，可能与消融区域心肌水肿有关。在随后的几个月，随着梗死心肌疤痕的形成，心肌愈加变薄，LVOT拓宽，二尖瓣反流减少，可导致LVOT-PG的进一步下降。

ASA的并发症与梗死心肌范围、传导系统受影响程度、注射无水酒精的量、速度等有关。ASA最常见的并发症为传导阻滞（60%），包括房室传导阻滞及束支阻滞，因间隔支为希氏束提供血供，间隔支化学消融时可造成希氏束缺血，因而传导阻滞发生率高，持续性束支传导阻滞以完全性右束支传导阻滞多见。与外科手术不同，外科术后以完全性左束支传导阻滞多见。大多数传导阻滞是一过性的，以右束支传导阻滞最为常见。三度房室传导阻滞（atrioventricular block，AVB）是严重的术中并发症，因此在术前需安置临时起搏器保障手术安全。术后也可出现晚发三度AVB，即术后24 h内（不包括术中）心电监测无三度AVB，24 h后发生的三度AVB。刘蓉等回顾2000—2011年的235例行ASA的HOCM患者，5例患者出现晚发三度AVB，置入临时起搏器后心律恢复正常，未安置永久起搏器。心肌梗死疤痕的形成与心肌细胞缺血是造成心肌电活动不稳定的重要原因，窦性停搏、心室颤动等都有可能发生，消融术后出现室性心律失常的情况非常罕见。梗死区域有室间隔穿孔的风险，尤其是过量酒精的使用。ASA要求严格把控手术适应证，根据间隔支血管直径选择合适的球囊，避免酒精倒流引起灾难性后果；术前知晓是否存在血管交通支，存在交通支血管者不适合该手术；控制无水酒精使用量和注射速度，也是减少并发症的重要措施。

ASA发展已有20余年，其疗效令人鼓舞。1999年，Seggewiss等报道了241例患者ASA的疗效及安全性，在2年的随访里，患者心功能改善，运动耐力逐渐增加，LVOT-PG随时间的推移进一步下降。2007年，Seggewiss等再次报道了100例患者ASA的长期随访结果，在术后3个月、术后1年和8年的随访中显示室间隔厚度变薄，LVOT-PG进行性降低，NYHA分级明显改善，患者运动耐力提高。北美一项大型研究中心的结果显示，对采用ASA治疗的874例HOCM患者随访，在1、5、9年的生存率分别为97%、86%和74%，完全性传导阻滞发生率为8.9%，病死率为9.3%。Alam等将1996—2005年的42个研究荟萃分析显示：ASA早期病死率（30d内）为1.5%（0.0%～5.0%）和晚期病死率（超过30d）为0.5%（0.0%～9.3%），而其他并发症的发生率也很低，心室颤动的发生率为2.2%，左冠状动脉夹层的发生率为1.8%，发生完全性心脏传导阻滞、需要植入永久性起搏器的发生率为10.5%，心包积液的发生率为0.6%。由于术中术后发生完全性传导阻滞的概率高，最好在ASA术时常规植入临时起搏器，在长期的随访中显示患者永久性完全性房室传导阻滞的发生和ASA术中出现了PR间期≥0.2s，或与发生急性持续性完全性房室传导阻滞有关，对于这类患者需要密切关注，降低其SCD的发生。2014年，Moss等发现ASA术后有96%患者的左室射血分数>55%，而在平均（3.1±2.3）年（最高9.7年）的随访时间里，其中97.1%患者的射血分数得到保留，67%的患者严重二尖瓣关闭不全得到了改善。LVOT-PG从静息时平均的75mmHg下降19mmHg，从激发时平均101mmHg下降至33mmHg，而NYHA心功能分级则从2.9±0.4级改善为1.3±0.5。这些研究表明ASA治疗HOCM的疗效值得肯定。2014年，Veselka等的研究显示，ASA术后的患者与正常人相比，长期的病死率并没有明显差别。2016年，刘蓉等对227例HOCM患者行ASA术后，中位随访时间为4.42年，研究发现患者1、5和9年无全因死亡生存率分别为100%、96%和96%。2020年，郑顺文等研究显示ASA术后患者5、10、15年无全因死亡生存率分别为90.1%、78.3%、56.9%，无HOCM相关死亡生存率分别为91.3%、79.4%、57.7%。Angelika Batzner等对2000—2017年的952例HOCM患者ASA术后随访6.0±5.0年，表明ASA是一种安全的方法，持续改善症状，患者长期存活率高，ASA是HOCM手术肌切除术的合理替代方案，见表3-4-1所列。

表3-4-1 952例HOCM患者ASA术后随访

随访项目			例数(比例)
ECG与holter		窦性心律	804(87)
		心房颤动	40(4.3)
		右束支传导阻滞	436(46.1)
		左束支传导阻滞	137(14.5)
		非持续性室速	77(8.3)
		阵发性室上速	107(11.6)
并发症	导管室	一过性三度AVB	377(39.6)
		非持续性室速	8(0.9)
		冠脉夹层	1(0.1)
	住院期间	永久起搏器植入	100(10.5)
		心包积液	24(2.5)

续表

随访项目			例数(比例)
并发症	住院期间	需心包穿刺的填塞	5(0.5)
		死亡	2(0.2)
随访事件		心肌切除术	18(1.9)
		重复PTSMA	164(18.1)
		永久起搏器	25(2.6)
		ICD	49(5.1)
		永久性房颤	50(5.2)
		卒中	14(1.5)
		死亡	70(7.4)
死因	卒中		6(0.6)
	心源性	猝死	4(0.4)
		心力衰竭	8(0.9)
		急性心肌梗死	2(0.2)
	其他		50(5.3)

2009年，Alam等荟萃分析了5项ASA与室间隔肌切除的对比研究，在183例ASA患者和168例室间隔肌切除患者的比较中显示，两组患者LVOT-PG皆较术前明显下降，心功能改善，但室间隔肌切除组LVOT-PG下降更明显，ASA组因三度AVB置入永久性起搏器高于室间隔肌切除组，两组间住院死亡率无统计学差异。2010年，Leonardi等荟萃分析显示ASA与室间隔肌切除比较，ASA组发生全因死亡和猝死的概率更低。2010年，Agarwal等荟萃分析了12项ASA与室间隔肌切除研究，结果显示在近期及远期死亡率、室性心律失常和术后复发及二尖瓣反流等方面，两者间差异无统计学意义，但ASA组LVOT-PG下降程度不如室间隔肌切除组，术后发生传导阻滞需置入永久起搏器的风险高于室间隔肌切除组。《2003年ACC/ESC肥厚型心肌病专家共识》中比较了ASA与室间隔肌切除的疗效和安全性，分析显示ASA能降低LVOT-PG和改善临床症状，是对药物难以改善症状的HOCM患者的一种有效治疗方法。对于HOCM患者选择ASA还是室间隔肌切除，目前尚存在争论。ASA和室间隔肌切除对降低LVOT-PG、改善心功能方面差别不大，反而ASA较室间隔肌切除创伤小、恢复快，这点对于患者选择存在很强的偏向性。世界各地对于ASA和室间隔肌切除的选择也存在地域性，在欧洲的一些国家，ASA已经成为严重LVOTO患者的首选治疗，而北美地区仍将室间隔肌切除作为首选。

2017年，Shuo-yan An等报道的中国数据旨在调查ASA后HOCM患者的长期生存率，见表3-4-2所列，并将其与非梗阻性肥厚型心肌病（hypertrophic non-obstructive cardiomyopathy，HNCM）进行比较。数据来源于2000—2012年的233例来自中国阜外医院的HOCM患者，其静息或激发时峰值压力梯度≥50mmHg，对照组为297例无LVOTO的患者。ASA围手术期死亡率很低（0.89%），术中致死性室性心律失常发生9例（4.0%）。饮酒量（RR 1.44，95%CI：1.03～2.03，P=0.034）和年龄≤40岁（RR 4.63，95%CI：1.07～20.0，P = 0.040）是围手术期致死性室性心律失常的独立预测因子。ASA的10年总生存率为94.6%，与HNCM组中的92.9%相似（P = 0.930）。ASA围手术期死亡率和并发症很少见，术后长期存活率令人满意，与HNCM相当。40岁以下患者在接受ASA时应更加谨慎，因为这些患者在ASA围手术期间更容易遭受致命性室性心律失常。2017年《中国成人肥厚型心肌病诊断与治疗指南》指出ASA术式虽然很有潜力，但相关经验和安全性资料仍有限，建议手术在有经验的医院由专家开展，将治疗风险控制在最低。见表3-4-2所列为233例HOCM患者的ASA数据。

表3-4-2　233例HOCM患者ASA数据

<table>
<tr><th colspan="2">统计参数</th><th>数据</th></tr>
<tr><td colspan="2">无水酒精平均使用量</td><td>2.5(1.6)mL</td></tr>
<tr><td colspan="2" rowspan="4">手术失败率</td><td>9(3.86%)例</td></tr>
<tr><td>2例注射造影剂后低血压</td></tr>
<tr><td>1例心包填塞</td></tr>
<tr><td>6例LVOT-PG下降未达标</td></tr>
<tr><td rowspan="3">LVOT-PG</td><td>术前</td><td>93.5(38.2)mmHg</td></tr>
<tr><td>术后即刻</td><td>20(30)mmHg</td></tr>
<tr><td>术后3月</td><td>24(32)mmHg</td></tr>
<tr><td colspan="2" rowspan="2">二次手术</td><td>12例心肌切除</td></tr>
<tr><td>4例ASA</td></tr>
<tr><td rowspan="4">围手术期</td><td>死亡</td><td>2(0.89%)例</td></tr>
<tr><td>腹膜后血肿</td><td>2(0.89%)例</td></tr>
<tr><td>心包填塞</td><td>2(0.89%)例</td></tr>
<tr><td>恶性心律失常(sVT/VF)</td><td>9(4.0%)例</td></tr>
</table>

四、病例举例

（一）病例1

患者，男，56岁，“胸痛2月，加重3天”。心脏超声提示HOCM改变（室间隔及左室前壁增厚明显，室间隔基底段最厚，约24mm），LVOT-PG 59mmHg，左室收缩功能正常，舒张功能降低。心电图提示：左室高电压，ST-T改变。术前行冠脉造影拟定靶血管，间隔支心肌声学造影选择消融靶域，并行心肌化学消融术，术后LVOT-PG显著降低，血流动力学障碍得到改善。随访患者临床症状改善。如图3-4-1所示为患者ASA术中图像，如图3-4-2所示为患者左室流出道压差测量。

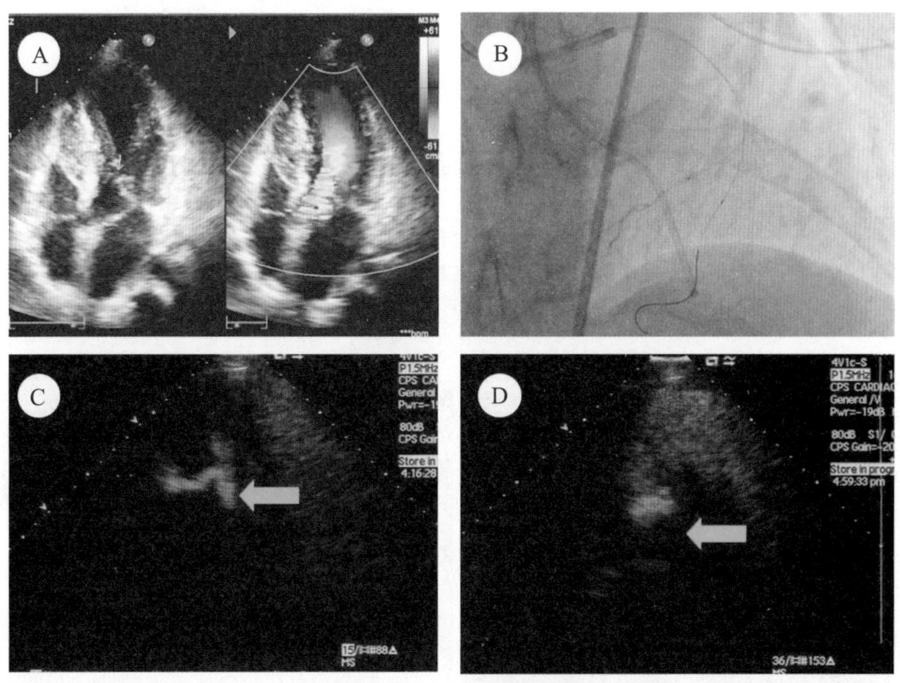

图3-4-1　ASA术中图像

注：A.室间隔明显肥厚、SAM征、LVOT花色血流；B. 术前行冠脉造影拟定第一间隔支为靶血管；C. 第一间隔支MCE提示供血区域与靶心肌吻合；D. 消融后MCE提示坏死心肌区域。

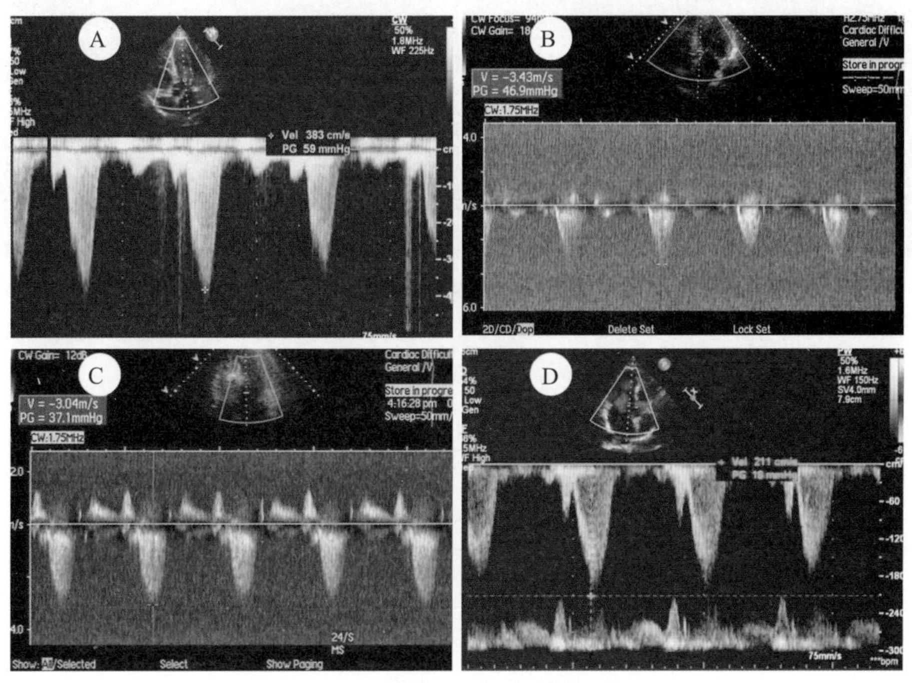

图3-4-2　患者左室流出道压差测量

注：A. 术前LVOT-PG；B. 术后即刻LVOT-PG显著降低；C. 术后3月LVOT-PG；D. 术后1年LVOT-PG。

（二）病例2

患者，男，50岁，“晕厥2次”。心脏超声示：HOCM改变，室间隔及左室前壁增厚明显，最厚约30mm，LVOT-PG 138mmHg。冠脉造影后予间隔支心肌声学造影，心肌声学造影示第一间隔支右室面心肌显影，第二间隔支左室面心肌显影，行室间隔化学消融术，术后LVOT-PG显著降低，左室血流动力学障碍得到改善。随访患者临床症状改善。如图3-4-3所示为患者ASA术中图像。

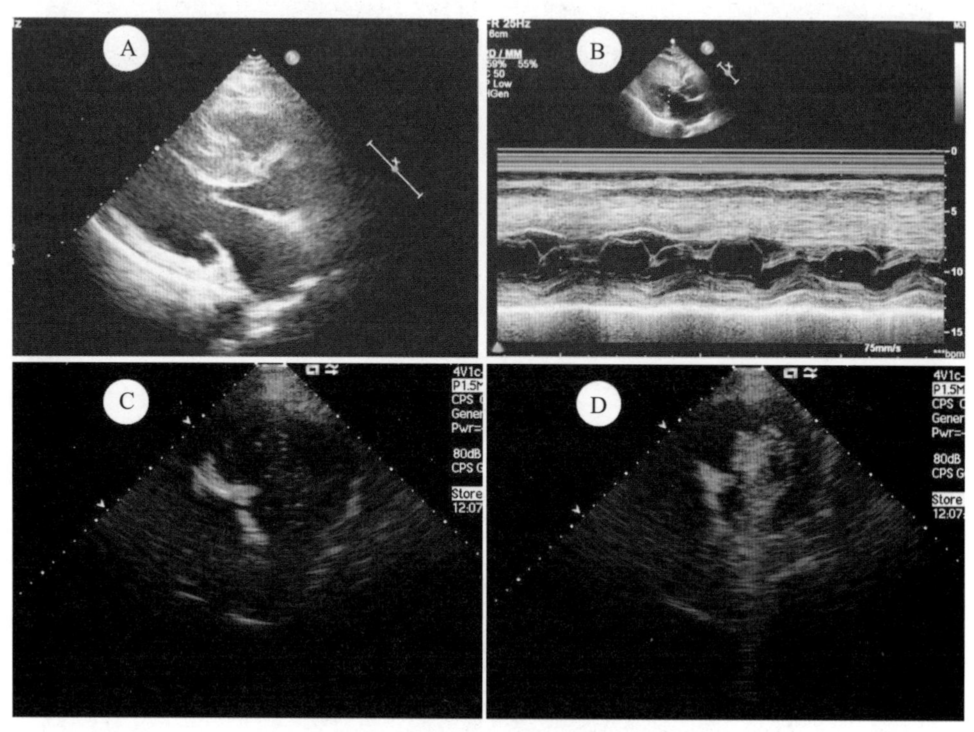

图3-4-3　ASA术中图像

注：A.左室长轴切面显示室间隔明显增厚；B. M型超声示二尖瓣前叶收缩期前移；C.第一间隔支室间隔右室面心肌显影；D.第二间隔支室间隔左室面心肌显影。

（三）病例3

患者，女，44岁，“晕厥1次”。心脏超声示：左室壁非对称性肥厚，室间隔及左室前壁增厚明显，最厚约25mm，LVOT-PG 130mmhg。冠脉造影后予间隔支心肌声学造影，心肌声学造影提示第一、第二间隔支均显影，行室间隔化学消融术，术后LVOT-PG显著降低，左室血流动力学障碍改善。随访患者临床症状改善。如图3-4-4所示为患者ASA术中图像。

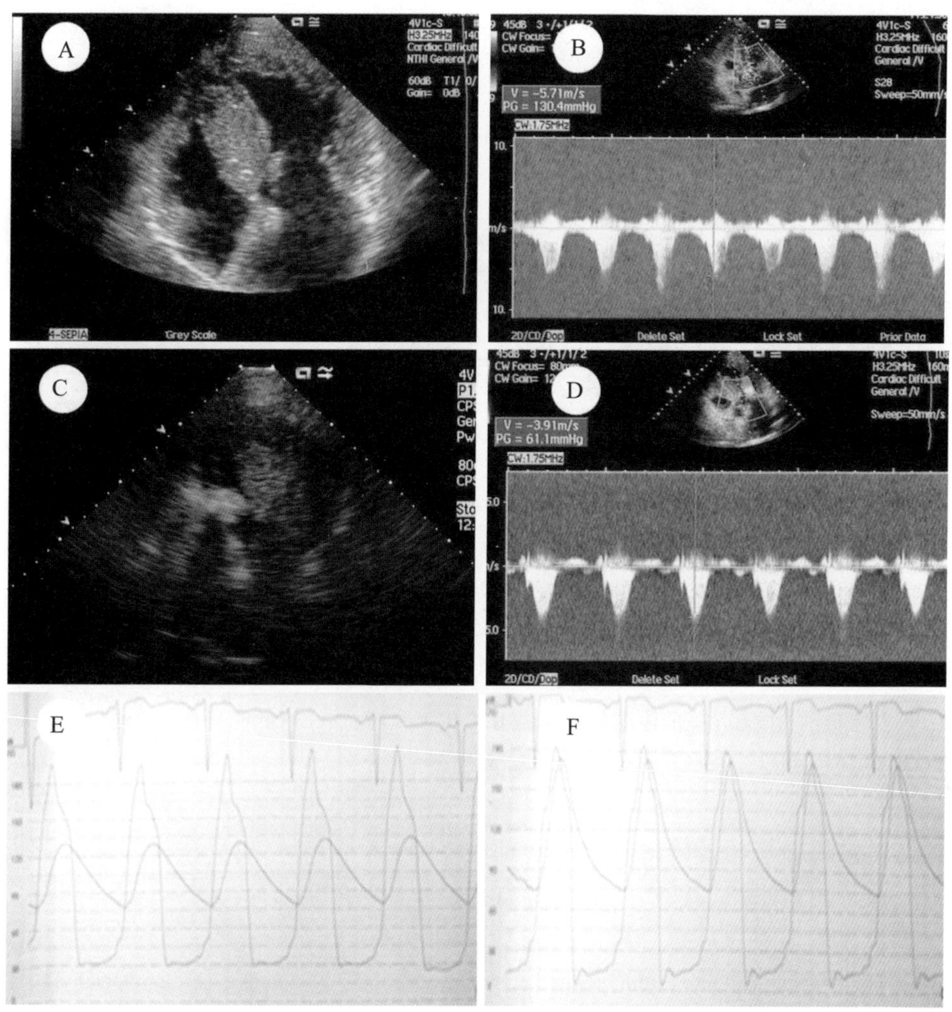

图3-4-4 ASA术中图像

注：A. 心尖四腔切面示室间隔明显肥厚； B.术前超声频谱多普勒示LVOT-PG ；C.MCE提示第一、第二间隔支消融区域均显影；D.术后超声频谱多普勒示LVOT-PG明显缓解；E. ASA术前心导管测LVOT-PG；F. ASA术后心导管测LVOT-PG降低。

（四）病例4

患者，男，47岁，“反复胸痛1年，加重5天”。心脏超声示：左室壁非对称性肥厚，室间隔及左室前壁增厚明显，最厚约28mm，LVOT压差165mmhg。冠脉造影后予间隔支心肌声学造影，心肌声学造影示右室面心肌显影，未寻得与消融靶域匹配的靶血管，放弃室间隔化学消融术。如图3-4-5所示为患者ASA术中图像。

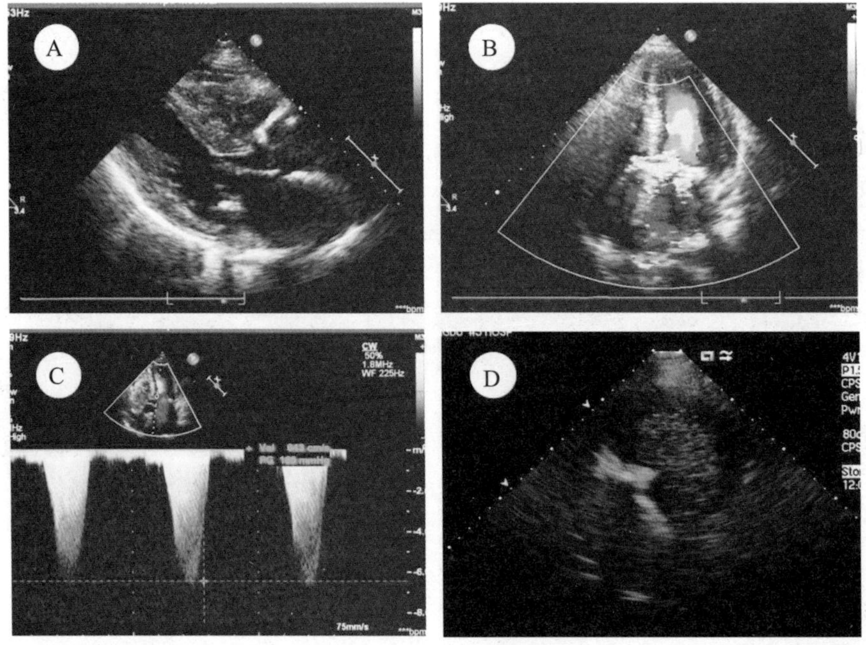

图3-4-5　ASA术中图像

注：A.左室长轴切面显示室间隔明显增厚；B.心尖五腔切面示LVOT明亮花色血流；C.心尖五腔切面示LVOT-PG 165mmHg；D.MCE示右室面心肌显影 。

（熊　峰）

参考文献

[1] Sigwart U. Non-surgical myocardia lreduction for hypertrophic obstructive cardiomyopathy[J]. Lancet, 1995, 346 (22): 211-214.

[2] 熊峰，唐炯，王淑珍，等. 心肌声学造影在肥厚型梗阻性心肌病无水乙醇化学消融术中的应用[J]. 临床超声医学杂志，2014，16(11)：724-728.

[3] 姜腾勇. 肥厚型心肌病[M]. 北京：人民卫生出版社，2010.

[4] 李占全，石蕴琦. 室间隔化学消融治疗肥厚型梗阻性心肌病15年回顾[J]. 国际心血管病杂志，2011，1(38)：1-4.

[5] Seggewiss H, Rigopoulos A, Welge D, et al. Long- term follow- up after percutaneous septal ablation in hypertrophic obstructive cardiomyopathy[J]. ClinRes Cardiol, 2007, 96(12): 851-855.

[6] Sigwart U, Grbic M, Essinger A, et al. Improvement of left ventricular function after percutaneous transluminal coronary angioplasty[J]. Am J Cardiol, 1982, 49(4): 651-657.

[7] 中华医学会心血管病学分会，中华心血管病杂志编辑委员会，室间隔心肌消融术治疗专题组. 肥厚型梗阻性心肌病室间隔心肌消融术中国专家共识[J].中华心血管病杂志，2011，39(10)：886-891.

[8] 中华医学会心血管病学分会中国成人肥厚型心肌病诊断与治疗指南编写组，中华心血管病杂志编辑委员会.中国成人肥厚型心肌病诊断与治疗指南[J].中华心血管病杂志，2017，45(12)：1015-1032.

[9] 刘蓉,乔树宾,胡奉环,等.肥厚型心肌病化学消融术疗效与冠状动脉特点的相关性研究[J].中国介入心脏病学杂志,2016,24(6):311-315.

[10] 刘蓉，乔树宾，胡奉环,等. 经皮室间隔心肌消融术治疗肥厚型心肌病的长期预后及其影响因素[J].中华心血管病杂志,2016,44(9):771-776.

[11] Moss TJ, Krantz MJ, Zipse MM, et al. Left ventricular systolic function following alcohol septal ablation for symptomatic hypertrophic cardiomyopathy[J]. Am J Cardiol, 2014, 113(8): 1401-1404.

[12] Veselka J, Krejcí J, Tomasov P, et al. Long- term survival after alcohol septal ablation for hypertrophic obstructive cardiomyopathy: a comparison with general population[J]. Eur Heart J, 2014, 35 (30) : 2040-2045.

[13] Leonardi RA, Kransdorf EP, Simel DL, et al. Meta- analyses of septal reduction the rapies for obstructive hypertrophic cardiomyopathy comparative rates of overall mortality and sudden cardiac death after treatment [J]. Circ Cardiovasc Interv, 2010, 3(2): 97-104.

[14] Agarwal S, Tuzcu EM, Desai MY, et al. Updated meta- analysis of septal alcohol ablation versus myectomy for hypertrophic cardiomyopathy[J]. J Am Coll Cardiol, 2010, 55(8): 823-834.

[15] Gietzen F, Leuner CH, Raute-Kreinsen U, et al.Acute and long-term results after transcoronary ablation of septal hypertrophy (TASH).Catheter interventional treatment for hypertrophic obstructive cardiomyopathy [J].Eur Heart J,1999,20(18):1342-1354.

[16] 刘蓉,乔树宾,胡奉环,等.肥厚型心肌病化学消融术后合并晚发三度房室传导阻滞五例[J].中华心血管病杂志,2012,40(12):1009-1011.

[17] Shuo-yan An, Yin-jian Yang, Fei Hang, et al.Procedural complication and long term outcomes after alcohol septal ablation in patients with obstructive hypertrophic cardiomyopathy: data from China[J].Sci Rep, 2017,7(1):9506.

[18] 栾姝蓉,李治安,何怡华,等.心肌声学造影超声心动图在肥厚型梗阻性心肌病化学消融术中的作用[J].中华超声影像学杂志,2002,11(12):709-712.

[19] Ten Cate FJ, Soliman OI, Michels M, et al. Long-term outcome of alcohol septal ablation in patients with obstructive hypertrophic cardiomyopathy: a word of caution[J].Circ Heart Fail, 2010, 3(3): 362-369.

[20] Rogers DP, Marazia S, Chow AW, et al .Effect of biventricular pacing on symptoms and cardiac remodelling in patients wit hend-stage hypertrophic cardiomyopathy[J]. Eur J Heart Fail, 2008 ,10(5): 507-513.

[21] Spirito P, Autore C, Rapezzi C, et al. Syncope and risk of sudden death in hypertrophic cardiomyopathy [J]. Circulation, 2009, 119(13): 1703-1710.

[22] Topilsky Y, Pereira NL, Shah DK, et al. Left ventricular assist device therapy in patients with restrictive and hypertrophic cardiomyopathy[J]. Circ Heart Fail, 2011, 4(2): 266-275.

[23] Maron BJ, Maron MS, Semsarian C. Genetics of hypertrophic cardiomyopathy after 20 years: clinical perspectives[J].J Am Coll Cardiol, 2012, 60(8): 705-715.

[24] Maron MS, Olivotto I, Harrigan C, et al. Mitral valve abnormalities identified by cardiovascular magnetic resonance represent a primary phenotypic expression of hypertrophic cardiomyopathy[J]. Circulation, 2011, 124(1): 40-47.

[25] Angelika Batzner, Barbara Pfeiffer, Anna Neugebauer, et al. Survival After Alcohol Septal Ablation in Patients With Hypertrophic Obstructive Cardiomyopathy[J]. J Am Coll Cardiol, 2018, 72(24): 3087-3094.JJ AM COLL CARDIOL AM COLL CARDIL

附录

MCE引导下ASA操作过程。

1. 术前准备：植入临时起搏器，肝素抗凝，导管监测LVOT-PG，心律监护。

2. 冠状动脉造影：根据室间隔支动脉发出部位拟定靶血管。

3. 球囊选择：引导导丝进入靶血管室间隔支，根据间隔支粗细选择合适直径长度的球囊，经导引钢丝将球囊导管送入室间隔支，以4～6个大气压扩张球囊，使球囊充盈堵塞拟消融的室间隔支。

4. 选择性间隔支血管造影：通过球囊中心腔快速注射造影剂1～3mL，了解血管供血区域，排除侧支循环。

5. MCE：向选定靶血管远端注入声学造影剂声诺维（浓度45μg/mL，每次1～2mL）。TTE实时监测造影剂显影范围与梗阻相关心肌是否匹配，若显影范围与梗阻心肌范围吻合则判断该室间隔支为支配梗阻相关心肌的靶血管，同时需排除其他部位显影，如不符合，则选择相邻间隔支重复MCE。

6. 注入无水酒精：确保球囊无移位、压力无衰减后，向球囊导管中心腔内弹丸式注入无水酒精1mL，后根据压差变化酌量每次注入0.2～0.5mL。无水酒精用量越少越安全。

7. 成功标准：手术成功判断标准为心导管测得LVOT-PG下降≥50%或静息LVOT-PG下降<30mmHg。若LVOT-PG下降<50%，可选择毗邻的血管重复上述过程。若术中出现三度AVB及严重室性心律失常则终止消融。消融结束后保持球囊加压5～10min。

8. 球囊减压至负压状态数分钟后撤离球囊，重复冠脉造影观察间隔支动脉，拔出动脉鞘管，酌情撤出临时起搏器。

第五节　经皮心肌内室间隔射频消融术治疗梗阻性肥厚型心肌病

经皮心肌内室间隔射频消融术（percutaneous intramyocardial septal radiofrequency ablation，PIMSRA），又称丽文术式，是由国内西京医院刘丽文教授团队于2016年首次原创提出的治疗梗阻性肥厚型心肌病（hypertrophic obstructive cardiomyopathy，HOCM）的微创室间隔减容术。不同于心内膜射频消融术（radiofrequency catheter ablation，RFCA），

PIMSRA引导射频电极针穿刺进入室间隔基底部的肥厚心肌内消融，而后者是将射频电极贴置于左室或右室面的特定区域消融。因此，丽文术式获得的心肌减容程度高，与术前比较可减少8～10mm，明显胜于RFCA的1～2mm；同时，射频电极针植入心肌中央部释放射频能量，避开了传导束支分布丰富的心内膜，能降低房室传导阻滞的发生率。

一、PIMSRA手术对象

PIMSRA作为一种治疗HOCM的新术式，尚未在国内外广泛开展，患者的入选和排除标准主要来自于单中心研究与经验，术式的开展获得了所在医院伦理委员会的批准，并且在美国临床试验数据库（Clinical Trials）注册，注册号为NCT02888132。刘丽文教授团队制定的PIMSRA入选和排除标准如下。

入选标准：（1）经超声心动图及心脏磁共振确诊为HOCM；（2）室间隔厚度≥15mm且≤25mm；（3）患者术前静息或激发状态下LVOT-PG≥50mmHg；（4）药物治疗后患者仍有明显的临床症状。排除标准：（1）冠状动脉CT血管成像诊断的冠心病患者；（2）二尖瓣病变等严重器质性疾病且必须进行外科手术的患者；（3）强化治疗后在静息状态下有症状且左心室射血分数＜40%的心力衰竭患者。

二、PIMSRA手术方法

术前安置临时起搏器，连接心电图及射频消融系统（Cool-tip射频消融系统、射频电极针）。经胸超声心动图（transthoracic echocardiography，TTE）测量LVOT-PG，心肌声学造影（myocardial contrastechocardiography，MCE）评估心肌灌注。TTE引导穿刺引导线对消融前穿刺部位定位，选择经心尖部的最佳穿刺路径，避免损伤心尖表面血管。穿刺引导架引导射频电极针经胸骨旁肋间皮肤进针，经皮肤、皮下组织、心外膜到心尖部，再沿室间隔中央部进入前室间隔基底部肥厚部位开始消融。消融能量采取逐步上调增大的方式（每次上调10～20W），维持消融功率和治疗时间在一定的范围内（消融功率20～80W，治疗时间10～12 min）。消融坏死心肌在TTE监测下呈现高回声影像。如果生命体征稳定，消融范围不够大，增加适当的消融功率与治疗时间，然后退针（10～15mm）继续在肥厚心肌处重复上述消融过程。完成前间隔消融后，则将射频电极针退至心尖部，调整角度后穿刺置入后间隔基底部肥厚部位，重复前间隔心肌消融过程。消融结束的标准为超声心动图显示消融长度达到30～40mm，消融宽度达到30～40mm，消融厚度达到室间隔厚度的2/3且距离两侧心内膜保留8～10mm的未消融区域。消融结束后TTE对比室间隔厚度变化和MCE评估消融心肌准确范围，如图3-5-1所示。

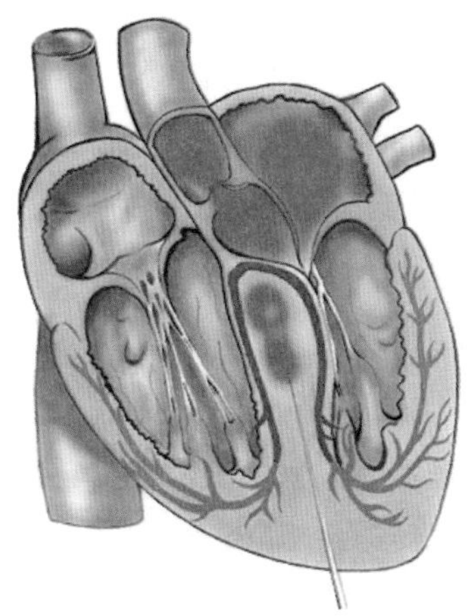
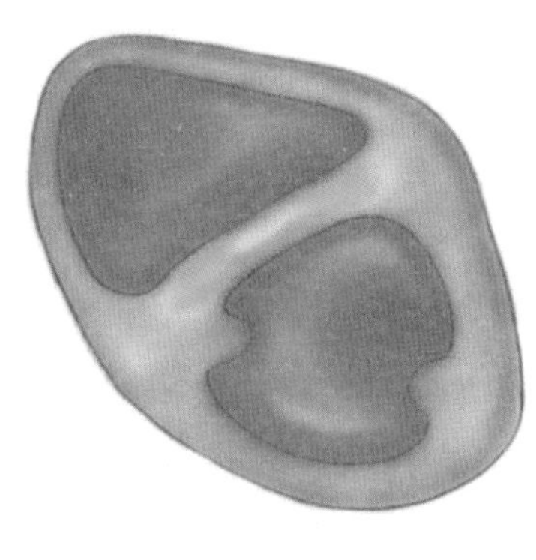

图3-5-1　室间隔心肌内消融示意图

注：修改自 Liu,L. et al. J Am Coll Cardiol.2018。

三、治疗效果与安全性

2018年，刘丽文等报道了15例成功行PIMSRA的患者。在6个月的随访中，心功能明显改善，纽约心功能分级由III级提高至I级，运动时长从6min延长至9min，心脏磁共振成像（cardiac magnetic resonance， CMR）显示间隔消融区域持续的纤维化和变薄。术后6个月与术前相比，前间隔厚度从25.00(21.00)mm变薄至14.00(12.00)mm，后间隔厚度由24.00(21.00)mm变薄至14.00(11.50)mm。左室流出道（left ventricular outflow tract，LVOT）由3.60(2.20)mm拓宽至15.00(14.00)mm，LVOT血流动力学明显改善，静息下左心室流出道压差（left ventricular outflowtract gradient，LVOT-PG）从88.00(66.00)mmHg下降到11.00(6.00)mmHg，激发LVOT-PG从117.00(81.00)mmHg下降到25.00(20.00)mmHg。此外，二尖瓣反流容积从4.32(1.40)mL减少到0.50(0.00)mL，左室质量指数（left ventricular mass index，LVMI）则由147.90(124.50)g/cm2减轻至108.80(90.60)g/cm2。术中出现室性早搏9例，心包填塞1例（冠状静脉损伤），15例患者无一例死亡病例。2019年，刘丽文团队报道了9例行PIMSRA的患者，手术均获得成功，消融时间为（61.3±18.8)min，最大消融能量为（71.1±14.5)W，消融靶区的消融长度为（47.0 ± 5.6)mm、宽度为（35.9±5.4)mm、厚度为（17.6±3.6)mm。术后6个月与术前相比，前间隔厚度从21.5±2.6mm变薄至12.9±1.9mm，后间隔厚度由21.1±2.5mm变薄至12.3±2.4mm。手术过程中7例患者发生偶发室性早搏或P波消失，未予处置自行消失，1例患者出现室性早搏二联律，静脉推注利多卡因后缓解，术后出现2例室内传导阻滞，其中1例术后第7天恢复正常。

该团队研究证实了PIMSRA的有效性和安全性，丽文术式虽作为微创治疗HOCM的方法，但消融范围大、心肌减容明显，消融形态学结果类似于手术肌切除，术后即刻LVOT-PG明显下降。短期观察室间隔呈持续性变薄、LVOT亦拓宽，为患者带来心功能的明显好转。丽文术式的安全性得益于术前翔实的准备工作与术中的精细化操作，术前细致评估患者病情，严格选择适合PIMSRA的患者，并且由经验丰富的医生执行操作。为减少并发症的发生，术前CTA和TTE有助于评估穿刺部位附近的冠状动脉分布，射频电极针选择从心尖路径进入，减小损伤冠状动脉的可能性。术中采用TTE代替导管测压，减少因使用肝素导致的出血风险。尽可能使消融射频针在室间隔中央消融，采用能量递增的方式。为避免损伤传导系统，保持消融边界与间隔两侧心内膜3～5mm、消融针顶端与主动脉瓣环8～10mm的安全距离。消融过程中若出现房性或室性早搏、室性或室上性心动过速、房室传导阻滞等心律失常，则停止消融。待心电图异常恢复后继续消融。否则，在消融电极针避开传导系统情况下，酌情抗心律失常处理。

四、PIMSRA与其余非药物治疗方法

改良扩大的Morrow手术已成为治疗HOCM的金标准，其降低LVOT-PG的有效率＞90%，能明显减少SAM相关二尖瓣反流，并改善运动耐力和临床症状。但手术需开胸，创伤较大，患者耐受性差，且能开展该手术的医学中心并不多。乙醇室间隔消融术（alcohol septal ablation，ASA）目前已成为HOCM患者较普遍的非手术替代疗法，术式简便易行，成功的关键在于确定合适的靶血管，以限制心肌坏死的范围及减少并发症的发生。但间隔支血管解剖变异较大，且间隔支之间也可能存在交通现象，从而易导致无水酒精的误消融、消融范围过大或不足。RFCA治疗HOCM尚处于起步阶段，多数作为ASA治疗失败的替代方案，是将射频电极贴置于心肌肥厚区域，通过释放高频电流，使肥厚心肌发生解剖层面的坏死性损伤。其安全性和有效性已得到初步证实。然而，RFCA由于室间隔削减程度小（1～2mm），故二次消融的风险增加。

丽文术式作为一种全新的创新性术式，无论是手术路径还是治疗方法学都明显区别于上述术式。其原理是将射频电极针经心尖穿刺送达室间隔肥厚部位，射频能量使心肌组织内局部产生高温，从而使心肌细胞发生凝固性坏死，周围组织血管凝固形成反应带，阻断心肌组织血供。丽文术式室间隔削减程度高（8～10mm），理论上讲可避免二次消融。此外，消融位于室间隔肥厚部位中央，可有效避免损伤心内膜下传导束，降低房室传导阻滞的发生。但丽文术式的发展时间短且研究样本量还不足，亦缺乏与其他术式之间的横向比较。因此，PIMSRA术式的广泛开展还有待于较大样本量的观察队列研究以及专家共识意见的出台。

（熊　峰）

参考文献

[1] Liwen Liu，Jing Li，Lei Zuo，et al.Percutaneous intramyocardial septal radiofrequency ablation for hypertrophic obstructive cardiomyopathy[J].J Am Coll Cardiol，2018，72(16)：1898-1909.

[2] 刘丽文，左蕾，周梦垚，等.经胸超声心动图引导下经皮心肌内室间隔射频消融术治疗梗阻性肥厚型心肌病的安全性和有效性[J].中华心血管病杂志，2019，47（4）：284-290.

[3] Liwen Liu，Mengyao Zhou，Lei Zuo，et al.Echocardiography Guided Liwen Procedure for the treatment of obstructive hypertrophic cardiomyopathy in a patient with prior aortic valve replacement surgery[J].Echocardiography，2018，35（8）：1230-1232.

[4] Lawrenz T，Borchert B，Leuner C，et a1.Endocardial radiofrequency ablation for hypertrophic obstructive cardiomyopathy：acute results and 6 months' follow-up in 19 patients[J].J Am Coll Cardiol，2011，57（5）：572-576.

第六节　经导管心内膜射频消融术治疗梗阻性肥厚型心肌病

肥厚型心肌病（hypertrophic cardiomyopathy，HCM）主要表现为左室壁厚度增加，其在成人的患病率为0.02%～0.23%，近2/3的患者是由心脏肌小节蛋白突变的常染色体显性遗传引起的。HCM患者左室流出道梗阻（left ventricular outflow tract obstruction，LVOTO）的患病率在静息状态下为20%～30%，在激发状态下高达70%。根据超声心动图检查时测定的左心室流出道压差（left ventricular outflowtract gradient，LVOT-PG），可将HCM患者分为梗阻性肥厚型心肌病（hypertrophic obstructive cardiomyopathy，HOCM）、非梗阻性肥厚型心肌病（hypertrophic non-obstructive cardiomyopathy，HNCM）及隐匿梗阻性3种类型。

间隔基底部肥大和二尖瓣前叶收缩期前移（systolic anterior motion，SAM）是HCM患者发生LVOTO的关键因素。室间隔肥大导致异常的后向血流通过左心室，这种血流在二尖瓣周围循环并返回到左室流出道（left ventricular outflow tract，LVOT），将二尖瓣装置拖向间隔。作为HCM表型的一部分，二尖瓣被认为是异常的，有各种各样的改变，如瓣叶过长，异常的乳头状肌结构和瓣膜装置的前向移位。这种解剖倾向意味着瓣膜更容易被左室的异常血流推向间隔。通过LVOT的速度增加也会引起一些阻力效应，将二尖瓣拉向隔膜间隔（文丘里效应）。二尖瓣向肥厚的间隔移动，严重者可以直接接触。一旦二尖瓣与室间隔接触，LVOT进一步变窄，形成更大的血流障碍，导致更高的压差。这种压力差迫使瓣叶进一步紧贴间隔，进一步缩小孔口，加剧血流动力学异常。这将建立一个放大反馈回路，直到收缩完成。二尖瓣前叶（anteriormitral valve leaflet，AMVL）与间隔接触的时间越长，压差就越大。降低前负荷会加重HCM的LVOTO。

LVOTO危害很多，包括心输出量减少、二尖瓣反流、负荷依赖性舒张功能不全导致左室舒张末压升高和冠状动脉血流异常等。这也是导致呼吸困难、胸痛、先兆晕厥等症状的原因。在HCM患者群中，LVOTO与死亡率密切相关，是HCM的心源性猝死（sudden cardiac death，SCD）的危险因素。即使没有明显症状的患者，未经治疗的LVOTO，其预后更差。有研究发现在有症状的患者中解除LVOTO可以改善预后。

药物治疗不能改善症状者，室间隔减容术是需要考虑的治疗策略，包括外科切除术和非外科间隔减容术。2011年，ACCF/AHA在肥厚型心肌病治疗指南中建议，在有经验的中心，对于药物治疗改善症状及LOVTO不佳的多数患者，外科间隔切除可以一线考虑。HCM造成梗阻不仅是室间隔的肥厚。ESC 2014年肥厚型心肌病治疗指南建议，在NYHA III-IV，无论有无运动性晕厥，LVOT压差≥50mmHg，介入治疗应当考虑。也有一些中心，在NYHA II级，合并有LVOT压差≥50mmHg，中-重度SAM现象，房颤或者中-重度左房扩张患者实施介入治疗。指南中的介入治疗是指间隔化学消融。相较外科室间隔减容手术，介入治疗LVOT-PG降低更明显，起搏器植入比例更低，但有增加再次手术的可能。非外科间隔减容术的目的是损伤左室基底间隔的心肌，以减小LVOT的大小和收缩偏移。治疗成功将减少与二尖瓣瓣叶的相互作用，减少SAM和LVOT压差。室间隔化学消融是目前最常用的一种治疗策略，在适当选择的患者中，可缓解大多数患者的症状，并可能在中期内提供一些预后益处。但其主要风险是需要10%～12%的起搏器，不能完全解决LVOT-PG和症状。也有其他的替代方法，如胶和微球注射，目前还不成熟。部分病例由于冠状动脉解剖因素，没有合适的靶血管，不能实施该治疗，占比约为5%～15%。

2005年，德国学者Sreeram等报道采用经导管射频消融术（radiofrequency catheter ablation，RFCA）射频消融室间隔治疗儿童HOCM获得成功；2011年，德国学者Lawrenz等报道采用心腔内射频消融室间隔治疗HOCM急性期效果改善显著。后来逐渐有越来越多的学者证实该方法不管是与外科室间隔减容还是无水酒精间隔化学消融比较，均有良好的有效性和安全性。2016年，学者Cooper采用心腔内超声指导下射频消融SAM对应的室间隔部位治疗HOCM，为患者提供了一种更加精准的靶点选择。经导管射频消融室间隔治疗HOCM不依赖冠状动脉解剖结构，是一种很有前景的治疗方法。

经导管射频消融术是一种经皮介入技术，其工作原理是使射频导管到达目标室间隔（室间隔左侧或右侧），然后通过导管与心肌的接触使射频电流进入组织，使目标区域组织温度升高，从而在局部产生界限清楚的凝固性坏死，并尽可能减少对周围正常组织的破坏。因此，相对于乙醇室间隔消融术（alcohol septal ablation， ASA），RFCA不受间隔支动脉的解剖变异的影响。Lawrenz等采取消融导管经下腔静脉—右心房—右心室到达右心室侧室间隔进行室间隔消融，与其他研究的经股动脉—主动脉并跨过主动脉瓣到达左心室侧室间隔消融的方法进行对比，2种方法在降低左心室流出道压力梯度上未见明显差异性。

一、患者选择

（1）静息或激发时LVOT-PG＞50mm Hg。

（2）严重的呼吸困难或胸痛（通常是NYHA III），对药物治疗无效。

（3）足够的间隔厚度，以安全地进行手术（通常＞15mm）。

（4）无须外科手术矫正的心脏病。

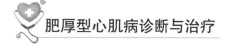

（5）无合适的靶血管。

对于符合NYHA II级的患者，如果满足以下条件：年轻患者，左房内径大于46mm，肺动脉压升高，LOVT压力差大于50mmHg以及中-重度二尖瓣反流，在没有外科减容条件及合适靶血管的情况下可以充分沟通后尝试经RFCA治疗。

二、操作流程

（1）左室测压：股动脉途径置入6F猪尾导管，跨越主动脉瓣逆行进入左室腔，分别在左室心尖部、LVOT、主动脉瓣上测压，计算LVOT-PG。

（2）左室解剖建模：股静脉途径置入心腔内超声导管（Biosense-Webster，Diamond Bar，CA，美国），在三维标测系统指导下行左室腔建模，实时观察SAM现象，并对SAM对应的室间隔部位进行标记。

（3）左室希浦系统标测：股动脉途径或穿间隔途径置入SmartTatch盐水灌注消融电极（Biosense-Webster，Diamond Bar，CA，美国）进入左室腔，在三维标测系统指导下，标测His束及左前分支、左后分支传导束并加以标记，如图3-6-1所示。

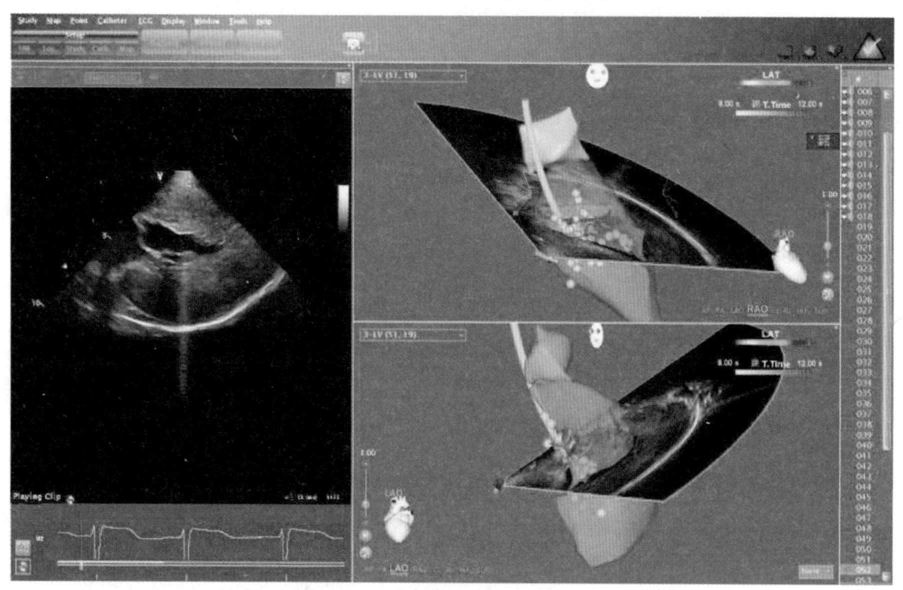

图3-6-1　正常传导系统分布区域标测

注：黄色为希氏束区域，蓝色为左束支电位区域。

（4）靶部位的选择及消融：选择SAM对应的室间隔部位或者梗阻最明显部位作为消融首选靶点，避开His及近端传导束的分布区域。消融能量35W，冷盐水灌注流速17mL/min，温度43°C，每次放电时间30～60s，观察放电后心率、心律、QRS波形态及房室传导情况，如图3-6-2所示。术中持续监测压力变化及心电图变化，如累计3次放电后LVOT-PG无下降或出现左束支传导阻滞、房室传导阻滞等，则放弃进一步消融。以消融后

LVOT-PG下降＞50%作为即刻消融成功标准。术中持续监测患者血压、心率、指脉氧参数，心腔内超声实时监测消融点深度及水肿带，评价消融效果；同时监测有无心脏瓣膜损伤及心包积液。

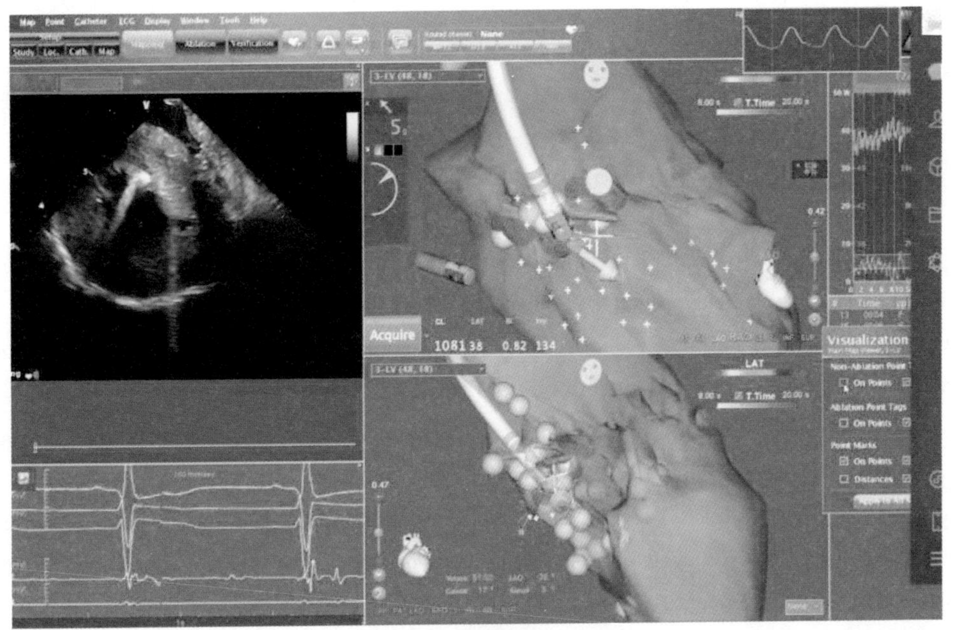

图3-6-2 间隔消融示意图

注：该部位与正常传导束分布区域（黄点处）相毗邻，消融靶点（红点处）避开了传导束分布区域，超声可以实时监测消融点效果，可见水肿带。

国外有学者进行大功率（50～60W）、大范围、高强度消融的报道，但实际室间隔厚度下降并不明显，并发症明显增加。

三、并发症

（1）消融无效，压差变化不明显。

（2）房室传导阻滞。

（3）心包填塞/积液。

（4）血栓栓塞。

（5）其他并发症，如严重腹膜后出血等。

经导管射频消融治疗HOCM，经过10多年的发展，有效性和安全性得到了证识。但总的来说，目前这方面的研究不多，尤其是缺少大型随机对照研究。尽管该治疗不依赖于冠脉血管，但对消融靶点的选择、范围的确定是难点，也是关键点，有待进一步探索。RFCA需注意导管要紧贴目标消融区域，以免造成其他邻近区域的损伤，尤其是对传导系统的损伤。不管是经右侧还是左侧途径，到达目标室间隔时，均应谨慎操作，尽量避免对瓣膜造损伤。研究发现，RFCA与传统外科治疗及ASA相比，更易引起心室颤动等恶性心律失常，术中要注意防范，并做好应对措施。RFCA可有效降低左心室流出道压力梯度、明显改善临床症状，但RFCA并未明显减少室间隔的厚度。另外超声导管费用较高，也有术者在尝试经胸超声心动图监测下射频消融室间隔。经导管射频消融治疗HOCM是一种尝试，是否可以适用于更多患者，以及该治疗方式的机制等，也需要更多研究来评价。

（邓晓奇）

参考文献

[1] Maron MS，Olivotto I，Betocchi S，et al. Effect of left ventricular outflow tract obstruction on clinical outcome in hypertrophic cardiomyopathy[J]. N Engl J Med，2003，348(4)：295－303.

[2] Croossen K，Jones M，Erikson C. Radiofrequency septal reduction in symptomatic hypertrophic obstructive cardiomyopathy [J]. Heart Rhythm，2016，13（9）：1885-1890.

[3] Sreeram N，Emmel M. Radiofrequency catheter septal ablation for hypertrophic obstructive cardiomyopathy in chldren[J]. Neth Heart J，2005，13(12)：448-451.

[4] Cooper RM，Shahzad A，Hasleton J，et al. Radiofrequency ablation of the interventricular septum to treat outflow tract gradients in hypertrophic obstructive cardio- myopathy：a novel use of CARTOSound technology to guide ablation[J]. Europace，2016，18(1)：113.

[5] Lawrenz T，Borchert B，Leuner C，et al. Endocardial radiofrequency ablation for hypertrophic obstructive cardiomyopathy：acute results and 6 months' follow-up in 19 patients [J]. J A m Coll Cardiol，2011，57（5）：572.

[6] Elliott PM，Anastasakis A，Borger MA，et al. ESC guidelines on diagnosis and management of hypertrophic cardiomyopathy：the Task Force for the diagnosis and management of hypertrophic cardiomyopathy of the european Society of Cardiology（ESC)[J]. Eur Heart J，2014，35(39)：2733-2779.

[7] Gersh BJ，Maron BJ，Bonow RO，et al. 2011 ACCF/AHA guideline for the diagnosis and treatment of hypertrophic cardiomyopathy：executive Summary：a Report of the American College of Cardiology Foundation/American Heart Association Task Force on Practice guidelines[J]. Circulation，2011，124（24）：2761-2796.

[8] Yu EH，Omran AS，Wigle ED，et al. Mitral regurgitation in hypertrophic obstructive cardiomyopathy：relationship to obstruction and relief with myectomy[J]. J Am Coll Cardiol，2000，36(7)，2219-2225.

[9] 陈冉，蒋志新，单其俊.室间隔射频消融术：治疗梗阻性肥厚型心肌病的新选择[J].中华心血管病杂志，2017，45(3)：186-189.

[10] Lawrenz T，Borchert B，Leuner C，et al. Endocardial radiofrequency ablation for hypertrophic obstructive cardiomyopathy：acute results and 6 months’ folow up in 19patients[J].J Am Col Cardiol，2011，57(5)：572-576.

第七节　起搏治疗肥厚型心肌病

肥厚型心肌病（hypertrophic cardiomyopathy，HCM）是一种以心肌肥厚为特征的心肌疾病，主要表现为左心室壁增厚，常指二维超声心动图测量的室间隔或左心室壁厚度≥15mm，或者有明确家族史者厚度≥13mm，通常不伴有左心室腔的扩大，需排除心脏后负荷增加如高血压、主动脉瓣狭窄和先天性主动脉瓣下隔膜等引起的左心室壁增厚。简言之，HCM为无负荷异常存在时的左室壁厚度增加，其在成人的患病率为0.02%～0.23%。

绝大部分HCM呈常染色体显性遗传，约60%的成年HCM患者可检测到明确的致病基因突变，目前分子遗传学研究证实40%～60%为编码肌小节结构蛋白的基因突变。临床诊断的HCM中，5%～10%是由其他遗传性或非遗传性疾病引起，包括先天性代谢性疾病（如糖原贮积病、肉碱代谢疾病、溶酶体贮积病）、神经肌肉疾病（如Friedreich共济失调）、线粒体疾病、畸形综合征、系统性淀粉样变等，这类疾病临床罕见或少见。另外还有25%～30%为不明原因的心肌肥厚。值得注意的是，近年来研究发现约7%的HCM患者存在多基因或复合突变，发病可能较单基因突变者更早，临床表现更重，预后更差。

根据超声心动图检查时测定的左心室流出道压差（left ventricular outflowtract gradient，LVOT-PG），可将HCM患者分为梗阻性肥厚型心肌病（hypertrophic obstructive cardiomyopathy，HOCM）、非梗阻性肥厚型心肌病（hypertrophic non-obstructive cardiomyopathy，HNCM）及隐匿梗阻性3种类型。安静时，LVOT-PG＞30mmHg（1mmHg=0.133 kPa）为梗阻性；安静时LVOT-PG正常，负荷运动时LVOT-PG＞30mmHg为隐匿梗阻性；安静或负荷时LVOT-PG均＜30mmHg为HNCM。另外，约3%的患者表现为左心室中部梗阻性HCM，可能无左心室流出道梗阻，也无收缩期二尖瓣前向运动（systolic anterior motion，SAM）征象。有研究认为这类患者的临床表现及预后与梗阻性HCM相同，甚至更差。HOCM、HNCM和隐匿梗阻性患者比例约各占1/3。这种分型是目前临床最常用的分型方法，有利于指导治疗方案选择。此外根据肥厚部位，也可分为心尖肥厚、右心室肥厚和孤立性乳头肌肥厚的HCM。HCM患者左室流出道梗阻（left ventricular outflow tract obstruction，LVOTO）的患病率在静息状态下为20%～30%，在激发状态下高达70%。

间隔基底部肥大和二尖瓣（Mitral Valve，MV）导致的SAM征是HCM出现LVOTO的关键因素。室间隔肥大导致异常的后向血流通过左心室（Left Ventricle，LV），这种血流在MV周围循环并返回到LVOT，将MV装置拖向间隔。作为HCM表型的一部分，MV可能存在各种各样的改变，如瓣叶过长、异常的乳头肌结构和瓣膜装置的前向移位。这种解剖倾向意味着瓣膜更容易被左室的异常血流推向间隔。通过LVOT的速度增加也会引起一些阻力效应，将MV拉向室间隔（文丘里效应）。MV向肥厚的间隔移动，严重者可以直接接触。一旦二尖瓣与室间隔接触，LVOT进一步变窄，形成更大的血流障碍，导致更高的压差。这种压力差迫使瓣叶进一步紧贴间隔，进一步缩小孔口，加剧血流动力学异常。这将建立一个放大反馈回路，直到收缩完成。二尖瓣前叶（Anteriormitral valveleaflet，AMVL）与间隔接触的时间越长，压差就越大，降低的前负荷会加重HCM的LVOTO。

LVOTO危害很多，包括心输出量减少、二尖瓣反流、负荷依赖性舒张功能不全导致左室舒张末压升高和冠状动脉血流异常等。这也是导致呼吸困难、胸痛、晕厥的原因。在HCM患者群中，LVOT梗阻与死亡率密切相关，是HCM发生心源性猝死（sudden cardiac death，SCD）的危险因素。即使没有明显症状的患者，未经治疗的LVOTO，其预后更差。

有研究发现在有症状的患者中解除LVOTO可以改善预后。解除LVOTO，包括药物、室间隔外科切除术和非外科室间隔减容术等。除此之外，通过利用右心室心尖植入起搏电极，造成医源性左束支传导阻滞，改变心室收缩顺序，来降低LVOT梗阻，也是一种治疗策略。1975年，Hassenstein 首先应用右心室起搏治疗4例肥厚梗阻型心肌病，发现起搏后症状显著改善，LVOT-PG降低约56%，取得了明显的疗效。随后陆续有学者进行这方面的研究。我国也有学者在20世纪90年代在这方面进行研究，发现右心室心尖部起搏治疗梗阻性肥厚型心肌病急性期疗效显著。既往的研究认为对药物治疗无效或药物副作用大、不能耐受又不宜手术者，且心导管检查有 LVOTO、LVOT-PG升高及超声有SAM征，显示有LVOT动力性梗阻而非机械性梗阻（如室间隔过度肥厚）者可选用右心室起搏治疗。甚至有学者认为该治疗方法可替代室间隔减容手术。对无LVOTO、LVOT-PG不升高及以左室舒张功能障碍为主的HCM患者，起搏疗效尚不清楚。Richard等报告双腔起搏对此类患者虽可改善症状及运动耐力，但并无血流动力学改善的证据，且患者常需加服药物控制症状。研究结论的不一致性可能与患者的选择有关。《2014年ESC肥厚型心肌病诊断和管理指南》中予以IIb 推荐。

一、患者选择

对于人工心脏永久起搏器在HCM患者中的应用，可以大致分为三类人群。第一类人群是希望通过起搏来减轻左心室流出道梗阻的人群。患者有外科室间隔心肌减容术和经皮室间隔心肌化学消融术禁忌证，或术后发生心脏传导阻滞风险高，但静息或刺激时LVOT-PG＞50mmHg、窦性心律且药物治疗无法缓解症状时，应考虑房室顺序起搏并优化AV间期，以降低LVOT-PG，并改善β受体阻滞剂和（或）维拉帕米的疗效（IIb，C）。第二类人群是：患者合并存在心房颤动（阵发性、持续性或永久性），药物控制心室率不满意，或者抗心律失常治疗无效或者不能耐受药物副作用时，可考虑行房室结消融加人工心脏永久起搏器植入治疗。对于房室结消融控制心室率，属于（IIb，C）。第三类人群是合并有症状的心动过缓和房室传导阻滞的患者。对于这类患者，有几点需要注意：年轻患者或者淀粉样变和Anderson-Fabry病的老年患者若存在房室传导阻滞，需高度警惕某特定亚型的可能；并注意该症状是否是由药物导致，并调整剂量，详细评估起搏的必要性。

除非治疗LVOTO，否则应尽量不采用心室起搏。

二、起搏策略

谈及起搏策略，主要涉及三个问题需要思考：起搏的方式、起搏的时机和起搏的部位。

（一）起搏的方式

对于起搏方式，经历了最初的单腔起搏（VOO、VVI、AAI）到双腔起搏（DDD），到心脏再同步化治疗（cardiac resynchronization therapy，CRT）。CRT是纠正有严重左室收缩功能障碍患者已经存在的室间和室内的传导延迟。研究已经证实双室起搏的不同血流动力学状态和临床预后与电基质状态有关。对于35%＜EF＜50%的人群，HF-BLOCK提示双心室起搏明显获益，指南予以推荐。

所以，对于起搏方式和起搏器的选择，予以如下建议。

阵发性心房颤动患者房室结消融后，若左室射血分数＞50%，推荐植入带有模式转换功能的双腔起搏器；持续性或永久性心房颤动患者，推荐植入带频率应答的单腔起搏器（VVIR）（I，C）。任何类型的心房颤动患者，若伴有左室射血分数＜50%，房室结消融后可考虑CRT起搏器植入（IIb，C）。植入人工心脏永久起搏器（DDD）对有严重症状的HOCM，且LVEF正常的患者可能有效。因为通过改变心室的激动顺序，远离肥厚室间隔部位的心肌提前激动和收缩，而室间隔的激动和收缩相对滞后，从而减轻左心室流出道梗阻。对于收缩功能受损（左室射血分数＜50%）的患者可考虑CRT起搏器植入。

（二）起搏的时机

起搏器植入后，不管是单腔、双腔还是三腔，参数的设置都十分重要。相对而言，单腔的起搏参数设置比较简单，双腔和三腔的设置相对比较复杂。对于双腔起搏器，为保证正常的房室有序收缩和舒张，维持稳定的血流动力学状态，房室起搏同步显得很有必要。研究证实：在窦房结功能不全患者中，单纯心房起搏模式（AAI）与单纯心室起搏模式（VVI）相比，前者具有更高的生存率。MOST研究提示：与VVI起搏相比，DDD起搏能降低房颤的发生率，但不能提高患者生存率，不能降低脑卒中发生率和心力衰竭住院率。CTOPP研究在6年随访期中：中风或心血管原因死亡无统计学差异，在房颤发生风险上，心房起搏组风险低于心室起搏组。首个通过大规模、前瞻性、对照性临床试验观察减少不必要的右室起搏能否减少持续性房颤的发生率的SAVE PACE研究提示：与传统DDD比较，运用减少右室起搏策略（Search AV +Search AV ，MVP）的试验组，在保障心房起搏的前提下，可以减少90%以上不必要的右室起搏；持续性房颤的风险性降低了40%，从而也可减少因房颤而引起相关并发症和治疗花费。所以对于自身传导功能正常，仅仅是因为窦房结病变的患者，“生理性起搏”的策略就是：鼓励自身传导，减少不必要的右室心尖部起搏；同时也可以延长起搏器使用寿命。鉴于此，各家起搏公司都开发了有自家特色的减少起搏的算法和程序。随后的Meta分析发现：应用减少心室起搏策略者2069例，其中4个研究应用美敦力公司的MVP算法（1423例），3个研究应用索林公司的Safe R算法（646例），平均随访2.5±0.9年。结论是减少心室起搏与标准双腔起搏相比，持续性房颤、全因住院及全因死亡均无明显差异。对于病态窦房结综合征患者，选择AAIR模式还是DDDR模式，DANPACE研究给出的结论是：选择AAIR起搏后再次手术的风险增加。为评估高龄、高度房室阻滞患者双腔起搏模式和单腔起搏模式对生活质量及生存率影响而进行的UKPACE研究，提示不管是双腔起搏模式还是单腔起搏模式，两者5年的心血管事件发生率和全因死亡率无差别。所以目前的研究结论对于起搏方式对生活质量的影响：结论是自相矛盾的。对于常用的起搏器，我们逐一举例说明：Medtronic公司开展的心室起搏管理（managed ventricular pacing， MVP）功能，它能提供功能性AAI（R）起搏，同时又具有心室监测功能，目的是鼓励自身房室传导，减少右心室起搏，同时又保证心室起搏安全。在雅培公司的St. Jude起搏器，类似的功能是AV search， 对于接受起搏器治疗的患者，需要关闭其功能。因为上述功能是针对心脏结构大致正常等患者，对于肥厚梗阻型心肌病，起搏的目的是减轻左心室流出道的梗阻。实现这个目的，是通过心室起搏电极起搏实现的。所以在整个过程中，其需要缩短AV间期，以保证心室起搏，这与传统起搏的程控不同。至于何为最佳AV间期，并没有定论，可借助心脏超声进行选择。

（三）起搏的部位

起搏部位一直是大家感兴趣的热点。起搏模式可供选择的不多，起搏时机可以在术后通过对起搏器程控来实现，起搏电极植入过程中，起搏位点是一个大家愿意尝试，也是可以尝试的选择。在目前的临床实践中，右心室电极可以放于右室心尖、右室流出道、希氏束、左束支区域；左心室电极可以通过冠状静脉放至左室心外膜，依赖于可以选择的靶血管情况，可以是心尖、心底；也有通过外科将电极固定在心外膜，通过室间隔放至左室心内膜面的操作。鉴于HCM患者的特殊性和植入起搏的目的，这类患者心室起搏电极建议植入真正的心尖部。只是对于主动固定电极，植入心尖部位，电极穿孔的并发症会增加。起搏电极的操作十分重要。

有研究发现永久起搏缓解梗阻的效果与安慰组相同。就目前的观点，对HOCM患者植入起搏器需注意两点：（1）心室起搏电极必须置于真正的右心室心尖部；（2）房室间期（AV间期）必须短于患者窦性心律的PR间期。起搏器的原理是使用短的AV间期改变了左心室的激动顺序，远离肥厚室间隔部位的心肌提前激动和收缩，而室间隔的激动和收缩相对滞后，随之减轻左心室流出道梗阻。起搏治疗的疗效与选择合适的AV间期有关，也与起搏位点的位置密切相关。

三、操作流程

常规消毒铺巾，穿刺腋静脉或锁骨下静脉成功后，制作皮囊，在植入前，先检查螺线电极导线能否顺利旋出，明确旋出的圈数并用该数字作为参考。这一点很重要，可以避免一些不必要的麻烦和“误会”，以确保手术的安全和时间。利用直导丝将起搏电极送入右心房，置换塑形导丝后操作电极至左肺动脉，再将操作电极送至右心室心尖部。左前斜（LAO）45°和右前斜（RAO）30°下确认电极位置，满意后试起搏，测试参数。若感知大于5mV，输出阈值<1.5V/0.4ms；阻抗为300～1000Ω，则旋出电极固定，再测试参数。嘱患者做深呼吸、咳嗽等动作，观察电极张力，并调整电极深度，不要忘记高输出以明确有无膈肌起搏。尽量一步到位，减少反复操作的次数，以尽可能降低并发症的概率。如图3-7-1所示为在AP位、RAO30°和LAO45°下确认导线位置图。

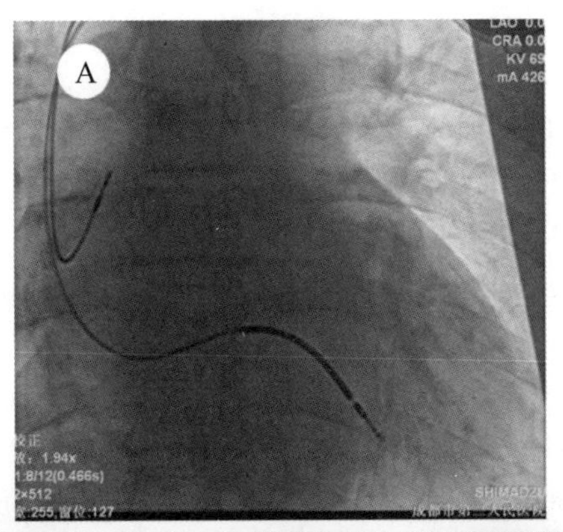

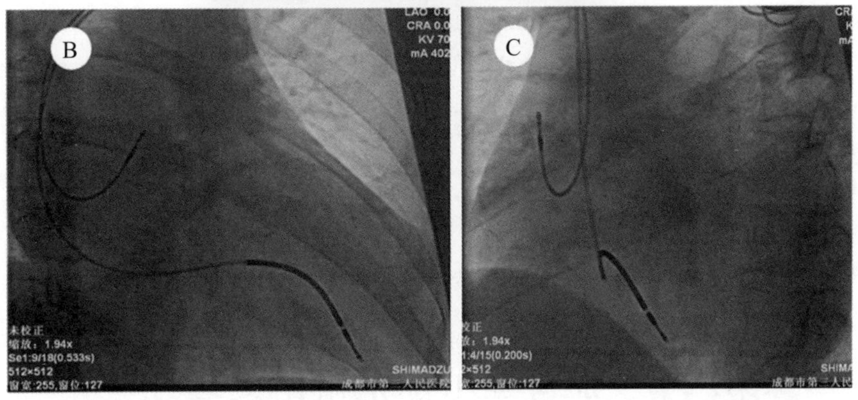

图3-7-1　在AP位(图A)、RAO30°(图B)和LAO 45°(图C)下确认导线位置

四、随访推荐

参照《2013年心脏起搏与再同步化治疗指南》建议并结合起搏随访建议：术后1月、3月、6月随访起搏器，了解并评估起搏工作情况，对于临床稳定的HCM患者，建议每6

个月进行1次包括12导联心电图和经胸超声心动图检查在内的临床评估；病情进展的患者，可及时进行包括12导联心电图和经胸超声心动图检查在内的临床评估。

在解除LVOT梗阻治疗别的策略受限时，右心室心尖部起搏可以考虑。并注意在植入式心律转复除颤器（ICD）或已有双腔装置的HCM患者中，缩短A-V间期，以保证心室起搏。同时通过超声心动图和临床评估来评估疗效，以改善症状。有研究表明，老年患者（>65岁）更有可能受益于这种治疗方式。

（邓晓奇）

参考文献

[1] Lamas GA，Lee KL，Sweeney MO，et al.Ventricular Pacing or Dual-Chamber Pacing For Sinus Node Dysfunction[J].N Engl J Med，2002，346(24)：1854-1862.

[2] Charles RK，Stuart JC，Hoshiar A. et al.Canadian trial of physiological pacing effects of physiological pacing during long-term follow-up[J] .Circulation，2004，109(3)：357-362.

[3] Sweeney MO，Bank AJ，Nsah E，et al. Minimizing Ventricular Pacing to Reduce Atrial Fibrillation in Sinus-Node Disease[J]. N Engl J Med，2007，357(10)：1000-1008.

[4] Mohammed Shurrab，Jeff S，Healey，et al.Reduction in unnecessary ventricular pacing fails to affect hard clinical outcomes in patients with preserved left ventricular function：a meta-analysis[J].Europace，2017，19(2)：282-288.

[5] Nielsen JC，Thomsen PE，Højberg S，et al. A comparison of single-lead trial pacing with dual-chamber pacing in sick sinus syndrome（DANPACE）[J].European Heart Journal，2011，32(6)：686-696.

[6] Brignole M，Auricchio A，Baron-Esquivias G，et al.2013 ESC guidelines on cardiac pacing and cardiac resynchronization therapy[J].European Heart Journal，2013，34(29)：2281-2329.

[7] Elliott PM，Anastasakis A，Borger MA，et al. ESC guidelines on diagnosis and management of hypertrophic cardiomyopathy：the Task Force for the diagnosis and management of hypertrophic cardiomyopathy of the european Society of Cardiology（ESC)[J]. Eur Heart J，2014，35(39)：2733-2779 .

[8] Maron BJ，Nishimura RA，McKenna WJ，et al. Assessment of permanent dual-chamber pacing as a treatment for drug- refractory symptomatic patients with obstructive hypertrophic cardiomyopathy. A randomized，double-blind，crossover study（M-PATHY)[J]. Circulation 1999；99(22)：2927-2933.

第八节　肥厚型心肌病麻醉处理经验

肥厚型心肌病（hypertrophic cardiomyopathy， HCM）是一组结构性心脏疾病。其致病原因不明，主要病理改变为左室或右室心肌不对称肥厚、心室缩小，左室血流充盈受阻、收缩期高动力状态和左室舒张期顺应性下降，显微结构上呈现心肌纤维排列紊乱。

病变主要累及左心室，偶有累及右心室者。所谓“不能解释”是指HCM可与高血压或主动脉疾病并存，但心肌肥厚的程度和分布与这些相关的疾病不对称。现代研究发现

HCM可能为一种常染色体显性遗传病，主要是肌小节收缩蛋白基因突变所导致。HCM可根据心室流出道是否受累产生梗阻症状分为梗阻性肥厚型心肌病（hypertrophic obstructive cardiomyopathy，HOCM）和非梗阻性肥厚型心肌病（hypertrophic non-obstructive cardio-myopathy，HNCM）两大类。目前，临床中提到的HOCM主要是指左室心肌不对称、不均匀性肥厚造成左室流出道梗阻（left ventricular outflow tract obstruction，LVOTO）的一种疾病，大约25%HCM存在LVOTO，而右室流出道梗阻的情况十分罕见。

一、HCM的内科治疗药物与麻醉药物的相互影响

通常HOCM患者需长期使用β受体阻滞剂、钙通道阻滞剂及抗心律失常药物治疗，而这些药物均会对麻醉药物的代谢产生一定的影响。

（一）β受体阻滞剂

β受体阻滞剂通过阻断心脏β受体，减弱心肌收缩力，减慢心率，使心排出量减少，血压降低。对于长期服用β受体阻滞剂的患者，需要持续服用至手术当日，以防止骤然停药后出现“反跳”现象而导致更为严重的后果。

对于围术期开始服用β受体阻滞剂的患者，术中应防备β受体阻滞剂与全麻药的协同作用，以防止造成严重的心肌抑制。国内外大量的动物实验显示，β受体阻滞剂与全麻药物具有负性心血管活性作用的协同作用，主要表现在抑制心肌收缩功能和电生理活性方面。两药协同能减慢心率，延长房室结和心室肌的有效不应期，从而导致心肌收缩力明显下降，进而降低平均动脉压和心排血量。尤其是在低血容量的情况下，更易发生循环危象。这种协同抑制作用的强弱一方面与全麻药本身对心脏的影响有关，例如：β受体阻剂与异氟烷合用时，其对心肌的抑制明显低于β受体阻滞剂与恩氟烷合用的情况。另一方面，这种协同抑制作用与全麻药使用剂量有关。例如：吸入2%的恩氟烷可以使服用普萘洛尔的实验犬在手术时很好地耐受麻醉，一旦恩氟烷浓度升高至3%时，实验犬心肌则可出现明显的负性变时和变力作用。

有膜稳定效能的β受体阻滞剂（如普茶洛尔）可降低神经肌肉接头后膜对乙酰胆碱的敏感性，增强非去极化肌肉松弛药对神经肌肉接头信号的阻断作用，延长其肌松时间。另外，术后在使用胆碱酯酶抑制剂拮抗残余肌松作用的时候，胆碱酯酶抑制剂的M受体样作用可与β受体阻滞剂的心肌抑制作用相加，从而导致严重的心动过缓和低血压。

（二）钙通道阻滞剂

钙通道阻滞剂与吸入麻醉药均能干扰细胞膜上钙离子的流动，两种药物合用后在抑制心肌收缩力和扩张血管方面呈现出叠加效应。其中，异搏定（维拉帕米）和地尔硫卓与氟烷和恩氟烷相似，对心肌功能的抑制作用较明显，而硝苯地平和尼卡地平与异氟烷相似，

对血管扩张作用明显。钙通道阻滞剂与恩氟烷合用比氟烷或异氟烷引起更严重的心肌抑制，氟烷与维拉帕米和地尔硫卓合用比硝苯地平或尼卡地平引起更严重的心肌抑制，而异氟烷与硝苯地平合用由于其明显的血管扩张作用可引起严重的低血压。动物实验表明，在开胸和胸膜完整等各种条件下，钙通道阻滞剂和吸入麻醉药联合使用对心血管功能影响不同。在胸腔开放的动物中，引起心血管功能的严重抑制，而在胸膜完整的动物中，心血管的抑制是轻微的。

临床实践表明，吸入麻醉剂可用于围手术期使用钙通道阻滞剂的患者。相比之下，异氟烷和氟烷的钙通道阻滞作用不如恩氟烷，使用起来也比较方便。心力衰竭或传导阻滞的患者在服用维拉帕米或地尔硫卓期间应避免吸入麻醉。如果同时使用这两种药物期间发生严重的心律失常，应立即停用吸入性麻醉剂，并根据需要给予低剂量的钙剂，以恢复正常的心肌传导功能。

（三） 抗心律失常药物

不同的抗心律失常药物对心肌有不同程度的抑制作用和对外周血管的扩张作用，可能会影响机体的血流动力学稳定性，同时许多麻醉药物也会影响心肌的电生理功能，所以它们之间相互结合会产生非常复杂的相互作用，不仅会引起机体循环状态的剧烈变化（如严重低血压），甚至会加重已有的心律失常或引发新的心律失常。这种相互作用不仅可能引起人体循环状态的剧烈变化（如严重低血压），还可能使原有的心律失常加重或引发新的心律失常。

也有研究表明，各种影响心肌电活动的抗心律失常药物，如心脏传导，可影响神经肌肉接头的离子传导，从而提高肌肉松弛剂的疗效。因此，术中与抗心律失常药物合用时，应适度减少肌肉松弛剂的剂量，并特别警惕术后“复律”的发生。

二、HCM患者的术前评估、术前准备与围术期风险判断

HOCM具有独特的病理生理改变，围术期心血管不良事件发生率明显增高，其术中循环管理要求亦不同于其他心脏疾病。因此术前明确此病的诊断十分重要。超声心动图可明确此病的诊断及病变程度。2017年版《中国成人肥厚型心肌病诊断与治疗指南》及2011年版美国心脏病学院基金会（ACCF）/美国心脏协会（AHA）制定的肥厚型心肌病诊断与治疗指南将HCM分为三种类型，即HOCM、HNCM和隐匿梗阻性HCM，在进行术前评估时应特别注意患者是否存在隐匿梗阻性心肌病。此类型在安静时左室流出道（left ventricular outflow tract，LVOT）无收缩期压力阶差，但在一些应激情况下可产生压力阶差。因此，对于那些术前有晕厥发作史的患者除应详细询问患者的既往病史和相关的家族病史，完善相应的辅助检查外，必要时可行运动负荷及药物诱发试验。

对于已经确诊的HOCM患者，术前可通过超声心动图、心肌核素检查、动态心电图及心电生理检查重点评估患者LVOTO程度、心功能、是否合并心肌缺血和心律失常。患

者LVOTO程度的不同可造成左室收缩压、室壁张力及需氧量不同程度的增加，长期不良刺激可使心肌异常肥大。肥厚心肌是形成心律失常、产生心肌缺血、影响心肌顺应性和左室充盈的主要病理生理改变，HOCM患者左室收缩功能多正常或增强，且多伴有左室舒张功能障碍，主要表现为左房压升高和肺瘀血的症状。

对于HOCM患者应根据临床症状的轻重、辅助检查结果的异常给予内科药物治疗或起搏器治疗。对于服用β受体阻滞剂和钙通道阻滞剂的患者，术前不宜停药，对于已安装起搏器的患者，术前应请相关科室会诊，以评估起搏器功能。为预防术中电刀引发室颤，对于暂时关闭起搏器而血流动力学无明显变化的患者，可以临时关闭起搏器，术后立即开启。对不能关闭起搏器者，可通过程控将同步起博方式临时改为非同步固定频率起搏方式，对HOCM患者应在手术当天早晨给予适当剂量的咪达唑仑或其他镇静剂，以消除患者术前的紧张和焦虑情绪，使患者在轻度睡眠状态下进入手术室。术前对于抗胆碱药物的使用应十分谨慎使用阿托品，如必需使用可选择对心率影响较小的药物，如东莨菪碱。

合并HOCM患者行非心脏手术时，心血管不良事件的发生率明显高于普通人群，这些不良反应主要包括：低血压、房颤、室性心律失常、心衰、心肌缺血、急性心肌梗死、围术期死亡等。这些不良事件的发生率及严重程度与以下因素相关：（1）术前诊断HOCM并进行相应治疗的患者可降低围术期心血管不良事件发生率；（2）术前患者心肌肥厚与梗阻程度有关；（3）患者接受大手术较小手术不良事作的发生率要高；（4）长时间手术较短时间手术发生率高；（5）接受全麻的患者较接受椎管内麻醉的患者不良事件发生率低。患者年龄是否对其有影响存在争议。

三、HCM患者的麻醉方法与麻醉药物选择

合并HOCM患者围术期应避免降低左室前后负荷、增强心肌收缩力和增快心率等加重流出道梗阻的因素。椎管内麻醉虽然具有镇痛完善、抑制儿茶酚胺分泌的优点，但它可扩张外周血管（蛛网膜下腔阻滞尤为明显）、降低心脏前后负荷，故应慎用于本病患者，必要时应在密切监测血流动力学的情况下用于下腹部及下肢手术。同时应小量分次给药，避免麻醉平面过广。

对于HOCM患者非心脏手术原则上应选择全身麻醉。丙泊酚因具有明显的血管扩张作用，可同时降低心脏的前后负荷，应谨慎使用。氯胺酮可刺激交感神经兴奋，加快心率、加强心肌收缩力，故禁用于本病患者。苯二氮卓类药物、依托咪酯、芬太尼等药物对心血管系统影响小，可用于本病患者。吸入性麻醉剂具有心肌抑制作用，有助于缓解流出道梗阻。氟烷和恩氟烷心肌抑制作用最强，而地氟烷、异氟烷对心肌的抑制作用较弱，它们引起的血压降低主要是由于血管扩张。七氟烷对心肌的抑制作用与地氟烷和异氟烷相似，但它对外周血管的扩张作用明显弱于地氟烷和异氟烷。在突然增加吸入浓度时，地氟烷和异氟烷可引起心率增快，而七氟烷无此现象发生。因此，七氟烷更适于HOCM患者手术的

麻醉维持。在选择肌松药时应注意避免使用具有组胺释放作用、迷走神经阻滞作用和交感兴奋作用，以及抑制儿茶酚胺在末梢吸收作用的肌松药。

四、HCM患者术中监测和血流动力学管理

对于合并HOCM患者，除术中常规监测心电图、有创动脉压、中心静脉压外，还应使用Swan-Ganz浮动导管或脉搏指示连接心输出量监测心排血量、肺动脉楔压（pulmonary arterial wedge pressure，PCWP）及外周血管阻力，以了解左室前后负荷情况。但应注意，此类患者多存在左室舒张功能障碍，因此PCWP常高估了患者实际左室容量。有条件者应行经食管超声心动图（transesophageal echocardiography，TEE）监测，通过TEE观察左室腔充盈情况、二尖瓣运动情况、LVOT是否存在梗阻及梗阻程度情况，同时还可提供心肌缺血等相关信息，为围术期管理提供处理意见。

对于HOCM患者围术期应力求血流动力学平稳，维持窦性心律，避免左室前后负荷骤降、心率增快和心肌收缩力增强等加重LVOTO的情况出现。如果术中出现交感神经张力增高导致心率和动脉压升高，应先加深麻醉，如果效果不理想，可加入β受体阻滞剂或钙通道阻滞剂。如果血压下降，应首先采用扩容治疗，如果无效，可加入α受体兴奋剂，禁用增加心肌收缩力的药物，如多巴胺等使血压升高的药物。

五、HCM患者围术期突发恶性不良事件的诊断与处理

HOCM患者围术期突发恶性不良事件主要包括：充血性心衰、心肌梗死、室性心动过速、心搏骤停等。这些恶性不良事件一方面与患者术前心脏病变程度有关，术前患者心肌肥厚及纤维化的严重程度是决定心脏功能、心肌缺血严重程度和室性心律失常发生率的病理基础；另一方面，这些恶性不良事件与围术期各种原因导致LVOTO程度加重有关。

对于此类患者术前应详细了解LVOTO程度、是否合并恶性心律失常、是否合并心肌缺血等情况，这些情况可能在术中加重。术中应严密监测患者心率/律、血压、PCWP、外周血管阻力等循环系统指标的变化。如出现心率增快或突然出现房颤以及血压、PCWP、外周血管阻力下降的情况均可加重LVOTO，诱发以上恶性不良事件。有条件应行TEE监测，通过TEE可及时准确反映左室腔充盈情况、二尖瓣运动情况、LVOT是否存在梗阻及其程度，同时还可提供心肌缺血等相关信息，这些变化通常要早于常规监测所反映的异常情况。

如围术期突发上述恶性不良事件，首先应积极寻找病因，解除加重LVOTO的原因。如患者心衰导致心腔扩大，LVOTO不明显可给予洋地黄及利尿剂；如LVOTO明显，禁用洋地黄及利尿剂，可用β受体阻滞剂及α受体兴奋剂。如患者发生心肌梗死可给予β受体阻滞剂降低心肌收缩力及室壁张力，从而降低心肌氧耗；给予α受体兴奋剂维持心肌灌注压，同时可给予抗凝治疗。如患者出现恶性室性心律失常，可给予Ⅲ类抗心律失常药物胺

碘酮和索他洛尔；如患者出现心搏骤停应立即实施心肺复苏。

六、 HCM患者围麻醉期处理经验

（一）术前处理

HOCM患者服用的β受体阻滞剂和钙通道阻滞剂在手术前不应停用。手术前的早晨应给予足量的镇静或睡眠药物，我们通常以0.05mg/kg的剂量给患者服用咪达唑仑，以缓解患者术前的紧张和焦虑情绪，使患者进入手术室后进入轻度睡眠状态。

（二）术中处理

（1）除常规心电图、有创动脉血压、中心静脉压监测外，如有条件应在术中放置Swan-Ganz导管和TEE。

（2）适度麻醉用于抑制心肌收缩力，避免应激反应。HOCM患者左心室收缩功能多数情况下强于正常人，射血分数多数情况下高于正常人，强烈的心室收缩常使心室闭合，对麻醉剂、β受体阻滞剂和钙通道阻滞剂的耐受性较强。尽管术前使用β阻滞剂和（或）钙通道阻滞剂治疗，但仍能耐受较深的麻醉。而出现恶性心律失常等术中循环意外者，主要是由于麻醉深度较浅，术中应激反应缺乏有效抑制，血流动力学波动较大。

（3）保持前后负荷，避免使用血管扩张药。HOCM患者前负荷减少可能会通过减少左心室容积而加重流出道梗阻，后负荷减少不仅会反射性地增加心肌收缩力，而且会增加左心室与主动脉之间的压差，也会加重流出道梗阻。由于左心室的顺应性较低，左右心的充盈压力差异很大。

中心静脉压对左室舒张末压（left ventricular end diastolic pressure，LVEDP）的判断意义不大，但中心静脉压（central veinous pressure，CVP）的动态变化对血容量的估计仍有一定意义。虽然PCWP也不能反映HOCM患者的LVEDP，但优于CVP，维持PCWP12～15mmHg对此类患者已然过低当使用血管扩张剂降低PCWP时，试图达到“正常”值可能会诱发低血压，加重流出道阻塞。如果术中血压高，应先加深麻醉。如血压仍高，可静注β受体阻滞剂美托洛尔（0.15～0.3m/kg）或艾司洛尔（2mg/kg），也可静注钙通道阻滞药维拉帕米（0.05～0.1mg/kg）或地尔硫卓（0.10.2mg/kg）。

（4）维持适当的心率和血压，避免使用增强心肌收缩力的药物。HOCM患者术中适当的心率应维持在术前或略低于术前的水平。除了在诱导和维持期间加大麻醉深度外，还应避免使用增加心率的药物。此外，心率增快使舒张期缩短，心室充盈度降低，加重流出道梗阻，一旦发生梗阻应立即治疗。选择的药物是美托洛尔，如果伴有血压升高，可以静脉注射地尔硫卓。由于心房收缩对HOCM患者的左心室充盈至关重要，因此，出现异位心律（如房颤）必须积极治疗以恢复窦性心律。此外，由于HOCM患者对麻醉的耐受性良好，低血压通常不是由循环抑制引起的。如术中出现血压下降，应先补充血容量，如无效，可使用α受体激动药物增加外周阻力；低剂量的苯肾上腺素（0.1～0.2mg）或甲氧胺（3～5mg）也可能有效。这两种药物通过消除或降低左心室与主动脉之间的压力梯度差，可明显缓解流出道梗阻。不应使用增加心肌收缩力的药物，如多巴胺等，因为它们可能会加重流出道阻塞，导致循环事件发生。

（三）术后处理

患者手术后苏醒应尽量平稳，避免过强的应激；充分镇痛，密切关注患者生命体征的变化。

（李　强）

参考文献

[1] Authors/Task Force members，Elliott PM，Anastasakis A，et al. 2014 ESC Guidelines on diagnosis and management of hypertrophic cardiomyopathy：the Task Force for the Diagnosis and Management of Hypertrophic Cardiomyopathy of the European Society of Cardiology（ESC）[J]. 2014，35(39)：2733-2779.

[2] Kargaran PK，Evans JM，Bodbin SE，et al. Mitochondrial DNA：Hotspot for Potential Gene Modifiers Regulating Hypertrophic Cardiomyopathy [J]. Journal of clinical medicine，2020，9(8)：2349.

[3] Shah M. Hypertrophic cardiomyopathy [J]. Cardiol Young,2017,27(S1):S25-S30.

[4] Batzner A，Seggewi? H. Hypertrophic cardiomyopathy [J]. Herz，2020，45(3)：233-242.

[5] Mladěnka P，Applová L，Pato?ka J，et al. Comprehensive review of cardiovascular toxicity of drugs and related agents [J]. Medicinal research reviews，2018，38(4)：1332-1403.

[6] Goetzenich A，Roehl AB，Moza A，et al. The effects of metoprolol on hypoxia- and isoflurane-induced cardiac late-phase preconditioning [J]. Acta anaesthesiologica Scandinavica，2011，55(7)：862-869.

[7] Ziegler O，Anderson K，Liu Y，et al. Skeletal muscle microvasculature response to β-adrenergic stimuli is diminished with cardiac surgery [J]. Surgery，2020，167(2)：493-498.

[8] Gragnano F，Cattano D，Calabrò P. Perioperative care of cardiac patient's candidate for non-cardiac surgery：a critical appraisal of emergent evidence and international guidelines[J]. Internal and emergency medicine，2018，13(8)：1185-1190.

[9] Stokes SM，Wakeam E，Antonoff MB，et al. Optimizing health before elective thoracic surgery：systematic review of modifiable risk factors and opportunities for health services research [J]. Journal of thoracic disease，2019，11(Suppl 4)：S537-S554.

[10] McEvoy MD，Gupta R，Koepke EJ，et al. Perioperative Quality Initiative consensus statement on postoperative blood pressure，risk and outcomes for elective surgery [J]. British journal of anaesthesia，2019，122(5)：575-586.

[11] 郭继鸿. 药物的反向使用依赖性[J]. 临床心电学杂志，2014，23(2)：155.

[12] 邹玉宝，宋雷. 中国成人肥厚型心肌病诊断与治疗指南解读[J]. 中国循环杂志，2018，33(z1)：68-73.

[13] 高宇晨，王越夫，王春蓉，等. 肥厚型心肌病患者的围术期管理[J].医学综述，2019，25(10)：1985-1989

第九节 肥厚型心肌病合并二尖瓣病变及其处理

心室壁心肌肥厚是肥厚型心肌病（hypertrophic cardiomyopathy， HCM）患者主要的病理特征，肥厚部位变异较大，但以室间隔非对称性肥厚最为典型。另外，二尖瓣叶及其瓣下结构异常也是HCM常见的特征之一，表现为瓣叶增大、冗长，腱索过长和乳头肌肥大等。增厚的心肌需要手术切除来解除左室流出道（left ventricular outflow tract，LVOT）的梗阻，而二尖瓣叶及瓣下结构的异常大多数也需同期处理，这对患者心功能的改善和预后同样至关重要。

一、HCM合并二尖瓣反流的机制

HCM患者行超声心动图检查常常可以观察到不同程度的二尖瓣反流，当出现左室流出道梗阻时，我们会发现大部分患者合并二尖瓣前叶收缩期前移（systolic anterior motion， SAM）。SAM现象早在20世纪60年代就于梗阻性肥厚型心肌病（hypertrophic obstructive cardiomyopathy，HOCM ）患者中被发现，是造成HCM患者二尖瓣反流的原因之一。目前，很多研究表明SAM现象可能是室间隔异常肥厚造成的，但同时也与二尖瓣结构异常有着密切的关系。二尖瓣结构异常包括瓣叶、瓣环及瓣下腱索及乳头肌的异常。SAM现象产生的确切原因和机制仍存在争议，焦点在于什么才是二尖瓣瓣叶移位的原动力。左心室流出道和流入道的解剖结构重叠，相互影响是产生SAM现象的关键，这一点大家的认识是一致的。

（一）SAM现象

从二尖瓣叶受力角度来分析SAM现象产生的原因，可分为两种。第一种就是二尖瓣叶被拉向室间隔。从流体力学的角度分析，HOCM患者左心室心肌增厚导致LVOT严重狭窄，血液在LVOT中流速加快，导致了流出道局部的负压状态，吸引二尖瓣向室间隔移位，称为Venturi效应。由于Venturi效应拉扯二尖瓣前叶向室间隔移位，这进而加重了左心室流出道的梗阻。第二种就是二尖瓣叶被推向室间隔，也就是血流冲击二尖瓣，使之向间隔移位，即所谓的推拉效应。此类患者常常伴有乳头肌肥大，且与室间隔或游离壁融合，并导致二尖瓣及其附件移位，使得血流对瓣叶的冲击方向较正常人发生变化。不管二尖瓣叶受力方向是什么，二尖瓣收缩期向室间隔移位的现象是造成大部分患者二尖瓣反流的主要原因。

（二）二尖瓣叶异常

有研究报道，HOCM患者的二尖瓣瓣叶平均长度较对照组长1.5～1.7cm，不仅前叶增长明显，后叶长度也有不同程度的增加。另有研究结果显示，HOCM患者的二尖瓣瓣叶面积是正常对照组的2倍，且总瓣叶指数是左室流出道梗阻的独立危险因素。很显然，二尖瓣瓣叶增长且面积较大，左心室的血流对其冲击力更大，使之更容易被血流冲刷入左室流出道而造成SAM现象。在SAM现象中二尖瓣前叶游离缘在收缩期呈大角度前倾与室间隔接触，二尖瓣后叶向流出道倾斜程度小，从而造成二尖瓣瓣叶的对合错位，因此形成关闭裂隙导致收缩中晚期向后的偏心反流。所以，二尖瓣瓣叶增长，面积变大是SAM现象及二尖瓣反流的原因之一。

（三）二尖瓣瓣下结构异常

1. 乳头肌异常

乳头肌是二尖瓣瓣下结构中重要的组成部分，充当着二尖瓣与心室壁之间连接的桥梁作用。HOCM患者二尖瓣除了瓣叶的增大引起反流外，乳头肌异常发生率也较高，这与SAM现象及二尖瓣反流密切相关。

研究发现多数HOCM患者的乳头肌位置前移明显，这可能与HOCM患者的室间隔心肌不对称性肥厚有关。前移的乳头肌使得本身就增长的二尖瓣的游离缘变得更加冗余，瓣下腱索冗长，瓣下牵引力明显下降的二尖瓣收缩期在血流的冲击下进入左室流出道形成SAM现象，加剧了流出道梗阻，且引发二尖瓣反流。在动物实验中，实验者将犬的乳头肌人为前移同样会造成SAM现象及左室流出道梗阻，这证实了即使没有室间隔肥厚，单纯的乳头肌前移也会造成SAM现象。在临床观察中发现，术中未处理异常乳头肌会导致室间隔心肌切除术后二尖瓣反流及流出道梗阻复发。Delling等统计发现单纯接受室间隔心肌切除术的患者中，左室流出道压差下降显著的HOCM患者中仍有78%的患者存有SAM现象。相反，有部分外科医生仅对室间隔切除少量增厚心肌，同时将前移的乳头肌重新调整回二尖瓣轴线，成功减轻甚至消除SAM现象导致的二尖瓣反流及LVOT梗阻。由此可见，HOCM患者中乳头肌位置的异常是导致SAM现象，继发二尖瓣反流及左室流出道梗阻的关键因素之一。

HOCM患者往往不仅乳头肌位置前移，其乳头肌肥厚程度也和左室肥厚呈正相关。肥厚增粗的乳头肌加之位置前移，常可造成或加剧流出道梗阻，高速的血流冲击加之二尖瓣瓣叶位置的改变共同造成SAM现象和二尖瓣反流。这也是部分HCM患者左室肥厚程度并不是很高的情况下也会发生SAM现象及梗阻的原因。

2. 腱索异常

腱索是连接房室瓣和乳头肌的结缔组织条索。二尖瓣的瓣下腱索有着维持二尖瓣正常启闭的关键作用，初级腱索连接于二尖瓣缘用于对抗二尖瓣收缩期的关闭力以确保瓣叶关闭时不会脱垂导致瓣膜反流，而二级腱索位于二尖瓣体左室面，正常情况下对维持射血时的左室形态及功能起着重要作用。HOCM患者除了乳头肌的异常外，还常常伴有二尖瓣腱索异常。前文提到HOCM患者乳头肌前移，初级腱索松弛，导致牵引力下降造成二尖瓣反流的发生。但是手术中发现多数HOCM患者二尖瓣前叶二级腱索有增粗、短缩的现象。Ferrazzi等认为二尖瓣二级腱索纤维化、短缩，异常牵拉是导致二尖瓣前瓣松弛部分收缩期向流出道移位的主要原因之一。进而其进行了相关试验，对于左室壁轻度增厚的HOCM患者，采用切除少量增厚心肌，切断纤维化的二级腱索的手术方式，结果显示二尖瓣对合点远离了左室流出道而减轻了二尖瓣反流并解除了流出道梗阻。这充分说明了二尖瓣增粗、短缩的二级腱索也是造成SAM现象的原因之一。

（四）心腔内血流异常

HOCM患者室间隔非对称性增厚、二尖瓣瓣叶的增长、瓣下结构的异常是SAM现象发生的前提，而二尖瓣前移与心室腔内的血流动力学改变密不可分。国外研究者利用彩色多普勒对SAM发生时心腔内血流方向的变化进行了详细研究，结果发现推动大部分HOCM患者二尖瓣瓣叶前移的涡流在收缩期前向血流来临前将瓣叶提前推入LVOT，这一现象被称为舒张期前向运动，心室收缩时左室流出道的高速血流冲击进一步加剧了瓣叶的前移从而导致了SAM现象。舒张期的瓣叶前向运动证实了SAM现象是由有解剖变异的二尖瓣瓣叶在舒张晚期和收缩早期血流的共同作用下形成的。这一发现为人们理解SAM现象提供了一个全新的视角，更新了传统以Venturi效应解释SAM现象的观点，为今后进一步的研究提供了依据。

（五）其他二尖瓣异常

左室流出道的狭窄、室间隔的局部突出、乳头肌的移位等因素使得二尖瓣瓣叶突向流出道，是产生SAM征的形态基础。很难说是哪种单一的机制造成这种梗阻，可能对于不同的个体，主要因素也不同。绝大多数HOCM患者二尖瓣的反流是继发于SAM现象，且大部分是轻中度的反流，反流束通常指向左心房后侧壁，若伴有中央性的严重二尖瓣反流束往往提示二尖瓣本身有严重病变。

二尖瓣退行性变如瓣环钙化可使二尖瓣后叶运动受限、二尖瓣黏液样变性，由于反复的血流冲击及瓣叶和室间隔的接触产生的瓣叶损伤、腱索断裂、风湿性瓣膜改变、感染性心内膜炎等均为二尖瓣反流加重的因素。二尖瓣瓣叶的冗长同样可导致瓣叶脱垂，一项研究结果显示528例HCM患者中，3%的患者出现了二尖瓣脱垂，正常人群中发病率为2%。

一项大型队列研究发现，接受手术治疗的HOCM的患者中约有14%需同期行二尖瓣手术，这些患者中51%合并二尖瓣增厚、钙化等退行性变。所以手术前是否检查明确反流的原因和机制直接关系到术中是否需要干预瓣膜反流以及处理策略的制定。

二、梗阻性肥厚型心肌病患者二尖瓣的处理策略

对于HCM的外科治疗，一开始人们的注意力多集中于肥厚梗阻的室间隔上，与之相应的方式为经典的Morrow手术；但因为忽略了二尖瓣结构对梗阻的影响，造成了很多患

者术后残余梗阻的情况。随着超声影像技术的发展，SAM现象及二尖瓣-室间隔碰撞被证实也是造成患者收缩期流出道狭窄的重要机制。在HOCM患者中，室间隔非对称性肥厚显著，二尖瓣乳头肌前移且常常融合导致二尖瓣瓣叶对合平面前移，同时室间隔肥厚心肌的突出又导致收缩期血流加速，加重二尖瓣瓣叶负荷，导致腱索松弛，使得二尖瓣向室间隔方向前移的角度进一步加大，造成了所谓的“梗阻加重梗阻”现象。

（一）肥厚型心肌病合并二尖瓣反流的处理

二尖瓣前叶收缩期SAM运动是造成HOCM患者左室流出道梗阻的原因之一，故临床上曾经一度以单纯二尖瓣置换术来作为缓解左室流出道梗阻的治疗措施。部分梗阻较轻的患者，二尖瓣置换也可改善左室流出道梗阻，但不推荐单纯采用二尖瓣置换来缓解流出道梗阻。

HCM的外科治疗包括心肌切除或心肌切除加二尖瓣手术，二尖瓣置换手术成了HCM外科治疗的一部分或者一种选择。国外研究者发现心肌切除术、二尖瓣置换术、心肌切除加二尖瓣前叶折叠术三组术式的病例中，二尖瓣置换组术后流出道压差及左室舒张末期压力下降最明显。这表明二尖瓣前外乳头肌在梗阻中同样起着关键作用，因此二尖瓣及瓣下结构的病理变化逐渐引起人们的兴趣和重视。但是二尖瓣置换又带来抗凝、感染及人工瓣膜寿命等并发症风险，所以二尖瓣修复术逐渐替代了瓣膜置换。因此现代HCM的外科治疗应包括肥厚心肌的扩大切除（包括室间隔、异常乳头肌切除）以及二尖瓣修复（包括消除反流及SAM征）。

绝大多数患者在解除梗阻后，左心室流出道压差（left ventricular outflowtract gradient，LVOT-PG）降低，SAM征消除，轻度的二尖瓣反流可自行消除。但是部分患者合并中重度二尖瓣反流或固有二尖瓣病变，也需同期处理二尖瓣。二尖瓣成形是目前学术界比较主流的治疗方式。有研究证实，HOCM患者二尖瓣成形术后5年再次手术免除率高达98%。这么多年来，国内外多家中心的外科医师都在探索最佳的成形技术。其中“切除-环缩-松解”（resection-plication-release，R-P-R）技术受到了广泛推崇。该技术建议充分切除增厚的室间隔心肌以及异常的乳头肌，即改良Morrow术；同时，对冗长的二尖瓣前叶进行部分折叠，行二尖瓣成形术，并且充分松解二尖瓣乳头肌和左心室壁的粘连，切除左心室心尖部位的异常肌束。

（二）二尖瓣成形的手术策略

HCM患者合并二尖瓣重度反流时，在行改良Morrow手术的同时需进一步处理二尖瓣，而其中大部分患者可考虑行二尖瓣成形术，既处理了病变的二尖瓣，又最大限度地保留了患者的左室结构及心功能。

基本手术步骤：常规胸部正中切口开胸，切开心包，肝素化，经升主动脉、上下腔静脉插管建立体外循环。主动脉阻断后，从主动脉根部或左、右冠状动脉灌注冷血心脏停搏液，心脏表面置冰泥。心脏停跳后，先行改良Morrow术切除增厚的室间隔；再切开左心房，显露二尖瓣，按照病变的特点做不同方法的二尖瓣成形术。

1. 二尖瓣瓣环成形术

很多HCM患者二尖瓣反流合并二尖瓣瓣环的扩大，通过二尖瓣瓣环的环缩则可有效消除反流，实现二尖瓣成形的目的。其主要原理是缩小扩张的后叶瓣环，使后叶向前叶方向靠拢，增加前、后叶的对合，矫正二尖瓣的关闭不全。

常用的策略有如下几种。

（1）人造成形环植入术：经测量二尖瓣前叶大小，确定成形环尺寸；用2-0无创缝线，沿二尖瓣瓣环做间断缝合，每针宽3～4mm，前叶侧4～6针，后叶侧8～10针左右。在前叶，缝线穿过成形环的间距和穿过二尖瓣环的间距大致相等；而在后叶侧，缝线穿过成形环的间距比穿过二尖瓣环的间距要窄。这样在收紧缝线后，前叶不缩环，平整展开，而在后叶侧，达到了缩小瓣环的目的。最后检查成形环与二尖瓣环贴紧的程度，必要时缝合加固。

（2）后瓣环半荷包缩环术：在后叶瓣环做两个半荷包缝合，两端加垫片，结扎，达到缩小后叶瓣环的效果，但收缩缝线时应使瓣口能宽松地容纳食指和中指，避免造成二尖瓣口狭窄。

（3）交界区折叠缩环术：在前后叶交界区做褥式缝合，缝线在后叶侧瓣环的距离宽于前叶侧，均在瓣环进针，常用于矫正二尖瓣局部关闭不全。

（4）Reed法：用带垫片的无创缝线，在二尖瓣前外交界和后内交界处，分别做一穿过前叶基部纤维三角和后叶瓣环的褥式缝合。同样，收缩缝线时应使瓣口能宽松地容纳食指和中指，避免造成二尖瓣口狭窄。以上方法都能达到环缩瓣环的效果，但是对于二尖瓣瓣环扩大严重的患者，人造成形环植入术远期效果更佳。

2. 乳头肌松解术和腱索成形术

HCM患者除了室间隔心肌的增厚，往往合并乳头肌的前移。我们在行改良Morrow手术时，应扩大切除室间隔至二尖瓣乳头肌根部水平直至心尖，松解与室间隔或左室壁融合的乳头肌，并对特别粗大的肌小梁进行部分切除。将前移的乳头肌重新调整回二尖瓣轴线，可减轻甚至消除SAM现象导致的二尖瓣反流及流出道梗阻。

HCM患者二尖瓣二级腱索纤维化、短缩、异常牵拉是导致二尖瓣前瓣松弛部分收缩期向LVOT移位的原因之一。切断纤维化的二级腱索，可让二尖瓣对合点远离LVOT而减轻了反流并解除了LVOT梗阻。对于部分患者存在明显的一级腱索冗长或断裂导致瓣叶脱垂时，可采用人造腱索植入术。二尖瓣叶腱索断裂，尤其是前叶的主腱索的断裂，用人造腱索矫正二尖瓣关闭不全效果良好。先用两把神经拉钩对称地同时提起前叶和后叶边缘，确定瓣叶脱垂和腱索病变的部位和程度。将人造腱索带垫片缝于乳头肌的中部肌肉上，再缝于腱索断裂处的瓣叶边缘，然后调整好缝线的长度打结。操作的关键是调整好人造腱索的长度，使其既不能太长造成二尖瓣叶脱垂，也不能太短造成瓣叶活动受限。

3. 其他成形技巧

（1）瓣叶楔形切除法：对于二尖瓣前瓣叶冗长，局部脱垂致二尖瓣关闭不全时可进行脱垂瓣叶的楔形切除，矫正关闭不全。切除的宽度不超过1.5cm，避免造成前叶过小引起关闭不全；两边要切除至正常的腱索，以便缝合后有正常的腱索支撑重建后的瓣叶；最后，将两切缘之瓣叶做间断缝合。

（2）瓣叶补片加宽法：对于二尖瓣前叶短小，或局部心内膜炎累及前叶需切除部分瓣叶时，可剪取直径合适的经戊二醛处理后的自体心包片作补片，用无创细针缝线缝合修补，扩大前叶使前后叶有效对合，达到消除反流的效果。

（3）二孔法：如果上述方法不能有效改善二尖瓣关闭不全时，“二孔法”是一种比较简单，适用于各种原因导致二尖瓣前叶脱垂的成形技巧。将二尖瓣前叶中央采用无创细针缝合于后叶对合位点，使原本脱垂的前叶借力后叶腱索，改善前叶脱垂，减少二尖瓣开口面积。该技术可单独使用，也可根据病变情况与其他成形技术联合使用。术中应避免缝针过多造成二尖瓣狭窄，术中应常规经食道超声心动图监测成形效果。

二尖瓣是一个比较复杂的立体结构，每一个患者的具体病变都不完全一致，因此在做二尖瓣成形手术时需主刀医师根据患者的具体病变情况，结合各种手术技术，最终达到一个比较完美的修复方案。完成二尖瓣成形操作时，保证前叶的面积及其充分舒展是一个重要的原则，在缩小瓣环时，应保持前叶侧瓣环的长度，而仅缩小后叶侧瓣环。完成成形操作后，需行注水试验，观察二尖瓣关闭状况，体外循环停机后，一般应用经食管超声心动图检查成形效果，证实成形效果满意才算成功。若经多次成形仍不能有效改善二尖瓣反流情况，则应与患者家属沟通，更改手术方式为二尖瓣置换术，避免长时间的体外循环及手术时间增加的手术风险。

（三）肥厚型心肌病合并二尖瓣狭窄的处理

HOCM患者常常合并二尖瓣关闭不全，伴有二尖瓣狭窄（Mitral Stenosis，MS）的情况比较少见，据文献报道，约占HOCM手术患者的0.6%。国外HCM患者合并MS时，主要为退行性变、老年相关的二尖瓣钙化，而国内患者MS的病理变化以风湿性改变为主。HCM患者合并MS时，其流出道梗阻程度较一般患者轻，所以其出现严重症状并接受手术的年龄偏晚。其主要表现为二尖瓣狭窄症状的患者，其LVOT梗阻的情况容易被掩盖，而单纯的二尖瓣置换不足以减轻流出道梗阻。另外研究者发现HCM患者合并严重MS时也可能出现LVOTO和SAM征，总结有四种类型：（1）经典的二尖瓣瓣叶SAM征；（2）二尖瓣瓣尖处SAM现象，同时瓣叶活动极大受限；（3）室间隔肥厚严重，突出向左室流出道；（4）钙化的瓣叶卷曲遮挡了左室流出道。

对于HCM患者合并MS时，若狭窄在中度以上，术前应仔细评估是否存在有意义的梗阻，对于无梗阻的HCM，可单纯行二尖瓣置换术。当HCM患者合并有明显的LVOT梗阻且MS中度以上，建议同期行改良Morrow加二尖瓣置换术。对于心肌切除时路径的选择，传统的主动脉切口是改良Morrow术的标准切口。对于行二尖瓣置换术的HOCM患者，经左心房入路行室间隔肥厚心肌切除也是一种选择。因为切除了二尖瓣后，术野显露很清晰，可准确地进行室间隔心肌切除术。对于合并严重MS的HOCM患者往往不需要切除特别多的室间隔心肌，术后也不会出现明显的残余梗阻。采用左心房入路可以同时处理二尖瓣以及切除室间隔肥厚心肌，而且可避免经主动脉切口引起的相关并发症。

（四）肥厚型心肌病患者合并二尖瓣狭窄手术原则

HCM的手术处理原则如下。(1) 手术应先处理左心室流出道，再处理二尖瓣病变。因为处理二尖瓣的时候，可同时探查LVOT疏通是否充分，是否存在术中二尖瓣及瓣下结构的损伤，是否存在室间隔穿孔等情况。(2) 无论是行二尖瓣成形术或二尖瓣置换时，近左纤维三角附近均应注意进针细密、均匀，避免主动脉瓣环变形，影响LVOT疏通效果。(3) 尽量选择低瓣架瓣膜，生物瓣置换时应注意调整角度，避免瓣脚阻碍左心室流出道，条件允许时可选用无支架生物瓣。(4) 手术前后都应进行经食道超声心动图监测。

（陈　杰）

参考文献

[1] 中华医学会心血管病学分会中国成人肥厚型心肌病诊断与治疗指南编写组，中华心血管病杂志编辑委员会. 中国成人肥厚型心肌病诊断与治疗指南 [J]. 中华心血管病杂志，2017，45(12)：1015-1032.

[2] 姜腾勇.肥厚型心肌病[M]. 北京：人民卫生出版社，2000

[3] Balaram SK，Ross RE，Sherrid MV，et al. Role of Mitral Valve Plication in the Surgical Management of Hypertrophic Cardiomyopathy [J]. Ann Thorac Surg，2012，94(6)：1990-1998.

[4] Minakata K，Dearani JA，Schaff HV，et al. Mechanisms for recurrent left ventricular outflow tract obstruction after septal myectomy for obstructive hypertrophic cardiomyopathy [J]. Ann Thorac Surg，2005，80(3)：851-856.

[5] Teo EP，Teoh JG，Hung J. Mitral valve and papillary muscle abnormalities in hypertrophic obstructive cardiomyopathy[J]. Curr Opin Cardiol，2015，30(5)：475-482.

[6] Swistel DG，Balaram SK. Surgical myectomy for hypertrophic cardiomyopathy in the 21st century，the evolution of the "RPR" repair：resection，plication，and release [J]. Prog Cardiovasc Dis，2012，54(6)：498-502.

[7] Cooley DA，Leachman RD，Hallman GL，et al. Idiopathic hypertrophic subaortic stenosis. Surgical treatment including mitral valve replacement [J]. Arch Surg，1971，103(5)：606-609.

[8] Gersh BJ，Maron BJ，Bonow RO，et al. 2011 ACCF/AHA guideline for the diagnosis and treatment of hypertrophic cardiomyopathy：Executive summary [J]. The Journal of Thoracic and Cardiovascular Surgery，2011，142(6)：1303-1338.

[9] Elliott P. M., Anastasakis A., Borger M. A., et al. 2014 ESC Guidelines on diagnosis and management of hypertrophic cardiomyopathy: the Task Force for the Diagnosis and Management of Hypertrophic Cardiomyopathy of the European Society of Cardiology (ESC) [J]. European Heart Journal: The Journal of the European Society of Cardiology, 2014, 35(39): 2733-2779.

第十节　肥厚型心肌病合并心力衰竭的临床治疗

肥厚型心肌病（hypertrophic cardiomyopathy， HCM）常常存在心力衰竭，最多见为左室舒张功能衰竭。其病理生理改变与心肌肥厚造成心室收缩和松弛不同性增加、心室壁僵硬度增加相关，尤其是在心肌缺血、左室流出道梗阻（left ventricular outflow tract obstruction，LVOTO）的患者中更易出现舒张功能衰竭。大多数HCM患者的预期寿命正常或接近正常。Paola Melacini等对意大利帕多瓦大学HCM中心293例HCM患者随访6年（平均数）发现，243例出现轻度或无心力衰竭的患者，其中NYHA I级160例（66%），NYHA II级83例（34%），50例发生严重进展性心力衰竭（NYHA III级和IV级，17%），其中48%为射血分数保留的非梗阻性肥厚型心肌病（hypertrophic non-obstructive cardiomyopathy， HNCM），30%为射血分数＜50%的左室收缩功能衰竭。HCM患者晚期心力衰竭和死亡的年发生率为2.4%。严重心力衰竭患者HCM诊断年龄41±20岁，HCM相关心力衰竭症状发作时年龄48±19岁（距诊断年龄7±9年）。进展性心力衰竭女性相比男性发生率更高（54%），更易发生心房纤颤，更常发生中度至重度二尖瓣反流。

部分学者认为HCM患者心力衰竭根据其机制不同主要分为以下三类：（1）末期收缩功能障碍，左室射血分数＜50%；（2）LVOTO；（3） HNCM合并左室射血分数保留的心力衰竭（heart failure wtih preserved ejection fraction，HFpEF）。相当比例的HCM患者平时可能出现劳力性呼吸困难和/或疲劳、运动耐力下降、活动时胸闷、气促等心力衰竭的症状及表现出相应的体征。少数患者可以发展为左心室扩大及左心室收缩功能降低，呈现扩张性心肌病样心脏改变，出现阵发性夜间呼吸困难，端坐呼吸可并发各种心律失常，并出现相应的临床症状，如心悸、胸闷、黑矇、晕厥等，严重者可发生心源性猝死（sudden cardiac death， SCD）。根据心力衰竭的机制不同及是否存在LVOTO，其治疗方式及药物的选择有所差别，应当严格掌握其适应证及禁忌证。本章节HCM患者心力衰竭的治疗将从HFpEF、左室射血分数降低的心力衰竭（heart failure with reduced ejection fraction，HFrEF）和LVOTO三个方面进行阐述。

一、肥厚型心肌病患者左室射血分数保留的心力衰竭的治疗

HCM患者HFpEF的治疗原则包括限制体力活动和运动量、控制心血管危险因素、减慢心室率、控制心律失常、改善心室充盈、缓解肺瘀血等。改善左心室流出道压差（left ventricular outflowtract gradient，LVOT-PG），从而改善血流动力学，缓解临床症状。目前尚无针对HCM患者舒张功能障碍的特异性治疗措施。

（一）一般治疗

（1）限制体力活动和运动量。不管是哪种类型的HCM及出现的各种临床症状，均应当限制体力活动。因HCM患者易在运动过程中发生心肌缺血、心律失常，甚至猝死。在梗阻性肥厚型心肌病（hypertrophic obstructive cardiomyopathy，HOCM）患者中，运动过度易诱发或/和加重LVOTO，可诱发心力衰竭、猝死。因而HCM患者应当避免参加竞技体育运动及重体力活动，可适当参加一些有氧运动。

（2）控制心血管危险因素。例如，存在高血压患者应当合理应用降压药物控制血压，糖尿病患者应严格服用降糖药物控制血糖，高血脂患者应当控制血脂水平。合并高血压的HCM患者，若存在LVOTO，降压药物选择上应当慎用扩血管药物。

（二）药物治疗

HCM患者HFpEF基础治疗为药物治疗，多数患者通过药物治疗可缓解心悸、气促、心绞痛等症状，无论HCM患者有无LVOTO，所有具有左室舒张功能不全的HCM患者应当依据心率及血压水平来调整药物剂量。

1. β受体阻滞剂

β受体阻滞剂为HCM药物治疗的基本治疗药物。β受体阻滞剂通过降低交感神经活性，产生降低心肌收缩力、减慢心率和控制快速性心律失常的作用，可降低心肌耗氧，降低左室壁张力，延长左室舒张时间，改善顺应性，从而改善左室舒张功能及减轻LVOTO，从而改善舒张功能障碍相关症状。因此，无论LVOTO的患者有无症状，可考虑采用β受体阻滞剂，以减轻LVOTO，降低左心室压力，常用美托洛尔、比索洛尔和普萘洛尔。β受体阻滞剂可降低运动LVOT-PG，但对于有静息LVOTO者，逐步增加剂量对降低LVOT-PG或相关症状效果不佳。β受体阻滞剂应当避免用于低血压患者、窦性心动过缓、严重房室传导阻滞及支气管哮喘的HCM患者。

2. 非二氢吡啶类钙拮抗剂

非二氢吡啶类钙拮抗剂包括维拉帕米和地尔硫卓，具有负性肌力和减慢心率的作用，可预防及减轻心肌缺血，改善左心室舒张功能。适用于有临床症状如胸痛、气短等的LVOTO的HCM患者，当应用β受体阻滞剂效果不佳或有禁忌证时，可使用维拉帕米或地尔硫卓改善症状，剂量可加至最大耐受剂量。此类药物降低静息LVOT-PG效果不显著。

因非二氢吡啶类钙拮抗剂具有减慢心率及减慢房室传导的作用，应当避免用于窦性心动过缓及严重房室传导阻滞的患者；其扩张血管作用可能会导致LVOTO加重、肺水肿甚至心源性休克发生，应当避免用于低血压和存在严重LVOTO的HCM患者；其负性肌力作用会加重收缩性心力衰竭，禁用于合并收缩性心力衰竭的HCM患者。

3. 丙吡胺

丙吡胺是IA类抗心律失常药物，具有强力的负性肌力作用。该药可降低静息时LVOT-PG。对于HOCM患者，当应用β受体阻滞剂或/和非二氢吡啶类钙拮抗剂不能有效控制胸痛、气短等症状时，可单独应用丙吡胺，或与β受体阻滞剂或非二氢吡啶类钙拮抗剂联用，改善静息或活动后LVOTO相关症状，剂量可加至最大耐受剂量。临床研究发现，丙吡胺可减轻二尖瓣前叶收缩期前向运动（SAM征），从而缓解LVOTO，减轻二尖瓣反流，改善心脏舒张功能。因丙吡胺可能增加心房颤动者的房室传导，增加心室率，不单独应用于合并心房颤动的HCM患者。该药具有的强力的副交感神经副作用，其长期疗效证据不足。

4. 血管紧张素转换酶抑制剂/血管紧张素II受体拮抗剂（ACEI/ARB）

肾素-血管紧张素系统抑制剂包括血管紧张素转换酶抑制剂（angiotension converting enzyme inhibitors，ACEI）及血管紧张素Ⅱ受体阻滞剂（angiotensin II receptor blockage，ARB），可应用于HNCM患者，特别适用于HFrEF患者，可改善预后。ACEI/ARB可逆转心肌肥厚及心肌纤维化，改善心室顺应性，但其对HCM患者的这类作用尚不明确。近年来，多项研究探讨肾素-血管紧张素系统抑制剂能否在HNCM早期对左心室肥厚和心肌纤维化产生缓解或改善作用。Shimada YJ等的研究将20名HNCM患者被随机分配接受安慰剂或氯沙坦治疗1年，研究发现在对照组中钆增强延迟程度增加更显著。然而Axelsson A等的随机对照试验（n =133）显示，12个月后氯沙坦组和安慰剂组在左心室质量、早期左心室收缩功能及舒张功能改变方面无显著差异。目前肾素-血管紧张素系统抑制剂包括ACEI或ARB对HCM患者控制症状（心绞痛或呼吸困难）的有效性尚未确定。此类药物可能加重LVOTO，禁用于HOCM患者。

5. 利尿剂

对于有心力衰竭临床症状的HOCM患者，可考虑谨慎使用低剂量的襻利尿剂（呋塞米）或噻嗪类利尿剂改善劳力性呼吸困难。因此，对于NYHA心功能II-IV级且LVEF>50%的患者，若静息和刺激时均无LVOTO，应考虑低剂量利尿剂治疗，改善心力衰竭症状。

6. 应当避免应用的药物

静息或刺激后LVOTO的HCM患者，以下药物可能会加重LVOTO，应当避免应用，包括二氢吡啶类钙拮抗剂如硝苯地平、血管紧张素转换酶抑制剂、血管紧张素受体拮抗剂、地高辛、硝酸盐类药物和磷酸二酯酶抑制剂、β受体激动剂多巴胺、多巴酚丁胺、去甲肾上腺素等。

二、梗阻性肥厚型心肌病患者的侵入性治疗

HOCM的非侵入性治疗方式见上述适用于HOCM患者的治疗部分。在实际临床中，非药物治疗方式在改善梗阻性心力衰竭症状方面占主导地位，主要包括室间隔化学消融、射频消融术和外科室间隔肌切除术治疗，主要针对HOCM患者。有创治疗是缓解

LVOT-PG的最为有效的治疗方法。

2014ESC关于肥厚型心肌病的诊疗指南认为，对于LVOT-PG显著升高（静息压差≥50mmHg）的HOCM患者，经足量的β受体阻滞剂、非二氢吡啶类钙拮抗剂等药物治疗后，临床症状仍然显著（NYHA III-IV级），可采取侵入性治疗方式，包括外科室间隔心肌切除术、经皮室间隔化学消融术、经皮心肌内室间隔射频消融术等，通过拓宽左心室流出道，改善LVOTO，降低LVOT-PG，改善相关临床症状，NYHA心功能分级得到改善。研究发现，由于后负荷得到缓解，患者术后即刻舒张功能可得到改善，长期随访发现随着患者LVOTO情况缓解，舒张功能亦可获得显著改善。基于几十年来全球HCM中心收集的大数据分析，90%～95%的患者肌切除术后生活质量提高，无或仅有轻微残留症状。绝大多数患者恢复正常或接近正常的生活方式。侵入性治疗详细内容见相关章节。

三、左室射血分数降低的心力衰竭

HCM多数主要以心室壁肥厚、心室腔相对减小、心室舒张功能不全为主要表现，少部分患者在病程进展中出现左心室扩张、室壁较前变薄、射血分数降低，类似于扩张型心肌病样改变，这是HCM患者终末期的心脏改变，预后往往极差。多个研究表明HFrEF发生率为2.4%～15%。国内研究纳入578例HCM患者，其中44例出现左室收缩功能降低，发生率为7.6%。国际SHaRe登记中心的11个HCM专业中心的6793名HCM患者数据显示，左心室收缩功能衰竭发生于约8%（553例）的HCM患者中，这其中有75%经历了临床相关事件，35%达到了复合结局（全因死亡128例、心脏移植55例、左心室辅助装置植入9例）。HCM的自然病程存在很大的个体差异。从确诊到预计死亡、移植或需要左心室辅助装置的中位时间为8.4年。

HCM出现左室射血分数降低在各个年龄阶段均无显著差异。亦有研究显示左心室EF降低等患者确诊HCM更早，出现左室扩张的年龄也越小。通过下列保守治疗可缓解左心室收缩功能降低所致的临床症状。但这类患者最终只能心脏移植。

（一）生活方式管理

应当限制日常活动量，限制摄入体内的液体量及进食量，控制容量负荷，减轻心脏负担。避免剧烈的情绪波动，日常保持心态平和。

（二）射血分数降低的心力衰竭的治疗

急性失代偿性心力衰竭的发生并不多见，常由快速性心律失常（如心房颤动、室上性心动过速、持续性室性心动过速等）、急性二尖瓣关闭不全、心肌梗死、其他合并症如贫血或甲亢等引起。专科医师依据病情的评估以采取相应的治疗措施，包括应用血管活性药物、利尿剂、纠正缺氧、控制诱发或加重心力衰竭的相关因素如控制感染及纠正心律失常、维持电解质及酸碱平衡等。

（1）纠正缺氧。氧饱和度不佳或存在低氧血症的患者，可根据情况选择鼻导管吸氧、面罩吸氧、无创呼吸机气管插管和呼吸机人工通气治疗。

（2）控制诱发和加重心力衰竭的因素、维持内环境平衡 控制感染、预防及纠正心律失常等诱发和加重心力衰竭的因素。应当及时纠正电解质紊乱，可口服或静脉补充钠、钾等，日常进食较差者，或同时应用襻利尿剂。合并酸碱平衡失调者应当纠正。合并感染性心内膜炎者应当积极应用抗生素，大剂量、足疗程进行抗感染，待体温正常四周后，择期行外科手术治疗。当赘生物较大、瓣膜毁损严重或经积极药物治疗不能有效控制心力衰竭者，应考虑急诊外科手术治疗。

（3）血管活性药物。对于有低血压、肺水肿和休克表现的失代偿性HCM患者，可口服或静脉应用多巴胺、苯肾上腺素等血管收缩药物，迅速纠正低血压及休克。

（4）襻利尿剂。对于有严重水钠潴留的左心室射血分数降低的HCM患者，应用适当剂量的襻利尿剂，可消除水钠潴留引起的临床相关症状及体征。待急性心力衰竭症状得以控制后，口服小剂量的利尿剂，减轻水钠潴留及其引起的相关症状和体征。根据2017中国成人HCM诊断及治疗指南，对于NYHA心功能II～IV级且左室射血分数＜50%的HCM患者，应考虑小剂量襻利尿剂治疗，以改善心力衰竭症状、降低心力衰竭住院率（IIa C）。同时需密切监测患者症状、尿量、肾功能和电解质，根据患者症状和临床状态调整剂量和时长。

（5）β受体阻滞剂。对于无LVOTO且左心室射血分数＜50%的HCM患者，急性心力衰竭症状已控制，应考虑应用β受体阻滞剂治疗。β受体阻滞剂适用于所有有症状的HCM患者。无论是否存在LVOTO，若无低血压及心动过缓禁忌，应当口服适当剂量的β受体阻滞剂，尤其是对于慢性收缩性心力衰竭的患者。对于左室收缩功能降低的HCM患者，β受体阻滞剂可降低总死亡率、猝死率和再住院率，改善预后。我们应当依据心率和血压来调整β受体阻滞剂的剂量。

（6）ACEI/ARB可应用于HNCM患者，尤其是存在收缩性心力衰竭的患者。对于无LVOTO且左心室射血分数＜50%的HCM患者，应考虑应用ACEI治疗。若ACEI不耐受，可考虑ARB治疗，以降低心力衰竭住院率和死亡风险。

（7）地高辛。对于HNCM患者，NYHA心功能为II～IV级且左心室射血分数＜50%的收缩性心力衰竭及永久性心房颤动快速心室率，可考虑谨慎应用小剂量地高辛控制心室率（2017中国成人HCM诊断及治疗指南，II b C）。

（8）盐皮质激素受体拮抗剂（螺内酯）。对于NYHA心功能为II～IV级且左心室射血分数＜50%的HCM患者，无论是否服用ACEI/ARB和β受体阻滞剂，均应当考虑接受盐皮质激素受体拮抗剂（如螺内酯）治疗，以降低心力衰竭住院率和死亡风险（2017中国成人HCM诊断及治疗指南，IIa C）。

（9）心脏再同步化治疗。对于晚期严重心力衰竭的HCM患者，当LVOT-PG≤30mmHg

的HCM患者，若药物治疗难以控制心力衰竭相关临床症状，NYHA心功能为II～IV级，左心室射血分数<50%，合并完全性左束支传导阻滞，心脏再同步化治疗可改善心力衰竭相关症状。

（10）机械辅助装置。在等待心脏移植的终末期HCM患者，可考虑持续性轴流左心室辅助装置治疗，以改善心力衰竭症状，降低心力衰竭恶化住院和提早死亡的风险。

（11）心脏移植。在所有准备移植的症状严重的HCM患者中，大约有一半显示左心室收缩功能降低。一旦进展到终末期心脏病阶段，尤其是NYHA心功能为III～IV级，常规药物治疗难以控制症状，其他侵入性治疗措施不适合，无论左心室射血分数值是否降低，均可考虑心脏移植。

（刘春霞）

参考文献

[1] 宋雷，邹玉宝，汪道文，等.中国成人肥厚型心肌病诊断与治疗指南[J].中华心血管病杂志，2017，45(12)：1015-1032.

[2] Authors/Task Force members，Elliott PM，Anastasakis A，et al. 2014 ESC Guidelines on diagnosis and management of hypertrophic cardiomyopathy：the Task Force for the Diagnosis and Management of Hypertrophic Cardiomyopathy of the European Society of Cardiology（ESC）[J]. Eur Heart J，2014，35（39）：2733-2779.

[3] Harris KM，Paolo Spirito，Martin S，et al. Prevalence，clinical profile and significance of left ventricular remodeling in the end-stage phase of hypertrophic cardiomyopathy[J]. Circulation，2006，114(3)：216-225.

[4] Kawarai H，Kajimoto K，Minami Y，et al. Risk of Sudden Death in End-Stage Hypertrophic Cardiomyopathy[J]. J Card Fail.2011 Jun；17(6)：459-464.

[5] R Thaman，J R Gimeno，R T Murphy，et al. Prevalence and clinical singnificance of systolic impairment in hypertrophic cardiomyopathy[J]. Heart，2005，91(7)：920-925.

[6] Magdi H Yacoub，Iacopo Olivotto，Franco Cecchi. ‘End-stage’ hypertrophic cardiomopathy：from mystery to model[J]. Nat Clin Pract Cardiovasc Med，2007，4(5)：232-233.

[7] 颜彦，王翔飞，葛均波，等. 扩张性低收缩性状态肥厚型心肌病的特殊演变[J]. 复旦学报（医学版），2007，34(2)：198-201.

[8] PaolaMelacini 1，Cristina Basso2，AnnalisaAngelini2，et al. Clinicopathological profiles of progressive heart failure in hypertrophic cardiomyopathy[J]. European Heart Journal，2010，31(17)：2111-2123.

[9] Ommen SR，Maron BJ，Olivotto I，et al. Long- term effects of surgical septal myectomy on survival in patients with obstructive hypertrophic cardiomyopathy[J]. J Am Coll Cardiol，2005，46(3)：470-476.

[10] Woo A，Williams WG，Choi R，et al. Clinical and echocardiographic determinants of long-term survival after surgical myectomy in obstructive hypertrophic cardiomyopathy[J]. Circulation，2005，111（16）：2033-2041.

[11] Desai MY, Bhonsale A, Smedira NG, et al. Predictors of long-term outcomes in symptomatic hypertrophic obstructive cardiomyopathy patients undergoing surgical relief of left ventricular outflow tract obstruction [J]. Circulation, 2013,128(3): 209-216.

[12] Rastegar H, Boll G, Rowin EJ, et al. Results of surgical septal myectomy for obstructive hypertrophic cardiomyopathy: The Tufts experience[J]. Ann Cardiothorac Surg,2017,6(4):353-363.

[13] Killu AM, Park JY, Sara JD, et al. Cardiac resynchronization therapy in patients with end- stage hypertrophic cardiomyopathy[J]. Europace,2018,20(1):82-88.

[14] Rowin EJ, Maron BJ, Kiernan MS, et al. Advanced heart failure with preserved systolic function in nonobstructive hypertrophic cardiomyopathy: under-recognized subset of candidates for heart transplant[J]. Circ Heart Fail, 2014,7(6):967-975.

[15] Melacini P, Basso C, Angelini A, et al. Clinicopathological profiles of progressive heart failure in hypertrophic cardiomyopathy[J]. Eur Heart J,2010,31(17):2111-2123.

[16] Luna C , Iacopo O , Francesco F , et al. Prescribing, dosing and titrating exercise in patients with hypertrophic cardiomyopathy for prevention of comorbidities: Ready for prime time[J]. European Journal of Preventive Cardiology(10):10.

[17] McMurray JJ, Adamopoulos S, Anker SD, et a1.ESC Guidelines for the diagnosis and treatment of acute and chronic heart failure 2012:The Task Force for the Diagnosis and Treatment of Acute and Chronic Heart Failure 2012 of the European Society of Cardiology. Developed in collaboration with the Heart Failure Association(HFA)of the ESC[J]. Eur Heart J,2012,33(14):1787-1847.

[18] Biagini E, Spirito P, Leone O, et a1. Heart transplantation in hypertrophic cardiomyopathy[J]. Am J Cardiol, 2008,101(3): 387-392.

[19] Rowin EJ, Maron BJ, Carrick RT, et al. Outcomes in Patients With Hypertrophic Cardiomyopathy and Left Ventricular Systolic Dysfunction[J]. J Am Coll Cardiol,2020,75(24):3033-3043.

[20] Rowin EJ, Maron BJ, Kiernan MS, et al. Advanced heart failure with preserved systolic function in nonobstructive hypertrophic cardiomyopathy: under-recognized subset of candidates for heart transplant[J]. Circ Heart Fail,2014,7(6):967-975.

[21] Marstrand P, Han L, Day SM, et al. Hypertrophic Cardiomyopathy With Left Ventricular Systolic Dysfunction: Insights From the SHaRe Registry[J]. Circulation,2020,141(17):1371-1383.

[22] Shimada YJ, Passeri JJ, Baggish AL, et al. Effects of losartan on left ventricular hypertrophy and fibrosis in patients with nonobstructive hypertrophic cardiomyopathy[J]. JACC Heart Fail, 2013,1(6):480-487.

[23] Axelsson A, Iversen K, Vejlstrup N, et al. Efficacy and safety of the angiotensin II receptor blocker losartan for hypertrophic cardiomyopathy: the INHERIT randomised, double-blind, placebo-controlled trial [J]. Lancet Diabetes Endocrinol,2015,3(2):123-131.

第十一节　肥厚型心肌病常见合并症的治疗

肥厚型心肌病（hypertrophic cardiomyopathy，HCM）患者临床表现多样，常合并房颤、左心室心尖部室壁瘤、冠心病、心力衰竭等多种疾病。对该部分患者治疗应个体化，选择其适合的药物或手术治疗，力求达到最佳治疗效果。

一、肥厚型心肌病合并房颤

HCM患者房颤的治疗重点在于减轻症状（采用心率和/或节律控制方法）和预防并发症，如血栓栓塞（通过抗凝预防）。研究表明，早期心律控制可能会导致更有利的短期和长期结果。

（一）药物治疗

房颤长期的并发症包括中风、心动过速引起的心肌病和心力衰竭恶化。因此，房颤的治疗集中在两个原则上：减轻症状（用心率和/或节律控制方法进行管理）和预防并发症，如血栓栓塞（通过抗凝预防）。

对于HCM合并房颤的患者，预防血栓栓塞至关重要。若没有禁忌证，可口服维生素K拮抗剂（华法林）等抗凝药，将国际标准化比值（international normalized ratio，INR）控制在2.0～3.0，无须CHA_2DS_2-VASc评分系统评估患者卒中风险。若房颤患者服用剂量调整后的维生素K拮抗剂不良反应过大或疗效欠佳，或不能监测INR，可采用直接凝血酶抑制剂或Xa因子抑制剂等新型口服抗凝药进行治疗。在恢复窦性节律前应终生口服抗凝药进行治疗，除非房颤病因可以逆转。持续性或永久性房颤患者建议采用非二氢吡啶钙通道阻滞剂、β受体阻滞剂控制心室率。对于出现严重缺血或心力衰竭症状或明显不适的患者，应考虑转住院并使用静脉制剂。在发生预激或心源性休克时，应注意避免使用这些药物。对于因出血风险高而不能使用抗凝剂的患者，可以考虑左心耳封堵术。

若患者拒绝口服抗凝药治疗，可每日口服阿司匹林联合氯吡格雷进行抗血小板治疗。进行抗血小板或抗凝药物治疗前，应利用HAS-BLED评分评估出血风险。近期房颤发作的患者，可通过电复律或应用胺碘酮以恢复窦性节律。心脏电复律后，可采用胺碘酮治疗以控制并维持窦性心率。由于心外副作用和死亡率增加，胺碘酮的长期使用受到限制。胺碘酮也只能短期使用。一项随机试验表明，间歇性短期使用胺碘酮可导致房颤复发率更高，发病率高于预期，全因死亡率和心血管住院率总体上显著增高。对于新发或心室率控制不达标的房颤患者，在进行介入治疗前，应先恢复窦性节律或将心室率控制在适当水平。一旦达到窦性心律，开始抗心律失常药物的目的是减少房颤复发的次数和持续时间。

在短期内，无心律失常阶段使患者生活质量更高，而从长期来看，要防止从阵发性房颤到持续性或永久性房颤的自然进展。在给定的患者中，抗心律失常药物的选择取决于药物治疗计划的持续时间、患者特征（如年龄和性别）、现有的合并症和药物的副作用。

对有房颤的 HCM 患者，单用丙吡胺控制心绞痛或呼吸困难等症状，而不联合应用非二氢吡啶钙通道阻滞剂或β受体阻滞剂可能是有害的，因为丙吡胺可增强房室传导，且会增加房颤发作时的心室率。

（二）介入治疗

如果药物治疗无法控制心室率，或出现无法耐受的药物不良反应，或无法预防房颤的发生，可行房室结消融术来控制心室率。若房室结消融术后，左心室射血分数（left ventricular ejection fraction，LVEF）≥50%，阵发性房颤患者可植入带模式转化功能的双腔起搏器，永久性或持续性房颤患者可植入带频率应答功能的单腔起搏器。若房颤患者消融术后 LVEF＜40%，可植入 CRT。

若抗心律失常药物不能服用或者无效，在没有出现左心房严重扩张的情况下，可进行导管射频消融术治疗。导管射频消融术被认为是治疗心房颤动的有效方法。它可以被考虑用于控制药物难治性症状性房颤患者的心律。一些研究分析了导管射频消融术在药物难治性房颤患者中的作用。它的目的是消除房颤诱发因素和心房基质异常，可以通过肺静脉隔离（pulmonary vein isolation，PVI）来实现。在最初的研究中，PVI 被认为是治疗药物难治性房颤的一种安全有效的方法，短期疗效良好。在一项对 61 例 HCM 患者的研究中，67%的患者随访 29 个月，导管消融成功，房颤无复发。

二、肥厚型心肌病合并左心室心尖部室壁瘤

左心室心尖部室壁瘤（left ventricular apical aneurysm， LVAA）本身很少需要治疗。少数患者出现与邻近心尖瘢痕有关的单形室性心动过速，可进行标测和射频消融。若室壁瘤内发现血栓，应长期口服抗凝药，积极抗凝治疗，以减少血栓栓塞并发症。

HCM 伴有 LVAA 的药物治疗与其他类型的 HCM 相同，但因本型发生进行性心力衰竭及心血管不良事件的比例较高，因此对于出现心力衰竭症状的患者可在上述治疗的基础上加强抗心力衰竭治疗，包括利尿剂、血管紧张素转换酶抑制剂（angiotension converting enzyme inhibitors，ACEI）、血管紧张素Ⅱ受体阻滞剂（angiotensin II receptor blockage，ARB）、β 受体阻滞剂和其他相关药物进行治疗。对于发生心力衰竭的 HCM 患者，应重新评估既往应用的负性肌力药如维拉帕米、地尔硫卓、丙吡胺，并考虑停用这些药物。

将室壁瘤与猝死风险增加联系起来的证据仅限于一小部分选定的患者。在缺乏提示心源性猝死（sudden cardiac death， SCD）风险增加的其他临床特征的情况下，不建议进行预防性埋藏式心律转复除颤器（implantable cardioverter defibrillator， ICD）植入。但研究显示该病的恶性室性心律失常发生率较高，因此，对于临床有晕厥史，且 Holter 监测有反

复非持续性室速患者，ICD的应用应比其他类型的HCM更加积极。

对于室间隔过于肥厚（>20mm），左心室流出道压差（left ventricular outflowtract gradient，LVOT-PG）≥50mm Hg，应积极考虑外科切除过厚心室肌以缓解左室流出道梗阻（left ventricular outflow tract obstruction，LVOTO）。目前常用的有两种术式：一种是传统的Morrow术式，纵行切除间隔心肌约3 cm；另一种是扩展间隔心肌切除术，切除室间隔心肌约7 cm。目前经主动脉室间隔部分切除术作为最主要的外科治疗方法，其机制在于切除部分间隔心肌后，通过扩张左室流出道（left ventricular outflow tract，LVOT）容积以及阻断影响LVOT-PG的二尖瓣前叶收缩期前移（systolic anterior motion， SAM）征，从而纠正LVOT-PG及二尖瓣反流。

三、肥厚型心肌病合并冠心病

HCM合并冠心病治疗的目的主要是减轻或解除症状，预防和减少心血管不良事件的发生。治疗方案应根据每个患者具体的HCM类型和冠状动脉病变特点以及年龄、病程、病情等因素综合考虑。

（一）内科药物治疗

非二氢吡啶钙通道阻滞剂和β受体阻滞剂可用于HCM合并冠心病患者。非二氢吡啶钙通道阻滞剂选择性抑制细胞膜钙内流，降低心肌细胞内钙离子的利用以及细胞与钙离子的结合力，从而减弱心肌收缩力，进而减轻LVOTO，改善心肌顺应性和扩张冠状动脉。临床上常用制剂包括地尔硫卓、维拉帕米等。β受体阻滞剂使心肌收缩力减弱，减轻流出道梗阻，减慢心率，同时增加舒张期心室扩张，改善心肌顺应性，使心肌耗氧量减少，从而减轻心肌缺血。常用制剂包括美托洛尔、阿替洛尔等，应用剂量应根据患者症状、耐受程度、心率和血压变化调整。

对单一药物治疗反应不佳者，钙通道阻滞剂和β受体阻滞剂可联合应用。剂量应根据症状、心率、血压及耐受程度调整。原则是从小剂量开始，然后逐渐增加，直至获得最满意效果。

（二）心血管介入治疗

HCM合并冠心病患者亦可应用心血管介入治疗。但是选择何种介入治疗应根据每个患者的具体病情而定。心肌肥厚梗阻程度不明显，而冠状动脉病变适合经皮冠状动脉腔内成形术（percutaneous transluminal coronary angioplasty，PTCA）者，可在内科药物治疗基础上进行PTCA治疗。若合并严重冠状动脉病变，建议在行外科心肌切除术同时行冠状动脉血运重建治疗。

HCM合并冠心病患者，若冠状动脉病变程度不甚严重，拒绝外科手术施行心肌部分切除者，可考虑采用经皮室间隔心肌消融术（percutaneous transluminal septal mycardial ablation，PTSMA）。PTSMA机制是通过化学的方法使间隔基底部区域性梗死，使基底部间隔变薄（通过疤痕形成），消除肥厚的室间隔，使左心室流出道增宽，心脏后负荷减轻，心排出量增加。PTSMA临床适应证包括：（1）适合于经过严格药物治疗3个月、基础心率控制在60次/min左右、静息或轻度活动后仍出现临床症状，既往药物治疗效果不佳或有严重不良反应、纽约心脏协会（NYHA）心功能Ⅲ级及以上或加拿大胸痛分级Ⅲ级的患者。（2）尽管症状不严重，NYHA心功能未达到Ⅲ级，但LVOT-PG高及有其他猝死的高危因素，或有运动诱发的晕厥的患者。（3）外科室间隔切除或植入带模式调节功能的双腔起搏器（DDD）失败。（4）有增加外科手术危险的合并症的患者。有症状患者血流动力学适应证：经胸超声心动图和多普勒检查，静息状态下LVOT-PG≥50mmHg，或激发后LVOT-PG≥70mmHg。形态学适应证包括：（1）超声心动图示室间隔肥厚，梗阻位于室间隔基底段，并合并与SAM征有关左心室流出道及左心室中部压力阶差，排除乳头肌受累和二尖瓣叶过长。（2）冠状动脉造影有合适的间隔支，间隔支解剖形态适合介入操作。心肌声学造影可明确拟消融的间隔支为梗阻心肌提供血供，即消融靶血管。（3）室间隔厚度≥15mm。

若冠状动脉病变适合于PTSMA，可考虑同时进行PTCA和PTSMA。在临床应用中，应严格掌握PTCA和PTSMA的适应证。只有那些存在明显症状，药物治疗不满意且冠状动脉狭窄程度＞70%，LVOT-PG≥50mmHg并可能从该治疗受益者才考虑PTCA和（或）PTSMA治疗。

（三）外科治疗

HCM合并冠心病除药物、植入埋藏式起搏器、心脏介入治疗外，部分HCM合并冠心病患者也可采用室间隔心肌切除术和冠状动脉旁路移植术治疗。目前认为临床症状明显，内科药物治疗无效，LVOT-PG≥50mmHg者，冠状动脉造影显示冠状动脉病变严重和室间隔明显突入心腔，不适合PTSA者考虑外科手术。国内外大量的队列研究证实，HCM患者接受外科手术治疗后，远期生存率接近于正常。但也有少数研究报道，这种联合手术的围手术期死亡率和并发症可能高于单纯冠状动脉旁路移植术或单独心肌部分切除术。

四、肥厚型心肌病合并心力衰竭

HCM患者常有胸闷、气短等呼吸困难症状，主要由左心室舒张功能异常引起，主要表现为LVEF保留的心力衰竭（heart failure wtih preserved ejection fraction，HFpEF）（LVEF≥50%）；部分患者表现为LVEF降低的心力衰竭（heart failure with reduced ejection fraction，HFrEF）（LVEF＜40%）。

我们可采取如下治疗措施：NYHA心功能Ⅱ～Ⅳ级且LVEF≥50%的患者，若静息状态和激发状态均无LVOTO，可用低剂量利尿剂、非二氢吡啶钙通道阻滞剂和β受体阻滞剂治疗，以改善心衰症状。ACEI或ARB治疗控制心绞痛或呼吸困难等症状的有效性尚未确定，故这些药物应慎用于有LVOTO的患者。NYHA心功能Ⅱ～Ⅳ级且LVEF＜50%的患者，可用小剂量襻利尿剂治疗，而无论其是否服用ACEI/ARB和β受体阻滞剂，均可用盐皮质激素受体拮抗剂（如螺内酯）治疗，以改善心衰症状降低心衰住院率和死亡风险。对于无LVOTO且LVEF＜50%的患者，可用β受体阻滞剂及ACEI治疗。若ACEI不耐受，可考虑ARB治疗。NYHA心功能Ⅱ～Ⅳ级、LVEF＜50%且无LVOTO的永久性房颤患者，可考虑应用小剂量地高辛控制心室率。

对严重心力衰竭（终末期心力衰竭）、其他治疗干预无效、LVEF＜50%的非梗阻性肥厚型心肌病（hypertrophic non-obstructive cardiomyopathy，HNCM）患者，应考虑心脏移植；对于其他治疗无效的、有限制性生理疾病的HCM患儿，亦可考虑心脏移植治疗。

HCM终末期心力衰竭患者由于左心室腔缩小及左心室舒张受限，左心室辅助装置的植入较为困难，临床使用较少。有研究显示，连续轴流左心室辅助装置可能使HCM终末期心力衰竭患者获益，可以考虑用于药物和器械治疗无效、适合心脏移植患者移植前的过渡治疗，以改善症状、减少等待移植期间由于心力衰竭恶化导致的住院和提前死亡。（详见第三部分第十节）

（张丽娟）

参考文献

[1] Olivotto I，Cecchi F，Casey SA，et al. Impact of atrial fibrillation on the clinical course of hypertrophic cardiomyopathy[J]. Circulation，2001，104(21)：2517-2524.

[2] Maron BJ，Olivotto I，Bellone P，et al. Clinical profile of stroke in 900 patients with hypertrophic cardiomyopathy[J]. J Am Coll Cardiol，2002，39(2)：301-307.

[3] Connolly SJ，Pogue J，Hart RG，et al. Effect of clopidogrel added to aspirin in patients with atrial fibrillation [J]. N Engl J Med，2009，360(20)：2066-2078.

[4] Gómez-Outes A，Terleira-Fernández AI，Calvo-Rojas G，et al.Dabigatran，rivaroxaban，or apixaban versus warfarin in patients with nonvalvular atrial fibrillation：a systematic review and meta-analysis of subgroups [J]. Thrombosis，2013，2013：640723.

[5] Camm AJ，Lip GY，De Caterina R，et al. 2012 focused update of the ESC Guidelines for the management of atrial fibrillation：an update of the 2010 ESC Guidelines for the management of atrial fibrillation. Developed with the special contribution of the European Heart Rhythm Association[J]. Eur Heart J，2012，33(21)：2719-2747.

[6] Camm AJ，Kirchhof P，Lip GY，et al. Guidelines for the management of atrial fibrillation：the Task Force for the Management of Atrial Fibrillation of the European Society of Cardiology（ESC）[J]. Europace，2010，12(10)：1360-1420.

[7] Pisters R，Lane DA，Nieuwlaat R，et al. A novel user-friendly score（HAS-BLED）to assess 1-year risk of major bleeding in patients with atrial fibrillation：the Euro Heart Survey[J].Chest，2010，138(5)：1093-1100.

[8] American College of Cardiology/European Society of Cardiology clinical expert consensus document on hy-

pertrophic cardiomyopathy. A report of the American College of Cardiology Foundation Task Force on Clinical Expert Consensus Documents and the European Society of Cardiology Committee for Practice Guidelines [J]. J Am Coll Cardiol, 2003, 42(9): 1687-1713.

[9] Fifer MA, Vlahakes GJ. Management of symptoms in hypertrophic cardiomyopathy[J]. Circulation, 2008, 117(3):429-439.

[10] Elliott PM, Anastasakis A, Borger MA, et al. 2014 ESC Guidelines on diagnosis and management of hypertrophic cardiomyopathy: the Task Force for the Diagnosis and Management of Hypertrophic Cardiomyopathy of the European Society of Cardiology (ESC) [J]. Eur Heart J, 2014,35(39):2733-2779.

[11] Di DP, Olivotto I, Delcrè SD, et al. Efficacy of catheter ablation for atrial fibrillation in hypertrophic cardiomyopathy: impact of age, atrial remodelling, and disease progression[J]. Europace, 2010, 12(3): 347-355.

[12] Saksena S, Slee A, Waldo AL, et al. Cardiovascular outcomes in the AFFIRM Trial (Atrial Fibrillation Follow-Up Investigation of Rhythm Management). An assessment of individual antiarrhythmic drug therapies compared with rate control with propensity score-matched analyses[J]. J Am CollCardiol, 2011, 58(19): 1975-1985.

[13] Santangeli P, Di Biase L, Themistoclakis S, et al.Catheter ablation of atrial fibrillation in hypertrophic cardiomyopathy: long-term outcomes and mechanisms of arrhythmia recurrence[J]. Circ Arrhythm Electrophysiol,2013, 6(6):1089-1094.

[14] McMurray JJ, Adamopoulos S, Anker SD, et al. ESC Guidelines for the diagnosis and treatment of acute and chronic heart failure 2012: The Task Force for the Diagnosis and Treatment of Acute and Chronic Heart Failure 2012 of the European Society of Cardiology. Developed in collaboration with the Heart Failure Association (HFA) of the ESC[J]. Eur Heart J, 2012,33(14):1787-1847.

[15] Maron BJ, Rowin EJ, Casey SA, et al. How hypertrophic cardiomyopathy became a contemporary treatable genetic disease with low mortality: shaped by 50 years of clinical research and practice[J]. JAMA Cardiol, 2016,1(1):98-105.

[16] Gao XJ, Kang LM, Zhang J, et al. Mid-ventricular obstructive hypertrophic cardiomyopathy with apical aneurysm and sustained ventricular tachycardia: a case report and literature review[J]. Chin Med J (Engl), 2011,124(11):1754-1757.

[17] Takeda I, Sekine M, Matsushima H, et al. Two cases of cerebral embolism caused by apical thrombi in mid-ventricular obstructive cardiomyopathy[J]. Intern Med 2011,50(9):1059-1060.

[18] 宋雷,邹玉宝,汪道文,等. 中国成人肥厚型心肌病诊断与治疗指南[J]. 中华心血管病杂志,2017,45(12):1015-1032.

[19] 邓根群. 肥厚型心肌病的特殊亚型——合并左心室心尖部室壁瘤[J].心血管病学进展,2014,35(6):734-736.

[20] 秦学文. 冠心病合并肥厚型心肌病的诊断与处理[J].中国循环杂志,2002,17(3):169-170.

[21] 中国医师协会心力衰竭专业委员会,中华心力衰竭和心肌病杂志编辑委员会.中国肥厚型心肌病管理指南2017[J]. 中华心力衰竭和心肌病杂志(中英文),2017,1(2):65-86.

第十二节 特殊人群的肥厚型心肌病

本节主要介绍的肥厚型心肌病（hypertrophic cardiomyopathy， HCM）特殊人群包括妊娠期女性和儿童HCM，其临床表现复杂多样，尤其是儿童，病程可快速进展。临床诊断需要结合这类患者的症状、家族史、体格检查及心电图、超声心动图、心脏磁共振检查等综合考虑，儿童患者基因检测尤为重要，有助于病因诊断。妊娠期女性和儿童治疗策略与普通人群有所不同，下文将具体介绍。

一、肥厚型心肌病伴妊娠

大多数HCM女性对妊娠和分娩具有良好的耐受性。对于合并心律失常、左室流出道梗阻（left ventricular outflow tract obstruction，LVOTO）和左室舒张功能异常时，对容量负荷变化的耐受性变差，妊娠及分娩将会加剧这些风险。在孕期前3月，外周血管阻力下降，每搏输出量增加及心率加快，可使心输出量增加50%。血容量增加及左心室扩大能抵消外周阻力下降对左心室流出道压差（left ventricular outflowtract gradient，LVOT-PG）的不利影响。孕期的心肌收缩力增强、心率增快以及心室舒张充盈时间缩短可能加剧或加速心力衰竭进展，孕妇可能出现不耐受。分娩时子宫收缩使更多血液进入体循环，患者在分娩期间和产后早期可能出现应激性心动过速，使心衰进一步恶化。此外，妊娠引起的高凝状态，亦增加HCM母体及胎儿的风险。

HCM育龄妇女应在孕前及孕期进行充分的风险评估和临床治疗随访。

（一）诊断

妊娠女性常在怀孕期间首次诊断出HCM，也可在孕前检查中发现。HCM临床表现差异较大，主要症状有劳力性呼吸困难、胸痛、心房颤动、晕厥。部分患者首发症状即表现为猝死。怀孕前就出现症状的女性，孕期出现心力衰竭并加重的概率将增大。有明确的家族史，包括心源性猝死（sudden cardiac death， SCD）、原因不明的心力衰竭等，有助于HCM的诊断及危险评估。HCM患者可在胸骨左缘下方和心尖部可闻及中等强度喷射性收缩期杂音。

辅助检查：HCM心电图改变缺乏特异性，主要表现为与左室肥厚一致的电压升高，ST-T改变（Ⅰ、aVL、V_4～V_6导联），深而窄的Q波。超声心动图可评估房室形态、左室心功能改变及LVOT-PG。妊娠女性可通过超声心动图确诊HCM。当超声诊断不明确时，可以考虑心脏磁共振成像（cardiac magnetic resonance， CMR）检查确诊，但妊娠女性应谨慎选择钆对比剂延迟强化（late gadolinium enhancement，LGE）。HCM妊娠女性脑钠素(BNP)、N端脑钠肽原（NT-proBNP）和hs-cTnT水平会有所升高，与心血管事件的发生相关。

（二）临床评估及治疗

多数HCM女性能很好耐受妊娠并安全分娩。孕前有症状、左心室收缩功能异常或存在心律失常的HCM患者，孕期更容易出现相关并发症。孕期LVOT-PG可轻度升高，与孕期并发症增多相关。在怀孕前和怀孕期间，对患者进行仔细临床评估和制定治疗策略至关重要。

1. 孕前咨询及评估

怀孕前应当对危险因素进行评估和咨询。若父亲或母亲患有HCM，应在计划受孕前进行遗传咨询。育龄期HCM女性应当在孕前行经胸超声心动图检查，以评估左室功能、二尖瓣反流及LVOT-PG情况。孕前可采用运动负荷试验以评估HCM患者的心脏储备功能、心率反应性和心律失常情况。有严重LVOTO症状或严重左心室收缩功能不全的女性不应考虑怀孕。

2. 孕期遗传学诊断

对于HCM女性的产前遗传学诊断，是指在妊娠初期采用有创或无创检查进行基因检测，有助于早期发现胎儿是否携带致病基因。但该方法尚存在检测时机、准确性、安全性等诸多问题，且尚存在基因阳性的医学伦理问题。可考虑运用胎儿超声心动图检测胎儿HCM，但胎儿时期心脏表达的概率很低，除非母亲存在代谢性疾病。

3. 孕期临床管理

（1）孕期监测和临床评估

根据2018年改良版世界卫生组织孕产妇心血管风险分类法（mWHO）的妊娠风险分类，HCM妊娠女性为mWHO II～III级。根据2018年ESC妊娠期心血管疾病管理指南建议，其风险分层采用与非妊娠期女性一样的风险分层方法。HCM妊娠女性应每1～3个月进行一次随访，应在具有多学科专家团队条件的医疗中心进行评估。评估的重点内容应当包括临床症状、超声心动图监测LVOT-PG、左心室收缩及舒张功能、心律失常情况。有家族史、心悸或晕厥前期症状的患者需进行密切监测。当孕期出现新的症状时应及时到院评估，并进行超声心动图检查。有严重LVOTO症状或严重左心室收缩功能不全的孕妇应考虑终止妊娠。

（2）药物治疗

孕期HCM口服药物应当考虑是否可能对胎儿产生有害作用。若不得不用，最终应以母体利益为首要。

①β受体阻滞剂。孕前若已有症状而使用β受体阻滞剂的HCM女性，孕期可以继续使用以控制症状。孕前未服用β受体阻滞剂，若孕期出现新的相关症状，应在产科医生的指导下开始服用β受体阻滞剂。其中美托洛尔应用最为广泛。不建议使用阿替洛尔，因其可导致胎儿生长迟缓发生率增加。

②非二氢吡啶类钙通道阻滞剂。只有在权衡获益大于风险时才可使用非二氢吡啶类钙

通道阻滞剂，维拉帕米可作为β受体阻滞剂不耐受时的第二选择。在使用药物时需加强对胎儿的监测，以及时发现胎儿出现心动过缓或者其他并发症。

③抗凝治疗。合并阵发性或持续性房颤的HCM女性，可在妊娠早期（前3个月）和36周后使用低分子肝素抗凝（需要监测Xa因子），或在妊娠中晚期使用华法林进行抗凝治疗，不建议使用新型口服抗凝药进行抗凝治疗。

④丙吡胺。它可能诱导宫缩和分娩，孕期应当尽量避免使用。

⑤胺碘酮。它可能导致胎儿甲状腺毒性、生长发育迟缓和心动过缓风险及神经系统不良反应，孕期应当尽量避免使用。

（3）非药物治疗

HCM患者孕期若出现持续性心律失常，对房颤的耐受性差，可考虑在妊娠期间进行复律，但应在严密监测下进行，或实施紧急剖宫产术。

对于有指征的HCM妊娠女性，可在具有学科条件的医学中心零射线下行起搏器或埋藏式心律转复除颤器（implantable cardioverter defibrillator， ICD）植入，应在超声指导下进行。尤其是近年兴起的心腔内超声（ICE），已逐渐广泛应用于妊娠女性介入手术中。

4. 安全分娩

多数HCM妊娠女性可首选经阴道自然分娩。

具有产科指征，或有严重LVOTO、严重心力衰竭、口服抗凝药物期间出现早产的HCM妊娠女性需考虑行剖宫产术。

在麻醉方式的选择上，硬膜外麻醉和椎管内麻醉有利于减少患者痛苦，但需要谨慎使用，以避免出现血管扩张和低血压，尤其是存在严重LVOTO时。存在心律失常高风险的HCM患者，分娩过程中应当严密监测和控制心率和心律。

在生产过程中，催产素使用只能缓慢输注，以避免发生低血压和心动过速。建议对HCM产妇分娩后24～48小时内严密监测，需警惕出现产后急性肺水肿。

二、儿童肥厚型心肌病

HCM是儿童较为少见的一种心肌病，以心室壁肥厚为主要特征，心腔往往无扩大。儿童HCM发病率尚不明确。2016年，中华医学会儿科学分会心血管学组儿童心肌病精准诊治协作组回顾性调查了国内16个医院2006—2016年的1823例心肌病住院患儿，其中HCM患病率为9.4%。据澳大利亚和美国的调查结果显示，年龄<10岁的儿童和年龄<18岁的青少年发病率为0.3/10万人年和0.47/10万人年。HCM是儿童及青壮年SCD的重要原因之一。与成人不同，婴幼儿及儿童病因复杂，临床表现具有高度异质性，其诊断和治疗较复杂。

（一）儿童肥厚型心肌病的诊断

婴儿HCM通常是进行临床评估时发现存在心脏杂音或充血性心力衰竭症状，如呼吸困难、喂养困难、多汗（额头凉汗）、面色苍白和发育不良等。年龄较大的儿童通常会因出现症状（包括胸痛、心悸、心律失常、晕厥和活动能力下降）、心电图异常或发现心脏杂音而临床发现。婴幼儿HCM常伴全身多系统、多器官损害。

辅助检查：HCM患儿或可疑者应进行12导联心电图或动态心电图、胸部X线、经胸超声心动图、CMR检查，若仍不能确诊或需要鉴别其他相关疾病，可选择性进行心导管和造影、核素心肌扫描或心脏CT检查。其中，经胸超声心动图检查为HCM患儿最重要的无创诊断方法，是诊断HCM的金标准之一。经胸超声心动图可全面了解房室大小、心室壁厚度、LVOTO、瓣膜返流及左心室功能情况。若条件允许，确诊或疑似的HCM患儿均应行CMR检查，LGE是CMR识别心肌纤维化的最有效方法，亦可评价左室收缩功能。但儿童与成人相比，体积小、呼吸频率及心率快，呼吸不平稳且多不配合，需镇静或麻醉后检查，获得的图像常不如成人，影响了CMR在HCM患儿中的应用。心肌活检是诊断HCM的金标准之一，但因其有创性及存在操作风险，仅限用于准备心脏移植的患者。

诊断标准：根据2014年ESC HCM诊断及管理指南、2017年中国肥厚型心肌病管理指南及2019年中国儿童HCM诊断的专家共识，我国儿童HCM的诊断标准为：左心室壁厚度大于同性别、年龄或体表面积儿童的左心室壁厚度平均值2个标准差，即Z值（定义为偏离人群正常值的标准差数）＞2时，可诊断为HCM。HCM儿童严重左心室肥厚的诊断标准为Z值≥6。需排除使心脏负荷增加的其他疾病，如先天性心脏病、高血压、主动脉瓣狭窄等。

婴幼儿和儿童的HCM病因复杂，明确病因难度大。儿童HCM临床诊断需心血管、代谢、神经、遗传等多学科共同参与。50%～60%的青春期或青壮年发病的HCM由常染色体显性遗传的心肌肌节蛋白基因突变引起，其余包括畸形综合征（如Noonan综合征和相关的Ras-MAPK途径障碍）、先天性代谢障碍（如Pompe病）、线粒体心肌病以及神经肌肉疾病（如Friedreich共济失调）等。1岁以下的HCM婴儿，约50%原因不明。

（二）遗传学检测和遗传咨询

基因诊断对儿童基因性/家族性HCM有重要的确诊价值。目前发现儿童基因性/家族性HCM相关的主要致病基因包括MYH7、MYBPC3、TNN I3、TNNT2、TPM1、MYL3及其他相关基因。有HCM家族史的先证者中有50%～60%（包括成人和儿童）发现存在编码肌小节蛋白的基因变异，20%～30%的HCM先证者并无家族史。

推荐所有HCM儿童进行基因筛查，以明确遗传学病因。儿童HCM基因检测的阳性率为80%。遗传病因学检测时应先获得先证者的家族史，拟行遗传学检测的家系成员应当是明确诊断的HCM患者。应在先证者亲属中确定有无以下心血管相关病史，包括HCM、心力衰竭、心律失常或心脏传导系统疾病、不明原因死亡或猝死（尤其是＜40岁的年轻人）和心脏移植等，且还需考虑是否有其他医学问题和社会问题。因HCM致病基因的外显率为40%～100%，且发病年龄的异质性大，基因检测的结果解读应谨慎，遗传咨询也非常具有挑战性。

根据我国最新HCM管理指南，对于父母携带了明确的HCM致病突变基因的儿童，应考虑在10岁或之后进行遗传学检测，检查标准应当与国际儿童遗传检测指南一致（IIa C）。对于遗传学因素不明确的10岁及其以上的儿童的一级亲属，应考虑在10～20岁，每1～2年进行一次12导联心电图和经胸超声心动图检查以进行临床评估，20岁之后每2～5年进行一次12导联心电图和经胸超声心动图检查以进行临床评估（IIa C）。如果父母或者法定监护人要求，可在进行遗传学检测前行12导联心电图和经胸超声心动图的临床评估，或以临床评估取代遗传学检测（IIb C）。如果该家系有童年阶段或者早发疾病的恶性家族史，或者儿童已出现心脏相关症状，或儿童需要参加剧烈的体育活动，可考虑对儿童一级亲属在10岁前进行临床评估或者遗传学检测（IIb C）。

（三）儿童肥厚型心肌病的心源性猝死风险评估

HCM患儿的SCD相关危险因素所占权重与成人不同，且随年龄而变化。2014 ESC成人HCM诊断及治疗指南中关于SCD风险评分的计算公式未明确是否适用于儿童。目前我国关于儿童HCM的SCD风险评估包括：（1）家族SCD史；（2）难以解释的晕厥；（3）严重的左心室肥厚（左心室最大室壁厚度≥30mm，或Z值≥6）；（4）非持续性室性心动过速。以上是儿童发生SCD的主要危险因素。结合首都医科大学附属北京儿童医院的经验，除上述主要风险因素外，儿童HCM的SCD风险因素还包括：（1）有心脏不适症状；（2）心电图24小时动态心电图有ST段水平下移或抬高，或有异常Q波，尤其是同时存在3个导联以上或超过0.5mv；（3）超声心动图提示有二尖瓣前叶收缩期前移（systolic anterior motion， SAM）现象，LVOT-PG＞30mmHg，左室间隔中上部位局部肥厚。临床在评估SCD相关风险时，应结合家族史、临床症状、心电图、超声心动图等综合考虑。

由于儿童身体不断成长发育，HCM儿童ICD植入适应证与成人不同，且更为复杂，其发生相关并发症的风险亦很高。因此，HCM儿童ICD植入的适应证，需要对儿童年龄、病因和个体危险因素等多因素进行评估考量，目前仍有待完善。

（四） 治疗

儿童HCM的临床治疗主要为缓解症状、预防猝死、提高生活质量、评估亲属和预防与疾病相关的并发症。儿童遗传及代谢病因的HCM治疗往往效果不佳，预后不良。继发性HCM表现者，以治疗原发病为主，心肌肥厚可得到改善或治愈。

1. 药物治疗

（1）β受体阻滞剂

β受体阻滞剂是目前推荐的治疗儿童HCM的首选药物，可改善胸痛及劳力性呼吸困难的症状。但需密切观察可能的副作用，如疲劳、抑郁和学习成绩下降等。常用的口服β受体阻滞剂包括美托洛尔、比索洛尔、阿替洛尔或普萘洛尔。口服剂量可加至最大耐受剂量，儿童需根据年龄来调整限制心率。窦性心动过缓或严重房室传导阻滞患儿慎用。

（2）非二氢吡啶类钙拮抗剂

对于β受体阻滞剂效果不佳或存在禁忌的HCM患者，维拉帕米和地尔硫卓可作为替代或补充药物，可改善梗阻性肥厚型心肌病（hypertrophic obstructive cardiomyopathy，HOCM）的左室舒张功能。对于无症状的HOCM儿童，应谨慎使用，因可能会导致急性血流动力学失代偿。

（3）丙吡胺

丙吡胺属于Ⅰa类抗心律失常药物，具有显著的负性肌力作用，能显著降低静息状态LVOT-PG；适用于对β受体阻滞剂及非二氢吡啶类钙拮抗剂均不能耐受者。它可与β受体阻滞剂或维拉帕米联用于难治性患者。丙吡胺因其增强房室传导作用，可提高房颤患者的心室率，应用时需尤其注意。

（4）其他药物

胺碘酮：小剂量该药联合美托洛尔治疗HCM伴恶性室性心律失常具有较好的临床疗效，能够稳定患者病情，改善预后。

抗凝药：对HCM合并心房颤动者，建议口服抗凝药以降低缺血性卒中的风险，如华法林。

利尿剂：对β受体阻滞剂或非二氢吡啶类钙拮抗剂治疗后心力衰竭症状仍未明显缓解的患者，加用利尿剂可一定程度改善HCM患者症状，但利尿剂可降低血容量，加重梗阻，并可导致电解质紊乱、心律失常等，应慎重服用利尿剂。

近年来的研究显示，一些新型药物可能使HCM患者受益，如血管紧张素受体-脑啡肽酶双重抑制剂可明显改善患者症状，且不良反应轻。

2. 非药物治疗

（1）外科心肌切除术

当症状持续存在，药物治疗无效，静息状态下LVOT-PG＞50mmHg时，或者出现二尖瓣反流时，外科室间隔心肌切除术可显著改善症状。心肌切除术的好处还包括通过减少二尖瓣的收缩期前向运动来改善二尖瓣反流，尽管可能会增加儿童主动脉或二尖瓣损伤的风险。

（2）介入射频消融术

HOCM是猝死的主要原因之一，是介入射频治疗的适应证。此方法可一定程度缓解LVOTO，是预防猝死发生的有效措施。

（3）起搏器治疗

目前，对于患有HOCM的儿童，起搏器治疗LVOTO仅限于存在禁忌证或不能手术切除心肌的患者，如患有严重的合并症，或正在考虑植入ICD的患者。

（4）ICD植入

建议HCM儿童在综合性医疗中心进行ICD植入。目前我国指南对儿童SCD的防治措施包括：①对于发生致命性心律失常或心脏骤停的儿童，建议经静脉（或心外膜）植入ICD进行二级预防（I B）；②具有两个及以上危险因素的儿童HCM患者，当对ICD并发症的终生危险和ICD对生活方式和心理健康的影响的评估显示ICD治疗具有净获益时，应考虑植入ICD进行一级预防（IIa C），通常植入单腔ICD即可满足临床需求，且可减少并发症的发生；③对于只有一个危险因素的儿童HCM患者，当对ICD并发症的终生危险和ICD对生活方式和心理健康的影响的评估显示ICD治疗具有净获益时，可考虑植入ICD（IIb C）。

因成人的SCD危险因素还未在儿童中得到证实，迫切需要数据来确定儿童使用ICD是否能降低SCD风险。

（五）长期管理

因SCD最可能发生在体力活动时，建议HCM患儿应避免竞技性或剧烈运动，但目前有学者认为适度的有氧运动并没有其增加SCD风险。所以HCM患儿应严格限制体育竞技活动，日常应尽量避免哭闹、烦躁、情绪激动，避免营养过剩等。长期药物治疗可控制症状，预防猝死。在药物治疗方面应避免使用正性肌力药物，谨慎使用利尿剂。对于有家族史的HCM患儿应做好规律的临床随访，对HCM患儿的一级亲属应进行临床（体格检查、心电图、超声心动图或CMR）及基因筛查。

（黄　刚　刘春霞）

参考文献

[1] 中华医学会心血管病学分会中国成人肥厚型心肌病诊断与治疗指南编写组. 中华心血管病杂志编辑委员会.中国成人肥厚型心肌病诊断与治疗指南[J].中华心血管病杂志，2017，45（12）：1015-1032.

[2] 中国医师协会心力衰竭专业委员会，中华心力衰竭和心肌病杂志编辑委员会.中国肥厚型心肌病管理指南2017[J].中华心力衰竭和心肌病杂志.2017，1（2）：65-86.

[3] 中华医学会儿科学分会心血管学组儿童心肌病精准诊治协作组，中国实用儿科杂志编辑委员会.中国儿童肥厚型心肌病诊断的专家共识[J].中国实用儿科杂志，2019，34（5）：329-334.

[4] 那嘉，袁越.儿童肥厚型心肌病的临床分型、危险因素评估及药物治疗[J].中国实用儿科杂志，2019，34（5）：367-370.

[5] 赵丽云，徐铭军.妊娠合并心脏病围麻醉期中国专家临床管理共识[J].临床麻醉学杂志，2019，35（7）：703-708.

[6] Regitz-Zagrosek V，Roos-Hesselink JW，Bauersachs J，et al. 2018 ESC guidelines for the management of cardiovascular diseases during pregnancy[J].European Heart Journal，2018，39（34）：3165-3241.

[7] Grupa Robocza Europejskiego Towarzystwa Kardiologicznego do spraw rozpoznawania i postepowania w kardiomiopatii p，Elliott PM，Anastasakis A，et al. 2014 ESC Guidelines on diagnosis and management of hypertrophic cardiomyopathy[J]. Kardiologia polska，2014，72（11）：1054-1126.

[8] Ommen SR，Mital S，Burke MA，et al. 2020 AHA/ACC Guideline for the Diagnosis and Treatment of Patients with Hypertrophic Cardiomyopathy：Executive Summary：A Report of the American College of Cardiology/American Heart Association Joint Committee on Clinical Practice Guidelines[J]. Circulation，2020，142（25）：e533-e557.

[9] Nugent AW，Daubeney PE，Chondros P，et al. National Australian Childhood Cardiomyopathy Study. The epidemiology of childhood cardiomyopathy in Australia[J]. N Engl J Med，2003，348（17）：1639-1646.

[10] Lipshultz SE，Sleeper LA，Towbin JA，et al. The incidence of pediatric cardiomyopathy in two regions of the United States[J]. N Engl J Med，2003，348（17）：1647-1655.

[11] Moak JP，Kaski JP. Hypertrophic cardiomyopathy in children[J]. Heart，2012，98（14）：1044-1054.

[12] Rupp S, Felimban M, Schänzer A, et al. Genetic basis of hypertrophic cardiomyopathy in children[J]. Clin Res Cardiol, 108(3):282-289.

[13] Decker JA, Rossano JW, Smith EO, et al. Risk factors and mode of death in isolated hypertrophic cardiomyopathy in children[J]. J Am Coll Cardiol, 2009, 54(3):250-254.

[14] Marian AJ, Salek L, Lutucuta S. Molecular genetics and pathogenesis of hypertrophic cardiomyopathy[J]. Minerva Med, 2001, 92(6):435-451.

[15] Cirino A L , Ho C . Hypertrophic Cardiomyopathy Overview[J]. American Heart Journal, 1993, 95(4): 511-520.

[16] Marian AJ, Salek L, Lutucuta S. Molecular genetics and pathogenesis of hypertrophic cardiomyopathy[J]. Minerva Med, 2001, 92(6):435-451.

[17] Ingles J, Sarina T, Yeates L, et al. Clinical predictors of genetic testing outcomes in hypertrophic cardiomyopathy[J]. Genet Med, 2013, 15(12):972-977.

[18] Li MM, Datto M, Duncavage EJ, et al. Standards and Guidelines for the Interpretation and Reporting of Sequence Variants in Cancer: A Joint Consensus Recommendation of the Association for Molecular Pathology, American Society of Clinical Oncology, and College of American Pathologists[J]. J Mol Diagn, 2017, 19(1):4-23.

[19] Kelly MA, Caleshu C, Morales A, et al. Adaptation and validation of the ACMG/AMP variant classification framework for MYH7-associated inherited cardiomyopathies: recommendations by ClinGen's Inherited Cardiomyopathy Expert Panel[J]. Genet Med, 2018, 20(3):351-359.

[20] Charron P, Arad M, Arbustini E, et al. Genetic counselling and testing in cardiomyopathies: a position statement of the European Society of Cardiology Working Group on Myocardial and Pericardial Diseases [J]. Eur Heart J, 2010 , 31(22):2715-2726.

[21] Ross LF, Saal HM, David KL, et al. Technical report: Ethical and policy issues in genetic testing and screening of children[J]. Genet Med, 2013, 15(3):234-245.

[22] Colan SD, Lipshultz SE, Lowe AM, et al. Epidemiology and cause-specific outcome of hypertrophic cardiomyopathy in children: findings from the Pediatric Cardiomyopathy Registry[J]. Circulation, 2007, 115 (6):773-781.

[23] Kaski JP, Tomé Esteban MT, Lowe M, et al. Outcomes after implantable cardioverter-defibrillator treatment in children with hypertrophic cardiomyopathy[J]. Heart, 2007, 93(3):372-374.

[24] Maron BJ, Spirito P, Ackerman MJ, et al. Prevention of sudden cardiac death with implantable cardioverter-defibrillators in children and adolescents with hypertrophic cardiomyopathy[J]. J Am Coll Cardiol, 2013, 61(14):1527-1535.

[25] Schaufelberger M. Cardiomyopathy and pregnancy[J]. Heart, 2019, 105(20):1543-1551.

[26] European Society of G, Association for European Paediatric C, German Society for Gender M, Regitz-Zagrosek V, Blomstrom Lundqvist C, Borghi C, et al. ESC Guidelines on the management of cardiovascular diseases during pregnancy: the Task Force on the Management of Cardiovascular Diseases during Pregnancy of the European Society of Cardiology (ESC)[J]. Eur Heart J, 2011, 32(24):3147-3197.

[27] Moak JP, Kaski JP. Hypertrophic cardiomyopathy in children[J]. Heart, 2012, 98(14):1044-1054.

[28] Kaski JP, Syrris P, Esteban MT, et al. Prevalence of sarcomere protein gene mutations in preadolescent children with hypertrophic cardiomyopathy[J]. Circ Cardiovasc Genet, 2009, 2(5):436-441.

[29] Lee TM, Hsu DT, Kantor P, et al. Pediatric Cardiomyopathies[J]. Circ Res, 2017, 121(7):855-873.

[30] Dominguez F, Ramos A, Bouza E, et al. Infective endocarditis in hypertrophic cardiomyopathy: A multicenter, prospective, cohort study[J]. Medicine (Baltimore), 2016, 95(26):e4008.

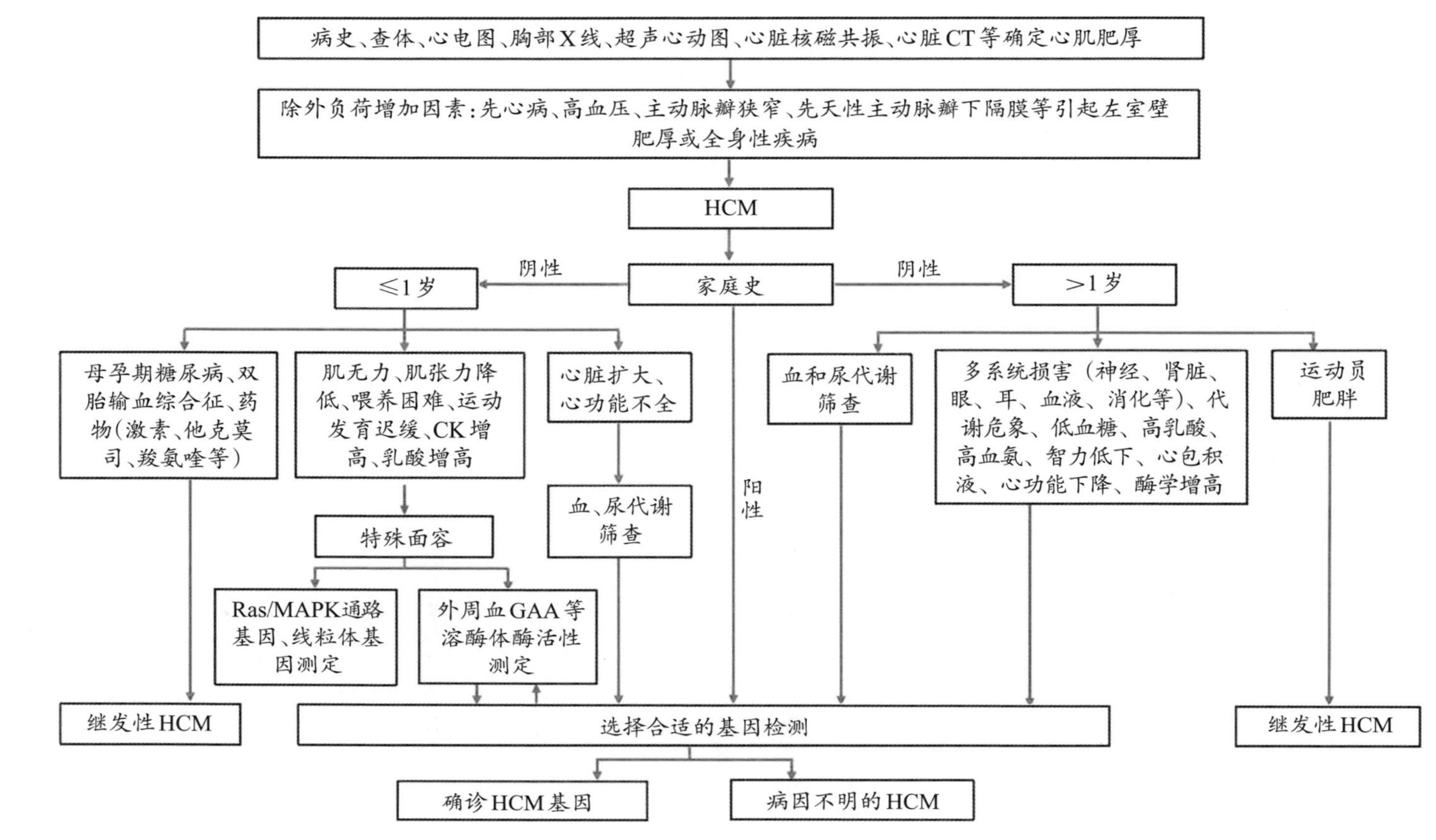

附图3-12-1　儿童HCM病因诊断流程图

注：摘自《2019中国儿童肥厚型心肌病诊断的专家共识》。

第十三节　肥厚型心肌病的治疗进展

HCM大部分患者呈常染色体显性遗传，但也有少数病例为X染色体遗传。约60%的成年HCM患者可检测到明确的致病基因突变，其中60%以上的患者具有明显的家族聚集倾向。据目前研究引起HCM的致病性突变，具有相当高的频率会最终导致HCM，流行病学调查显示其患病率约为1/500。自1990年MYH7发生的突变被发现可导致HCM后，目前至少有40个基因，超过1500种基因位点突变被证实与HCM临床表型相关。这些基因大多数都编码粗/细肌丝、Z盘结构蛋白及钙调控相关蛋白等，且38%的患者存在复合突变，12.8%的患者存在三种及以上的突变。

目前针对HCM的治疗，临床上仍以对症治疗，减少并发症并延缓疾病进展为主，却不能抑制心肌肥厚的进展，患者最终发展为难治性心力衰竭。近年来，随着HCM分子生物学机制研究的不断深入，基因治疗作为一种新思路逐渐出现在人们的视野中，未来精准基因治疗可能会成为治疗该病的重要手段。

一、HCM基因治疗的遗传学基础

约60%的HCM患者具有家族遗传特征。HCM的致病突变绝大多数突变为错义突变，其他常见突变类型为移码突变。致病突变检出率高的基因主要包括：MYH7、cMYBPC3、TNNT2、TPM1等，其中MYH7和cMYBPC3的突变约占HCM可检出突变的50%。另有约30%的患者无家族遗传史，称之为散发型HCM，多是新型突变导致。另有约10%的患者是由其他疾病引起的，如代谢性疾病、神经肌肉疾病、线粒体疾病、畸形综合征和系统性淀粉样变等。

二、HCM基因治疗策略

HCM目前的临床治疗策略侧重于对症治疗，而如靶向基因治疗等新一代治疗策略的研究目前也取得了长足的进展。基因治疗可根据突变发生类别来选择性地敲除有害的下游效应基因，或敲入正常基因以替换突变基因使之恢复正常的生物学功能。腺相关病毒（Adeno-associated viruses，AAVs）是目前对心肌细胞进行基因修饰的主要选择载体，它具有免疫原性反应弱的优势，但也有对靶细胞的基因传导不均匀，以及因免疫反应造成的被感染的细胞内病毒滴度进行性下降等问题存在。此外慢病毒（lentivirus，LV）也可以作为心肌细胞靶向治疗的载体。目前可选择的基因治疗策略包括：基因置换（gene replacement）、基因沉默（gene silencing）、基因编辑（gene editing）、外显子跳跃（exon skipping）和反式剪接（trans-splicing）等。目前应用最广泛的基因治疗药物的心脏递送方式是心肌注射和冠状动脉内灌注。

（一）基因置换

基因置换是指当机体内执行某种功能的基因表达水平发生异常时，采用运载体将功能正常的目的基因从体外转入细胞，以补充或替换病变细胞内的致病基因而代替功能异常蛋白的过程。

在离体细胞水平实验中，研究人员将cMYBPC3的cDNA转导入cMYBPC3突变而导致功能丧失的人原代心肌细胞中。基因转导后第12天时可见肌球结合蛋白C的表达水平回到正常，细胞内钙离子信号通路失常得到改善。在动物模型水平，研究人员把腺相关病毒AAV9介导的cMYBPC3纯合子一次性注射到cMYBPC3功能缺失的突变小鼠体内，以期通过外源基因的表达来恢复心肌细胞内肌球结合蛋白C的水平。结果显示，与对照组相比注射了AAV9- cMYBPC3的突变小鼠心脏重新表达正常cMYBPC3 mRNA和蛋白，并可有效阻止HCM的进程。同样在小鼠体内采用慢病毒介导的cMYBPC3基因表达后，对cMYBPC功能缺失小鼠进行活体超声心动图可见，其心脏收缩和舒张功能均得到一定程度改善，同时左心室壁肥厚得到了一定程度的改善。

（二）基因沉默

基因沉默是由多种因素作用引起的基因表达调节，可使特定基因的表达受阻。根据其作用机制可以分为由于DNA甲基化、异染色质化以及位置效应等所致的转录水平的基因沉默（transcriptional gene silencing，TGS），以及由于RNA干扰所致的转录后水平的基因沉默（post-transcriptional gene silencing，PTGS）。其中RNA干扰更为常见，小干扰RNA（small interfering RNA，siRNA）通过特异性降解序列配对的信使RNA达到基因沉默的效果。该机制可被利用来特异性沉默突变的HCM致病基因所表达的信使RNA和致病蛋白。

研究者为了沉默致病的突变肌节蛋白基因信使RNA，将MYH6的特异性siRNA用AAV搭载，导入因MYH6等位基因突变所致的模型HCM小鼠体内，与未经治疗的小鼠相比，基因沉默小鼠体内的MYH6突变转录物减少25%，这足以延缓心肌肥厚、纤维化长达6个月。但该治疗并不能逆转小鼠的心肌肥厚病变，表明在HCM基因治疗领域，该方法预防效果大于治疗效果。值得注意的是该技术仍存在目标蛋白表达过度降低的问题。

（三）基因编辑

CRISPR-Cas9是一种目前最常用的基因编辑工具，它由RNA指导Cas核酸酶对靶向基因进行特定的DNA修饰和剪切。该方法被日渐证实可以治疗多种基因突变导致的遗传疾病。

研究者现利用CRISPR-Cas9系统，已实现了在人多能干细胞中对相关基因进行定点的精确编辑来建立HCM模型，并实现遗传校正。研究者通过体外结合来自健康捐赠者的卵母细胞与cMYBPC3基因变异携带者的精子培育出受精卵，然后采用CRISPR-Cas9技术对着床前胚胎中的cMYBPC3突变杂合子基因成功进行了校正，且在这一实验中并未出现脱靶效应，这让人们对该方案的安全性有了更多信心。因为涉及对人类胚胎的改造，包括CRISPR-Cas9系统在内的基因编辑手段仍需在后续实验中进行严谨的验证，并经过伦理委员会严格审查后，才有可能够最终应用于临床。

（四）外显子跳跃

外显子跳跃是指当一个基因缺陷的外显子连同它两端的内含子一起被剪接而不能转录出成熟mRNA时，这一外显子被跳过，最终表达出虽然长度被截短但功能尚正常的蛋白质的过程。美国食品和药物管理局于2017年批准了一款基于反义寡核苷酸（antisense oligonucleotide，AON）的外显子跳跃药物（Eteplirsen，商品名为Exondys 51®）。该反义核苷酸被设计来靶向结合杜氏肌营养不良患者体内蛋白质失营养素基因（Dystrophin，DMD）的mRNA前体，并促使RNA剪切体剪切掉携带突变位点的第51号外显子，从而使成熟的DMD mRNA跳过这一突变位点。这一药物的获批标志着反义核酸技术治疗遗传疾病成为现实。由AAV9介导的反义寡核苷酸靶向转入携带了突变位于cMYBPC3基因第5号和6号外显子的新生转基因小鼠，通过外显子跳跃可成功抑制该位点突变所致的异常mRNA表达，从而达到抑制心肌肥厚的进展的效果。虽然被AAV转导的在体细胞会被自身免疫系统逐渐清除而造成治疗效果较短暂的问题，但仍为HCM的基因治疗提供了新思路。同时值得注意的是，该技术仍需解决有效性及安全性的问题。

（五）反式剪接

反式剪接是指两条不同的pre-mRNA外显子连接到一起（这两段外显子是来自不同的pre-mRNA的，但却可能来自同一基因），使mRNA发生嵌合修复，剪接整合为一条具有表达功能且结构正常不含突变位点的嵌合型RNA，最终转录成为正常蛋白的过程。理论上通过反式剪接分子，可实现整条突变基因mRNA任意位点的修复。

在cMYBPC3突变所致的HCM模型中，采用腺病毒载体将针对突变靶点设计的pre-mRNA转入cMYBPC3基因突变的小鼠后，cMYBPC3突变位点被剪切，成为结构正常不含cMYBPC3突变位点的嵌合型mRNA。实验数据显示，经反式剪接治疗后，小鼠正常cMYBPC3的mRNA水平较基线水平提高了2.5倍，可缓解HCM的进展，但尚不足以逆转HCM小鼠的心肌肥厚以及功能障碍。反式剪接这一基因治疗手段在目前研究中存在着拼接效率低下等短板，需要研究者们进一步探索。

（六）针对HCM信号传导通路靶点的基因治疗策略

在HCM的基因治疗领域，不同于直接靶向突变的肌节蛋白基因，另有一种治疗思路是通过调节在HCM进展过程中发生改变的信号通路关键蛋白基因表达，来达到治疗目的。例如钙在心脏的兴奋-收缩耦合中起着关键的作用，且有助于心室重塑，如肌浆网钙泵2a蛋白（SR calcium ATPase 2a，SERCA2a）在心肌内可促进钙在肌浆网的重吸收。研究人员将腺相关病毒搭载的SERCA2a基因转导入过表达了人α-原肌球蛋白错义突变体的新生转基因小鼠体内，与未经此治疗的小鼠相比，治疗组小鼠心肌肥大及纤维化都得到了改善，且血流动力学趋于正常化。这一治疗方法尚在探索阶段，有效性及安全性仍尚待大规模验证。

三、新型小分子药物的应用

基因突变所致的肌节蛋白损伤，推动了HCM的发病进程。目前发展出了调控心肌能量代谢、电传导、肌节蛋白功能及氧化应激等相关小分子化学药物在HCM治疗中的探索研究。

（一）调控心肌能量代谢的相关药物

HCM患者的心肌耗能会较正常心肌发生较大的变化。哌克昔林（Perhexaline）是一种肉碱棕榈酰酰基转移酶抑制剂，它将代谢从脂肪酸氧化转变为糖酵解来持续供应能量。一项对24例HCM患者进行4～6个月的随访结果显示，运动期间的峰值耗氧量、纽约心功能分级、舒张功能和心肌磷酸酶比值均有改善。

（二）调控心脏电传导的相关药物

雷诺嗪（Ranolazine）是一种晚钠电流抑制剂，可以缩短动作电位的持续时间，同时它还具有改善心肌能量代谢的作用。在cMYBPC3靶向敲除的动物模型中，研究证明雷诺嗪治疗6个月后，可改善肥厚心肌对高负荷运动的耐受性，但无法逆转心肌肥厚的进展。四期临床开放性试验表明，雷诺嗪可缓解HCM患者心绞痛或呼吸困难，从而改善其生活质量。

（三）调控肌节蛋白功能的相关药物

心脏肌球蛋白是驱动心肌收缩的运动蛋白，Mavacamten（原MYK-461）是一种口服小分子药物，通过降低横桥ATP酶活性的稳态速率，间接延长肌球蛋白与肌动蛋白相互作用的周期，最终发挥抑制心肌肌小节过度收缩的作用。Mavacamten能够预防和逆转多种HCM模式基因突变小鼠的疾病发展。2016年，Mavacamten获得了美国FDA孤儿药认定，用于治疗梗阻性HCM。但依然需要注意，该药物存在潜在导致心肌收缩减弱的风险。此外还有Omecamtiv mecarbil （CK-1827452）等药物作为特异性的心肌球蛋白激动剂，目前科学家也在尝试将其应用于HCM的治疗。

（四）调控氧化应激的相关药物

N-乙酰半胱氨酸（N-Acetyl-L-cysteine，NAC）是谷胱甘肽前体，而谷胱甘肽是细胞内最丰富的抗氧化应激巯基（-SH）库。在HCM的动物模型研究中，NAC治疗已被证明可以逆转已建立的心肌肥厚和纤维化。而在针对HCM患者的双盲、随机、性别匹配及安慰剂对照的单中心试验研究中结果显示，高剂量NAC治疗12个月对HCM患者心肌肥厚和纤维化指数的影响较小。NAC组发生的不良事件较多，但这些事件与服用NAC无关。

（五）调控钙离子敏感性的相关药物

EMD57033是一种钙增敏剂，它可以在不改变心肌细胞内Ca^{2+}浓度的情况下，提高心肌细胞肌丝对钙离子的敏感性，从而增加心肌收缩力及舒张力。但该药物存在潜在的减弱心肌收缩力的风险。

四、HCM治疗策略的展望及局限性

目前临床针对HCM的治疗虽仍以对症治疗为主，但在科学家们的努力下，基因治疗在细胞及动物层面的研究成果为HCM的基因靶向精准治疗提供了大量的科学依据，为预防HCM的发生及改变自然病程提供了可能性。与此同时仍需注意的是，HCM致病基因的外显率不同地区差异较大，发病年龄也存在很大的异质性。在既往研究中都将HCM作为单基因遗传病，但在新近研究中发现在HCM患者中约7%存在多基因突变，且具有发病早、症状重及预后差的特点。这就给HCM的基因治疗提出了更为严峻的挑战。目前HCM基因治疗多采用小鼠模型，应用于临床前尚需经过更加完备的安全性及有效性验证。

（何槿宸　沈飞扬）

参考文献

[1] Semsarian C，Ingles J，Maron M S，et al. New Perspectives on the Prevalence of Hypertrophic Cardiomyopathy[J]. J AM COLL CARDIOL，2015，65(12)：1249-1254.

[2] Solomon S D，Geisterfer-Lowrance A A T，Vosberg H P，et al. A locus for familial hypertrophic cardiomyopathy is closely linked to the cardiac myosin heavy chain genes，CRI-L436，and CRI-L329 on chromosome 14 at q11-q12[J]. AM J HUM GENET，1990，47(3)：389.

[3] Haas J，Frese K S，Peil B，et al. Atlas of the clinical genetics of human dilated cardiomyopathy[J]. EUR HEART J，2015，36(18)：1123-1135.

[4] Marian A J，Braunwald E. Hypertrophic Cardiomyopathy：Genetics，Pathogenesis，Clinical Manifestations，Diagnosis，and Therapy[J]. CIRC RES，2017，121(7)：749-770.

[5] Monteiro da Rocha A，Guerrero-Serna G，Helms A，et al. Deficient cMyBP-C protein expression during car-

diomyocyte differentiation underlies human hypertrophic cardiomyopathy cellular phenotypes in disease specific human ES cell derived cardiomyocytes[J]. J. Mol Cell Cardiol,2016,99:197-206.

[6] Mearini G, Stimpel D, Geertz B, et al. CMYBPC3 gene therapy for neonatal cardiomyopathy enables long-term disease prevention in mice[J]. Nat Commun,2014,5,5515.

[7] Merkulov S, Chen X, Chandler M P, et al. In Vivo Cardiac Myosin Binding Protein C Gene Transfer Rescues Myofilament Contractile Dysfunction in Cardiac Myosin Binding Protein C Null Mice[J]. Circulation-heart Failure, 2012, 5(5): 635-644.

[8] Jiang J, Wakimoto H, Seidman J G, et al. Allele-Specific Silencing of Mutant Myh6 Transcripts in Mice Suppresses Hypertrophic Cardiomyopathy[J]. Science, 2013, 342(6154): 111-114.

[9] Mosqueira D, Mannhardt I, Bhagwan J R, et al. CRISPR/Cas9 editing in human pluripotent stem cell-cardiomyocytes highlights arrhythmias, hypocontractility, and energy depletion as potential therapeutic targets for hypertrophic cardiomyopathy[J]. EUR HEART J, 2018, 39(43): 3879-3892.

[10] Ma H, Martigutierrez N, Park S, et al. Correction of a pathogenic gene mutation in human embryos[J]. Nature, 2017, 548(7668): 413-419.

[11] Aartsmarusannemieke, Straubvolker, Hemmingsrobert, et al. Development of Exon Skipping Therapies for Duchenne Muscular Dystrophy: A Critical Review and a Perspective on the Outstanding Issues[J]. NUCLEIC ACID THER, 2017, 27(5): 251-259.

[12] Gedickehornung C, Behrensgawlik V, Reischmann S, et al. Rescue of cardiomyopathy through U7snRNA-mediated exon skipping in CMYBPC3-targeted knock-in mice[J]. EMBO MOL MED, 2013, 5(7): 1128-1145.

[13] Prondzynski M, Kramer E, Laufer S, et al. Evaluation of CMYBPC3 trans-Splicing and Gene Replacement as Therapeutic Options in Human iPSC-Derived Cardiomyocytes[J]. MOL THER-NUCL ACIDS, 2017,7:475-486.

[14] Repetti G G, Toepfer C N, Seidman J G, et al. Novel Therapies for Prevention and Early Treatment of Cardiomyopathies[J]. Circulation Research, 2019, 124(11): 1536-1550.

[15] Abozguia K, Elliott P M, Mckenna W J, et al. Metabolic Modulator Perhexiline Corrects Energy Deficiency and Improves Exercise Capacity in Symptomatic Hypertrophic Cardiomyopathy[J]. Circulation, 2010, 122(16): 1562-1569.

[16] Green E M, Wakimoto H, Anderson R L, et al. A small-molecule inhibitor of sarcomere contractility suppresses hypertrophic cardiomyopathy in mice[J]. Science, 2016, 351(6273): 617-621.

[17] Marian A J, Tan Y, Li L, et al. Hypertrophy Regression With N-Acetylcysteine in Hypertrophic Cardiomyopathy (HALT-HCM): A Randomized, Placebo-Controlled, Double-Blind Pilot Study[J]. CIRC RES, 2018,122(8): 1109-1118.

[18] 中华医学会心血管病学分会《中国成人肥厚型心肌病诊断与治疗指南》编写组,中华心血管病杂志编辑委员会. 中国成人肥厚型心肌病诊断与治疗指南[J].中华心血管病杂志,2017,45(12):1015-1032.

第四部分

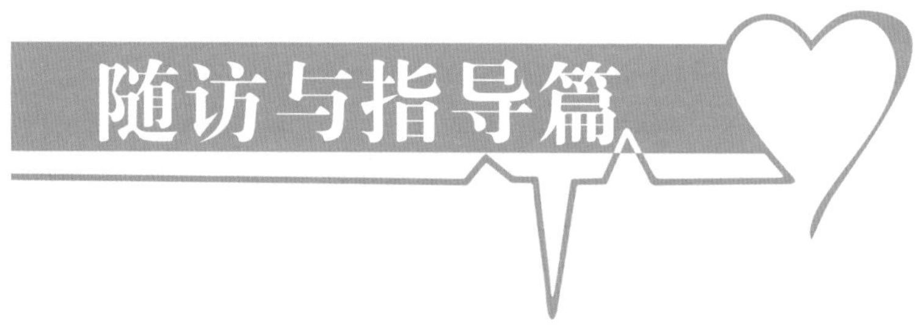

第一节　肥厚型心肌病的转归与预后

肥厚型心肌病（hypertrophic cardiomyopathy， HCM）是一种以心室壁局部肥厚为特点的先天性心脏病，发病率约为0.2%，可发生于任何年龄段的人群。该疾病常累及室间隔，造成心室腔变小，左室舒张期顺应性降低，充盈受阻。根据左室流出道（left ventricular outflow tract，LVOT）有无梗阻可分为梗阻性肥厚型心肌病（ hypertrophic obstructive cardiomyopathy，HOCM ）及非梗阻性肥厚型心肌病（hypertrophic non-obstructive cardiomyopathy， HNCM）。其中，HOCM约占70%，HNCM约占30%。据目前研究表明，HCM是常染色体显性遗传性疾病，60%～70%具有家族性特征，是遗传基础最为明确的心血管疾病。HOCM如果不经治疗，年死亡率为1.7%～4%，5年死亡率可达15%。

一、肥厚型心肌病的病程

HCM患者并不是一出生就伴随心肌肥厚的，随着患者年龄的增长，心肌逐渐增厚，最终造成左室流出道梗阻（left ventricular outflow tract obstruction，LVOTO）。也并不是所有的HCM都需要治疗，需要治疗的患者中，从发病进展到死亡的过程也大不相同。总结归纳大致分为以下3种主要表现途径。

（一）心房颤动

心房纤颤是HCM患者最常见的心律失常，发生率可达25%。随着患者年龄的增加与左心房的持续扩大发病率增加，合并心房纤颤的HCM患者每年脑梗塞及心力衰竭进展的风险可达1%以上，尤其是对于50岁以下就发生心房纤颤的年轻患者。

（二）心功能不全

随着疾病的进展，HCM患者出现活动后呼吸困难、阵发性夜间呼吸困难、乏力等典型充血性心功能不全表现比例较高，但症状与其心室收缩功能是否正常或LVOT是否梗阻无直接关系。HCM患者中有15%～20%的患者将会发展为严重的心功能不全（NYHA III～IV级）。HCM患者发生心衰的主要危险因素包括以下几方面。（1）LVOTO是心力衰竭发展为重度的独立危险因素。（2）心室舒张功能衰竭，包括左心室松弛受损、心腔僵硬度增加、左心房收缩功能减低等，造成左心房及左心室舒张末期压力大大增加，心脏每搏输出量及心排量显著下降。（3）HCM患者心肌肥厚造成心肌缺血也是心功能不全的原因之一。即使患者冠脉造影显示冠脉无严重狭窄的患者，也可能出现胸痛症状，这提示了心肌缺血的存在。2003年，Kaufmann等报道了通过核素扫描心肌切除术前后患者的心肌灌注，证实了手术可明显改善心肌灌注，减少心肌耗氧，为手术治疗HCM患者心功能不全提供了直接证据。（4）心房颤动及二尖瓣反流也是造成HCM患者心力衰竭的重要原因之一。

（三）猝死

猝死是HCM患者最严重的并发症，也是部分HCM患者的首发症状。研究发现HCM是35岁以下猝死人群的主要病因。有高危因素的HCM患者中，每年的猝死发生率约为5%。其危险因素包括：（1）既往有心脏骤停史；（2）有自发的持续性室性心动过速；（3）有猝死家族史；（4）有活动后反复发作的晕厥史；（5）50岁以下出现活动后低血压；（6）极度左室肥厚即左室壁最大厚度≥30mm等。在预防猝死的措施中，药物所起的作用很有限，埋藏式心律转复除颤器的植入是高危HCM患者预防猝死最有效的措施。

二、临床治疗对肥厚型心肌病患者预后的影响

HCM的治疗主要包括药物治疗、外科手术治疗、心肌消融治疗及起搏治疗。药物治疗的目标是降低心肌氧耗，缓解劳力性呼吸困难的症状，改善患者运动能力。药物治疗不能逆转病情，也不能减少HCM患者的猝死风险，对治疗已经出现明显的LVOTO（左心室流出道压差（left ventricular outflowtract gradient，LVOT-PG）≥50mmHg）效果有限。有研究报道，对已发生流出道梗阻的HCM患者若未采取手术等方式缓解梗阻症状，其病死率达1.7%～4.0%，死因多为心源性猝死（sudden cardiac death， SCD）或者恶性心律失常。

室间隔切除术（septal myectomy，SM）是采用外科开胸的方法切除部分肥厚的室间隔，以达到缓解流出道梗阻的目的。自1960年开展以来，SM一直是治疗HCM疗效可靠、不可替代的治疗方式。SM是一项非常成熟的手术技术，手术死亡率低，复发率低。对于症状严重，药物治疗效果差，超声心动图或左心室造影显示室间隔明显凸向左心室，LVOT-PG明显增大等病例，皆为外科手术指征。SM的安全性及疗效已被证实，*Lancet*、*Circulation*、*JACC*等上发表多篇文章，结果显示SM术后患者LVOTO的症状及心功能可得到有效改善，与未手术者相比SM术后患者猝死风险降低，可获得较好的中远期生存率。Ommen等的研究中，289例SM术后患者1年、5年及10年总体生存率分别为98%、96%及83%。Woo等的研究中338例SM术后患者1年、5年及10年总体生存率分别为98%、95%、83%。我国阜外医院的研究共纳入665例患者，SM术后1年、5年及8年患者

总体生存率分别为98%、91%、88%。2014年欧洲心脏病协会及2011年美国心脏协会HCM指南均肯定了SM对HOCM的治疗效果，2011年美国心脏协会肥厚型心肌病指南更是推荐SM作为HOCM非药物治疗的首选治疗方法，因此SM被认为是治疗HOCM无可替代的“金标准”。

乙醇室间隔消融术（Alcohol Septal Ablation，ASA）是通过经第一间隔支注射无水乙醇造成人为的局部心肌梗死，从而使局部心肌坏死、变薄，同样可达到消融心肌、拓宽LVOT、改善流出道梗阻的目的。相比于SM，ASA创伤小、恢复快、费用低，患者更易接受。一项共纳入4804例患者的meta分析结果显示，平均随访6～7年SM组及ASA组患者死亡率均较低且无明显差异（1.4% vs 1.5%，P=0.78），同时两组患者SCD发生率无明显差异（0.5% vs 0.4%，P=0.47）。但SM组起搏器植入率低于ASA组（4.4% vs 10%，P＜0.001），同时SM组再次干预的比例低于ASA组（1.6% vs 7.7%，P=0.001）。但ASA导致的心肌坏死面积较大，有报道ASA术后造成的心肌疤痕可占左心室总质量的10%。这种心肌坏死后遗留的疤痕区域是心律失常的好发部位，理论上会增加患者发生室性心律失常、房室传导阻滞，甚至猝死的风险。有研究报道ASA术后埋藏式心律转复除颤器的放电频率是SM术后的4倍。

经皮心肌内室间隔射频消融术（Percutaneous intramyocardial septal radiofrequency ablation，PIMSRA），又称丽文术式，其在超声引导下经心尖置入射频电极并在特定部位对肥厚的心肌进行射频消融。与ASA相比，PIMSRA术后患者肥厚室壁变薄更多；同时，消融避开了传导束丰富的心内膜，可有效降低术后传导系统的损伤。刘丽文教授团队已发表多篇论文证实PIMSRA的安全性及有效性。其中一项研究纳入21例行PIMSRA治疗的患者，并将PIMSRA组与49例SM术后患者进行对比。PIMSRA术后6个月患者LVOT-PG（95±34mmHg VS 11±7mmHg）及最厚间隔厚度（24±5mmHg VS 14±3mmHg）明显降低，随访期间无患者死亡。同时，PIMSRA组平均最大室间隔厚度低于SM组（14±3 mm VS 18±4mm），同时LVOT-PG、LVEF及左房容积指数两组间差异无统计学意义。但丽文术式发展时间短，病例数少，随访时间相对短，其远期安全性及疗效尚需更多研究进一步证实。

20世纪70年代，有学者尝试通过植入起搏器来治疗HCM，并取得较好的治疗效果。起搏治疗的目的是通过改变心肌激动顺序及室间隔的运动方向，同时改变二尖瓣的关闭时差，从而减少甚至消除二尖瓣收缩期前移，最终达到缓解LVOTO的目的。起搏器植入术后的随访观察研究提示双腔起搏治疗能有效缓解LVOTO并改善症状，长期起搏也可减轻患者的心室重构。但起搏治疗并非在所有患者中都能得到理想的治疗效果。在Nishimura等的研究中，21例行双腔起搏治疗的HOCM患者，63%的患者症状改善，同时LVOT-PG明显降低，31%的患者症状无改善，5%的患者症状恶化。目前双腔起搏器治疗多用于不愿接受手术及消融治疗或同时合并心动过缓需起搏治疗的HOCM患者。

对于HOCM患者，SM、心肌消融及起搏治疗均可一定程度上改善梗阻症状，但不同的治疗方法各有优缺点，在实际的临床工作中需综合评估患者的情况后进行选择。

三、肥厚型心肌病猝死风险评估及预防

HCM临床表现多样，有的患者可以终生完全无临床症状，也有的患者会出现胸痛、心悸等不适。大部分HCM患者的寿命不受影响，但部分患者可能合并心力衰竭、恶性心律失常，甚至SCD。在HCM患者的管理中，及早对患者进行危险分层，识别猝死高风险人群并给予预防性治疗非常重要。

HCM患者中SCD发生危险因素很多，但是各项危险因素的价值都是有限的，因此在临床工作中应尽可能全面地收集患者的各项资料，综合全面地进行评估，以最大限度地使患者获益，详见第二部分第十二节。

（谭焜月）

参考文献

[1] Morrow A G. Hypertrophic subaortic stenosis [J]. The Journal of Thoracic and Cardiovascular Surgery，1978，76(4)：423-430.

[2] 姜腾勇.肥厚型心肌病[M]. 北京：人民卫生出版社.2000

[3] Ommen SR，Maron BJ，Olivotto I，et al. Long-term effects of surgical septal myectomy on survival in patients with obstructive hypertrophic cardiomyopathy [J]. J Am Coll Cardiol，2005，46(3)：470-476.

[4] Woo A，Williams WG，Choi R，et al. Clinical and echocardiographic determinants of long-term survival after surgical myectomy in obstructive hypertrophic cardiomyopathy. Circulation，2005，111(16)：2033-2041.

[5] 李浩杰，宋云虎，朱晓东，等.单中心室间隔心肌切除术治疗肥厚型梗阻性心肌病中远期结果分析[J].中国循环杂志，2016，31(06)：573-577.

[6] Liebregts M，Vriesendorp PA，Mahmoodi BK，et al. A Systematic Review and Meta-Analysis of Long-Term Outcomes After Septal Reduction Therapy in Patients With Hypertrophic Cardiomyopathy [J]. JACC Heart Fail，2015，3(11)：896-905.

[7] 阮燕萍，刘晓伟，来永强，等.室间隔部分切除术和经皮室间隔心肌消融术治疗肥厚型梗阻性心肌病患者的中远期效果比较[J].中国循环杂志，2019，34(03)：246-251.

[8] Wei LM，Thibault DP，Rankin JS，et al. Contemporary Surgical Management of Hypertrophic Cardiomyopathy in the United States [J]. Ann Thorac Surg，2019，107(2)：460-466.

[9] Elliott PM，Anastasakis A，Borger MA，et al. 2014 ESC Guidelines on diagnosis and management of hypertrophic cardiomyopathy：the Task Force for the Diagnosis and Management of Hypertrophic Cardiomyopathy of the European Society of Cardiology (ESC) [J]. European heart journal，2014，35(39)：2733-2779.

[10] Gersh BJ M B，Bonow RO，Dearani JA，Fifer MA，Link MS，Naidu SS，Nishimura RA，Ommen SR，Rakowski H，Seidman CE，Towbin JA，Udelson JE，Yancy CW. 2011 ACCF/AHA guideline for the diagnosis and treatment of hypertrophic cardiomyopathy：Executive summary [J]. The Journal of Thoracic and Cardiovascular Surgery，2011，142(6)：1303-1338.

[11] 阮燕萍，刘晓伟，来永强，等.室间隔部分切除术和经皮室间隔心肌消融术治疗肥厚型梗阻性心肌病患者的中远期效果比较[J].中国循环杂志，2019，34(3)：246-251.

[12] Liwen Liu, Jing Li, Lei Zuo, et al.Percutaneous intramyocardial septal radiofrequency ablation for hypertrophic obstructive cardiomyopathy[J].J Am Coll Cardiol,2018,72:1898-1909.

[13] 刘丽文.丽文术式与外科室间隔切除术治疗梗阻性肥厚型心肌病的随访对比研究[A].中国超声医学工程学会.中国超声医学工程学会第十四届全国超声心动图学术会议论文汇编[C].中国超声医学工程学会:中国超声医学工程学会,2018:2.

[14] Nishimura RA, Trusty JM, Hayes DL, et al. Dual-chamber pacing for hypertrophic cardiomyopathy: a randomized, double-blind, crossover trial [J]. J Am Coll Cardiol,1997,29(2):435-441.

[15] Elliott PM, Gimeno Blanes JR, Mahon NG, et al. Relation between severity of left-ventricular hypertrophy and prognosis in patients with hypertrophic cardiomyopathy. Lancet,2001,357(9254):420-424.

第二节　肥厚型心肌病患者的生活方式建议

HCM患者的临床表现无疑受到遗传和环境因素的双重影响。吸烟、饮酒、不健康的食物摄入和缺乏身体活动等生活方式与HCM疾病转归及预后密切相关。毫无疑问，戒烟限酒对一般人群及HCM患者都是利大于弊。不健康饮食摄入对疾病的影响也为大量的试验证实。运动的益处也毋庸置疑，但是要为HCM患者提供运动建议却具有挑战性。

一、肥厚型心肌病与运动

HCM最严重的并发症是心源性猝死（sudden cardiac death， SCD）。虽然只有少数HCM患者在运动期间发生SCD，但剧烈的运动可诱发心肌损伤及心脏功能失调，这被认为是导致这一悲剧结局的重要诱因。一方面，HCM患者常被取消参加竞技运动的资格，并建议避免任何形式的剧烈运动。另一方面，适度运动可以提高人体器官功能，改善组织代谢和减轻体重，减少心血管事件和改善健康状况。运动的有益效果无可争辩，对大多数成年人来说，运动的益处远远大于风险。因此，避免运动是有代价的。如何在不增加SCD风险的情况下，找到适当的运动水平，指导HCM患者正确运动，既能获得运动的益处，又不增加SCD的风险就显得尤为重要。

（一）肥厚型心肌病与心源性猝死

1. 流行病学

SCD在年轻运动员中是一种罕见但悲惨的事件，这种影响是广泛的，特别是在社交网络媒体高度发达的时代。尽管与运动相关的猝死发生率很低，美国明尼苏达地区运动员猝死率约为0.46/100000，在意大利Veneto地区青少年SCD的前瞻性队列研究中，运动员SCD的发病率为2.3/100000/年，而非运动员为0.9/100000/年。但运动员通常给人以身体最健康的印象，运动场上一旦发生运动员猝死，常常会引起公众的高度关注，让运动员群体感到恐慌，使人们参加体育锻炼产生顾虑。有资料显示：运动员SCD的发生率比非运动员高1.8倍，年轻运动员中以男性为主，男：女约为9～10：1。大于40岁以上者，冠心病引起的恶性心律失常是运动性猝死的主要原因；而HCM是40岁以下运动员SCD的主要原因之一。然而SCD在运动人群中的确切发病率尚不清楚，估计每年不到1%。来自明尼阿波利斯心脏研究所基金会注册处的数据显示，在387名SCD的年轻运动员中，102名运动员患有HCM，占26.4%。同样，分析美国国家运动员猝死登记处1980—2011年间29项不同运动项目中，年龄19±6岁的年轻运动员共有2406例死亡。在842名经尸检确诊为心血管疾病的运动员中，男性的发病率是女性的6.5倍，HCM是导致猝死的唯一最常见原因。

2. 发病机理

较多的研究资料显示，HCM是与激烈运动相关SCD的风险因素，并且是独立于其他危险因素而被建议排除在竞技运动之外的依据，但运动与SCD之间联系的确切机制尚不清楚。在运动过程中，一些突然但短暂的生理变化被认为是结构性心脏病患者SCD的可能诱因。这些变化包括心肌缺血、交感迷走神经失衡、脱水、电解质紊乱、代谢性酸中毒和血流动力学改变。HCM患者存在心肌纤维化，并且由于灌注供需不匹配而增加了心肌缺血的易感性，这两者都可能增加运动时心律失常发生的风险。事实上，一些研究发现HCM患者在SCD前有明显的运动负荷。英格兰一项前瞻性队列研究显示，1380名接受运动负荷试验的HCM患者中，24名患者出现非持续性室性心动过速，3名患者出现心室颤动。长时间剧烈的运动会导致诸如心肌质量增加和心室增大等心脏结构的慢性适应性变化。Gerche等人研究表明，高强度耐力运动训练可导致急性右心室功能障碍，一些运动员表现出慢性心脏结构改变。O'keefe等人描述了马拉松、铁人三项和长距离自行车比赛运动员心房和右心室的急性容量负荷过大和右心室射血分数降低在运动后很快就会恢复正常。但是一些运动员因重复性损伤会导致心房、室间隔和右心室出现斑片状心肌纤维化，这是形成心律失常的基础。

3. 促发因素

（1）运动强度或者运动量。强烈运动可促发恶性心律失常以及儿茶酚胺敏感性多形性室速，有心脏基础疾病的运动员更易发生。在HCM患者中，高强度持久的运动可通过促进左室肥厚、心肌缺血、心肌纤维化、左室收缩和舒张功能障碍而导致疾病的进展。有趣的是，Lars A Dejgaard等研究显示HCM患者终生剧烈运动量增加与左室容积增大有关，而与心搏骤停、持续性或非持续性室性心动过速无关。

（2）心理行为因素。焦虑、紧张、激动、冲动、愤怒、恐惧等情绪应激可引起冠脉痉挛、心电不稳、QT间期离散度增大而触发恶性心律失常，加上运动和比赛的劳累，更易引起运动性猝死。另外，运动员服用兴奋剂或吸毒也可引起各种心律失常，包括致命性心律失常。

值得注意的是，HCM患者运动期间发生SCD的风险可能并没有最初想象的那么高。在一项由国家心血管病理学中心提交的运动员连续病例研究中，猝死心律失常综合征是最常见的死亡原因，占42%，而HCM只占死亡人数的6%。Corrado等人研究结果表明，在意大利北部HCM只出现在2%的运动员SCD病例中，这一患病率明显低于先前美国研究的报告。在未经选择的美国大学生运动员队列和澳大利亚的年轻人猝死中也有类似的发现。Weissler-Snir 等利用2005—2016年安大略省数据库，研究发现在10～45岁的普通人群中，HCM相关SCD的发病率明显低于先前报道，且大多数病例发生在先前未确诊的个体中，SCD很少与运动有关。然而，HCM和SCD之间的关联主要是基于间接证据，目前仍缺乏运动员HCM的风险分层方案及严格的实验数据，主要从久坐的人群中推断数据可能低估了风险。

（二）运动与心脏结构功能变化

1. 心肌损伤

长时间高强度运动后，骨骼肌有机会完全休息，而心肌却不能，运动可引起骨骼肌疲劳和损伤已为较多实验所证实。长距离运动后骨骼肌会释放肌酸激酶同工酶MB（CK-MB），有时其活性超过急性心肌梗死的界值，故对于运动员来说，CK-MB不是心肌损伤的特异标志物。目前运动对心肌肌钙蛋白I（cTnI）或肌钙蛋白T（cTnT）的影响结果不一。G Etienne Cramer等用心肌核磁共振研究发现约20%的HCM患者运动后肌钙蛋白升高。高灵敏度的心肌肌钙蛋白（hs-cTn）测定方法的常规应用表明，健康运动员在长时间剧烈运动后hs-cTn浓度经常升高。健康运动员急性长时间的剧烈耐力运动可能导致B型利钠肽（BNP）或N-末端B型利钠肽原（NT-proBNP）超过正常界值，而安静时这两个指标不会升高。但这些标志物的升高究竟是心肌对运动应激的一种生理性适应还是心肌损伤的结果目前尚无一致的结论。

2. 心肌肥厚及心肌纤维化

运动导致的心肌肥厚通常被认为是心脏对运动的适应代偿，生理性心脏肥大具备心肌结构与血液供应、神经支配、氧化代谢相适应，心脏收缩舒张功能正常。动物和人体研究发现，长时间耐力运动后冠脉痉挛和高儿茶酚胺浓度、心肌缺血和内皮损伤、游离脂肪酸和氧自由基升高，进而出现心肌纤维化，心律失常发生率升高。Enver Tahir等应用生物标志物和心脏磁共振技术，研究铁人三项运动员耐力赛后心肌损伤和心功能不全的发生情况。结果发现尽管比赛后cTnT释放，但没有发现心肌水肿的心脏磁共振影像。然而，运动试验中血压反应不良似乎与赛后心脏功能不全有关，这可以解释铁人三项运动员心肌纤维化的发生。Zhijian Rao等通过动物实验发现，高强度运动术后出现右心室心肌纤维化，而非左心室心肌纤维化。长期高强度运动组大鼠血清cTnI水平升高，超微结构上可见右心室损伤，长期高强度运动后白细胞浸润至右心室而非左心室，炎症因子IL-1β和MCP-1蛋白表达增加。结果提示长期高强度运动引起的右心室损伤是病理性的，其炎症反应是运动性心肌纤维化发生的基础。

3. 收缩舒张功能下降

急性耐力运动后，我们常常观察到心脏功能轻微或短暂降低。多项研究分别记录了心脏功能障碍和耐力运动后心脏损伤的生化证据。Tomas G Neilan等用超声心动图和血清生物标志物筛选了60名参加2004年和2005年波士顿马拉松比赛的非精英运动员，所有受试者都完成了比赛。比赛后的超声心动图异常包括舒张功能改变、肺动脉压力和右心室内径增加、右心室收缩功能下降。在基线检查时，所有人的肌钙蛋白都无法测量。在比赛后，超过60%的参与者cTnT升高＞99%的正常值（＞0.01ng/mL），而40%的参与者的cTnT水平达到或高于急性心肌坏死的判定限值（＞0.03ng/mL）。比赛结束后，NT-proBNP浓度从63pg/mL增加到131pg/mL。生物标志物的增加与赛后舒张功能不全、肺动脉压力升高和右心室功能不全相关，与训练里程数成反比。结果提示，马拉松比赛完成后相关的生化和超声心动图变化显示心脏功能不全和损伤有关，而且在那些训练较少的参与者中，这种风险会增加。

4. 左室流出道梗阻

大约25%的HCM患者有明显的静息LVOT梗阻。在静息时无LVOT梗阻的HCM患者中，在部分患者中存在隐匿性LVOT梗阻，即隐匿性LVOT梗阻。运动通常会增加LVOT梗阻，且HCM中的LVOT梗阻是动态的。LVOT梗阻的程度决定了从左心室流入主动脉的血流阻抗，血压、心肌收缩力和心室容积均可影响LVOT梗阻程度。一些侵入性研究表明HCM患者在运动后立即出现主动脉-左心室峰值梯度，有症状的基线非梗阻性肥厚型心肌病患者在运动后表现出明显的LVOT梯度。运动时交感神经兴奋性增加，心脏收缩力增强从而也会导致LVOT梗阻。LVOT梗阻引起的血流阻抗与胸痛、呼吸困难、晕厥等症状有关。Dejan Maras等研究显示在2/3的HCM患者中，劳力性呼吸困难与LVOT梗阻和二尖瓣反流有关。此外，一些研究表明LVOT梗阻与SCD风险增加之间存在关联。

5. 潜在有益影响

早期研究报告提供了长期运动后心肌损伤和心室功能不全的间接证据。然而，这些数据是相互矛盾的，缺乏通过心脏磁共振直接证实心肌功能改变的证据。Henner Hanssen等对28名健康男性（41±5岁）进行业余马拉松比赛前后血清cTnT和NT-proBNP水平、超声心动图及心脏磁共振进行分析。虽然马拉松赛跑会导致心脏生物标记物的短暂增加，但是没有观察到心脏磁共振成像可检测到的心肌坏死。耐力运动导致心肌收缩运动增强，舒张充盈速度增加。马拉松赛跑的压力似乎被更好地描述为心肌过度刺激的负担，而不是心脏损伤。

近年来越来越多的证据显示出运动对心脏结构和功能的有益效果。Charles German等研究了低体力活动与亚临床心肌损伤之间的关系，这项分析包括来自NHANES-III调查的6044名无心血管疾病的参与者，结果提示低体力活动不良与亚临床心肌损伤的风险增加相关，同时与心血管疾病死亡率显著增加相关，强调低体力活动在预防临床和亚临床心血管疾病方面的潜在有益作用。Roberta Florido对9427名无心血管疾病的社区人群进行研究发

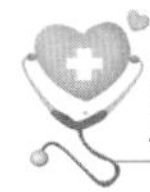

现，体力活动差的人比推荐活动水平的人更容易出现超敏肌钙蛋白T（hs-cTnT）升高。在体力活动和肥胖的交叉分类中，以非肥胖/推荐活动组为参照，肥胖和活动不良的个体最有可能出现hs-cTnT升高，而肥胖/推荐活动组的相关性较弱；在所有肥胖/体力活动交叉类别中，hs-cTnT升高与心衰发生密切相关。这一结果提示体力活动与慢性亚临床心肌损害呈负相关。体育锻炼可以减少肥胖和亚临床心肌损害之间的联系，这可能是体育活动降低心衰风险的一种机制。对于心衰患者，运动能力的提高归因于外周适应，包括骨骼肌血管内皮功能障碍的下降以及氧化性应激能力的增加。锻炼可增加心肌灌注，有利于心脏结构重塑，降低心衰患者的住院率和死亡率。

尽管HCM患者心脏舒张功能不全是运动限制的重要因素，但运动可能有益于舒张功能不全的患者。这一观点得到了一项包括106名HCM运动员的研究支持。与久坐患者相比，运动员的舒张功能指数正常或超正常。一项使用HCM小鼠模型的研究结果显示，在HCM表型阴性的小鼠中，运动可以防止心肌细胞紊乱、肥大和心肌纤维化。在HCM表型阳性的小鼠中，运动似乎可以逆转心肌细胞紊乱和肥大，但不能逆转心肌纤维化。此外，有三项针对HCM患者的研究表明，运动可以改善健康，而不会增加心律失常的风险。在一项前瞻性非随机研究中，20名平均62岁有症状的患者，运动强度从个人心率储备（Heart Rate Reserve，HRR）的50%提高到85%。通过分级运动测试评估，心脏储备功能从4.7 METS提高到7.2 METS。10名患者（50%）的NYHA心功能分级也比基线改善≥1级。Wasserstrum Y等对45例HCM患者进行运动康复训练，32人完成了至少3个月的康复训练，并获得了两次连续运动测试的数据。结果显示训练的益处与基线时较低的运动能力有关，在40%的参与者中，训练改善了心功能和对生活质量的主观感知。HCM患者在参与过程中没有出现明显的心律失常或不良事件，只有4名患者因训练期间或训练后的不适而停止。2010年4月至2015年10月Saberi S等在美国2个医疗中心（密歇根大学卫生系统和斯坦福大学医学中心）进行了一项涉及136名平均年龄50岁的随机对照试验（RESET-HCM实验），参与者被随机分配到16周的中等强度运动训练组或常规活动组中，其中有113人完成了研究。结果显示，与常规活动组相比，中等强度运动组的运动强度从HRR的60%增加到70%，且运动训练组的平均峰值耗氧量显著改善。两组间均未出现持续性室性心律失常、SCD等不良事件。

HCM患者运动的好处包括但不限于减少心血管疾病死亡、中风和心肌梗死，同时也降低了患肥胖症、代谢综合征、糖尿病和高血压的风险。肌肉质量的增加对肌肉骨骼系统有积极的影响，这是预防虚弱的一个重要因素。重要的是，经常锻炼可以促进心理健康，减少抑郁和焦虑。限制体力活动的患者体重指数（BMI）明显较高，这一点已经得到充分证实，其对健康结果的负面影响有关。与那些有规律运动的人相比，那些不参加定期锻炼的人生活质量更低。Reineck等人通过自愿调查，对HCM患者的身体活动和健康行为进行了调查，发现HCM患者参与体育活动的时间较少，BMI较高，消极情绪增加。此外，运动可以直接改善HCM患者的临床症状。在HCM中，劳累症状通常是由于舒张功能不全引起的心力衰竭。虽然不是HCM患者特有的，但研究表明，有规律的体力活动后舒张功能不全得到改善，超声心动图参数证明了这一点。值得注意的是，Edelman等人对64例射血分数正常的心力衰竭患者进行了前瞻性随机试验研究。结果显示，随机接受有监督的耐力/阻力训练的患者，他们的运动能力也得到了改善，提高了生活质量。这些益处与改善左室舒张功能有关。此外，HCM患者被描述有异常的微循环，继发于冠状动脉血流储备减少。运动可以改善血管内皮功能，这是调节血管内皮功能的必要条件。

相反，久坐不动的生活方式会导致肥胖并增加心血管疾病风险。在大型队列研究中，高达70%的HCM患者患有肥胖。HCM肥胖与非肥胖者相比，肥胖导致左心室重量显著增加，LVOT生理性梗阻，心力衰竭症状恶化及心房颤动的可能性增加。而且，久坐的生活方式是动脉粥样硬化和冠心病的额外危险因素，与高死亡率有关。此外，不应低估诊断HCM的心理影响。无论是竞技性的，还是娱乐性的男女运动员，运动限制都会导致焦虑，严重恶化社会功能和压力管理。

6. 影响因素

血液中心肌损伤标志物升高及心脏功能变化似乎受多种因素影响，如运动者年龄、运动者个体素质、运动状态或持续时间、运动强度、运动形式及环境因素等。因此，心肌损伤及心功能改变与否不在运动本身，而是个体因素、运动特点及环境条件综合作用的结果。

（三）肥厚型心肌病运动员筛查

HCM是运动员猝死最常见的独立因素。在美国，年轻运动员猝死主要发生在篮球和足球这些激烈对抗和剧烈运动的项目中，而年龄较大的运动员猝死多发生在长跑和马拉松等个人项目。尽管竞技体育中无法达到“零风险”，但为了尽量避免在体育运动中发生心血管意外，医生仍有责任通过谨慎检查，以识别出哪些情况对运动员有生命威胁，以便采取有效策略降低运动与心血管疾病关联的风险。遗憾的是，目前我国尚缺乏相应的法律规范及筛查指南。

1. 美国心脏病学会（AHA）筛查建议

通过询问个人史、家族史和体格检查作为有效的初步筛查手段，见表4-2-1所列。

但我们应该意识到，常规筛查中发现HCM可能缺乏可靠性，因为大多数此类患者在静息状态下没有流出道梗阻，因此没有或只能听到轻柔的非特异性的心脏杂音。此外，大多数有HCM的运动员不能提供自己的患病信息，包括晕厥的病史或与HCM相关的早年猝死家族史。

表4-2-1　AHA关于竞技体育运动员心血管疾病筛查的12项建议

<table>
<tr><td rowspan="8">病史△</td><td rowspan="5">个人史</td><td>劳力性心绞痛/胸部不适</td></tr>
<tr><td>不明原因的晕厥/近晕厥状态○</td></tr>
<tr><td>与运动有关的和不明原因的呼吸困难/与活动有关的乏力</td></tr>
<tr><td>已发现的心脏杂音</td></tr>
<tr><td>血压升高</td></tr>
<tr><td rowspan="3">家族史</td><td>≥1个亲属在50岁前因为心脏病过早的死亡(突发的和意外的,或者其他原因)</td></tr>
<tr><td>1位近亲50岁前因为心脏病失去劳动能力</td></tr>
<tr><td>家庭成员中存在一些特殊的心脏情况:肥厚型或扩张型心肌病、长QT间期综合征或其他离子通道病、马凡综合征,或者有临床意义的心律失常</td></tr>
<tr><td rowspan="4">体格检查</td><td colspan="2">心脏杂音◇</td></tr>
<tr><td colspan="2">检查股动脉搏动除外主动脉狭窄</td></tr>
<tr><td colspan="2">马凡综合征的体征</td></tr>
<tr><td colspan="2">肱动脉血压(坐位)☆</td></tr>
</table>

注：△ 在校的初中和高中运动员应有父母的确认。

○ 确定不是神经心源性的（血管迷走性的）；特别注意与劳力相关的情况。

◇ 应该从卧位和立位听诊（或者Valsava动作），特别是在确定左室流出道梗阻的杂音时。

☆ 最好检测双侧手臂的血压。

2. 心电图

12导联心电图易于操作且成本低廉，一些欧洲研究人员推荐其用于人群基础筛查。在HCM患者中，90%以上会发现心电图异常。在意大利一项国家出资的项目中，12～35岁参加运动队或个人项目的运动员每年均需接受由专业运动医学医师进行的体检，综合病史、体格检查和心电图结果出具合格证。该筛查项目成功检出诸多心血管疾病，尤其HCM，这使得许多运动员被取消参赛资格，也减少了他们发生SCD的风险。基于意大利的经验，2004—2005年，欧洲心脏病学会（ESC）和国际奥委会提出了对大规模年轻运动员进行标准的病史采集、体格检查和12导联心电图结合的心脏病筛查方案。但心电图特异性并不高，因为运动员训练所致的正常生理变化通常会导致相应的心电图改变，解读其异常结果时需谨慎，要注意这种假阳性结果会给运动员、运动队和家庭带来焦虑情绪，以及运动员会被取消资格等诸多问题。

3. 超声心动图

超声心动图可显示非对称的左室肥厚，测量LVOT内径及压力，是非侵入性的有效检查手段。HCM的诊断对运动员来说可能是一个挑战，因为病理性左心室肥大也可能模仿运动后的生理性左心室肥大。

4. 运动负荷试验

运动负荷试验是评估HCM患者预后的重要工具。它提供了功能容量、生理血流动力学对应激反应、缺血和可证实的LVOT梗阻的客观测量数据。心肺运动试验在HCM患者中的价值研究较少，但可以作为个体化运动处方的一部分用于设定运动强度的安全目标。然而，考虑到成本和假阴性结果预期发生率的问题，开展大规模的HCM筛查可能并不现实。

（四）肥厚型心肌病患者的运动建议

今天，我们应该如何给一个HCM患者提供运动建议呢？一方面，正如前述，剧烈运动可能对HCM有害，被认为由于LVOT梯度的增大而诱发晕厥，可能会增加危及生命心律失常的风险。从历史上看，HCM患者在运动期间被认为是SCD的高危人群，因此运动建议高度保守，提倡久坐的生活方式，取消参与竞技运动的资格。另一方面，过度限制身体活动会导致身体状况恶化，对健康和生活质量产生有害影响。有新的证据表明，HCM患者运动对心血管重构有良好的影响，适度的运动计划并没有引起任何安全问题。此外，HCM患者的动脉粥样硬化危险因素负担与一般人群相似，在这些人群中，运动与心肌梗死、中风和心力衰竭的减少有关，尤其是在那些有高风险负担的人群中。因此，对于为数更多的非竞技运动员患者，虽不接受运动员训练但同样愿意参与各种各样的休闲体育运动，从中享受运动的益处，并过上使躯体健康的生活方式。

1. 运动种类及运动强度

（1）竞技运动。在1985年以前还没有关于患有遗传性心血管疾病运动员参加竞技体育的国家指导性建议。美国心脏协会/美国心脏病学会（AHA/ACC）第16届bethesda会议首次出版了此类指南。该指南建议有明显心肌肥厚、LVOT梗阻、有晕厥或心律失常病史和/或有SCD家族史的HCM患者不能参与任何竞技运动。第26届bethesda会议和第36届bethesda会议对参与竞技体育的限制扩大到所有临床诊断为HCM的患者，而不考虑先前的医疗或手术干预、左室肥厚程度、基因突变或心肌磁共振延迟成像情况。但基因型阳性表型阴性的患者不受任何限制，尤其在没有HCM相关SCD家族史的情况下。此外，有植入式心脏转复除颤起搏器（implantable cardioverter defibrillator，ICD）的患者被建议遵循与没有ICD患者相同的限制。值得注意的是，2015年，AHA/ACC发布了一份关于取消有心血管异常竞技运动员参赛资格的最新科学声明。在共识文件中，委员会承认对他们概述的竞技运动员参赛资格的限制采取了更为保守和谨慎的立场。不过，委员会也强调，他们的建议并不严格排除完全知情的运动员参加竞技体育活动，只要做出决定与医生和第三方（例如学校）利益一致。此外，美国和欧洲在文化差异、社会观点和法律观念的不同，判定运动员资格也存在差异。AHA Bethesda36号会议允许HCM基因阳性而表型阴性者可参加所有体育活动，而欧洲心脏病学会（ESC）建议仅参加娱乐性体育活动。对于HCM表型阳性者，AHA Bethesda36号会议和ESC均限制运动员参加竞赛。

（2）休闲运动。定期娱乐性体育活动的诸多益处与运动对HCM患者潜在的有害影响之间的良好平衡，促使人们确定在该患者群体中被认为是安全的理想运动阈值。到目前为止，指导原则最多是出于谨慎和专家的意见而不是最好的证据来提倡限制体育活动。AHA对患有遗传性心血管疾病的年轻人群参与体力及休闲运动给出如下建议：休闲运动根据体力强度分为高、中、低水平运动，根据个体临床评价为基础，相对标度分0～5等级，0～1为不建议或强烈不主张，4～5是允许，2～3介于其间；高、中、低水平的运动分别相当于＞6METs、4～6METs、＜4METs的运动强度，见表4-2-2所列。总的说来，稳定和一致的能量消耗活动（如慢跑或游泳）是首选。需要注意的是，指定的等级仅仅代表一种估计，且不能计量心理负担和体力强度等潜在变量，具有一定主观性。此外，这些建议不适用于有以下临床特征的人群：有晕厥或其他意识障碍的症状；既往心脏手术史如外科室间隔切开术（Morrow术）；已置入ICD或起搏器；临床上明显的或潜在的致命性心律不齐或其他高危证据。

表4-2-2　对肥厚型心肌病患者可接受的休闲（非竞技）体育运动的建议

强度级	HCM★	强度级	HCM★
高		摩托车△	3
篮球		慢速长跑	3
全场	0	航海◇	3
半场	0	冲浪◇	2
健身△	1	游泳◇	5
冰球△	0	网球(双打)	4
板球/壁球	0	平板运动/固定脚踏车	5
攀岩△	1	举重(无砝码)△☆	1
跑步(短跑)	0	徒步旅行	3
滑雪(下坡的)△	2	低	
滑雪(越野)	2	保龄球	5
足球	0	高尔夫球	5
网球(单打)	0	骑马△	3
橄榄球	1	配套水下呼吸器潜水◇	0
帆板运动◇	1	溜冰▽	5
棒球/垒球	2	浮潜◇	5
脚踏车	4	负重(非无砝码)	4
适度的徒步旅行	4	散步走	5

注：★如果缺少实验室DNA表型资料，那么临床限于临床诊断。

△这些运动涉及可能的创伤，对有意识障碍风险的个体应予考虑。

◇根据患者的临床状况与水相关的运动中发生意识障碍可能应予考虑。

☆一般性建议不同于重力训练（失重），主要根据bench-press动作时意识障碍导致的创伤性风险，而不是重力训练时的生理反应。

▽个人运动量与冰球队不相关。

以下运动及情形应该避免。

①"爆发性"运动。以在短距离内快速加减速为特征，例如篮球、足球、网球、短距离赛跑等。

②极端相反的环境条件。与运动员已经习惯的适中气候不成比例的极度高温或低温、高湿度、高海拔，可能伴有血容量、电解质变化而增加风险。

③运动计划要求系统的和递增的劳力水平，并且关注出色完成更高水平的训练如公路赛、自行车和划船。我们应该阻止任何可能诱发HCM患者出现限制性呼吸困难的运动，并建议取消系统训练。

④紧张性等容运动如不负重的上举可能有害。它通过诱导HCM患者出现Valsava动作和动态LVOT梗阻，同时发生意识障碍时有出现外伤的风险。

⑤极限运动如蹦极最好避免。因为这些活动心理上极度的不可预知和特别的体能消耗，这种情况下更有可能出现损伤。

⑥服用可卡因、合成代谢类固醇、麻黄素等药物后，这些药物都有潜在的致心律失常作用。

⑦尽管置入ICD的HCM患者可以参与多种多样的非竞技性和无接触性体育运动，但除颤器本身对这些活动有若干限制，如躯体损伤有使电极断裂可能，运动处于特定水平会因为窦性心动过速而触发异常放电。虽有除颤器提供抗心律失常的保护，我们仍不提倡置入ICD的HCM患者参与激烈运动。

（3）运动强度。尽管大部分医疗机构对HCM患者参与休闲运动的问题处理得比较温和，但关于运动强度的指导却很模糊。许多照顾HCM患者的医生建议极为保守的体力活动，同时，许多患者害怕参与任何级别的运动。小规模研究表明，与那些停止运动的运动员相比，选择继续定期比赛的运动员不会表现出不良后果，而植入ICD的活跃个体也不会增加异常电击或其他不良事件的风险。欧洲预防性心脏病协会最近发表的运动建议对低风险HCM患者的高强度运动采取了更为自由的立场，但不包括晕厥可能导致伤害或死亡的运动。Sheikh 等人比较了106名患有HCM的优秀运动员和101名患有HCM的久坐患者。运动员的左室肥厚表现出较温和的表型，1/3的运动员表现出HCM的顶端变异，这表明SCD的风险较低。对440名参加高风险、有组织运动的心血管疾病运动员（17%患有HCM）进行了多国家前瞻性登记，结果显示没有因心律失常而死亡，也没有运动期间出现晕厥或休克导致损伤或SCD。Pelliccia 等人对15名继续进行定期运动与暂停运动的HCM运动员进行了比较。运动员从事体育活动的平均年限为15±8年，相当于地区或以上水平，在9±6年的随访中，只有一名业余网球运动员在步行时心脏骤停。7名出现症状的运动员有3名表现为晕厥。两组的事件发生率和症状发生率无显著性差异。尽管Pelliccia研究提出了乐观的调查结果，但仍有几个问题需要注意。我们知道SCD的风险受运动员的人口统计和运动纪律的影响。高风险人群包括男性、青少年、黑人运动员，以及参加高强度急性启停运动的人，如足球和篮球。在这项研究中，这些运动员大多是男性和白种人，因此结果不能解释SCD的种族差异。样本量很小，随访时间相对较短，因此无法检测出结果的显著差异，特别是考虑到SCD的低事件率。此外，人口可能没有反映出应根据年龄考虑的风险。这一点在最近的一项对青少年足球运动员心脏病治疗结果的研究中得到了强调，共记录的8个SCD中，3个是HCM造成的，其中2个已经被确认，建议不要继续参与竞技运动。这些发现突出表明，估计事件的风险并非易事。尽管绝大多数HCM患者预期寿命正常，但SCD的风险似乎随年龄而变化。风险最高的是年轻人，60岁以上的风险显著降低。对成年人进行有关HCM症状和体征的教育和筛查，以及逐步提高运动强度和运动量，可以降低锻炼的风险。当有临床症状时，咨询医学专业人士和常规心电图和心脏超声心动图检查是有用的，但不建议为提高运动的安全性进行全面筛查。

2. 运动时间

美国运动医学会建议大多数成人在≥5 d·wk时进行≥30 min·d的中等强度心肺运动训练，共计≥150 min·wk；在≥3 d·wk（≥75 min·wk）进行≥20 min·d的大强度心肺运动训练，或结合中、高强度运动，使总能量消耗≥500～1000met·min·wk。除了有规律的锻炼，同时减少久坐的总时间，以及在久坐的时间段之间穿插频繁、短暂的站立和体力活动，即使是在体力活动受限的成年人中，也有健康益处。

总之，根据现有的最佳证据，对所有HCM患者进行全面评估似乎是合理的，这将有助于根据患者的风险给予更加个性化的运动建议。改善患者的分层和期望的活动方式可以使大多数HCM患者安全地进行体力活动。当向HCM患者推荐运动方案时，必须考虑将症状性动态LVOT梗阻、致命性心律失常的激发以及疾病进展的风险降至最低。因此，医生应该创造一个个性化的方法来指导每一个HCM患者以安全的方式享受体育锻炼的好处。同时，运动处方应该是具体的，并遵守“FITT”原则［频率、强度、时间（持续时间）、运动类型］。很明显，我们还处于收集HCM运动安全性数据的早期阶段，先前的指导原则是基于历史数据的，限制性太强，新的指导方针提出了一种限制性较小的方法，虽然这是一个受欢迎的观点，但我们必须记住，在缺乏足够且可靠的安全性数据之前，给HCM患者的运动建议最好采取个性化而不是一刀切的办法。

二、肥厚型心肌病与饮食

饮食习惯对心血管疾病的发展和预防同样至关重要。L M Freeman等研究发现，不同碳水化合物、脂肪含量饮食可能影响HCM患者的一些临床、生化和超声心动图变量。HCM是人类最常见的长链β-氧化缺陷，常伴有长链酰基辅酶a脱氢酶缺乏症（VLCADD）的典型表现，有些患者的心功能是完全代偿的，补充中链甘油三酯（MCT）可以逆转心肌病变。Sara Tucci等利用活体磁共振成像（MRI）评价VLCAD（-/-）小鼠的心脏形态和功能，用（31）P-MRS测定心肌能量，正电子发射断层扫描（PET）定量心肌葡萄糖摄取，通过实时PCR检测糖、脂代谢调控基因的表达来鉴定代谢适应性。结果VLCAD（-/-）小鼠在12个月内心脏功能逐渐下降，伴随着磷酸肌酸与ATP比值的降低，表明慢性能量缺乏；长期补充MCT可使心脏表型恶化为扩张型心肌病，其特征与糖尿病心脏病相似；β-氧化缺陷小鼠的心脏能量生产和功能不能随着年龄增长而维持，代偿机制不足以维持心脏能量状态。β-氧化损伤引起的能量不足和长期MCT可通过不同的机制诱发心肌病。在λ-肌球蛋白重链HCM转基因小鼠模型中，大豆饮食与进行性心肌病变和心力衰竭相关，这可能是通过诱导细胞生长和凋亡来实现的。相反，这种变化可被酪蛋白类饮食阻止。然而，不同饮食方案对HCM患者的影响还缺乏实验研究。

具体到临床实践，除了与体重控制和心血管疾病预防相关的明显意义外，对HCM患者的饮食建议应考虑膳食对生活质量和症状状态的影响。进食后，内脏血流量增加导致循环血容量减少，从而增加LVOT压力梯度。因此在梗阻性HCM患者中，餐后出现心绞痛、呼吸困难和偶有晕厥症状。指导这些患者改变饮食习惯，包括少量多次饮食，避免大餐，减少餐后活动，并增加不受影响的液体摄入，从而减轻症状。总之，对有症状的患者餐后加重的认识可能会允许非药物的饮食干预，从而避免更具侵袭性的治疗需求及其相关并发症。

此外，HCM患者可能伴发肥胖、高血压、冠状动脉粥样硬化性心脏病、睡眠呼吸暂停等疾病。这些疾病的伴发会导致HCM患者更快速的临床进展和症状恶化，是HCM患者的不良预后因素。因此，针对肥胖、高血压、冠心病、睡眠呼吸暂停等疾病一级、二级预防的饮食策略同样适用于HCM患者。

（杜光红）

参 考 文 献

[1] Maron BJ，Haas TS，Ahluwalia A，et al. Demographics and epidemiology of sudden deaths in young competitive athletes：from the United States National Registry[J]. Am J Med，2016，129(11)：1170-1177.

[2] Harmon KG，Asif IM，Maleszewski JJ，et al. Incidence，cause，and comparative frequency of sudden cardiac death in National Collegiate Athletic Association Athletes[J]. Circulation，2015，132(1)：10-19.

[3] MaronBJ，Doerer JJ，Haas TS，et al. Sudden deaths in young competitive athletes：analysis of 1866 deaths in the United States，1980-2006[J]. Circulation，2009，119(8)：1085-1092.

[4] Gerche LA，Burns AT，Mooney DJ，et al. Exercise-induced right ventricular dysfunction and structural remodelling in endurance athletes[J]. Eur Heart J，2012，33(8)：998-1006.

[5] O'Keefe JH，Patil HR，Lavie CJ，et al. Potential adverse cardiovascular effects from excessive endurance exercise[J]. Mayo Clin Proc，2012，87(6)：587-595.

[6] Dejgaard LA，Haland TF，LieOH. Vigorous exercise in patients with hypertrophic cardiomyopathy[J]. Int J Cardiol，2018，250：157-163.

[7] Corrado D，Basso C，Rizzoli G，et al. Does sports activity enhance the risk of sudden death in adolescents and young adults[J]? J Am Coll Cardiol，2003，42(11)：1959-1963.

[8] Weissler-Snir A，Allan K，Cunningham K，et al. Hypertrophic Cardiomyopathy-Related Sudden Cardiac Death in Young People in Ontario[J]. Circulation，2019，140(21)：1706-1716.

[9] Malhotra A, Dhutia H, Finocchiaro G, et al. Outcomes of cardiac screening in adolescent soccer players[J]. N Engl J Med, 2018, 379(6):524-534.

[10] G Etienne Cramer, D H Frank Gommans, Hendrik-Jan Dieker. Exercise and myocardial injury in hypertrophic cardiomyopathy[J]. Heart,2020,106(15):1169-1175.

[11] Enver Tahir, Benedikt Scherz, Jitka Starekova, et al. Acute impact of an endurance race on cardiac function and biomarkers of myocardial injury in triathletes with and without myocardial fibrosis[J]. Eur J Prev Cardiol, 2020, 27(1):94-104.

[12] Zhijian Rao, Shiqiang Wang, Wyatt Paul Bunner, et al. Exercise induced Right Ventricular Fibrosis is Associated with Myocardial Damage and Inflammation[J]. Korean Circ J,2018, 48(11):1014-1124.

[13] Tomas G Neilan, James L Januzzi, Elizabeth Lee-Lewandrowski, et al. Myocardial injury and ventricular dysfunction related to training levels among nonelite participants in the Boston marathon[J]. Circulation, 2006 , 114(22):2325-2333.

[14] Ommen SR, Shah PM, Tajik AJ, et al. Left ventricular outflow tract obstruction in hypertrophic cardiomyopathy:past, present and future[J]. Heart,2008, 94(10):1276-1281.

[15] Dejan Maras, Robin Chung, Alison Duncan, et al. Patterns of cardiac dysfunction coinciding with exertional breathlessness in hypertrophic cardiomyopathy[J].Int J Cardiol,2013 Dec 10,170(2):233-238.

[16] Task Force m, Elliott PM, Anastasakis A, et al. 2014 ESC Guidelines on diagnosis and management of hypertrophic cardiomyopathy: the Task Force for the Diagnosis and Management of Hypertrophic Cardiomyopathy of the European Society of Cardiology (ESC)[J]. Eur Heart J, 2014, 35(39):2733-2779.

[17] Henner Hanssen, Alexandra Keithahn, Gernot Hertel, et al. Magnetic resonance imaging of myocardial injury and ventricular torsion after marathon running[J]. Clin Sci (Lond), 2011, 120(4):143-152.

[18] Charles German, Muhammad Imtiaz Ahmad, Yabing Li, et al. Relations Between Physical Activity, Subclinical Myocardial Injury and Cardiovascular Mortality in the General Population[J]. Am J Cardiol, 2020, 125(2):205-209.

[19] Roberta Florido, Chiadi E Ndumele, Lucia Kwak, et al. Physical Activity, Obesity, and Subclinical Myocardial Damage[J]. JACC Heart Fail, 2017, 5(5):377-384.

[20] Dejan Maras, Robin Chung, Alison Duncan, et al.Patterns of cardiac dysfunction coinciding with exertional breathlessness in hypertrophic cardiomyopathy[J]. Int J Cardiol, 2013, 170(2):233-238.

[21] Sheikh N, Papadakis M, Schnell F, et al. Clinical profile of athletes with hypertrophic cardiomyopathy[J]. Circ Cardiovasc Imaging. 2015;8(7):e003454.

[22] Konhilas JP, Watson PA, Maass A, et al. Exercise can prevent and reverse the severity of hypertrophic cardiomyopathy[J]. Circ Res, 2006;98(4):540-548.

[23] Wasserstrum Y, Barbarova I, Lotan D, et al. Efficacy and safety of exercise rehabilitation in patients with hypertrophic cardioMyopathy[J]. J Cardiol, 2019, 74(5):466-472.

[24] Saberi S, Wheeler M, Bragg-Gresham J, et al. Effect of Moderate-Intensity Exercise Training on Peak Oxygen Consumption in Patients With HypertrophicCardiomyopathy:A Randomized Clinical Trial[J]. JAMA, 2017 , 317(13):1349-1357.

[25] Reineck E, Rolston B, Bragg-Gresham JL, et al. Physical activity and other health behaviors in adults with

hypertrophic cardiomyopathy. Am J Cardiol，2013，111(7)：1034-1039.

[26] Edelmann F，Gelbrich G，Dungen HD，et al. Exercise training improves exercise capacity and diastolic function in patients with heart failure with preserved ejection fraction：results of the Ex-DHF（Exercise training in Diastolic Heart Failure）pilot study[J]. J Am Coll Cardiol，2011，58(17)：1780-1791.

[27] Pelliccia A，Lemme E，Maestrini V，et al. Does sport participation worsen the clinical course of hypertrophic cardiomyopathy[J]? Circulation，2018，137(5)：531-533.

[28] Garber CE，Blissmer B，Deschenes MR，et al. American College of Sports Medicine position stand. Quantity and quality of exercise for developing and maintaining cardiorespiratory，musculoskeletal，and neuromotor fitness in apparently healthy adults：guidance for prescribing exercise[J]. Med Sci Sports Exerc，2011，43(7)：1334-1359.

[29] L M Freeman ，J E Rush，S M Cunningham，et al. A randomized study assessing the effect of diet in cats with hypertrophic cardiomyopathy[J]. J Vet Intern Med ，2014，28(3)：847-856.

[30] Sara Tucci1，Ulrich Flögel，Sven Hermann，et al. Development and pathomechanisms of cardiomyopathy in very long-chain acyl-CoA dehydrogenase deficient（VLCAD(-/-)）mice[J]. Biochim Biophys Acta，2014，1842(5)：677-685.

[31] Christopher D Haines，Pamela A Harvey，Elizabeth D Luczak，et al. Estrogenic compounds are not always cardioprotective and can be lethal in males with genetic heart disease[J]. Endocrinology，2012，153(9)：4470-4479.

[32] Mayank M Kansal，Farouk Mookadam，A Jamil Tajik，et al. Drink more，and eat less：advice in obstructive hypertrophic cardiomyopathy[J]. Am J Cardiol，2010，106(9)：1313-1316.

[33] Stephen B Heitner，Katherine L Fischer. Lifestyle Modification and Medical Management of Hypertrophic Cardiomyopathy[J]. Cardiol Clin，2019，37(1)：45-54.

附录

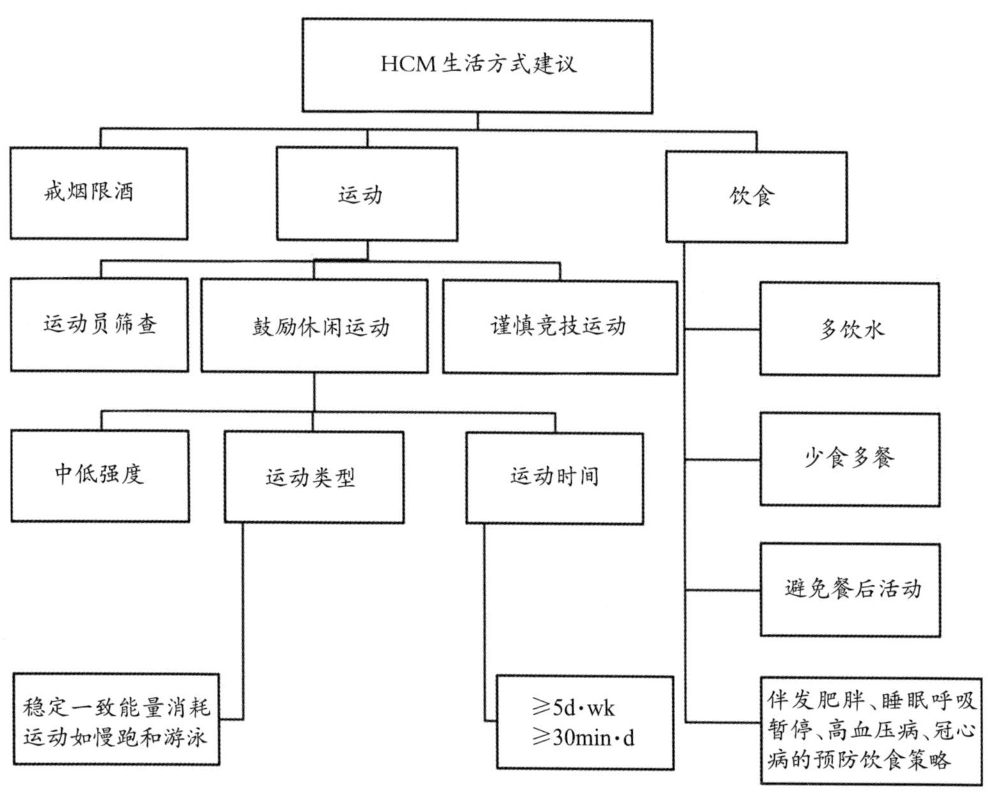

附图4-2-1　HCM患者生活方式建议图

第三节 疑诊肥厚型心肌病患者的监测与随访

肥厚型心肌病（hypertrophic cardiomyopathy， HCM）是一种常见的遗传性心肌病，其临床表现多样，多数患者可长期存活，但亦可发生心源性猝死（Sudden Cardiac Death， SCD）、脑卒中及心力衰竭死亡等严重不良事件。患者的年龄、猝死家族史、晕厥症状、左室最大室壁厚度、左室流出道梗阻（left ventricular outflow tract obstruction，LVOTO）、室性心动过速、心房颤动及纽约心功能分级等是重要的预后因素。因此，疑诊HCM患者监测症状体征、心脏节律、心脏功能的变化，识别影响HCM患者预后的危险因素对预防严重不良事件的发生十分重要。

一、肥厚型心肌病患者监测

（一）家族史

家族史无论是对诊断还是危险分层都非常重要，SCD、心力衰竭、埋藏式心律转复除颤器（implantable cardioverter defibrillator， ICD）和心脏移植等家族史是危险分层的重要因素。

（二）症状体征

1. 症状

HCM的临床表现多样，最常见的症状是劳力性呼吸困难、胸痛、疲劳和心悸，晕厥可见，猝死少见，部分患者可能完全没有症状。呼吸困难是由于舒张功能不全、流出道梗阻、二尖瓣反流和心肌缺血等引起的左心室充盈压力升高所致。左室肥厚需氧增加、LVOTO和心肌内血管受压心肌血供减少、血管舒缩反应异常和血管重构等机制所致心肌缺血会引起胸痛。

2. 体征

常见体征有脉搏急促不齐、心尖搏动突出或心尖部双重搏动，胸骨左缘3～4肋间粗糙的喷射性收缩期杂音，第四心音少见，少数患者可能没有体征。

（三）心脏节律

HCM患者可出现各种类型的心律失常，其中室性心动过速及心房颤动对预后影响大。

1. 室性心动过速

HCM患者由于心肌纤维紊乱和纤维化、心室肥大、微血管缺血，以及肌纤维钙敏感性增加和钙处理异常等易发生室性心律失常。许多环境因素如剧烈的体力消耗、过冷过热、脱水，或疾病固有的病理生理特征包括LVOTO、全身动脉血压下降和室上性心律失常可触发危及生命的室性快速性心律失常。研究表明，大多数室性心律失常在正常窦性心律下自发发生，有时由室性早搏引起，尽管快速心房颤动也被证明是触发因素。持续性室性心动过速有很高的SCD风险，是植入ICD的指征。

2. 心房颤动

心房颤动在HCM中很常见，并且HCM患者对心房颤动耐受差。心房颤动对HCM患者左心室功能、血栓栓塞性卒中、生活质量和总生存率的影响至关重要。

（四）心脏功能

1. 舒张功能

几乎在所有的HCM病例中，左室肥厚伴肌原纤维紊乱和纤维化会导致一定程度的舒张功能障碍。HCM的舒张功能障碍常继发于血流动力学紊乱，包括心室舒张时间延长和不均匀、心室腔缩小顺应性下降和细胞内钙摄取异常。

2. 左室流出道梗阻

大约70%的HCM患者有静息或运动LVOTO。LVOTO是指左室流出道（left ventricular outflow tract，LVOT）的峰值梯度≥30mmHg，是由于室间隔肥厚或二尖瓣下结构异常导致流出道前向血流减少和二尖瓣收缩期前移所致。LVOTO与SCD风险增加及疾病进展有关，是HCM治疗方法选择的决定性因素。然而，HCM中的LVOTO是不稳定的，随着血容量、自主神经活动、昼夜节律、药物治疗、运动、全身麻醉、意识状态的变化而变化。非梗阻性肥厚型心肌病（hypertrophic non-obstructive cardiomyopathy， HNCM）通常预后良好，其症状主要来自舒张功能障碍。

3. 心力衰竭

心力衰竭是HCM常见的并发症，随着ICD在该病中的应用，心力衰竭已成为日益突出的问题。HCM相关性心力衰竭最常见的原因是二尖瓣收缩期前移对LVOT产生动态机械梗阻，导致左室内压升高。手术可使90%～95%的患者症状缓解和心力衰竭逆转，同时也可提高生存率。

（五）不良事件

心源性猝死通常发生在HCM无症状或轻度症状的年轻人中，尽管其年发病率低于1%，但SCD是一种悲剧性和不可预测的并发症。SCD风险预测因素包括：基因突变、SCD家族史、年龄和性别、不明原因晕厥、既往心室颤动或持续性室性心动过速病史、左室壁极度肥厚、LVOT血流异常、左室心尖部室壁瘤、左心房大小、心脏磁共振延迟成像特征、非持续性室性心动过速或室上性心律失常、运动血压异常反应等。

（六）伴发疾病

1. 肥胖

肥胖在HCM中的发病率高达40%，其与左心室重量增加独立相关。肥胖患者LVOTO更为常见，临床进展和心力衰竭恶化更快。

2. 阻塞性睡眠呼吸暂停（obstructive sleep apnea，OSA）

OSA在70%的HCM患者中被报道。睡眠中反复出现通气中断和缺氧的情况，与高血压、肥胖、冠心病、心房颤动和中风有关。OSA夜间缺氧诱导的高肾上腺素能状态可能会恶化HCM的血流动力学。此外，外周血管收缩、呼吸暂停引起的低氧血症、二氧化碳潴留、水钠潴留以及肾素血管紧张素醛固酮活性的增加可能在已经脆弱的病理生理基础上导致心律失常。

3. 高血压

许多明确患有HCM的患者可能会出现或发展成某种程度的高血压。通常高血压患者左室厚度正常或仅轻度增加（≤13mm），二尖瓣异常和心外器官损害的缺乏也有助于高血压性心脏病与HCM的鉴别。后负荷和神经内分泌激活的显著增加可能会进一步增加左心室质量，并对临床表现产生不利影响。有资料显示高血压是HCM患者预后的独立预测因子。

4. 冠心病

HCM患者冠脉微血管壁内膜和中层增厚，管腔横截面积减少出现心肌缺血。此外，HCM患者心肌质量增加和心肌耗氧量高，容易受到一支或多支心外膜冠状动脉狭窄的额外缺血负担的影响。冠心病是HCM的一个主要预后指标，并与总死亡率、SCD和心脏事件的增加有关。

（七）实验室检查

B型利钠肽（BNP）或N末端B型利钠肽前体（NT-proBNP）水平可用于评估心功能，hs-cTNT或hs-cTnI用于评价心肌损伤，两者均升高与不良心血管事件相关。另外，血清肌酐、血尿素氮、肌酶及肝酶学变化在HCM患者鉴别诊断、病情评估和判断预后中发挥一定作用。

（八）辅助检查

1. 心电图

心电图对心律失常很敏感，但是对诊断HCM特异性不高。超声心动图可提供补充的信息，因此，心电图异常需结合超声心动图解释。另外，动态心电图可用来确定心悸的原因或检测无症状性心律失常。运动心电图可用来激发心律失常和评估血压反应。

2. 超声心动图

超声心动图在HCM的诊断、决定治疗策略、生活方式建议及随访中都极其重要。超声心动图可显示心脏结构，评估不同体位静息或瓦萨尔瓦动作时瓣膜运动及心脏功能，如不对称的室间隔肥厚、左房左室大小、收缩期二尖瓣前移及二尖瓣反流、LVOTO、收缩舒张功能、心肌应变等。

3.心脏磁共振成像（cardiac magnetic resonance，CMR）和计算机断层扫描

CMR和计算机断层扫描是一种灵敏度和特异性都很高的无创成像方法，有助于HCM的诊断和预后的评估，以及亚临床表型患者的筛选。CMR具有优越的空间分辨率和精确的容积评估能力，可以准确评估心室容积和心脏解剖结构。CMR延迟成像的组织特征可检测和量化心肌纤维化。通过延迟成像评估心肌纤维化是SCD、心力衰竭死亡强有力的独立预测因子。但CMR缺乏便携性、可获得性差、钆造影剂对肾脏的影响以及成本较高可能会限制其使用。

4. 运动试验

运动试验包括平板运动试验、超声运动负荷试验和心肺运动试验。平板运动试验主要用于监测HCM患者是否存在运动血压反应异常，有助于SCD危险分层；超声运动负荷试验可用于筛查隐匿性梗阻性肥厚型心肌病（hypertrophic obstructive cardiomyopathy，HOCM）；心肺运动试验可客观评价患者心肺功能及治疗效果，分析运动耐量下降的原因，鉴别运动员心肌肥厚，筛查隐匿性HOCM及SCD风险因素。

二、肥厚型心肌病患者随访

HCM患者一般预后较好，1年、3年、5年和10年生存率分别为98%、94.3%、82.2%和75%，但不同的功能状态及并发症其预后不同，需要长期随访。

1. 对于临床状况稳定的患者，建议每12～24个月进行一次临床评估，包括12导联心电图、24～48小时动态心电图和超声心动图。

2. 对症状发生变化的患者，建议进行一次包括12导联心电图和超声心动图的临床评估。

3. 对于窦性心律且左房直径≥45mm的患者，建议每6～12个月进行一次24～48小时动态心电图以评估无症状性房性和室性心律失常。

4. 主诉心悸和晕厥患者，随时可行24～48小时动态心电图检查。

5. 对于临床状况稳定的患者每2～3年，或症状进展的患者每1年应考虑运动负荷试验或心肺运动试验。

6. 对于临床状况稳定的患者每5年，或症状进展的患者每2～3年可进行CMR检查。

7. 对于室间隔消减治疗后的患者，术后1～3个月及6～12个月进行心电图、动态心电图和超声心动图检查。

（杜光红）

参考文献

[1] 中国医师协会心力衰竭委员会，中华心力衰竭和心肌病杂志编辑委员会. 中国肥厚型心肌病管理指南[J]. 中华心力衰竭和心肌病杂志，2017，1(2):65-86.

[2] Alphonsus C Liew，Vassilios S Vassiliou，Robert Cooper，et al. Hypertrophic Cardiomyopathy-Past，Present and Future[J]. J Clin Med，2017，6(12):118.

[3] Barry J Maron，Ethan J Rowin，James E Udelson，et al. Clinical Spectrum and Management of Heart Failure in Hypertrophic Cardiomyopathy[J]. JACC Heart Fail，2018，6(5):353-363.

[4] Trine F. Haland，Thor Edvardsen. The role of echocardiography in management of hypertrophic cardiomyopathy[J]. Journal of Echocardiography，2020,18(2):77-85.

[5] Paloma Jordà，Ana García-Álvarez. Hypertrophic cardiomyopathy：Sudden cardiac death risk stratification in adults[J]. Glob Cardiol Sci Pract，2018 ，12 (3):25.

[6] Ethan J Rowin，Barry J Maron，Iacopo Olivotto，et al. Role of Exercise Testing in Hypertrophic Cardiomyopathy[J]. JACC Cardiovasc Imaging，2017，10(11):1374-1386.

[7] Qun Liu，Diandian Li，Alan E Berger，et al. Survival and prognostic factors in hypertrophic cardiomyopathy：a meta-analysis[J]. Sci Rep，2017，7(1):11957.

[8] Maron BJ，Rowin EJ，Casey SA，et al. Hypertrophic Cardiomyopathy in Adulthood Associated with Low Cardiovascular Mortality with Contemporary Management Strategies[J]. J. Am. Coll. Cardiol，2015,65(18):1915-1928.

[9] Geske JB，Ong KC，Siontis KC，et al. Women with hypertrophic cardiomyopathy have worse survival[J]. Eur Heart J，2017,38(46):3434-3440.

[10] Geske JB，Sorajja P，Ommen SR，et al. Variability of left ventricular outflflow tract gradient during cardiac catheterization in patients with hypertrophic cardiomyopathy[J]. J Am Coll Cardiol Intv，2011，4(6):704-709.

[11] Ali J Marian，Eugene Braunwald. Hypertrophic Cardiomyopathy：Genetics，Pathogenesis，Clinical Manifestations，Diagnosis，and Therapy[J]. Circ Res，2017，121(7):749-770.

附录

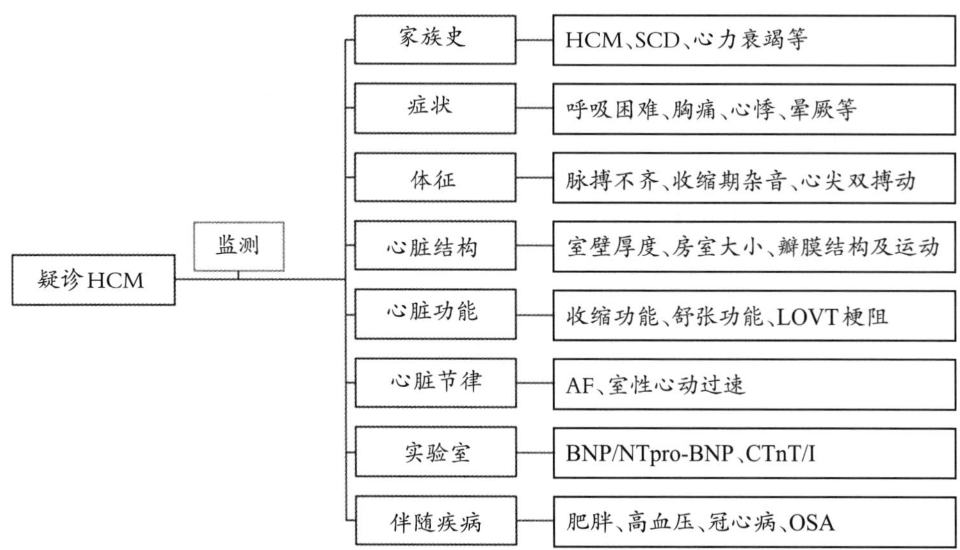

附图4-3-1　HCM患者监测指标图

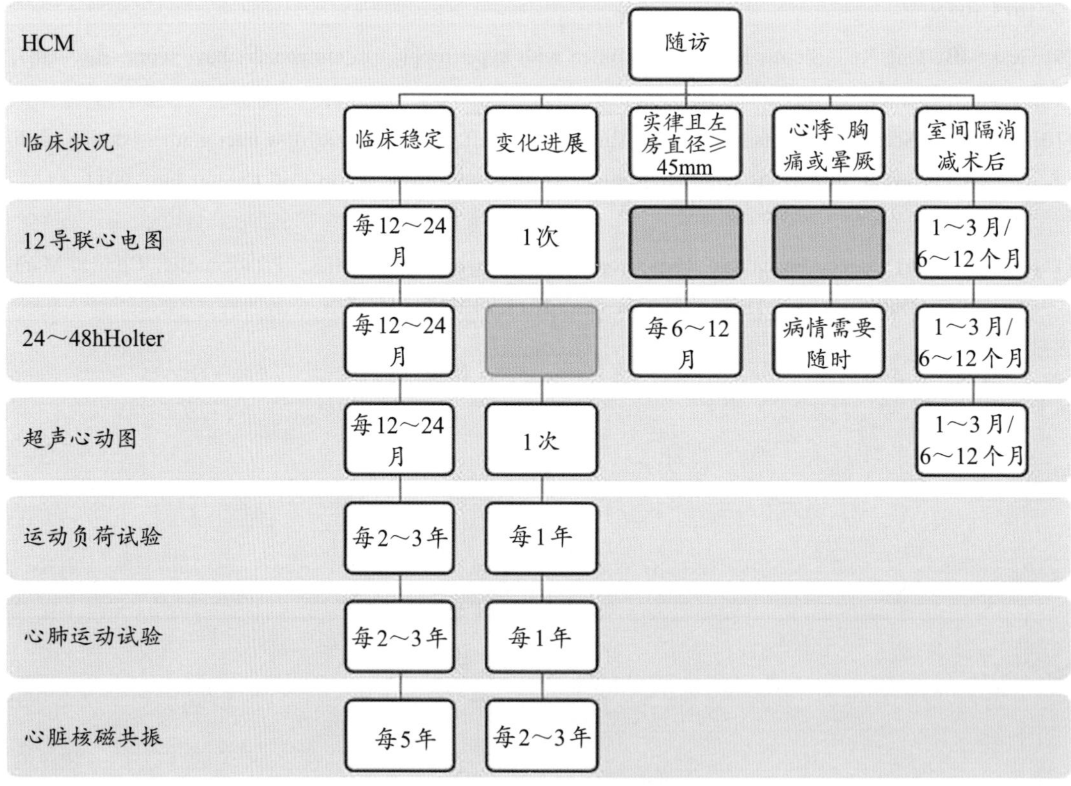

附图4-3-2　HCM患者随访策略图

第五部分

不同类型的肥厚型心肌病

第一节 左室流出道梗阻性肥厚型心肌病

一、患者病情及治疗方案

患者女，30岁，因“反复气促10年”入院。7年前确诊为“肥厚型心肌病”，无胸闷、胸痛及晕厥，长期服用美托洛尔缓释片、曲美他嗪。既往冠脉造影显示血管无狭窄，心导管测量左室-主动脉压力阶差为155mmHg，未见理想间隔支，放弃室间隔酒精化学消融术治疗。入院查体：心率68bpm，血压96/63mmHg，律齐。心界位于第五肋间左锁骨中线外1cm，二尖瓣听诊区可闻及3/6级收缩期吹风样杂音，无周围血管征，肝颈静脉回流征阴性。肺部、腹部查体无特殊。B型钠尿肽：3319.20 pg/mL；hs-cTNT：79.32pg/mL。肝肾功、血常规、凝血无特殊。经胸超声心动图提示：室间隔非对称性肥厚，室间隔基底段24mm，左室后壁16mm；SAM征阳性，二尖瓣中度反流（见图5-1-1）；收缩期左室流出道（left ventricular outflow tract，LVOT）血流速度增快，Vmax=6.04m/s，PG=146mmHg。本次入院拟行室间隔射频消融术。

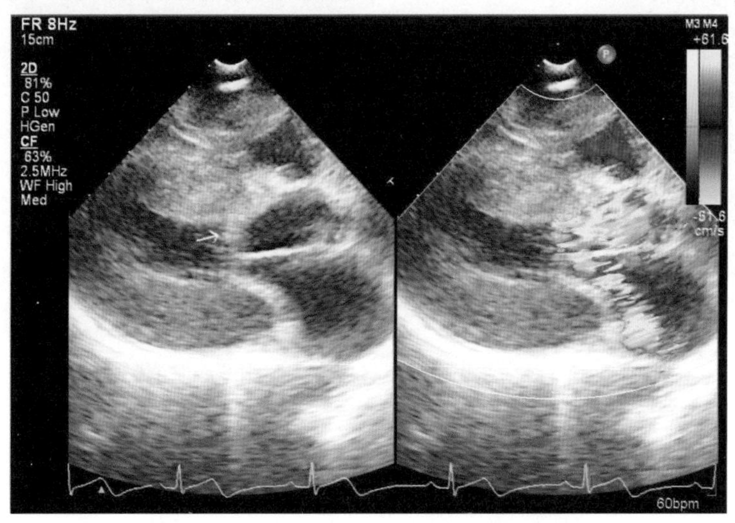

图5-1-1 HCM患者SAM征及二尖瓣反流

术中安置临时起搏器。心导管测定左室-主动脉压差150mmHg。通过Carto-Sound及腔内超声对左室进行三维建模，将室间隔收缩期二尖瓣前叶贴合部分（即SAM区域）标记为粉红色消融区域，经股动脉逆行将ST电极送至左心室，用黄色小球进行希氏束、束支电位标测。在腔内超声的引导下，消融导管贴近SAM区域（见图5-1-2），监测无束支电位后放电消融，消融功率为40W，间歇放电，总消融时间为17min，消融区域心肌组织随消融逐渐泛白。术后导管测定压力阶差104mmHg，较术前下降30%，因患者消融区域与希氏束、束支区域重合较多，故未扩大消融范围。围术期未出现束支传导阻滞、心包填塞、恶性心律失常等并发症。术后即刻经胸超声心动图测得LVOT Vmax=5.40m/s，PG=116mmHg。术后第一天随访超声心动图，LVOT前向血流速度Vmax=5.75m/s，PG=132mmHg，患者卧床休息，偶有心悸，无胸闷、气促不适，考虑为消融术后心肌水肿所致压差暂时性升高。术后第五天随访经胸超声心动图，LVOT前向血流速度Vmax=4.65m/s，PG=85mmHg，“SAM征”阳性，二尖瓣轻-中度反流；室壁厚度较前无明显变化。心电图提示：完全性右束支传导阻滞。患者气促症状较前缓解，偶有心悸。术后第五天，予以美托洛尔缓释片23.75mg qd维持治疗出院。术后1月随访超声心动图：室壁厚度较前无明显变化；SAM征阳性，二尖瓣轻-中度反流；收缩期LVOT血流速度增快，Vmax=4.19m/s，PG=70mmHg；室间隔基底段心肌局限性回声增强，厚约4mm（见图5-1-3）。

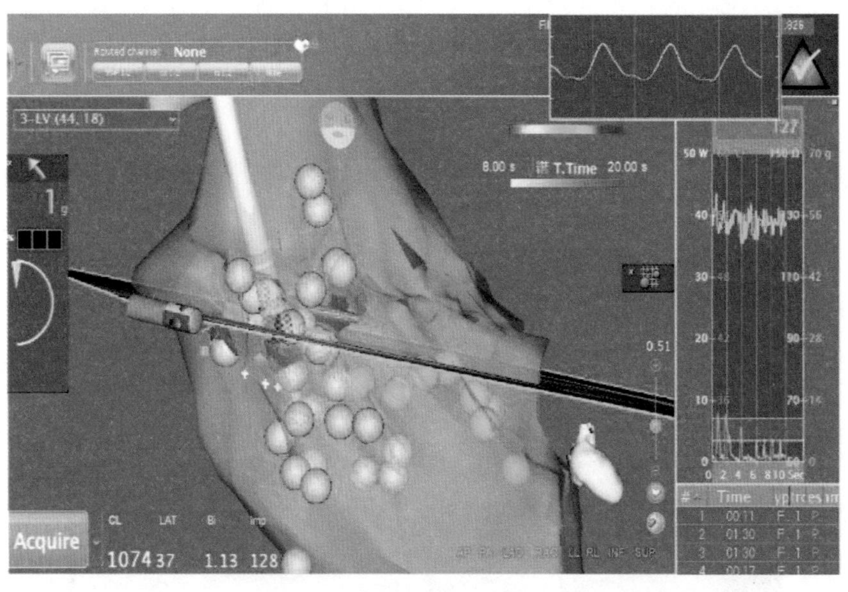

图5-1-2　腔内超声引导下行经心内膜肥厚心肌消融术

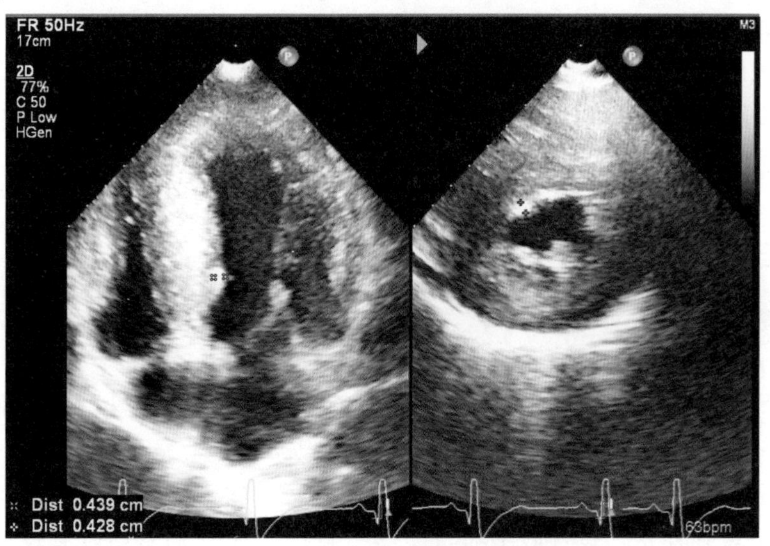

图5-1-3　消融后室间隔心肌泛白区

二、讨论

HCM是一种以心肌肥厚为基本特征的常染色体显性遗传性疾病，在成人中的患病率约为1/500。HCM根据血流动力学改变可以分为梗阻性肥厚型心肌病（HOCM）、隐匿梗阻性及非梗阻性肥厚型心肌病（HNCM）；而根据梗阻部位不同又分为流出道梗阻性、左室中份梗阻性及心尖梗阻性HCM。其中，室间隔基底段显著肥厚，静息状态下心室收缩时LVOT-PG≥30mmHg者称为HOCM。

HOCM的病理生理改变主要表现为：心室壁肥厚且合并LVOTO，导致左心室充盈受限、心房容量增加、左室舒张功能障碍、心肌缺血及心律失常等。这些病理生理改变导致HCM患者主要有晕厥、心绞痛、心悸、劳累性气促甚至猝死等临床表现。

（一）左室流出道梗阻机制

关于LVOTO的机制有两种说法：（1）早期研究认为LVOTO与文丘里效应有关，即肥大的室间隔导致LVOT内径变窄，在收缩期LVOT高速血流的虹吸作用下将二尖瓣前叶拉向室间隔侧而形成SAM征；（2）而后来研究发现，70%的HCM患者LVOTO由二尖瓣SAM征造成，而与文丘里现象无关，因为SAM征常出现在LVOT血流加速前（主动脉瓣开放前），且SAM起始时LVOT的平均速度约90cm/s，这不足以产生虹吸，这表明文丘里效应不是导致SAM征的主要原因。

（二）肥厚型心肌病患者左室流出道梗阻的影响因素

HCM患者LVOTO的最常见因素是突向LVOT的室间隔基底段肥厚（>15mm）及二

尖瓣SAM征。但是其他因素还包括二尖瓣环与主动脉瓣环的夹角异常、二尖瓣叶冗长（前叶A2区长度＞3cm，后叶＞1.5cm）、腱索冗长或松弛、乳头肌肥大（长＞3cm，厚＞1.1cm）、乳头肌位置异常（插入二尖瓣瓣叶或明显向心尖移位、向内侧移位等）、副乳头肌或分叶状乳头肌、二尖瓣环钙化等二尖瓣瓣器异常；同时还包括左心室腔内容量负荷减少（如血容量减少、Valsalva动作等）、后负荷降低（如低血压）及心肌收缩力增强等与左心室充盈状态有关的因素。

（三）诊断与鉴别诊断

二尖瓣SAM征引起的LVOTO并非HOCM的特有征象，还见于一些高血压合并二尖瓣器病变、左心室充盈异常及心肌收缩力异常增强等影响左心室充盈状态的一些病变。

1. 高血压

高血压患者在左室代偿性收缩时可能会引起LVOTO，通常患者有较长的高血压病史，左室壁一般呈对称性肥厚，厚度一般不超过15mm，心肌内部呈均匀的低回声。心电图可有左室高电压表现。

2. 二尖瓣环钙化的老年人

部分老年人由于心尖上翘，室间隔与主动脉前壁的夹角变小，室间隔基底段孤立性肥厚折向LVOT，同时心脏纤维骨架退行性变导致二尖瓣环钙化，瓣叶退行性变，收缩期在左室高动力的作用下会出现瓣叶SAM征。

3. 药物所致的肥厚及梗阻

长期使用一些促进代谢合成的药物可以导致左心室壁肥厚，但是室壁厚度常＜15mm。抗排斥的免疫抑制剂如他克莫司可引起左室肥厚甚至是LVOTO，但它所引起的左室壁肥厚以室间隔基底段为主，且常＜15mm，停用该药后左室肥厚可逆转，梗阻程度可缓解。

超声心动图在LVOTO的病因诊断及鉴别诊断中起重要作用，二维超声与多普勒相结合可以显示左室壁各节段的厚度及内部回声、评估二尖瓣器的结构与功能、对主动脉瓣下区域的解剖结构及功能进行评估；同时通过心腔内径及容积的测量来评估心腔内容量状态。通过对病史及家族史的询问，能更好地帮助诊断，也对后期选择不同的治疗方式至关重要。

（四）肥厚型心肌病者左室流出道梗阻的治疗

HCM的治疗原则是通过药物或其他有创治疗减轻患者临床症状、改善运动功能并预防疾病进展。所有LVOTO患者都应避免脱水和过量饮酒，鼓励减轻体重；动静脉扩张剂及正性肌力药物如地高辛可能会加重梗阻恶化，应尽量避免使用；新发或控制不佳的房颤可能会加剧LVOTO引起的症状，治疗过程中应控制心室率。

缓解流出道梗阻是HOCM治疗的主要目标之一。对于无症状的LVOTO者，其治疗主要包括负性肌力药（如β受体阻滞剂）通过减少左心腔内压力，减少收缩期产生的牵拉力，减少二尖瓣与室间隔接触，缓解LVOTO。对于有症状且LVOT-PG在30～50mmHg的HOCM患者，建议首选药物治疗。约2/3有症状的HOCM患者可通过药物控制症状且无须介入或手术治疗，治疗方式主要包括负性肌力药缓解LVOTO，同时着重于心律失常的管理、左室充盈压的降低和心绞痛的治疗。而LVOT-PG在30～50mmHg且药物不能缓解症状或LVOT-PG≥50mmHg时，需考虑侵入性治疗，目前主要包括外科的心肌切除术、内科的经皮室间隔心肌消融术、室间隔射频消融术等介入方式。

1. 室间隔心肌切除术

部分HOCM经内科药物治疗症状不能缓解，且收缩期LVOT-PG≥50mmHg的患者，室间隔心肌切除术则是改善症状和提高生存率的“金标准”。尤其是当合并有瓣叶冗长、乳头肌肥大等二尖瓣器和瓣下结构异常或是合并有其他心脏疾病需要外科处理的情况时，外科手术处理具有明显的优势。目前外科治疗主要采用的是改良Morrow手术，由于手术对操作者技术要求高，因此对患者术前的全面评估显得尤为重要。影响患者长期存活的术前主要因素包括：年龄＞50岁、左心房内径＞46mm、合并房颤和男性。超声心动图是术前明确诊断和全面评估的主要检查方法。术前超声心动图评估内容主要包括：心室壁肥厚部位与程度、测量LVOT-PG；评估二尖瓣器解剖及异常情况便于术中选择处理方式；还需常规对房室腔容积进行评估，便于术中对比及术后容量管理。术中的食道超声心动图监测是外科处理的重要评估手段，手术成功的标志是LVOT-PG＜20mmHg，SAM征消失，同时左心室内径增大，无明显二尖瓣反流。需要注意的是术中及术后均需要关注患者心率及血容量状态，需要保证有足够的前负荷。外科手术的缺点是对术者要求高，切除位置不当可引起房室传导阻滞；还可能会导致室间隔穿孔、二尖瓣及主动脉瓣受损、心功能受损等并发症的出现。

2. 经皮室间隔心肌消融术

经皮室间隔心肌消融术（PTSMA）是外科手术切除的替代疗法，其原理是通过导管注入无水酒精，闭塞冠状动脉的间隔支，使其支配的肥厚室间隔心肌缺血、坏死、变薄、收缩力下降，使心室流出道梗阻消失或减轻，从而改善临床症状。PTSMA首先于1995年由Sigwart报道，由于创伤小、操作方便，这一技术已在世界范围内广泛开展。

掌握好PTSMA适应证是保证手术安全成功的前提条件。根据《2011年梗阻性肥厚型心肌病室间隔心肌消融术中国专家共识》指出，PTSMA主要用于：有与LVOTO相关的明显临床症状如胸痛、气短、晕厥等，而且经过充分药物治疗效果不佳或不能耐受，静息的最大LVOT-PG≥50mmHg，超声心动图检查显示梗阻位于室间隔基底段，冠状动脉造影显示有合适的间隔支动脉适合行PTSMA，不接受或不能耐受外科室间隔心肌切除术的

HOCM患者。PTSMA的禁忌证主要包括：HNCM、合并同时需行心脏外科手术的疾病（如二尖瓣病变、冠状动脉多支病变）、超声心动图显示室壁弥漫性增厚及终末期心力衰竭患者。室间隔心肌消融成功标志是LVOT-PG下降≥50%，或静息LVOT-PG＜30mmHg。

术中正确选择梗阻相关的间隔支动脉是PTSMA手术成功的关键，超声心动图的心肌声学造影在靶血管的选择方面起重要引导作用。术中酒精的使用量及推注速度需严格控制与仔细衡量，研究表明PTSMA的并发症与酒精用量相关。手术原则是在达到治疗效果前提下尽可能减少酒精用量，避免酒精外溢、冠脉损伤造成心肌梗死、传导障碍出现III度房室传导阻滞等并发症。目前酒精用量一般为0.5～2.5mL，因个体而异，在消融成功达到更好的血流动力学效果与并发症的衡量方面，还需进一步探索。

PTSMA手术虽然在世界范围内应用广泛，但是该术式也有一定局限性，如术前不能确定靶血管、靶血管变异大不在室间隔基底段，或是间隔内的侧支循环丰富者均不适合该手术；还有部分年轻患者由于心肌纤维化程度高，术后瘢痕形成而治疗效果不理想。

3. 经导管室间隔射频消融术

经导管室间隔射频消融术近几年逐渐发展成熟，对因间隔动脉的解剖结构异常而不能施行PTSMA而又不愿意接受外科手术的患者，可以选择该术式作为替代治疗。经导管室间隔射频消融术治疗HOCM是在超声技术的引导下，实现对心腔内的消融导管的定位，通过对心内膜表面射频消融，在局部产生界限清楚的凝固性坏死，消融部分心肌运动降低，收缩功能及顺应性降低，以达到减少LVOT-PG的效果。其射频消融深度普遍在心内膜下2～4mm，也有报道可达28mm。该方法具有适宜人群广泛、几乎没有年龄限制、不受冠脉解剖限制、也不受肾功能限制，可实现零射线操作和消融等优点（如不采用术中导管测压）；但是对于因乳头肌肥大引起的流出道梗阻患者不适宜选择该术式。

该技术的核心是通过超声实时精准定位室间隔梗阻区，只对梗阻区局部进行消融。国内曾经有专家术中利用经胸超声心动图通过评价消融后室间隔梗阻区的运动功能及压差改变来评估消融的准确度，证明这是可行的。但是目前我国开展了腔内三维超声标测，术中可将室间隔梗阻区和传导束位点清晰地显示在界面上，每一个消融位点与心室内传导束的距离都可以测量，在操作中最大限度地保护心脏传导系统不受损伤。临床操作中也可以采用经胸与心腔内三维超声相结合的方式，便于术后随访。

该技术最早在2004年由Lawrenz等人报道，在随后的临床研究中显示，该技术虽然对室间隔厚度影响较小，但降低LVOT-PG的效果要次于外科心肌切除及PTSMA治疗，在缓解症状方面却不逊于前两种方式。有研究发现，许多患者术后早期LVOT-PG较术后即刻有不同程度回升，但都低于术前水平，临床症状改善明显，尤其是晕厥和先兆晕厥症状在术后缓解率可达100%。本例患者为重度HOCM，在多种超声心动图技术的联合下，实现消融部位的三维建模、实时定位及实时压力监测，术后LVOT-PG即刻下降至术前70%。

随访1月内，LVOT-PG逐渐下降至术前48%，气促、喘累等症状有所好转，疗效显著。需要注意的是经皮室间隔射频消融术术后早期消融区可能会出现严重水肿，导致LVOTO加重，所以手术结束时需常规给予糖皮质激素以遏制水肿。

总之，对于HOCM的治疗方式的选择需要术前通过超声心动图、心肺试验等检查方法对患者病情进行仔细全面的评估，便于选择适合的治疗方式；同时需了解药物治疗及各种手术方式的适应证、禁忌证与手术注意事项等，便于围手术期更好地管理患者；治疗后需密切随访患者病情变化，从各方面提高患者生活质量。

（王淑珍）

参 考 文 献

[1] Elliott PM，Anastasakis A，Borger MA，et al. 2014 ESC Guidelines on diagnosis and management of hypertrophic cardiomyopathy：the Task Force for the Diagnosis and Management of Hypertrophic Cardiomyopathy of the European Society of Cardiology（ESC）[J]. Eur Heart J，2014，35(39)：2733-2779.

[2] Pankaj Jain，Prakash A Patel，Michael Fabbro 2nd，et al.Hypertrophic Cardiomyopathy and Left Ventricular Outflow Tract Obstruction：Expecting the Unexpected[J]. J Cardiothorac Vasc Anesth，2018，32(1)：467-477.

[3] Martin S Maron，Iacopo Olivotto，Sandro Betocchi，et al. Effect of left ventricular outflow tract obstruction on clinical outcome in hypertrophic cardiomyopathy[J]. N Engl J Med，2003 ，348(4)：295-303.

[4] Jeffrey J Silbiger. Abnormalities of the Mitral Apparatus in Hypertrophic Cardiomyopathy：Echocardiographic，Pathophysiologic，and Surgical Insights[J].J Am Soc Echocardiogr，2016，29(7)：622-639.

[5] Christopher Semsarian，Jodie Ingles，Martin S Maron，et al. New perspectives on the prevalence of hypertrophic cardiomyopathy[J]. J Am Coll Cardiol，2015，65(12)：1249-1254.

[6] Martin S Maron，Ethan J Rowin，Barry J Maron. How to Image Hypertrophic Cardiomyopathy[J]. Circ Cardiovasc Imaging，2017，10(7)：e005372.

[7] Anders Sommer，Steen Hvitfeldt Poulsen，Jens Mogensen，et al. Left ventricular longitudinal systolic function after alcohol septal ablation for hypertrophic obstructive cardiomyopathy：a long-term follow-up study focused on speckle tracking echocardiography[J]. Eur J Echocardiogr，2010 ，11(10)：883-888.

[8] Cooper RM，Shahzad A，Hasleton J，et al. Radiofrequency ablation of the interventricular septum to treat outflow tract gradients in hypertrophic obstructive cardiomyopathy：a novel use of CARTOSound® technology to guide ablation[J]. Europace，2016，18(1)：113-120.

[9] Riedlbauchova L，Janousek J，Veselka J. Ablation of hypertrophic septum using radiofrequency energy：an alternative for gradient reduction in patient with hypertrophic obstructive cardiomyopathy?[J]. J Invasive Cardiol，2013，25(6)：E128-E132.

第二节　心尖肥厚型心肌病

心尖肥厚型心肌病（apical hypertrophic cardiomyopathy，ApHCM）是肥厚型心肌病（hypertrophic cardiomyopathy，HCM）中比较少见的一种亚型，其肥厚部位主要位于左心室乳头肌水平以下的心尖部，典型表现为心电图巨大倒置T波，影像学检查显示舒张末期左室呈“黑桃形”或“铲状”，一般左心室流出道无梗阻。本节将介绍ApHCM发病率、病因、病理、临床表现、诊断方法、治疗及预后情况。

一、发病率

HCM发病率约1/500，ApHCM为其相对少见的类型。本病和HCM一样，被认为是常染色体显性遗传病，故常在一个家族中发现多个成员同时患病，男性多于女性。日本报道本病发病率较高，约占HCM的13%～25%，而西方人群发病率相对较低，以散发报道为主，约为HCM的3%～11%。国内文献报道ApHCM约占同期HCM的16%。

二、病因与遗传学

ApHCM发病以家族聚集性多见，约50%的HCM（包括ApHCM）患者有家族史，属于常染色体显性遗传性疾病。ApHCM最常见的突变基因是MYH7、MYBPC3、ACTC1和TPM1，其编码的蛋白质在肌节收缩中起重要作用。有研究证实7/15例ApHCM患者检出突变基因，经DNA测序证实6例与HCM肌小节基因突变有关，包括心肌肌动蛋白E101K（ACTC E101K）、肌球蛋白轻链必需链M149V（MYL3 M149V）、β-肌球蛋白重链D906G、β-肌球蛋白重链R243H、β-肌球蛋白重链E497D和心肌肌钙蛋白IR21C，ApHCM的特殊形态可能与少数几个肌小节基因缺陷（如ACTC E101K、MYL3 M149V）有关。Gruner等发现肌节蛋白基因缺陷引起的ApHCM约13%～30%，与ApHCM关系最大的为MYBPC3和MYH7。Towe等队列研究发现：仅25%的ApHCM患者基因型为阳性，且突变集中于MYH7和MYBPC3。

三、病理生理学

ApHCM主要组织学特征为心尖部心肌细胞肥大、空泡变性以及细胞核增大及染色加深、肌原纤维排列明显紊乱，可能与心尖处收缩功能异常、心肌缺血及心肌梗死等有关。乳头肌小血管、微血管发育不良及血流储备低下，可能导致局限于心肌部位的缺血，甚至发展为心尖部心肌梗死或心尖部室壁瘤。

四、临床表现

由于通常不伴左心室流出道梗阻，大多数ApHCM患者可无任何症状，多因体检时心电图异常而发现。Yan等对208例ApHCM患者分析发现，其最常见的主诉为胸部不适，如胸闷、胸痛和心悸。Abinader等报道了11例ApHCM患者的自然病程，随访5～20年发现：持续性室速和房颤的发生率各18%，且较晚出现并发症，大多数ApHCM患者预后良好。与HCM患者相比，ApHCM患者心源性猝死、心律失常及心力衰竭的发生率较低，但心源性死亡的常见原因仍为心肌梗死、心力衰竭、心律失常和左室心尖部室壁瘤。ApHCM患者常合并的心血管事件包括房颤、脑梗死、短暂性脑缺血发作、晕厥、先兆晕厥和心肌梗死。混合型ApHCM患者房颤的发生率更高。女性患者心力衰竭及房颤的发病率较高，其预后相对较差。对208例中国ApHCM患者研究发现，ApHCM患者发生心血管事件的3个独立危险因素为出现症状的年龄＞60岁，左心房增大及纽约心脏病协会心功能分级≥Ⅲ级。

五、诊断方法及诊断标准

ApHCM患者临床症状并不具备诊断特异性，临床上根据特异性心电图改变结合超声心动图、CMR及其他影像学检查等，并排除继发性心肌肥厚，则应考虑诊断为ApHCM。

（一）心电图

ApHCM患者心电图主要表现为复极异常与左心室高电压，尤其是巨大倒置的T波（见图5-2-1），其敏感度较高达97.8%，但其特异度较差；其电生理基础可能是肥厚的心肌自心内膜面至心外膜面排列紊乱，动作电位时程明显延长。部分患者甚至在缺乏肥厚证据前就已出现T波倒置。Suwa等经长期随访发现：巨大倒置的T波可能消失。目前认为心电图异常对本病有较高的筛选价值。

ApHCM的心电图表现主要为以下几个特点。（1）T波异常倒置：主要见于胸前导联，尤其V_3～V_5导联，呈对称性倒置，且多为$T_{V4} \geq T_{V5} > T_{V3}$，巨负T波（T波倒置＞1.0mV）对该病诊断具有特征性，但很多研究发现并不是所有ApHCM患者T波倒置幅度均＞1.0mV，而且在长期随访中可出现巨负T波消失的情况，具体机制不明。T波倒置的幅度与心尖室壁厚度的关系尚无统一定论。（2）左心室高电压：$R_{V5} > 2.7mV$，$R_{V5} + S_{V1} \geq 3.5\ mV$，以$V_4$、$V_5$为主，亦可见$R_{V4} \geq R_{V5} > R_{V3}$、$R_{V6}$规律，可能是因为心尖部的肥厚心肌产生巨大向量投影在V_3～V_5导联，而V_4导联主要反映心尖部心肌肥厚程度及心肌除极和复极的变化。（3）ST段改变：大多伴有胸导联或肢体导联ST段水平或下斜型压低，范围多在0.05～0.3mV，以V_3～V_5为著。

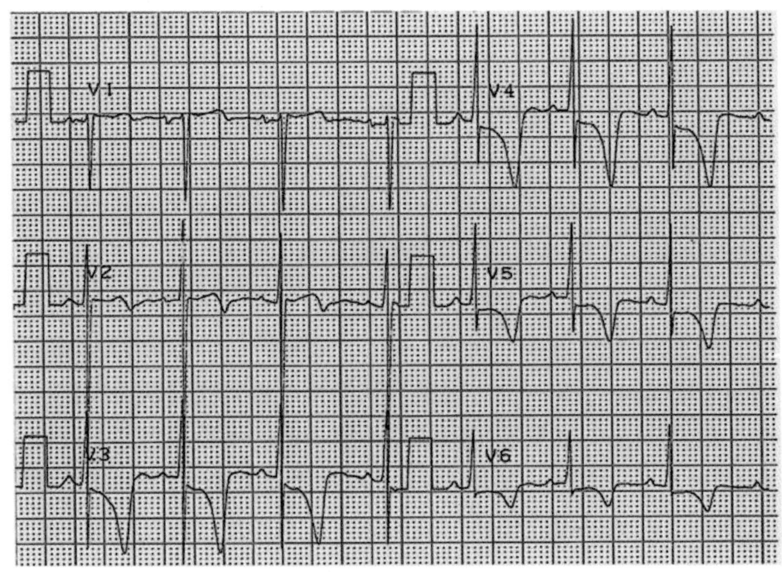

图 5-2-1　心尖肥厚型心肌病典型心电图表现

（二）超声心动图

超声心动图应用广泛，简单方便，相对经济，是ApHCM患者首选的影像学检查，其诊断标准为舒张末期左室心尖部室壁厚度超过15mm，心尖部室壁最大厚度/左室后壁厚度之比≥1. 3。对于早期ApHCM，目前尚无统一的诊断标准。宋光等提出，在二维超声上符合以下条件者即可诊断为早期ApHCM：（1）心尖部心肌的最大厚度≥11mm且＜15mm，心尖部心肌的最大厚度与左心室后壁心肌厚度的比值增高；（2）收缩末期心尖部心腔面积减小甚至消失；（3）心尖部心肌运动可正常、减低或消失，排除其他原因导致的心肌增厚。

形态上ApHCM可分为两型：单纯型（肥厚局限于左室心尖部）和混合型（合并室间隔肥厚，未累及基底部）。ApHCM形态亚型是不同预后及临床表现的预测因子。对于特征性心电图异常患者，典型病例根据其二维超声上特征性形态学改变容易获得明确诊断，主要表现为心尖部心肌肥厚、收缩期心尖部心腔不同程度闭合，肥厚严重者还可出现舒张功能不全与左心房扩大；当患者心脏透声条件差时，可以结合左心室声学造影增强心内膜线显示而提高室壁厚度测量的准确性从而协助诊断。但是，对于心尖室壁厚度未达到诊断标准或肥厚不明显者，因其形态学表现不典型而常被漏诊，目前有学者尝试应用斑点追踪、速度向量成像技术等超声方法观察心尖局部心肌收缩特性以期获得动力学上的诊断依据。

应用超声心动图斑点追踪技术可以发现，早期ApHCM患者二尖瓣环位移较正常对照组已发生显著下降，这一指标比LVEF更能发现早期ApHCM收缩功能受损的情况。实时三维超声心动图研究表明，早期ApHCM收缩末期左心室心尖部心腔面积减小而心尖局部射血分数增加，说明虽然早期ApHCM患者的心尖水平心肌收缩力减低，但反应性地增加心尖局部射血分数而使心肌处于代偿状态。

应用超声心动图的应变、应变率成像可以定量分析同一心动周期中各节段心肌形变程度和速率，可较为准确地评价局部心肌的收缩与舒张功能、血供情况、心肌活力等。目前可应用斑点追踪、速度向量成像技术等超声方法测量心肌应变。正常人左心室纵向应变由基底部到心尖部递增，而ApHCM患者的心肌应变则失去了这一变化趋势。在ApHCM的不同阶段，心尖部旋转、应变及左心室扭转呈现不同的变化趋势；ApHCM的早期阶段，心肌中层收缩力的下降，会代偿性地引起心内膜下心肌发生重新排列以维持LVEF，而此时心外膜下心肌尚未发生重新排列，且心内膜下及心外膜下心肌均未受损。因此，尽管心内膜下及心外膜下心肌的最大纵向应变较对照组无显著差异，但其差值已经发生了变化，正是这种增大了心内膜下与心外膜下心肌的最大纵向应变维系了心脏LVEF保持在正常水平，甚至超过正常水平。

Fan等利用超声心动图发现心尖锥度（四腔心切面心尖部心腔面积/心尖三角面积）可以评估扩张型心肌病患者心尖局部几何形态的改变，该指标可能也有助于评估早期ApHCM患者心尖部形态学变化。如图5-2-2所示为心尖肥厚型心肌病的超声动图表现。

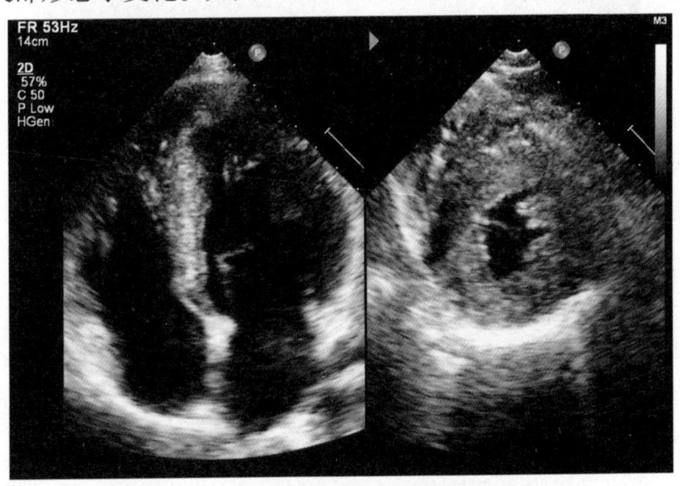

图5-2-2 心尖肥厚型心肌病的超声心动图表现

（三）心脏磁共振（CMR）

CMR是目前诊断ApHCM可靠、准确的检查，欧洲及美国心脏病学会都把CMR作为ApHCM诊断的首选方法，CMR被认为是诊断ApHCM的“金标准”。典型ApHCM主要累及左心室心尖部，诊断标准为舒张末期心尖部室壁厚度≥15mm，且心尖部室壁最大厚度与左心室后壁厚度的比值≥1.5，并排除导致室壁肥厚的其他疾病，该诊断标准得到较广泛认可（见图5-2-3）。但Jan等认为由于正常人的心尖部室壁厚度是最薄的，当有其他临床表现和影像学特点（心电图、家族史、基因型、CMR）支持ApHCM诊断时，心尖部室壁最大厚度诊断标准值可适当降低至13～15mm。韦云青等根据CMR将心尖部舒张末期最大室壁厚度≥12且<15mm，或舒张末期心尖部最大室壁厚度与左心室后壁基底部厚度的比值≥1.3作为早期ApHCM的诊断标准。

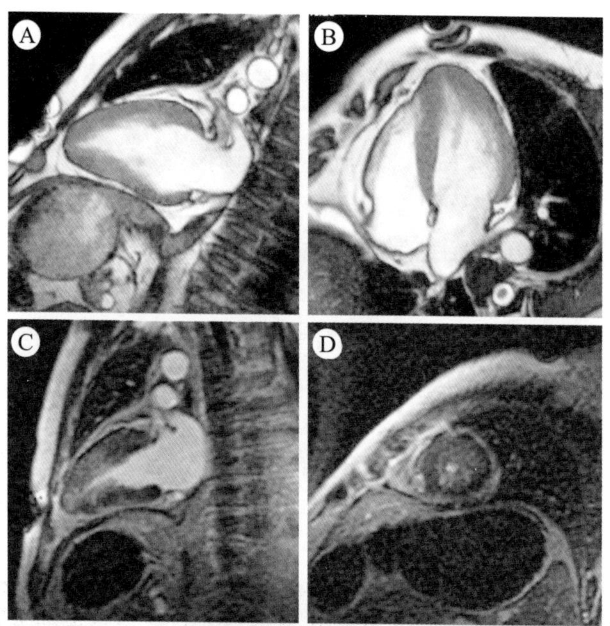

图5-2-3　心尖肥厚型心肌病典型心脏磁共振表现

注：A. 二腔心图像；B. 四腔心图像：左室心尖部增厚，舒张末期呈“黑桃尖”样改变；C. 二腔心延迟增强图像；D. 短轴位延迟增强图像：延迟扫描左室心尖部局部可见灶性强化。

CMR具有分辨率高且多方位、多参数成像等优势，可以精确显示心肌肥厚的程度。CMR在分析解剖和功能方面的卓越性提高了ApHCM患者诊断的敏感性和特异性；典型ApHCM心尖部心肌为对称性圆周形肥厚，即呈黑桃样改变，而早期ApHCM常常先累及心尖部下壁和侧壁，为不对称性肥厚，呈非黑桃样改变，可能只是ApHCM的早期阶段，非黑桃样到黑桃样的转变是由于心尖段侧壁节段性肥厚扩展到前壁和后壁。以“黑桃样”改变为诊断金标准，可能会漏掉早期ApHCM。心尖部只有出现圆周形肥厚才会呈黑桃样改变，但肥厚部位即使只局限于范围较小的区域未出现黑桃样改变的时候心尖角度已经变小，所以舒张期心尖角度变小要早于黑桃样改变，这种情况应考虑为ApHCM早期阶段或临床前期，而舒张期心尖角度变小是发现早期ApHCM的重要指标。

CMR延迟增强成像高信号提示肥厚心肌纤维化，HCM典型延迟强化表现为最厚区域的片状、多灶状强化。ApHCM的延迟强化不局限于肥厚的心肌节段，还存在于未增厚的心室中部及基底部的室间隔上，可能这部分心肌在发生肥厚之前已经出现损伤，间质胶原沉积和心肌肥厚并不是同时出现。对于已经确诊的患者，若无延迟强化，表示该患者预后良好；当2年内重复行MRI检查若延迟强化范围不断增加，则提示病情在进展。这对患者的长期随访及预后有指导意义。

纤维化心肌质量占心尖部心肌质量的比例与心尖段室壁厚度呈正相关，代表心肌纤维化程度与形态、功能改变相关。形态改变愈明显的患者，其病理改变累及范围愈广。近期一项纳入2993例患者的荟萃分析显示，HCM患者钆对比剂延迟强化程度与SCD、心力衰竭相关死亡及SCD等均呈正相关，且校正基线数据后仍与SCD独立相关。

六、治疗

ApHCM患者的整体治疗原则为：缓解症状，弛缓心肌肥厚，防治并发症。ApHCM患者应避免劳累，尤其应避免剧烈运动，预防呼吸道感染，避免心动过速，避免血压和血容量突然下降，避免使用正性肌力药和血管扩张药，以防止血流动力学变化加重导致心力衰竭和猝死。ApHCM患者通常不伴有流出道梗阻和压力梯度，且症状轻微，因此对ApHCM患者仍应首选药物治疗，以β受体阻滞剂、钙通道阻滞剂及丙吡胺等药物治疗为主。

（一）内科治疗

β受体阻滞剂是治疗ApHCM的主要药物，可明显改善患者心绞痛、先兆晕厥及呼吸困难等症状。本类药物通过抗心律失常、减少心肌氧耗及心绞痛发作等机制发挥作用。钙通道阻滞剂（维拉帕米）可作为β受体阻滞剂的替代治疗，改善ApHCM患者的舒张期充盈和运动能力，还可改善某些患者区域性心肌血流灌注， 最终改善症状。维拉帕米一般只能在患者左室射血分数正常时使用。丙吡胺可改变钙离子活动，从而改善症状，可能与左室收缩受抑制有关，其单独使用致心律失常作用较小，但与胺碘酮或索他洛尔合用易致心律失常，故应避免与此两种药物合用。近年来出现了一些新型治疗方式，如N-乙酰半胱氨酸。Lombardi等发现N-乙酰半胱氨酸通过减少活化T细胞核因子1去磷酸化的水平，直接逆转心肌肥大及心肌间质纤维化，同时提供谷胱甘肽合成所必需的半胱氨酸，后者具有重要的抗氧化作用。

（二）介入治疗

对于药物治疗失败的ApHCM患者，心房、心室双腔起搏仍是正确的选择，应用指征包括：（1）伴其他植入永久起搏器指征者，如症状性病态窦房结综合征或其他传导系统疾病者；（2）有症状或者严重的心动过缓；（3）高龄伴其他疾病，或缺乏手术意愿等；（4）不便于到达有经验的室间隔消融或手术治疗中心。

对左室心尖部和（或）中部明显肥厚、心腔明显缩小者，药物治疗无效时可考虑经导管室间隔化学消融术、经导管室间隔射频消融术等。

（三）外科治疗

尽管只有少数药物治疗无效的患者需要手术，但经过50余年的应用，这种治疗手段证明相对安全有效，为症状持续的ApHCM患者的“金标准”治疗。Simula等发现手术可能更适合年轻患者，但长期疗效有待研究，此外手术也适合室间隔消融失败者。

七、预后

ApHCM患者心肌纤维化及舒张功能障碍较轻，很少引起左心室流出道梗阻，预后相对良好，但1/3的患者可能有不良临床心血管事件和并发症，如舒张功能障碍、心肌梗死、左心房扩大与随后的房颤、心尖部室壁瘤和血栓、室性心律失常等。Shin等通过长期随访发现冠状动脉疾病是ApHCM患者心血管事件的独立危险因素。Eriksson等回顾了105例ApHCM患者，结果发现其总体心血管死亡率为1.9%，15年来总体生存率为95%，无事件生存率是74%，32例患者有1种以上致命性心血管事件，以心房颤动和心肌梗死最常见。

ApHCM老年患者预后不良，日本有研究显示，ApHCM老年患者［平均年龄（74±7）岁］心力衰竭、SCD、心房颤动及脑卒中等心血管事件的发生率与死亡率均明显增加。

（赵正凯　李坤华）

参考文献

[1] 刘圆，杨志健. 心尖肥厚型心肌病的研究进展[J].中国心血管杂志，2020，25(1)：82-85.

[2] 林胜男，阮琴韵. 心尖肥厚型心肌病心尖形态学与动力学特征的研究进展[J]. 中华高血压杂志，2018，26（04）：317-321.

[3] Gruner C，Care M，Siminovitch K，et al. Sarcomere protein gene mutations in patients with apical hypertrophic cardiomyopathy[J]. Circ Cardiovasc Genet，2011，4（3）：288-295.

[4] Cen X，Zheng J，Hu X，et al. Severe apical hypertrophic cardiomyopathy with Ser 236 Gly mutation in MYBPC3：A threeyear follow-up investigation[J]. Hellenic J Cardiol，2017，58(5)：366-368.

[5] Towe EC，Bos JM，Ommen SR，et al. Genotype-Phenotype Correlations in Apical Variant Hypertrophic Cardiomyopathy[J]. Congenit Heart Dis，2015，10（3）：E139-E145.

[6] 王晓琰，肖华，郭久红，等. 磁共振在原发性肥厚型心肌病诊断及其分型中的价值[J].岭南心血管病杂志，2020，26(3)：328-332.

[7] Suwa K，Satoh H，Sano M，et al. Functional，morphological and electrocardiographical abnormalities in patients with apical hypertrophic cardiomyopathy and apical aneurysm：correlation with cardiac MR[J]. Open Heart，2014，1（1）：e000124.

[8] Parisi R，Mirabella F，Secco GG，et al. Multimodality imaging in apical hypertrophic cardiomyopathy[J]. World J Cardiol，2014，6(9)：916-923.

[9] 张文，刘志月，陈娇，等. 造影超声心动图评估肥厚型心肌病患者左心室收缩功能[J]. 中国心血管杂志，2018，23(2)：142-146.

[10] Rajtar-Salwa R，Petkow-Dimitrow P，Miszalski-Jamka T. Role of cardiac magnetic resonance in differentiating between acute coronary syndrome and apical hypertrophic cardiomyopathy[J]. Postepy Kardiol Interwencyjnej，2016，12(4)：380-382.

[11] Jan MF，Todaro MC，Oreto L，et al. Apical hypertrophic cardiomyopathy：present status[J]. Int J Cardiol，2016，222(9)：745-759.

[12] 马晓海，赵蕾，葛海龙，等. 非对称性肥厚型心肌病与心尖肥厚型心肌病心脏磁共振成像特点分析[J].中国全科医学，2015，(18)：2166-2169.

[13] Yan LR, Wang ZM, Xu ZM, et al. Two hundred eight patients with apical hypertrophic cardiomyopathy in China：clinical fea ture, prognosis, and comparison of pure and mixed forms[J]. Clin Cardiol, 2012, 35 (2):101-106.

[14] Towe EC, Bos JM, Ommen SR, et al. Genotype-phenotype correlations in apical variant hypertrophic cardiomyopathy. Congenit Heart Dis, 2015,10(3)：E139-E145.

[15] 宋光,张品,任卫东,等. 早期心尖肥厚型心肌病的超声诊断价值[J]. 中国超声医学杂志, 2015, 31(5)：403-405.

[16] 韦云青,赵世华,陆敏杰,等.心尖肥厚型心肌病的MRI诊断[J]. 中华放射学杂志,2007,41(8):800-804.

[17] Flett AS, Maestrini V, Milliken D, et al. Diagnosis of apical hypertrophic cardiomyopathy：T-wave inversion and relative but not absolute apical left ventricular hypertrophy[J]. Int J Cardiol, 2015, 183:143-148.

[18] 王辉,晏子旭,姜红,等. 心脏磁共振应变分析在临床前期心尖肥厚型心肌病中的应用[J].中国医学影像学杂志,2019,27(1):1-5.

[19] Wu B, Lu M, Zhang Y, et al. CMR assessment of the left ventricle apical morphology in subjects with unexplainable giant T-wave inversion and without apical wall thickness≥15mm[J]. Eur Heart J Cardiovas Imaging, 2016, 18(2)：186-194.

[20] Katagiri M, Nakahara T, Murata M, et al. Incidental spade shaped FDG uptake in the left ventricular apex suggests apical hy pertrophie cardiomyopathy[J]. Ann Nucl Med, 2017, 31(5):1399-406.

[21] 祁薇,沈晓洁,周兢,等. 超声心动图和心电图对心尖肥厚型心肌病的诊断价值[J].实用医学影像杂志,2009,10(3):188-190.

[22] Elliott PM, Anastasakis A. Borger MA, et al. 2014 ESC guide lines on diagnosis and management of hypertrophic cardiomyopa thy：the task force for the diagnosis and management of hyper trophic cardiomyopathy of the European Society of Cardiology(ESC) [J]. Eur Heart J, 2014, 35(39):2733-2779.

[23] Kim H, Park JH, Won KB, et al. Significance of apical cavity obliteration in apical hypertrophic cardiomyopathy[J]. Heart ,2016,102(15):1215-1220.

[24] 闫丽荣,段福建,安硕研,等. 心尖肥厚型心肌病与非对称性室间隔肥厚型心肌病患者的临床特征及长期预后对比研究[J].中国循环杂志, 2018, 33(10)：1006-1010.

[25] Fan H, Zheng Z, Feng W, et al. Apical conicity ratio：a new index on left ventricular apical geometry after myocardial infarction[J]. Thorac Cardiovasc Surg, 2010, 140(6)：1402-1407.

第三节　左室中份梗阻的肥厚型心肌病

一、患者病情及治疗方案

患者男，49岁，1年前无明显诱因出现胸痛，伴心悸、气促，头晕、大汗，每次持续2s以上，休息后可缓解，咳少量黄白色痰，患者未予治疗。15天前患者劳累后感胸痛症状加重，持续10 min以上，休息后可缓解，伴心悸、气促、头晕、大汗，无反酸、嗳气、腹泻等不适，患者仍未予治疗。1^{+}天前患者体检时发现心房颤动，遂于心内科就诊。否认高血压、糖尿病史，否认传染病史、手术史和过敏史。

患者入院时体温36.2℃，心率63次/分，血压133/80mmHg，心律不齐，胸骨左缘可闻及Ⅲ～Ⅵ级收缩期吹风样杂音。心电图：房颤，胸前导联R波递增不良（见图5-3-1）。

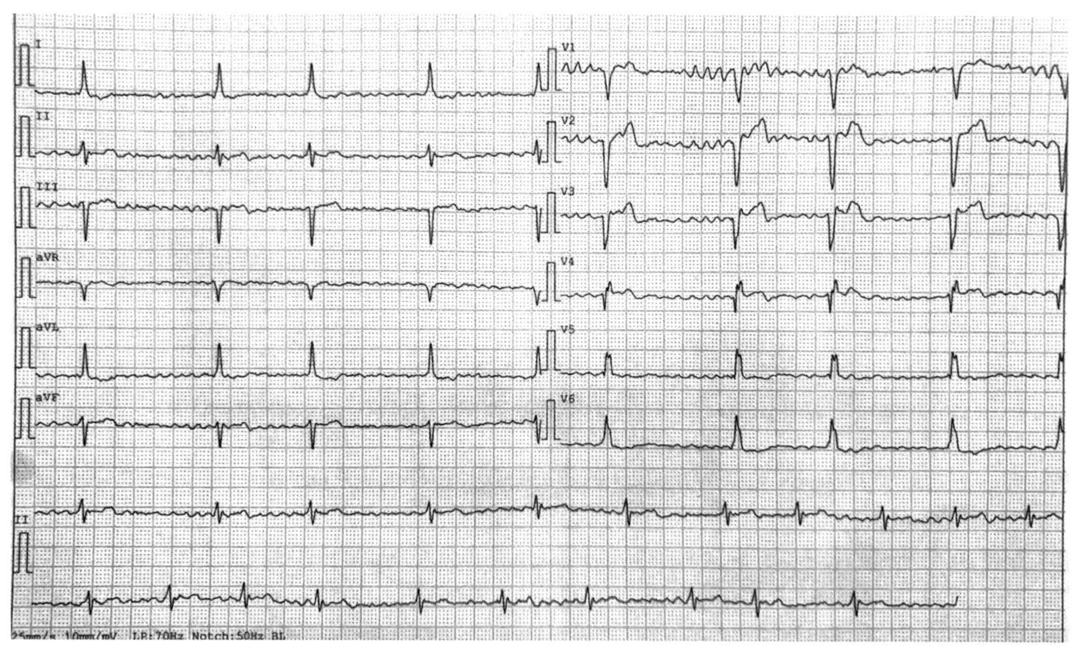

图5-3-1　49岁男患者心电图表现

实验室检查：肌红蛋白23.96 ng/mL，hs-cTNT 26.17pg/mL，BNP 278.00pg/mL。

胸部CT平扫：支气管炎征象。双肺微小结节影、右下肺门旁斑片状磨玻璃影，双肺条索影，心脏增大。

超声心动图：双房增大（LA 61mm×69mm×84mm，RA 53mm×69mm），左室壁非对称性肥厚（室间隔厚17～19mm、左室前壁厚15～16mm、左室侧壁厚14～15mm、左室后下壁厚10～14mm，心尖部厚8mm），左室前外侧乳头肌肥大，呈分叉状，最厚处10mm，后内侧乳头肌厚7mm，肥大的乳头肌与其上连接的腱索共同致左室中份心腔变小（舒张期内径约24mm，收缩期内径约16mm），左室心尖部呈“室壁瘤”样改变（见图5-3-2）。静息状态下左室中份心腔血流速度Vmax 2.19m/s，PG 19mmHg。嘱患者做深蹲动作后，血流速度Vmax 3.19m/s，PG 41mmHg（见图5-3-3），左室流出道血流速度未见增快，考虑左室中份梗阻（符合HCM声像图改变）。二尖瓣增厚、回声增强，瓣叶对合不良，瓣口可见重度反流，反流束呈多股，其中一股沿房间隔走行；三尖瓣轻度反流合并肺动脉压增高；升主动脉增宽（内径35mm）；心律不齐；左室收缩功能正常。

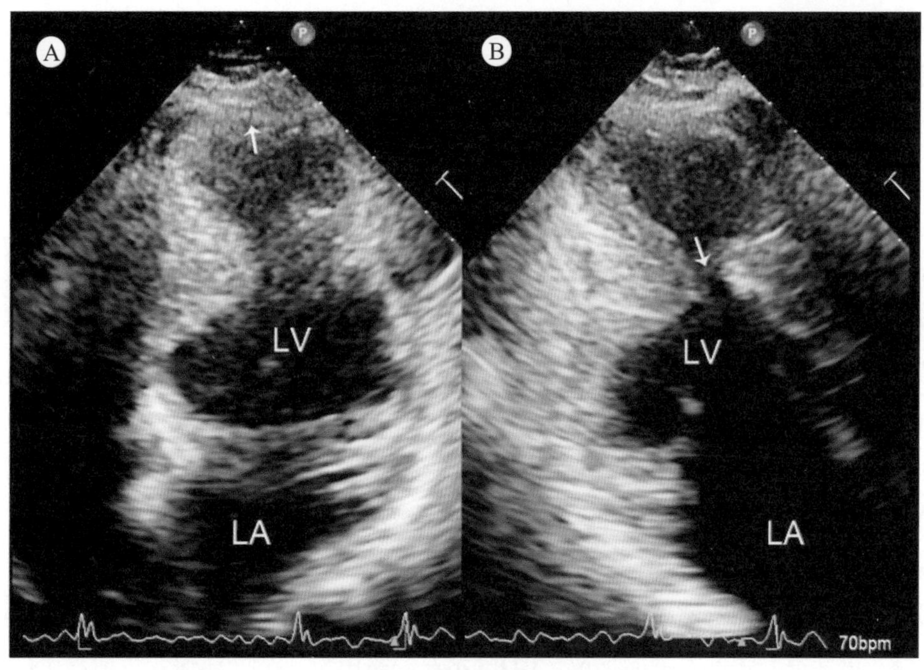

图5-3-2 超声心动图表现

注：心尖部室壁瘤(箭)和左室中份梗阻(箭)；图A为舒张末期,图B为收缩末期。

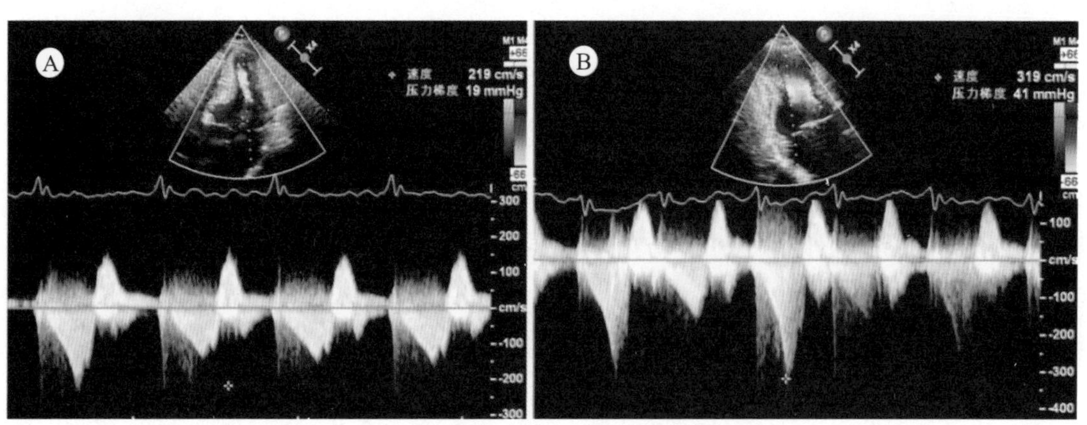

图5-3-3 49岁男患者左室中份心腔前向血流速度

注：A. 运动前；B. 运动后。

患者母亲有HCM家族史，故考虑HCM可能性大。治疗上可选择：（1）药物治疗；（2）ICD植入预防猝死；（3）化学消融等方案。由于患者无晕厥史，动态心电图未见室速，心肌厚度小于30mm，为非猝死高危人群。在综合评估患者病情和疾病预后之后，临床建议首选药物保守治疗，予以口服达比加群抗凝治疗（达比加群酯胶囊110mg bid）、加用美托洛尔控制心室率减小梗阻，阿托伐他汀钙片调脂稳定斑块及对症支持治疗。内分泌科会诊患者后考虑为原发性甲状腺功能亢进症Graves病，建议暂停冠状动脉造影检查，予以甲巯咪唑片（赛治 5mg qd）、利可君片（20mg tid）治疗，服药期间严密监测白细胞、中性粒细胞及肝功。

二、讨论

左室中份梗阻的HCM是HCM的一个特殊表型，与肌球蛋白重链的突变有关。HCM患者中，约1/3的患者在静息时可出现梗阻，另1/3则在运动时出现梗阻。交感神经药物、异位早搏、主动脉瓣狭窄等都可能诱发梗阻或加重梗阻，出现动态梗阻的部位主要位于左室流出道（left ventricular outflow tract，LVOT）（主动脉瓣下）、左室中份和/或心尖部，还有少数患者出现多部位梗阻及右心室梗阻。左室中份梗阻多见于节段性室间隔肥厚、左室侧壁过度收缩以及肥大的乳头肌移位的HCM患者中，可伴有心尖部室壁变薄、运动减低或室壁瘤形成。

超声心动图显示左心室壁非对称性肥厚，以左心室中份最显著，两侧乳头肌在收缩时相互接触，可伴有心尖部室壁瘤形成。CDFI示左心室中份狭窄处高速花色射流，CW示狭窄处收缩期峰值压差明显增高。病变后期可进展为左室壁节段性或弥漫性运动减低。左心室造影显示左心室收缩时心腔呈沙漏状。心脏磁共振成像（cardiac magnetic resonance，CMR）可见心肌纤维化，以心尖部显著，同时心尖部受累的长度取决于梗阻位置，越靠近基底，其室壁瘤就越长。冠状动脉造影显示冠脉血管多正常。心内膜活检示心肌细胞肥大、间质胶原纤维增多。^{131}I-BMIPP显像示HCM患者可见心肌脂肪酸代谢异常，多伴预后不良及发生致死性心律失常和猝死等风险。

（一）左室中份梗阻

HCM出现梗阻的解剖因素主要是肥厚的前间壁基底部和小心腔共同致左LVOT变窄；功能因素主要是二尖瓣前叶收缩期前移（systolic anterior motion， SAM）并与室间隔接触。若接触时间超过整个收缩期的30%，则认为SAM征严重。SAM征的主要影响因素包括冗长的瓣叶（正常13～14mm）和主动脉瓣与二尖瓣环的夹角（＜120°易导致SAM）。二尖瓣瓣叶冗长、瓣环扩大、乳头肌肥大、移位以及副二尖瓣组织等均改变了LVOT原有的几何构型，加重二尖瓣前叶和室间隔接触，可导致二尖瓣关闭不良，出现功能性二尖瓣反流，如图5-3-4所示。

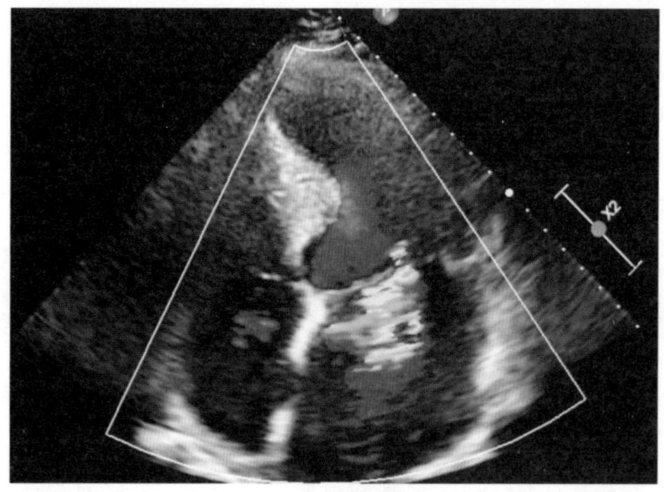

图5-3-4　二尖瓣功能性返流

HCM患者中，仅1%的梗阻发生在左室中份（见图5-3-5）。多数学者认为这可能与左室中份的心肌厚度大于或等于心尖部，收缩期左室心尖部和基底部之间形成一个压力梯度（≥30mmHg），使心尖部几乎成为一个独立的心室；但也有学者认为该压力梯度继发于心肌运动功能减低，从而导致心肌功能不全和退化。左室中份梗阻可导致左室中份收缩期血流缓慢或停止，心尖部血液潴留，从而引起心尖部压力增加，导致心肌供氧不足。心尖部心肌缺血的机制可能与冠状动脉血流储备减少的小血管疾病；壁应力增加导致冠状动脉在左室肥厚的室壁受挤压，造成冠状动脉痉挛，继而冠状动脉灌注压降低和毛细血管-心肌纤维比率降低，氧供需失衡有关。心尖部高压区的形成及室壁应力的增加共同导致心内膜下心肌缺血、梗死，心肌变薄和弥漫性纤维化，从而形成心尖部室壁瘤。

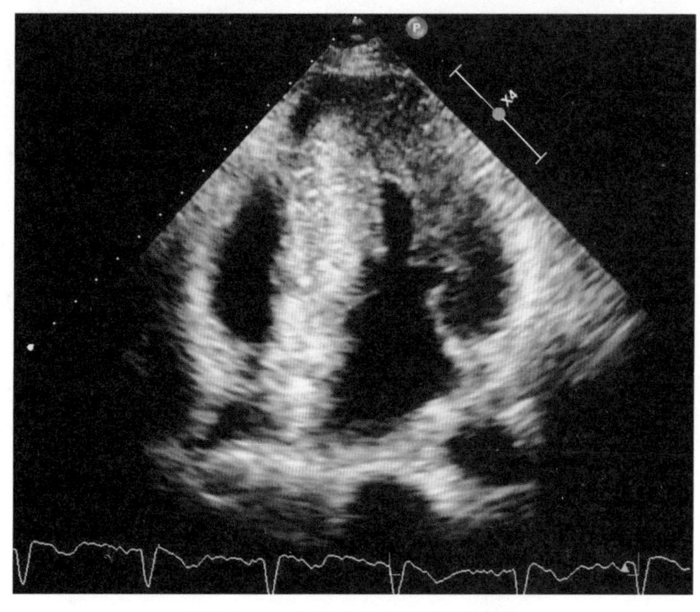

图5-3-5　左室中份梗阻超声表现

在左室中份梗阻的HCM患者中，妊娠期发生心肌梗死很罕见，可能与灌注需求的不匹配有关。由于妊娠期氧需求更大，心肌负荷过重可能会进一步降低心肌灌注量，导致心肌缺血、梗死，可同时伴有阵痛和窦性心动过速。需注意的是由内皮功能障碍引起的暂时性冠状动脉痉挛也是子痫前期的一种潜在性病理表现。超声判断梗阻的严重程度是在左室中部短轴切面（不包括乳头肌）测量左室心腔面积＜1cm²的持续时间。其计算方法为腔面积＜1cm²的收缩帧数×1000/帧频。

（二）左室心尖部室壁瘤形成

左室心尖部室壁瘤（left ventricular apical aneurysm， LVAA）的发病机制目前存在两种假说：一种认为可能是继发于后负荷增加和心尖部高压力；另一种认为可能与肥厚室壁收缩壁应力增加引起冠状动脉受压，冠状动脉血流储备减少，同时左室中份梗阻和冠状动脉痉挛导致冠状动脉灌注压降低及氧气供应减少有关。室壁瘤导致心尖部心腔扩大、室壁变薄，进一步增加壁应力，导致恶性循环；同时心尖部心肌缺血、梗死、纤维化会进一步加重心室重构、扩张，室壁瘤和血栓形成。梗阻与LVAA的发生关系为张力时间指数，也与心肌做功、心肌耗氧和乳酸产生有关。

电生理研究发现LVAA的瘤体边缘是导致室性心动过速等恶性心律失常的主要病因，因此左室中份梗阻合并LVAA也被称为一种新型致心律失常性心肌病。室壁瘤的严重后果有室性心律失常（包括室性心动过速、心室颤动）、血栓栓塞和心源性猝死（sudden cardiac death， SCD）。日本的一项研究发现，心电图ST段的进展可用于识别LVAA的形成，包括ST段抬高、T波倒置和R波高电压。

需要注意的是HCM合并LVAA的患者，其流速与压差存在不一致性，常需要结合其他超声心动图方法进行验证。梗阻处流速减低主要与后负荷不匹配和心肌缺血有关。在左室中份梗阻性HCM合并LVAA的患者中，约50%的收缩期血流通过梗阻处时被终止，即使无高速血流也会产生严重后果。频谱多普勒上表现为多普勒信号缺失，这是由于左室中份重度梗阻以及心尖部心肌严重运动障碍所导致的梗阻颈血流中断（见图5-3-6）。研究发现，收缩中期多普勒信号缺失仅见于左室中份梗阻合并收缩中期心腔完全排空及合并薄壁无运动的LVAA的患者。多普勒信号缺失持续时间为收缩早期流速接近0至收缩晚期血流频谱重新出现的时间，为准确获得多普勒信号缺失持续时间，建议采用PW测量。研究还发现，收缩期完全排空和左室中份面积（短轴测量）＜1cm²的持续时间越长，其存在严重梗阻及合并LVAA的可能性就越大。因此，HCM合并左室中份梗阻和高流速可能与LVAA有关，而多普勒信号缺失则与LVAA高度相关，且病情更严重（见图5-3-7）。

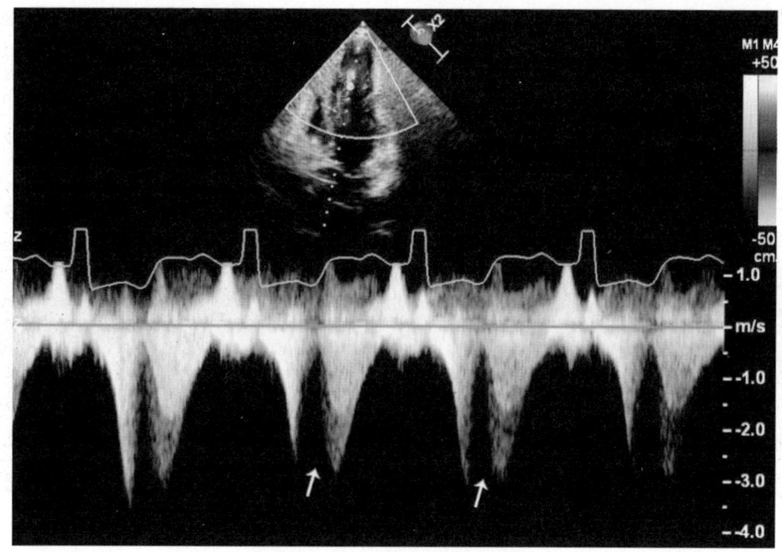

图5-3-6 多普勒超声表现

注：左室中份多普勒信号缺失,呈“空洞征”(箭)。

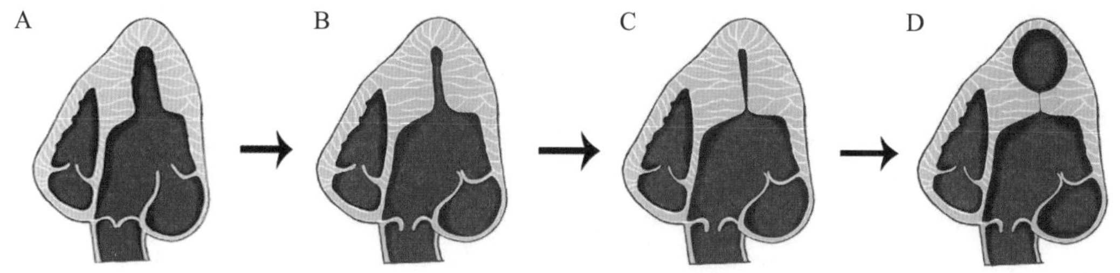

图5-3-7 左室中份梗阻的HCM病变进展示意图

注：A. 左室中份肥厚；B. 左室中份梗阻孔形成；C. 左室中份梗阻；D. 合并心尖部室壁瘤。

（三）左心室反常射流

左心室反常射流是指在左室中份梗阻性HCM中，舒张期由心尖流向心底的一股喷射性血流。由于收缩期血流受阻于心尖部，而到了收缩晚期-舒张早期梗阻颈部松弛，血流才得以射出（见图5-3-8），仅见于合并LVAA的患者中。可能与等容舒张期心尖部延迟舒张或不舒张，心尖部压力显著高于基底部压力，两者间产生的压力梯度为反常射流的动力。也有报道认为，反常射流是由左室中份闭塞和心尖部室壁运动障碍所致。反常射流发生在二尖瓣早期流入开始后，因此彩色多普勒可以同时显示两股反向的血流。相关研究显示，左室中份梗阻性HCM有时会出现短暂的收缩中期血流逆转，同时对房颤有促进作用；在没有合并房颤的患者中，可能与心尖部运动减弱有关。

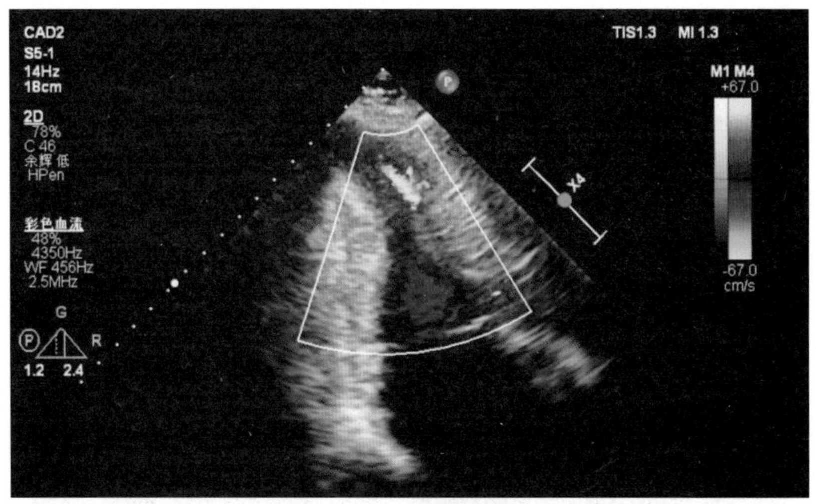

图5-3-8 左室反常射流

（四）诊断及鉴别诊断

1. 左室中份梗阻的HCM诊断

超声心动图是诊断HCM最常用的一种检查方法，它可以快速获取患者的图像并评估病情。在梗阻性肥厚型心肌病（hypertrophic obstructive cardiomyopathy，HOCM）患者中，多采用频谱多普勒测量梗阻处的血流速度，将取样容积置于LVOT入口二尖瓣上方，可显示整个收缩期的血流情况。收缩早期左室无明显梗阻，频谱曲线凸向左侧，而在1～2.5m/s处时频谱出现拐点，血流开始加速，凹面向左。产生拐点的原因是二尖瓣与室间隔接触产生梗阻，继而升高的压差继续将二尖瓣推向室间隔，导致梗阻孔进一步缩小，形成正反馈模式。而收缩中期流速减低，与后负荷不匹配有关（后负荷快速升高，左室不能维持瞬时射血所致）。M型超声可发现收缩中期主动脉瓣提前关闭，是由于左室腔和LVOT之间的压差升高，流向主动脉的血流突然减少，导致已开放的主动脉瓣提前关闭。室间隔组织多普勒还可发现收缩期室间隔缩短提前终止。

研究证实，多普勒超声在评估有症状的不稳定性梗阻的HCM患者时，近1/3的患者被诊断为假阴性，需结合负荷超声心动图及其他有创性检查方法排除潜在梗阻。对于多节段的梗阻也很难用连续多普勒和脉冲多普勒进行定量评估，但连续多普勒的曲线特征有助于区分腔内梗阻和二尖瓣反流。左室中份梗阻通常在收缩中期达到峰值，频谱随着流速的快速减低而突然结束，通常不会持续到收缩晚期。通过侵入性检查发现多普勒记录的最大速度可能低估了梗阻孔的真实压力梯度，其收缩中期血流的突然停止也会导致多普勒定位的丢失，无法测量进一步增加的瞬时压力。

CMR被认为是无创评价HCM患者左室形态和功能的“金标准”，它可以准确识别梗阻的发生机制。钆增强不但能提供组织水肿和纤维化的信息，还能在心肌内精确定位，区分高增强区（HCM典型的纤维化）、心内膜下（冠状动脉疾病）和心外膜下血流（炎症或缺血），其增强的程度还与猝死和快速性心律失常有关。CMR还可用于室间隔切除术前评估，对前间隔、后间隔以及从室间隔基底段至乳头肌层面的最大室间隔厚度进行测量。通过连续短轴影像可以明确是否存在“间隔隐窝”——一个或多个与左室相邻的狭窄且深部充满血液的内陷，还可以发现心室异常肌束，并评估肌束相对于室间隔和心室游离壁的位置。研究发现，CMR术前评估计划切除的室间隔厚度与手术切除的肌肉长度呈高度正相关，使室间隔的厚度顺着心尖往上均匀减小，手术操作更加标准化，还可避免因隐窝引起的间隔局限变薄部位的肌肉切除。但是CMR耗时长，空间分辨率低。

2. 鉴别诊断

（1）Fabry病伴左室中份梗阻

Fabry病是α-Gal A的基因突变导致的X染色体遗传性多系统溶酶体贮积病，心脏受累时可表现为左心室肥厚，也可表现为类似HCM的表型，因此临床上易被误诊为HCM。Fabry病通常表现为左室对称性肥厚，也可表现为左室中份肥厚伴梗阻或闭塞，并可伴LVAA，还有的可表现为左室中下份肥厚伴左室中份梗阻及右心室肥厚等。超声心动图示左心室对称性肥厚或左室中下份肥厚伴梗阻，左室中下份心腔变窄，右心室下壁增厚则提示右心室肥厚。合并心尖部室壁瘤时，连续多普勒示收缩期左室腔中份压力梯度增高，通过梗阻孔的血流减少，压力梯度陡然降低。组织多普勒示左心室舒张功能不全。超声造影示左室心尖部血流灌注减少。CMR晚期钆增强可见心肌纤维化。与HCM不同的是，Fabry病通常表现为对称性肥厚，但二者都可能形成左室心尖部室壁瘤，其室壁瘤的发生机制可能与遗传易感性和长期存在的左室壁应力有关。临床治疗主要是植入ICD以预防SCD。

（2）Shoshin脚气病伴左室中份梗阻

Shoshin脚气病是由于维生素B1（硫胺素）严重且长时间缺乏而引起的一种高排量型心脏病。其特征是低血压、心动过速和乳酸酸中毒。超声心动图示左心室收缩亢进，左室壁无明显增厚，可伴左室中份梗阻及LVAA形成。LVAA的形成可能与冠状动脉痉挛引起的心肌缺血、梗死有关。因此，左室壁运动过度和频繁的冠状动脉痉挛可能是导致左室中份梗阻和LVAA形成的原因。

（五）左室中份梗阻性肥厚型心肌病的治疗

对于左室中份梗阻性HCM患者，临床治疗主要包括以下几个方面：（1）预防室速和猝死的发生；（2）防止心力衰竭；（3）预防血栓栓塞；（4）纠正异常心脏结构；（5）防止心室重构。合并LVA的患者应长期口服抗凝药物，若为脑梗死的患者，则建议口服新型抗凝药物达比加群，可以减少出血的发生。对于合并LVAA的左室中份梗阻性HCM患者，在没有心力衰竭的情况下，室壁瘤的切除也不是必要的。术中消除心律失常的方法主要有冷冻消融或心导管射频消融术，术后治疗心律失常主要是抗心律失常药物或ICD植入。解除梗阻的方式主要有室间隔消融和手术切除等，详细内容参见治疗篇。

（雷亚莉　徐敏）

参考文献

[1] Cesare de Gregorio. Refined Echocardiographic Assessment and Contemporary Medical Treatment of Obstructive Hypertrophic Cardiomyopathy [J]. Cardiovascular & Hematological Disorders Drug Targets, 2007, 7: 174-187.

[2] Ruo-Yang, Shi, Dong-Aolei, et al. High T2-weighted signal intensity is associated with myocardial deformation in hypertrophic cardiomyopathy [J]. Scientific Reports, 2019, 9(1): 2044.

[3] Balan C , Wong V K . Sudden cardiac arrest in hypertrophic cardiomyopathy with dynamic cavity obstruction: The case for a decatecholaminisation strategy[J]. Journal of the Intensive Care Society, 2017, 19(1): 69-75.

[4] Abid L , Tounsi A , Abid D , et al. Midventricular Obstructive Hypertrophic Cardiomyopathy during Pregnancy Complicated by Pulmonary Embolism: A Case Report [J]. Case Reports in Medicine, 2012, 2012: 165918.

[5] Ito M , Tanabe Y , Suzuki K , et al. Shoshin beriberi with vasospastic angina pectoris possible mechanism of mid-ventricular obstruction: possible mechanism of mid-ventricular obstruction [J]. Circulation Journal Official Journal of the Japanese Circulation Society, 2002, 66(11): 1070-1072.

[6] Ayano, Tezuka, Kenjuro, et al. Bisoprolol Successfully Improved the Intraventricular Pressure Gradient in a Patient with Midventricular Obstructive Hypertrophic Cardiomyopathy with an Apex Aneurysm due to Apical Myocardial Damage [J]. Internal Medicine, 2019, 58(4): 535-539.

[7] Kaku B. Intra-cardiac thrombus resolution after anti-coagulation therapy with dabigatran in a patient with mid-ventricular obstructive hypertrophic cardiomyopathy: a case report [J]. Journal of Medical Case Reports, 2013, 7(1): 1-5.

[8] James W Malcolmso, Stephen M Hamshere, Abhishek Joshi, et al. Doppler echocardiography underestimates the prevalence and magnitude of mid-cavity obstruction in patients with symptomatic hypertrophic cardiomyopathy [J]. Catheterization and Cardiovascular Interventions, 2018, 91(4): 783-789.

[9] Doppler Systolic Signal Void in Hypertrophic Cardiomyopathy: Apical Aneurysm and Severe Obstruction without Elevated IntraventricularVelocities [J]. Journal of the American Society of Echocardiography, 2015, 28(12):1462-1473.

[10] G Saba S. Hemodynamic Consequences of Hypertrophic Cardiomyopathy with Midventricular Obstruction: Apical Aneurysm and Thrombus Formation [J]. J Gen Pract, 2014, 2(4): 161.

[11] Ikuo Misumi, Koji Sato, Shinsuke Hanatani, et al. Pseudo-Paradoxical Jet Flow in a Patient with Midventricular Obstructive Hypertrophic Clarion [J]. Cardio vascular Imaging Case Reports, 2020, 4 (3) : 179-188.

[12] Poulin MF, Shah A, Trohman RG, et al. Advanced Anderson-Fabry disease presenting with left ventricular apical aneurysm and ventricular tachycardia [J]. World Journal of Clinical Cases, 2015, 3(6):519-524.

[13] 高晓津，张健，韦丙奇.左心室中部梗阻的肥厚型心肌病 [J]. 肥厚型心肌病合并心力衰竭——理论精要与典型病例，2015：41-53.

[14] Miyako Igarashi，Akihiko Nogami，Kenji Kurosaki，et al. Radiofrequency Catheter Ablation of Ventricular Tachycardia in Patients With Hypertrophic Cardiomyopathy and Apical Aneurysm [J]. JACC Clin Electrophysiol，2018，4(3)：339-350.

第四节 隐匿梗阻性肥厚型心肌病

隐匿梗阻性肥厚型心肌病是指静息状态下无左室流出道梗阻（left ventricular outflow tract obstruction，LVOTO）（LVOT-PG＜30mmHg），但在激发状态时出现LVOTO（LVOT-PG≥30mmHg）的一种特殊类型肥厚型心肌病（hypertrophic cardiomyopathy，HCM），约占总数的1/3。患者临床症状不明显，无典型的活动后胸闷、呼吸困难等症状。由于存在隐匿性，常常不易被临床发现，不能得到及时准确的判断和有效的治疗，其预后不良的风险也相应增加。它与HNCM患者相比，存活率显著下降。因此对静息状态下LVOT-PG＜30mmHg的HCM患者评估是否存在隐匿性梗阻，对于患者的临床预后及室间隔减容治疗的选择非常重要，并能有效降低患者的死亡率和SCD的风险。

2014年ESC和2017年中国公布的关于肥厚型心肌病诊断和管理指南明确提出对于静息无LVOTO的患者应常规接受符合生理状态下的运动负荷超声检查，以排除隐匿性梗阻。通过运动负荷试验，为患者提供相应的个性化锻炼以及日常活动中出现的运动症状和运动耐量相关信息，有助于对运动诱发的恶性心律失常或异常血压反应的HCM患者进行猝死危险分层。目前，针对HCM患者采用的负荷试验主要包括运动心电图负荷试验、心肺运动试验、负荷超声心动图、负荷增强心脏磁共振成像（cardiac magnetic resonance，CMR）。

一、运动心电图负荷试验

HCM患者常见ECG异常，表现为左室肥厚伴或不伴劳损、异常Q波和前外侧导联深倒置T波等。多项研究表明，HCM患者在运动过程中通常伴有ST段改变和T波异常。运动心电图负荷试验可进一步评估患者的心脏功能性能力，诱发LVOTO，引发日常生活中自我限制活动患者的症状，观察心率、血压对运动的反应，诱发心律失常，并提供预后信息。

临床上最常采用Bruce方案，通过给定的年龄和性别所预期的运动水平可表达为功能性有氧耐量。目标心率定义为年龄预测最大心率的85%，即目标心率=85% ×(220−年龄)。标准的Bruce方案以2.7km/h的速度和10%的斜率（5 METs）开始，改良后的Bruce方案有2.7km/h的速度和0斜率、2.7km/h的速度和5%的斜率2个3min的热身阶段。成像方案如图5-4-1所示。

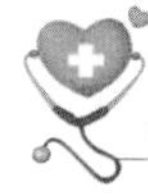

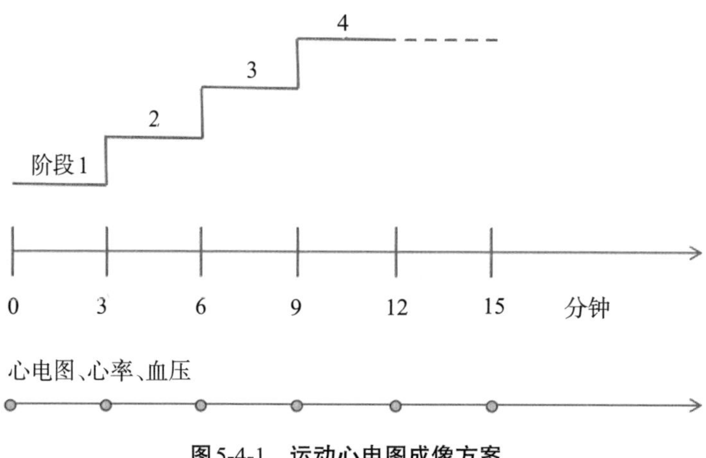

图5-4-1　运动心电图成像方案

（一）运动心电图操作流程

1. 患者准备：测试前3小时勿进食、饮酒或咖啡类饮品，穿着舒适的鞋子及宽松的衣服。

2. 了解患者病史、查体，明确适应证和有无禁忌证，签署知情同意书。

3. 运动基线：录入患者信息，连接心电图，记录静息状态心电图和血压。

4. 运动峰值：运动开始后，持续监测心电图、血压，观察患者症状，逐步提高运动等级。运动终止后记录峰值状态心电图、血压，询问患者症状。

5. 运动心电图负荷试验终止指征如下。

（1）绝对指征：①ST段抬高＞1mm；②收缩压下降＞20mmHg同时合并其他任何心肌缺血证据；③严重的心绞痛；④中枢神经系统症状；⑥室速（＞4个心动周期）；⑦收缩压＞220mmHg或舒张压＞115mmHg；⑧患者要求；⑨设备异常。

（2）相对指征：①束支传导阻滞的进展对室速评估困难；②严重的气喘、跛行、疲劳；③室速以外的心律失常；④ST段降低＞2mm；⑤心肌缺血症状的收缩压下降＞20mmHg。

（二）临床价值

HCM患者运动后血压升高＜20mmHg或收缩压下降被认为与心律失常发展及高死亡风险有关。负荷状态下的血压异常反应与患者运动过程中不能有效增加心输出量有关。

二、心肺运动试验

心肺运动试验在HCM患者中，除了对标准运动负荷试验信息（心电图变化、血压反应、心率恢复、症状、功能储备或代谢当量METs）评估外，还包括运动过程中呼吸气体交换的分析。监测机体在运动状态下的各项指标，并同步心电导联监测心电变化，综合评价心肺等器官系统的整体功能和储备能力。心肺运动试验是目前整体上无创性客观定量评估人体心、肺、代谢等多系统功能状态的唯一临床试验方法，广泛用于临床诊疗、健康管理和个体化医疗等方面，适用于所有患者。

（一）主要评估指标

耗氧量，包括最大耗氧量（maximal oxyen uptake，VO_2max）和峰值耗氧量（peak oxyen uptake，peak VO_2）。它们是反应机体有氧代谢能力的两项重要指标。VO_2max是指在最大努力运动时消耗的最高氧量，peak VO_2指运动过程中出现耗氧量的最高值，正常人两者数值接近。临床中通常采用peak VO_2表示最大有氧能力，描述了心血管系统输送血液至外周的能力，与心脏的功能性能力相关。一般peak VO_2＜预测值的84%则提示peak VO_2下降。

（二）其他评估指标

其他评估指标包括无氧阈值（anaerobic threshold，V_T）、通气量（expiratory ventilation，VE）、二氧化碳排出量（VCO_2）、通气量/二氧化碳排出量（VE/VCO_2），氧脉搏（O_2/心率）和工作效率。V_T是指体内无氧代谢比值突然显著升高的临界点，即在VE/VO_2急剧升高而VE/VCO_2没有立即升高时测量V_T。氧脉搏是指心脏每搏动一次周围组织所能摄取的氧量或进入肺-血液中的氧量，常以mL/次表示，数值越高说明心肺功能越好。

（三）检查流程

（1）患者准备：通知患者穿宽松、舒适的运动鞋、袜和服装，运动前勿饱餐或长时间空腹，勿吸烟或饮用浓咖啡，准备好饮用水。了解患者病史、查体，明确适应证和有无禁忌证。

（2）签署知情同意书，告知运动中的注意事项。

（3）试验准备，选择确定运动功率递增速率：告知患者并使其熟悉运动方案、仪器设备和蹬车转速（60 r/min），试戴咬口器和鼻夹（或面罩）以保证不漏气，调节自行车功率计座椅和手柄高度至最适位置，熟悉Brog评分表，了解常见运动停止原因和运动中明显不适时的非语言沟通方法。试验医师根据患者心、肺、代谢等疾病的不同严重程度，结合性别、年龄、功能状态选择合适的功率递增速率，达到约10 min完成症状限制性最大极限运动。

（4）推荐使用自行车功率计。其主要优点是安全、可以记录直接功率、心电图和血压，测定的干扰少，动态心肌氧供需不平衡的假阳性比较少，占地面积小，价格低，运动损伤少等。

（四）规范化心肺运动试验实施方案——“静息—热身—极限运动—恢复”

（1）标准心肺运动试验方案：在静态肺功能、心电图完成后，分别在静息≥3 min、转速60 r/m无负荷热身≥3 min、逐渐递增功率负荷至症状限制性最大极限运动（10～50 W/min）、恢复期≥5 min，连续动态测定各项功能指标变化的数据，如图5-4-2所示。

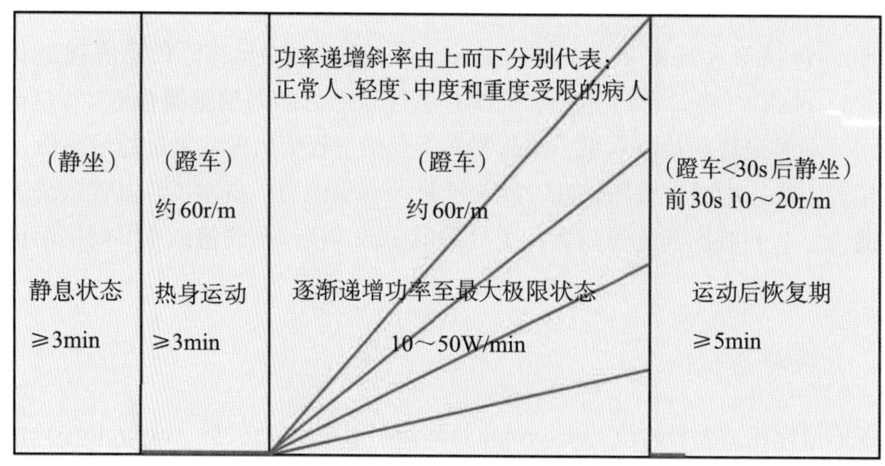

图5-4-2　标准心肺运动试验方案

（2）递增功率：正常年轻人以（30～50）W/min；不同心、肺、代谢等疾病患者，根据其所患疾病的严重程度，可采用（10～30）W/min，以使达到最大极限运动状态的时间控制在最合适的6～10 min范围。

（3）心肺运动试验终止指征：①头晕、眼花或眩晕等中枢神经系统症状；②运动中血压不升反降，下降超过基础静态血压20mmHg；③心电图出现病理性Q波，或严重心律失常，如多源频发的室性心律失常；④严重过高血压反应（如收缩压＞300mmHg）。

（五）临床价值

在HCM患者中，58%患者peak VO_2＜60%预测值，仅4%患者＞80%预测值，62%患者V_T＜60%预测值，32%患者工作效率减低，且氧脉搏减低。每搏量减少、通气血流不匹配及外周异常氧利用是HCM患者功能性能力减低的可能机制。HCM患者经静息、负荷超声心动图联合心肺运动试验检查发现功能能力下降（peak VO_2＜80%预测值）、通气不足（VE/VCO_2＞34）以及左心房容积指数＞40mL/m^2是预测室间隔减容治疗、心脏移植以及心脏死亡复杂结局的独立预测因子。peak VO_2与左室肥厚之间未发现存在相关性，与静息状态LVOT-PG呈负相关，在LVOTO解除后，peak VO_2升高同时伴随临床症状缓解。

ESC建议CPET是评估症状严重需心脏移植或机械支持的HCM患者首选方法，可评估患者运动受限严重程度和机制、伴或不伴症状患者ECG和血压改变以及确定有症状患者酒精室间隔消融及室间隔部分切除术前运动受限的严重程度。

三、负荷超声心动图

负荷超声心动图是检出隐匿梗阻性HCM首选的检查方法，主要包括运动负荷和药物负荷试验，临床上推荐使用运动负荷试验。负荷超声心动图除了评估运动期间的左心室流出道压差（left ventricular outflowtract gradient，LVOT-PG）、二尖瓣反流、二尖瓣前叶收缩期前移（systolic anterior motion， SAM征）、左室收缩同步性以及收缩、舒张功能，还可以实时监测运动前后心电图、血压、心率的变化，有利于HCM患者症状病因的阐明。提供患者个性化锻炼，对日常最大负荷量和运动持续时间等运动耐量信息进行评估，同时患者运动期间出现的异常血管反应、非持续性室性心动过速是HCM预后的最佳预测因子，并用于SCD的危险分层。

（一）运动负荷试验

运动负荷试验包括Valsalva试验、站立位跑步机负荷试验（平板运动试验）、仰卧或半卧位踏车运动试验。与Valsalva试验相比，仰卧或半卧位踏车运动试验和平板运动试验获得的LVOT-PG更高，动态梗阻出现的频率也更高。但对于不同的患者，需要采取不同的试验方法来评估潜在的梗阻。

1. 半卧位踏车运动负荷试验

（1）检查前准备：试验前患者停用β受体阻滞剂、钙离子拮抗剂24小时以上。试验前3小时勿进食、饮酒或咖啡类饮品，穿着舒适的鞋子及宽松的衣服；了解患者病史、查体，明确适应证和有无禁忌证，签署知情同意书。

（2）基础测试：患者安静15min以上，采用半卧位并左侧倾斜，同步连接经胸超声心动图及心电监护仪。采集静息状态下超声各切面图像、测量相关数据及LVOT-PG值。记录血压、心率和心电图。

（3）运动测试：从静息状态开始，每2分钟阻力增加25W，直至最大容忍的限量。运动各期均采集图像、测量LVOT-PG值，记录血压、心率和心电图、运动阻力及运动代谢当量（METs）的改变。

（4）峰值测试：运动至最大容忍限量时，采集图像并测量LVOT-PG值，记录血压、心率和心电图、运动阻力及运动代谢当量（METs），记录运动持续时间。

（5）恢复测试：恢复第1、3、6分钟均采集图像、测量LVOT-PG值，记录血压、心率和心电图。

（6）运动负荷试验终止指征：达到目标心率=85% ×(220−年龄）或胸闷、胸痛等运动不能耐受；出现房性心动过速、心房颤动、频发室性早搏、非持续性室性心动过速等恶性心律失常；显著高血压＞220/120mmHg或运动中收缩压下降＞20mmHg。

半卧位踏车负荷试验的优点在于可以在运动期间（低剂量及峰值剂量时）持续不间断的操作成像，连续监测LVOT-PG，图像质量好，数据记录连续、准确，是目前应用最广泛、成熟的生理性激发试验。

2. 平板运动负荷试验

平板运动负荷试验是在运动后再进行超声心动图评估，无法在运动过程中连续测量LVOT-PG，不能进行运动阶段分级的连续测压，但能获得比半卧位踏车试验更高的LV-OT-PG。该试验图像采集困难，对操作者要求极高，需在运动终止后1～1.5 min内迅速采集图像并测量LVOT-PG，若测压不及时，则难以保证所测压差能够准确反映出运动达峰时的状态，可能出现假阴性结果。具体操作流程如图5-4-3所示，平板运动成像方案如图5-4-4所示。

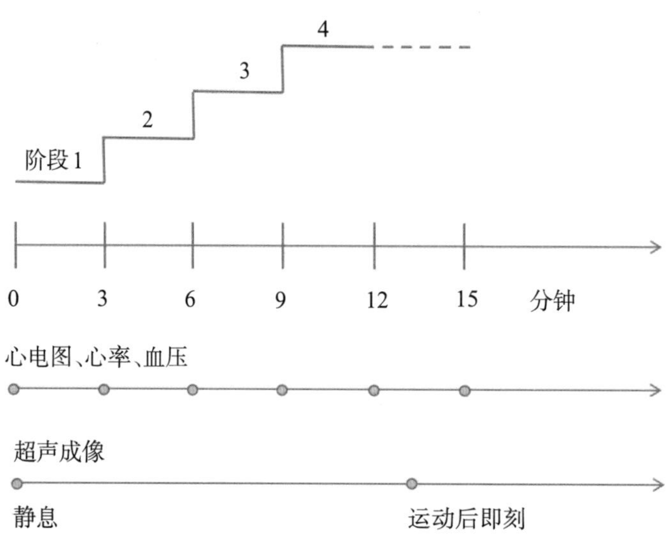

图5-4-3　平板运动负荷试验流程图

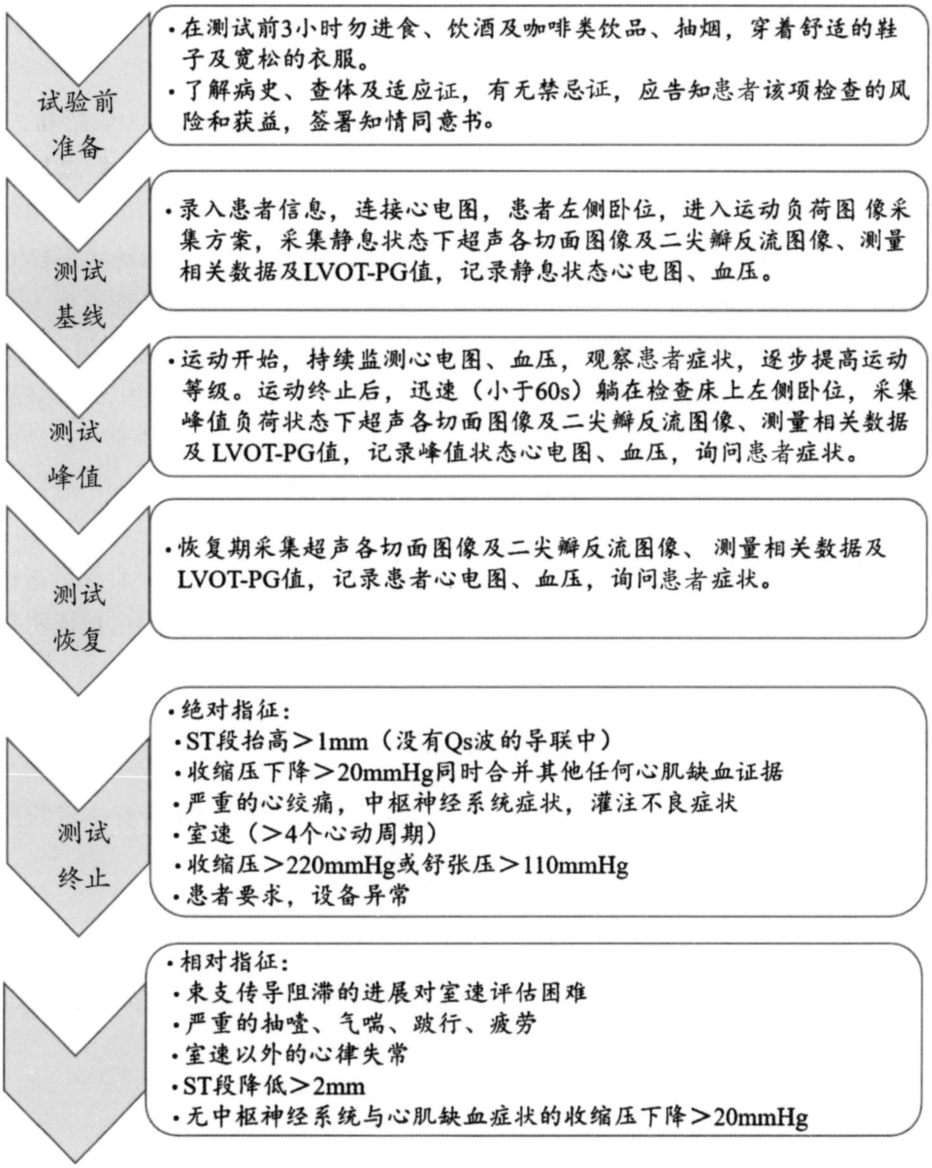

试验前准备
- 在测试前3小时勿进食、饮酒及咖啡类饮品、抽烟，穿着舒适的鞋子及宽松的衣服。
- 了解病史、查体及适应证，有无禁忌证，应告知患者该项检查的风险和获益，签署知情同意书。

测试基线
- 录入患者信息，连接心电图，患者左侧卧位，进入运动负荷图像采集方案，采集静息状态下超声各切面图像及二尖瓣反流图像、测量相关数据及LVOT-PG值，记录静息状态心电图、血压。

测试峰值
- 运动开始，持续监测心电图、血压，观察患者症状，逐步提高运动等级。运动终止后，迅速（小于60s）躺在检查床上左侧卧位，采集峰值负荷状态下超声各切面图像及二尖瓣反流图像、测量相关数据及LVOT-PG值，记录峰值状态心电图、血压，询问患者症状。

测试恢复
- 恢复期采集超声各切面图像及二尖瓣反流图像、测量相关数据及LVOT-PG值，记录患者心电图、血压，询问患者症状。

测试终止
- 绝对指征：
- ST段抬高＞1mm（没有Qs波的导联中）
- 收缩压下降＞20mmHg同时合并其他任何心肌缺血证据
- 严重的心绞痛，中枢神经系统症状，灌注不良症状
- 室速（＞4个心动周期）
- 收缩压＞220mmHg或舒张压＞110mmHg
- 患者要求，设备异常

- 相对指征：
- 束支传导阻滞的进展对室速评估困难
- 严重的抽噎、气喘、跛行、疲劳
- 室速以外的心律失常
- ST段降低＞2mm
- 无中枢神经系统与心肌缺血症状的收缩压下降＞20mmHg

图5-4-4 平板运动负荷成像方案

（二）药物负荷试验

对于不能运动的HCM患者，可采用药物负荷试验，主要有硝酸异戊酯、异丙肾上腺素和多巴酚丁胺负荷试验。2014年ESC肥厚型心肌病指南不建议使用多巴酚丁胺负荷试验作为常规负荷超声心动图，因为它可以在不增加负荷的情况下增加心肌收缩力，即使在健康人群中，LVOT-PG也会增加。

（三）临床价值

LVOT-PG及二尖瓣反流程度受左室收缩力、负荷条件及外周血管阻力的影响，2/3有症状但静息状态LVOT-PG < 30mmHg的患者在运动后能诱发出LVOTO。静息LVOT-PG正常患者行负荷超声心动图检查，发现运动<5METs时诱发出LVOT-PG >30mmHg的患者较运动>5METs诱发出LVOT-PG >30mmHg患者功能性能力减低。运动状态LVOT-PG减小患者与运动状态LVOT-PG增大的患者相比，前者症状不太严重，功能性能力更好以及出现较少不良事件的发生。运动负荷超声心动图除了能够评估HCM患者运动状态LVOT-PG外，还能评估运动诱发的二尖瓣反流加重。即使在无症状的患者中，HCM患者功能性能力也会减低。这可能与腔内阻力增加、左室腔缩小、变时性功能不全、运动诱发的左室收缩功能障碍、心内膜下心肌缺血、运动诱发的二尖瓣反流加重、心律不齐以及舒张功能障碍有关。

此外，运动负荷试验以血压降低和发生非持续性室性心动过速作为不良预后指标，并用于心源性猝死（sudden cardiac death， SCD）风险分层，同时运动能力已被证明是预测HCM患者预后的最佳指标。

四、隐匿性梗阻HCM超声特征参数

有研究显示，根据静息超声心动图的特征参数对隐匿梗阻性HCM有一定的预测作用，可用于临床危险分层，对于改善患者预后具有重要意义。

（一）常规超声心动图指标

与运动负荷试验阴性组比较，隐匿梗阻性HCM患者LVEF较高、LVOT内径较窄、LVOT-PGmax升高，且SAM征比例升高。

（二）二尖瓣解剖学参数

二尖瓣解剖结构的异常，如二尖瓣后瓣长度（MV-PL）、收缩期二尖瓣前后瓣对合缘长度（MV-CL）对HCM具有一定的预测作用，说明二尖瓣瓣叶过长是隐匿性梗阻HCM的重要病理特征。其他如乳头肌前移、腱索过度松弛、过量的二尖瓣小叶组织和较小的二尖瓣与主动脉瓣夹角也可在运动后激发出LVOTO。

（三）预测参数指标

（1）研究显示，MV-CL和LVOT-PGmax是HCM隐匿性梗阻的独立预测指标。对于HCM患者，MV-CL每增加1mm，其隐匿性梗阻的风险增加2倍；LVOT-PGmax每增加1mmHg，隐匿性梗阻的风险增加1.6倍。因MV-CL具有较高的灵敏度，因此较大部分非隐匿性梗阻的HCM患者会被误判；LVOT-PGmax虽然有较高的特异度，但会漏掉一定数量的隐匿性梗阻的HCM患者。但MV-CL和LVOT-PGmax联合预测HCM隐匿性梗阻时，其诊断效能显著增加，灵敏度为85%，特异度为100%。因此，在二尖瓣对合缘过长的基础上，定期监测LVOT-PGmax的变化，对于准确预测HCM隐匿性梗阻具有积极的意义。

（2）心肌力学参数：隐匿梗阻性HCM患者在静息及运动达峰期左心室扭转较HNCM显著增大。在运动负荷期间，隐匿梗阻性HCM左心室扭转及心尖部旋转不能进一步增强，反而发生反转出现左心室扭转功能减低，表明左心室收缩功能受损、运动储备能力降低，这也可能是运动后产生临床症状的重要力学机制之一。2D-STI可以早期识别心脏功能异常，为HCM患者临床早期诊断、预防、治疗提供有价值的定量信息。

（四）临床价值

多项研究表明，隐匿梗阻性HCM患者存在不良预后，约20%的患者NYHA心功能分级III或IV级，其远期存活率比HNCM患者显著降低。负荷超声心动图可以预测并诱发LVOTO，有助于确定HCM患者最有效的临床治疗决策（包括药物治疗、室间隔旋切术、室间隔酒精消融术以及射频消融术），且运动期间出现的异常血压反应、非持续性室性心动过速以及运动耐量降低也是HCM预后不良的标记物，还可用于猝死危险分层。

（徐　敏）

参 考 文 献

[1] Chadi Ayoub, Jeffrey B Geske, Carolyn M Larsen, et al. Comparison of Valsalva Maneuver, Amyl Nitrite, and Exercise Echocardiography to Demonstrate Latent Left Ventricular Outflow Obstruction in Hypertrophic Cardiomyopathyv[J]. Am J Cardiol, 2017, 120(12):2265-2271.

[2] Albree Tower-Rader, Jorge Betancor, Harry M Lever, et al. A Comprehensive Review of Stress Testing in Hypertrophic Cardiomyopathy: Assessment of Functional Capacity, Identification of Prognostic Indicators, and Detection of Coronary Artery Disease[J]. J Am Soc Echocardiogr, 2017, 30(9):829-844.

[3] Xiaoli Zhu, Lei Xu, Lei Zuo, et al. Quantitative Analysis of Left Ventricular Flow Dynamics in Latent Obstructive Hypertrophic Cardiomyopathy Using Vector Flow Mapping[J]. Cardiology, 2020, 145(4): 227-235.

[4] George Makavos, Chris Kairis, Maria-Eirini Tselegkidi, et al. Hypertrophic cardiomyopathy: an updated review on diagnosis, prognosis, and treatment[J]. Heart Fail Rev, 2019, 24(4):439-459.

[5] 张运. 负荷超声心动图规范化操作指南[J]. 中国医学影像技术, 2017, 33(4):632-638.

[6] 左蕾, 王静, 刘丽文, 等. 运动负荷超声心动图对肥厚型心肌病患者隐匿性梗阻的预测研究[J]. 中国超声医学杂志, 2018, 34(10):884-887.

第五节　限制性表型的肥厚型心肌病

多数HCM患者的舒张功能仅轻度降低，这主要与室壁肥厚、心肌顺应性降低有关，早期表现为左室松弛受损和充盈缓慢，患者可出现呼吸困难和运动受限等症状。然而，小部分患者也可出现严重的舒张功能损害，表现为限制性生理、血流动力学改变和临床表现都类似于限制型心肌病（Restrictive Cardiomyopathy，RCM），可通过组织病理予以鉴别。临床上，将这部分患者诊断命名为“限制性表型的肥厚型心肌病”（Hypertrophic Cardiomyopathy With Restrictive Phenotype）。

一、病因

研究已发现数个易感基因与限制性表型的肥厚型心肌病相关，如β-肌凝蛋白重链（MYH7）、肌凝结合蛋白C（MYBPC3）、肌钙蛋白（TNNT2和TNNI3），α-肌原蛋白（TPM1）。

虽然HCM和RCM在基因起源上有一定的相似性，但即使在相同基因背景的家族成员中，也只有一部分发展为限制性表型的HCM，这说明还有其他修饰基因或环境因素共同参与导致了HCM表型的多样性。

二、影像学表现

限制性表型HCM患者的X线表现缺乏特异性：心影普遍扩大，正位片呈“烧瓶状”，同时伴有双肺淤血、胸腔积液等。

限制性表型HCM患者的超声心动图表现：左室壁可肥厚或无明显增厚（但有HCM家族史），最大室壁厚度约为16±4mm，室壁厚度随着病情进展呈逐渐变薄的趋势，但室间隔厚度通常≥12mm，部分患者可表现为心尖肥厚为主。双侧心房明显增大，部分患者的右心室可轻度增大，而左心室并不扩大甚至略小（LVEDD=44.6±10.1mm）。大体外观类似限制型心肌病改变（见图5-5-1）；心尖四腔心切面可见双心室的纵轴明显短缩；心包积液的发生率较高，但积液量通常不多（见图5-5-2）。上、下腔静脉内径均明显增宽（见图5-5-3），回心血流速度减慢。二尖瓣反流程度多较轻，三尖瓣常存在中度及以上的反流。心功能检测发现左室舒张功能降低显著，如二尖瓣口频谱多普勒E/A≥2，E峰减速时间≤150ms，二尖瓣环的组织多普勒舒张期e峰和a峰速度均明显降低，左室收缩功能正常或轻度降低（LVEF=58±18%）。

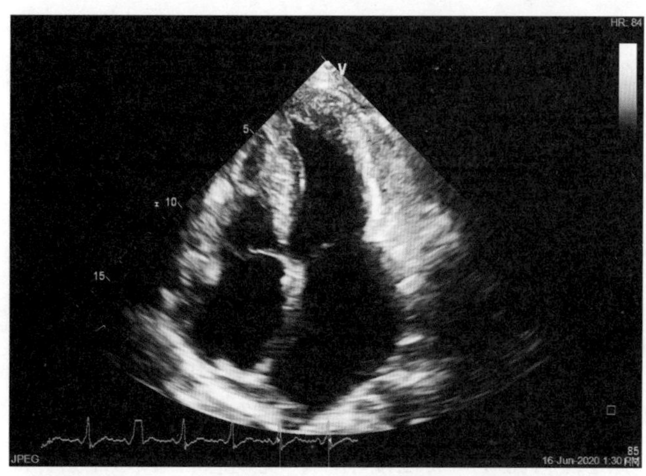

图5-5-1　限制性表型HCM的超声心动图表现

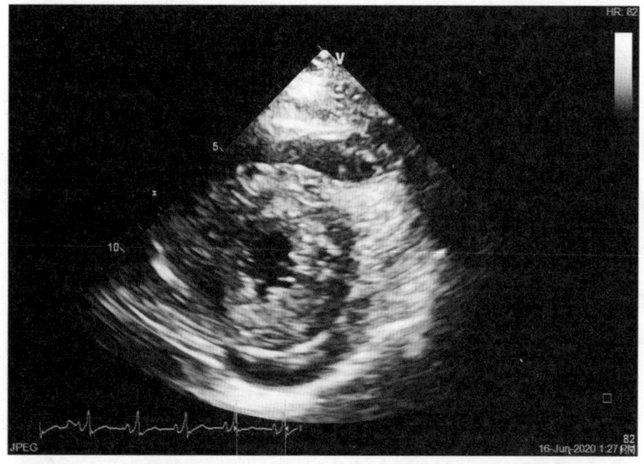

图5-5-2　左室短轴切面显示左室明显肥厚，心包少量积液

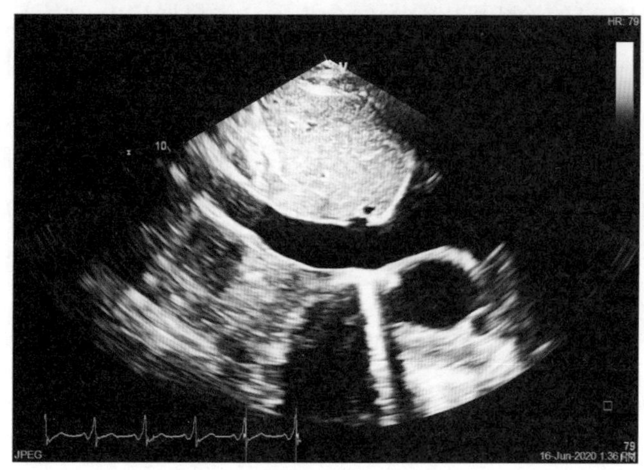

图5-5-3　下腔静脉明显增粗

限制性表型HCM患者的MRI表现：心脏核磁共振检查可以在形态和功能上证实心脏舒张受限，较典型的HCM更为显著。MRI典型特征为：（1）明显扩大的双侧心房；（2）心室无扩大或轻度缩小，左心室长轴短缩；（3）少量的心包积液；（4）延迟强化的范围明显大于典型的HCM患者。部分患者的心肌内可见钙化灶。

三、临床表现和实验室检查

限制性表型的HCM患者发生心房颤动和双下肢水肿的比例明显增高，据统计约有80%～90%的患者合并阵发性或持续性心房颤动，而发生缓慢心律失常需要安置起搏器的概率也高于一般HCM患者。患者的主要症状是呼吸困难和水肿，水肿多为复发性、多浆膜腔积液，且积液量随着病程进展而逐渐增多，晚期患者可表现为颜面及全身水肿，腹腔大量积液以致在腹壁出现显著的“妊娠纹”，肝脏明显增大，膈肌上抬以致胸闷憋气不能平卧；部分患者双下肢重度凹陷性水肿时，可伴有下肢皮肤水泡、溃烂、色素沉着。

部分患者有发作性晕厥，考虑与患者心律失常相关。除心房颤动外，此类患者还可表现为窦性心律伴完全性房室传导阻滞、室内传导阻滞、心室颤动/持续性室性心动过速、非持续性室速等多种缓慢性心律失常。部分患者心电图提示多个导联存在病理性Q波，或者ST下斜型下移和T波倒置，但很少有患者出现心电图低电压表现，这可与沉积性心肌病相鉴别。少部分患者可有心源性休克发作。

血浆NT-proBNP浓度均显著升高，一般＞2000pg/mL，晚期肝脏瘀血肿大可继发血液胆红素含量显著升高（总胆红素、结合胆红素和非结合胆红素均升高）。部分患者的肾脏功能也可能受损，肌酐、尿素氮和尿酸均升高。

四、诊断

限制性表型的HCM的诊断可以分为两个步骤：先根据病史、家族史、心肌活检和组织病理等确定基础疾病是HCM，再结合患者的临床表现、心脏影像学检查判断是否为限制性生理的表现。

HCM的诊断并不困难：家族发病常见，ECG和超声心动图都有心肌肥厚的表现。在病因诊断时，可筛查HCM的易感基因辅助诊断，另需与遗传代谢性疾病和沉积性心肌病相鉴别，HCM的病理改变主要为心肌细胞肥大、肌纤维排列紊乱、间质纤维化。

五、鉴别诊断

当心肌肥厚和限制性血流动力学障碍同时存在时，应该考虑到心肌淀粉样变等限制性心肌病或者合并心肌肥厚的缩窄性心包炎的可能。

（一）与心肌淀粉样变的鉴别

限制性心肌病是心肌间质纤维增生所致心肌僵硬度升高，导致限制性舒张功能障碍，以单侧或双侧心室舒张容量减少和充盈受限，最终出现心力衰竭的一类心肌病，临床上较为常见。RCM的室壁厚度多正常或轻度肥厚，可与限制性表现的HCM相鉴别。心肌淀粉样变（cardiac amyloidosis，CA）是由各种因素致使淀粉样物质沉积于心肌组织，从而引起室壁增厚、心脏舒缩功能和/或传导系统障碍，具有典型RCM临床表现的一组疾病，易与限制性表现的HCM混淆；但二者的治疗和转归大相径庭，在临床工作中应加以鉴别。

CA主要可分为2种亚型：轻链免疫球蛋白型（immunoglobulin light chain amyloidosis，AL）和甲状腺素运载蛋白型（transthyretin amyloidosis，ATTR），不同分型的心肌淀粉样变的治疗和预后差别较大。CA患者的心电图表现有一定的特异性，超过90%的AL患者存在肢体导联QRS波低电压、假性Q波、fQRS波等；而传导障碍主要包括房室传导阻滞、左右束支传导阻滞，更常见于ATTR患者。限制性表现的HCM患者心电图少有上述心电图改变。CA患者超声心动图可见心肌轻度肥厚，且心肌内可见颗粒状强回声，多普勒和应变参数均可提示舒张受限、限制性充盈障碍，使用二维斑点追踪可见左室纵向应变的“顶端保留”模式，这是CA相较于HCM的高度敏感和特异的表现（敏感度93%，特异度82%）。当鉴别困难时，可行钆延迟的增强CMR检查，特征性的图像表现为心内膜弥漫、环形延迟钆强化和清除延迟；CMR诊断CA的敏感性为80%，特异度为94%，阳性预测值92%，阴性预测值85%。同时，新的CMR成像技术在不同类型CA间的鉴别诊断具有更多价值。核素显像可对CA的早期诊断、分型及预后提供重要信息，心内膜活检仍是CA诊断的金标准。

AL相对较为常见，病情凶险，未经治疗预期生存率多不超过6个月，自然病程不似HCM患者漫长；治疗的关键是使轻链蛋白的浓度正常化，并且消除血中异常的单克隆蛋白。自体外周造血干细胞移植可显著延长患者的生存期限，但干细胞移植仅适用于一部分患者。目前马法兰联合地塞米松方案因其良好的耐受性，已成为不适合移植患者的一线治疗方案。研究显示，硼替佐米可增加AL型有症状的心力衰竭患者存活率。近来，蛋白酶体抑制剂及免疫调节剂为复发难治或无法移植的原发型CA患者带来了新的希望。

ATTR主要是由野生或突变型的转甲状腺素蛋白（TTR）淀粉样纤维错误折叠在心肌沉积所致。药物研究发现氯苯唑酸对ATTR的甲状腺素结合部位具有较高的亲和力，可选择性与其结合并抑制TTR降解。临床试验表明，氯苯唑酸可使90%以上患者的ATTR稳定，而且与安慰剂比较，氯苯唑酸可明显降低患者的全因死亡率及心血管疾病相关住院率，患者心脏功能和生活质量也显著改善。同时，使用氯苯唑酸无严重不良事件，患者耐受性好。

（二）与心肌肥厚的缩窄性心包炎的鉴别

缩窄性心包炎（Constrictive Pericarditis，CP）患者既往合并有心肌肥厚时，临床上也可存在限制性血流动力学的改变，容易与限制性表型的HCM相混淆。CP患者的超声心动图、胸部X片和CT上可见心包增厚、钙化，病史中亦有急性心包炎和结核等病史，故鉴别诊断相对较为简单。CP患者预后良好，外科心包剥离术的效果往往立竿见影，术后患者的心衰症状和血流动力学恢复较快。

六、治疗

限制性表型的HCM患者虽然左心室内径不增大甚至缩小，LVEF正常或轻度降低，但由于限制性血流动力学障碍和心房颤动等心律失常的发生，多数患者病情危重、并发症多，如脑梗死和肾功能不全是常见并发症。限制性血流动力学改变属于HCM的终末期临床表现，常需考虑机械循环支持甚至心脏移植。

（一） 对症治疗

针对患者顽固的全身严重水肿，治疗目标首先是消除水肿，改善患者心衰的临床症状，同时纠正受损的肝肾功能。病情严重的患者可通过腹腔、胸腔积液穿刺引流以迅速改善症状，而后常需要根据利尿效果调整利尿剂的用量。为了达到更好的消肿效果，多种利尿剂可交替使用。心房颤动患者需使用抗凝药物预防栓塞事件的发生。

（二）机械循环支持

作为终末期心脏病的一种目的性治疗或心脏移植前的过渡治疗，机械循环支持（mechanical circulatory support，MCS）的临床应用也在逐渐增多。

（三） 心脏移植

心脏移植（Heart Transplantation）可能是所有终末期心肌病患者的唯一选择。

七、预后

限制性表型的HCM患者5年生存率仅为56.4%，而其他HCM患者的5年生存率在90%左右；其中约30%的患者会在随访期内发生死亡，死亡原因包括猝死、心力衰竭和脑卒中，其余部分患者需要进行心脏移植才能继续存活。

HCM患者终末期临床表现可分为两种：扩张型心肌病样改变和严重的血流动力学限制性表现。前者在临床工作中较为常见，患者可表现为室壁变薄、左室扩大、射血分数＜50%，又被称为HCM扩张型；而后者表现为严重的舒张功能异常，心室并不扩大甚至略小，室壁厚度无明显变薄，心房却显著增大，又被称为限制性表型的HCM。限制性表型的HCM发病率虽较少（约占HCM的1.5%），但由于临床医师的认识不足，易漏诊或误诊，且治疗方法有限，患者的心衰症状重、再次入院率高，年死亡率约为9%，5年生存率仅为56.4%，心脏移植可能是这类患者最有效的治疗选择。

（彭 瑛）

参考文献

[1] Li Kubo T，Gimeno JR，Bahl A，et al. Prevalence，clinical significance，and genetic basis of hypertrophic cardiomyopathy with restrictive phenotype[J]. J Am Coll Cardiol，2007，49(25)：2419-2426.

[2] Harris KM，Spirito P，Maron MS，et al. Prevalence，clinical profile，and signiticance of left ventricular remodeling in the end stage phase of hypertrophic cardiomyopathy[J]. Circulation，2006，114(3).216-225.

[3] 韦丙奇，王运红，黄燕，等. 肥厚型心肌病心力衰竭呈扩张性心肌病改变与限制性心肌病改变患者的心脏结构和功能特点对比分析[J]. 中国循环杂志，2018，33(6)：580-584.

[4] 程赛楠，崔辰，李璐，等.终末期肥厚型心肌病的MRI特征及预后分析[J].中国医学影像技术，2017，33(4)：539-544.

[5] 武柏林，陆敏杰，赵世华，等. 肥厚型心肌病伴限制性表型患者的临床及MRI特征[J].中华放射学杂志，2015，49(11)：818-822.

[6] Davis J，Wen H，Edwards T，et al. Allele and species dependent contractile defects by restrictive and hypertrophic cardiomyopathy-linked troponin I mutants[J].J Mol Cell Cardiol，2008，44(5)：891-904.

[7] Aquaro GD，Pugliese NR，Perfetto F，et al. Myocardial signal intensity decay after gadolinium injection：a fast and effective method for the diagnosis of cardiac amyloidosis[J].Int J Cardiovasc Imaging，2014，30(6)：1105-1115.

第六节 拟表型肥厚型心肌病

拟表型肥厚型心肌病是指非心肌小节基因突变的其他原因导致的表现为心肌肥厚的一类心肌疾病，其中包含了心肌淀粉样变、心肌代谢疾病、心肌线粒体病、神经肌肉疾病、内分泌相关、药物相关等，本小节将对病因、病理比较明确的拟表型肥厚型心肌病进行介绍。

一、心肌淀粉样变

心肌淀粉样变是较为常见的一类心肌浸润性疾病，临床预后较差，是因为人体内蛋白清除、降解发生异常或产生过多导致蛋白β交联，构成不可溶淀粉样纤维沉积于心肌组织；临床预后取决于心肌受累及的范围和淀粉样纤维的性质。心肌淀粉样变分型为：系统性原发性淀粉样变，通常见于浆细胞病中形成的单克隆免疫球蛋白轻链（AL），如多发性骨髓瘤、恶性B细胞病等，这类疾病大多累积到心肌且进展较快、预后差。家族性或遗传性淀粉样变，甲状腺素转运蛋白（TTR）点突变或缺失所产生的蛋白几乎都能转变为淀粉样纤维物质，这种突变基因可以通过常染色传递到下一代。还有系统性继发性淀粉样变、血清淀粉样蛋白（AA）（反应性淀粉样变）。但无论何种类型的心肌淀粉样变早期大多表现为心肌舒张功能障碍，最终迅速发展为收缩功能障碍。淀粉样变可累及多个脏器，其中心脏和肾脏占70%，周围和自主神经占15%，胃肠道占10%。

心肌淀粉样变临床表现为：乏力、活动后呼吸困难、夜间阵发性呼吸困难、端坐呼吸、腹胀、双下肢水肿等。如累及心脏传导系统可表现为房室传导阻滞及快速性心律失常。出现因心脏传导阻滞或心动过速导致的晕厥往往是预后差的表现。心肌淀粉样变病程中有10%～20%的会出现心房颤动，且是患者发生卒中的高危因素，几乎有一半的患者会出现复杂的室性心律失常。一项研究发现，在猝死的心肌淀粉样变患者中多见于心脏电机械分离。由于小动脉和周围神经的淀粉样物质沉积，患者可发生心绞痛、下肢跛行、体位性低血压等。

心肌淀粉样变心衰的体征缺乏特异性，但一些特殊的体征增加了早期诊断的可能性。约有10%的患者有舌体肥大（巨舌症），少数患者出现下颌部肥大，影响呼吸和咀嚼功能；此外可有心衰体征伴眼眶瘀斑、肝大、腹水、腕管综合征、肾病综合征、肝衰竭导致的低蛋白血症的临床体征。

因为AL型心肌淀粉样变几乎都发生于浆细胞疾病，实验室检查需要监测患者体内病变蛋白或单克隆蛋白，其中包含了血浆蛋白电泳、尿蛋白电泳、免疫固定电泳和血清游离轻链的检查。心电图表现为肢体导联低电压是心肌淀粉样变重要特点，可先于左心室增厚和心衰出现，且随着病情进展QRS波电压进行性的降低，有利于疾病早期筛查。心脏彩超提示左室肥厚而肢体导联低电压，两者反向变化高度提示心肌淀粉样变可能。心肌淀粉样变心电图的另外一个特征是胸导联R波递增不良。“低电压+前间壁”可高度怀疑AL型心肌淀粉样变。超声心动图是拟诊心肌淀粉样变的重要手段，主要表现：（1）左心室和右心室室壁明显增厚，左心室和室间隔厚度≥12mm，右心室前壁厚度＞6mm，呈全心肥厚的表现，与肥厚型心肌病左室非对称性肥厚有明显的不同。研究显示心肌淀粉样变左室平均厚度＞15mm；（2）心肌回声呈沙粒样闪光，尤以室间隔及左室后壁为显著；（3）双室缩小、双房扩大；（4）二尖瓣瓣口舒张期血流呈限制性充盈异常；（5）室间隔基底部收缩期纵向应变显著降低；（6）左心室腔内舒张期出现云雾状回声，心尖和左心房可有附壁血栓。心肌核磁共振成像技术对于心肌淀粉样变的诊断及预后判断具有重要的价值（见图5-6-1）：（1）心脏形态的评估；（2）左室功能的评估；（3）心肌坏死的评估；（4）有助于心肌淀粉样变的分型；（5）预后的评估。心肌淀粉样变核磁成像如图5-6-1所示。

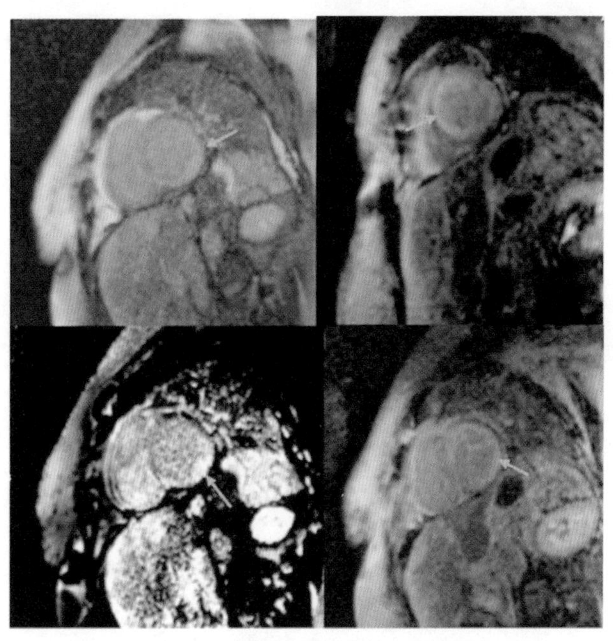

图5-6-1　心肌淀粉样变核磁成像

注：参考Bhogal S et al. Curr Probl Cardiol. 2017， MRI提示心内膜下弥漫性、斑片状延迟钆增强密度增高影（橙色箭头所示）。

使用放射示踪剂可以用于心肌淀粉样变的诊断，99mTc-DPD和99mTc-PYP是常用的示踪剂，因其对心肌中沉积的淀粉样物质具有更高的亲和力，病变心肌显像密度比骨骼更高，这一特征对心肌淀粉样变诊断的特异性和敏感度均较高，从而可以避免心肌活检。

除了心肌淀粉样变多模态诊断，心肌活检仍然是心肌淀粉样变诊断的金标准；心肌标本中的淀粉样纤维通过刚果红染色在光学显微镜下表现出特征性的苹果绿，通过硫化后表现出黄绿色的荧光，如图5-6-2所示。心肌淀粉样变的诊断流程图如图5-6-3所示。

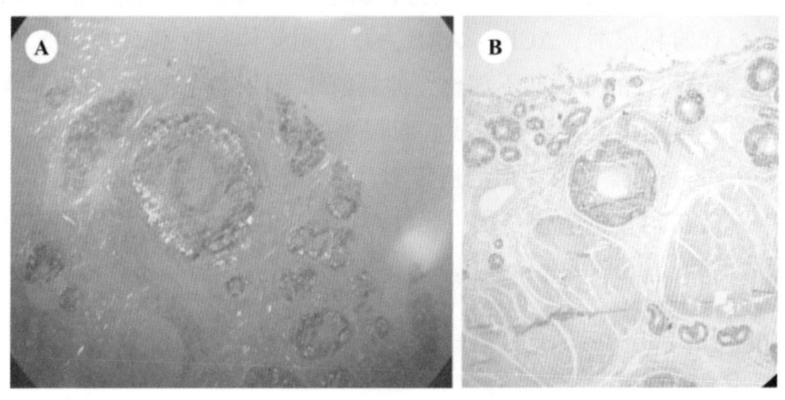

图5-6-2　心肌淀粉样变病理染色

注：参考Bhogal S et al. Curr Probl Cardiol. 2017。A. 心肌标本中的淀粉样纤维通过刚果红染色在光学显微镜下表现出特征性的苹果绿，通过硫化后表现出黄绿色的荧光；B. 组织活检示淀粉样纤维的无定形沉积。

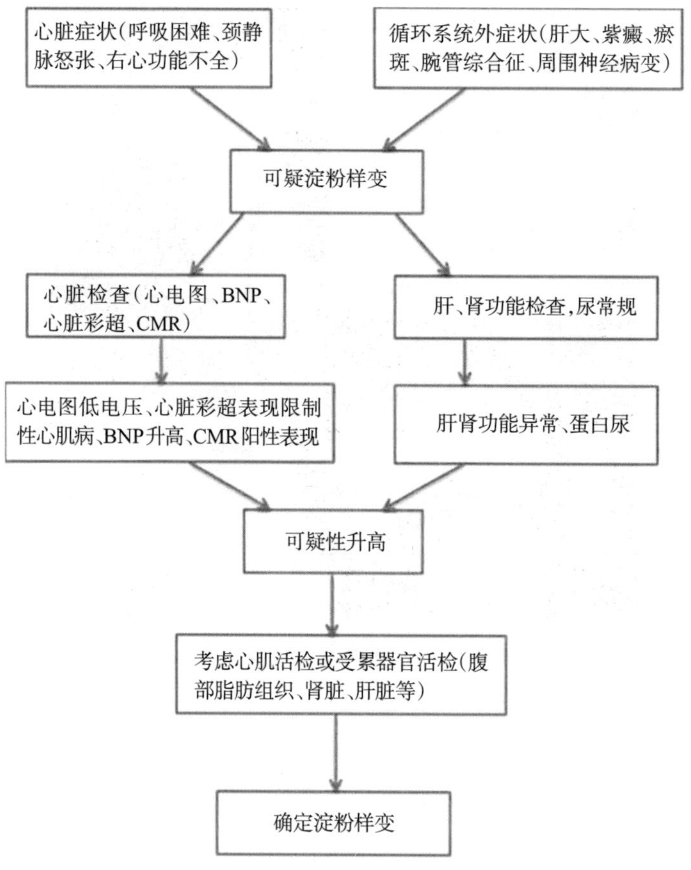

图5-6-3　心肌淀粉样变的诊断流程图

心肌淀粉样变的治疗：近年来心肌淀粉样变治疗取得可喜的进展，多个新药的问世正在推动心肌淀粉样变从一种恶性致命性疾病向可治疗慢性疾病转变。减少前体蛋白或低聚物生成是改善心肌淀粉样变患者预后的关键，而早期诊断和干预是决定治疗成败的关键。目前常规治疗心衰的利尿剂、ACEI、ARB、醛固酮受体拮抗剂对心肌淀粉样变疗效不佳，ICD和左室辅助装置的疗效亦不理想，抑制前体蛋白合成和清除淀粉样物质才能从根本上治疗心肌淀粉样变。AL型由于造成心肌损害的轻链来自骨髓浆细胞，而这类细胞与其他浆细胞如多发性骨髓瘤具有相似的遗传学背景，因此采用抗浆细胞治疗有望抑制异常蛋白轻链的生成。ATTR型的治疗药物主要针对抑制TTR的肝脏合成，稳定循环中的TTR和降解并重吸收淀粉样纤维。

二、Anderson-Fabry病

Anderson-Fabry病（AFD）是一种少见的X-连锁遗传性疾病，主要是因为α-半乳糖苷酶基因异常使得体内α-半乳糖苷酶功能异常，导致球状三糖磷酸酰胺以及糖苷神经鞘磷脂类物质在细胞内逐渐堆积导致脏器、组织损伤。AFD主要累及心脏表现为肥厚型心肌病样

改变，累及肾脏导致慢性肾衰竭，累及神经系导致特发性脑梗塞。

经典的AFD临床特点表现为心肌肥厚的患者出现肾功能不全、短暂性脑缺血发作和不明原因卒中。AFD还有一些特征性的临床表现，如Fabry面容（男性较女性多见），特点为眼眶突出、眉毛浓密、鼻梁宽阔、额头回缩、皮肤角质增厚等，进一步的病史询问患者可有从幼年开始的反复腹痛，对热不耐受和一过性的肢端疼痛等。总之，AFD常常表现为多器官受累的系统性疾病，需要眼科学、心脏学、神经学、肾脏学、皮肤学的多学科评估。对于多器官受累的心肌肥厚患者需要拟诊断为AFD，再进一步行基因筛查可增加确诊的成功率。

在AFD患者中70%可累及心肌，可通过心电图、心脏超声及心肌核磁共振等检查进行评估。由于AFD导致的心肌改变目前尚无特效的治疗方法，因此需要与肥厚心肌病进行鉴别。在20%～40%早期AFD患者中的心电图表现为短PR综合征合并P波时程缩短，但随着病程的进展，PR间期逐渐延长使得AFD特征性的心电图改变消失，由于后期左室肥厚导致的左房扩大也使得P波形态改变。60%左右的AFD患者心电图还表现左室高电压伴复极异常，且在V_5～V_6导联最为明显。肢体导联低电压在AFD中不常见，可作为AFD的一项排除标准。AFD最常见的动态心电图表现为窦性心动过缓伴频发早搏，大多后期可发展为病态窦房结综合征和房室传导阻滞而需要心脏起搏器治疗。30%～40%的患者可发生心房颤动，需要注意的是有些患者发生这类心律失常时并没有心脏收缩功能下降表现，甚至心脏没有表现为肥厚及心脏瓣膜受累。非持续性室性心动过速及非特异性室内传导阻滞几乎在所有的AFD患者中出现，这类心律失常的发生与左心室肥厚的程度无相关性，同时AFD很少导致SCD。AFD心电图改变如图5-6-4所示。

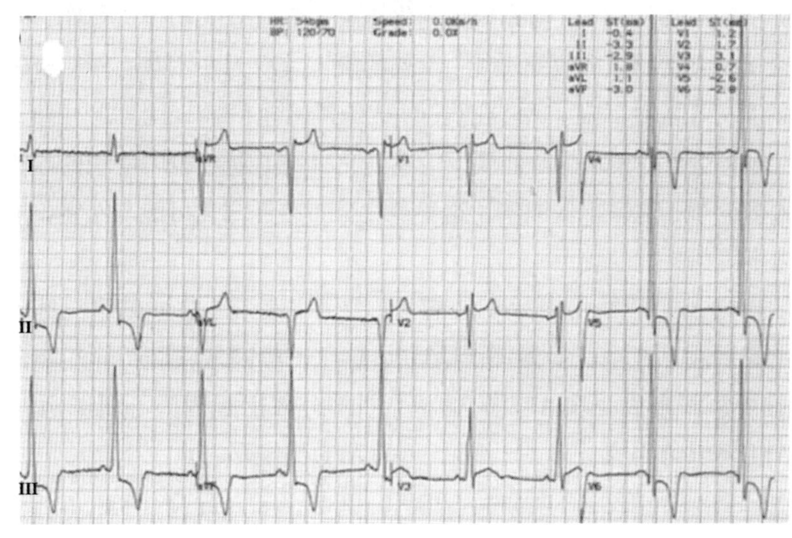

图5-6-4　AFD心电图改变

注：参考Akhtar MM， Elliott PM. Anderson-Fabry disease in heart failure. Biophys Rev. 2018。12导联心电图提示存在不完全性右束支传导阻滞及左室肥厚表现（V_4～V_6导联巨大R波，II、III、aVF及V_4～V_6导联T波倒置）。

AFD心脏超声表现为左室中等程度的向心性肥厚（14～20mm），具有特征性表现为左室乳头肌短轴切面，乳头肌面积与左室面积之比明显增大，诊断AFD的敏感性及特异性分别为75%和86%。如图5-6-5所示为AFD患者左室乳头肌肥大。

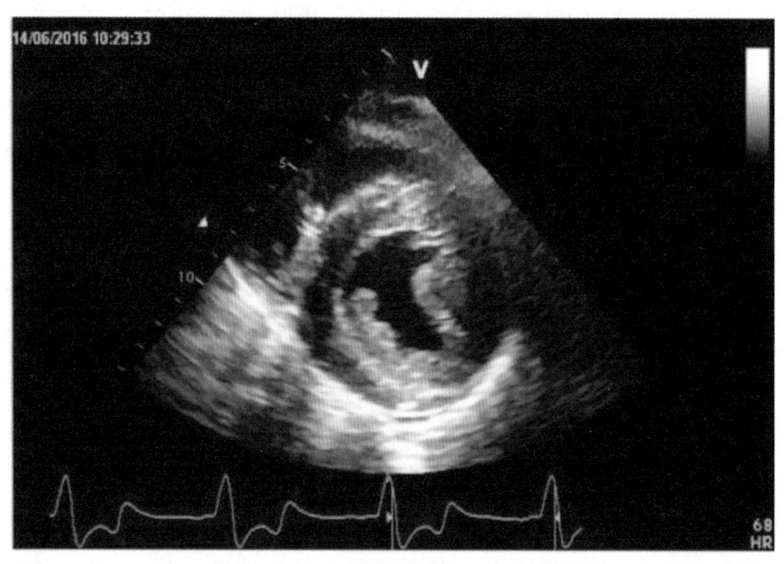

图5-6-5　AFD患者左室乳头肌肥大

注：参考Di Toro A. J Cardiovasc Med. 2018。左室短轴乳头肌层面提示向心性肥厚（最厚处约15mm）并伴有乳头肌肥大。

在AFD患者中远端室间隔厚度一般不超过15mm，如果20岁以下远端室间隔厚度超过15mm一般可作为排除标准。随着年龄变化心脏收缩及舒张功能进行性下降，组织多普勒表现为最先累及心室的纵向收缩功能。50%的患者表现为左室基底段后壁较其他壁增厚4～7mm伴局部收缩能力下降。AFD心脏瓣膜受累的超声表现为瓣叶中度增厚和僵硬。AFD在LGE-CMR检查中表现为心内膜下散在强化（与心肌细胞内堆积的球状三糖磷酸酰胺）有关，大多分布于左室下后侧壁。这种散在分布的纤维化可能与左室收缩不协调导致各心室壁应力不等相关。

心内膜活检是AFD诊断的金标准，光学显微镜下表现为空泡细胞，提示心肌细胞内的异常增多的鞘磷脂。在电子显微镜下通过抗-球状三糖磷酸酰胺特异性结合球状三糖磷酸酰胺的细胞内沉积可以证实AFD的肥厚心肌部分原因是因为心肌细胞内鞘磷脂的堆积，从而对AFD确诊有意义。如图5-6-6所示为AFD组织学特点。

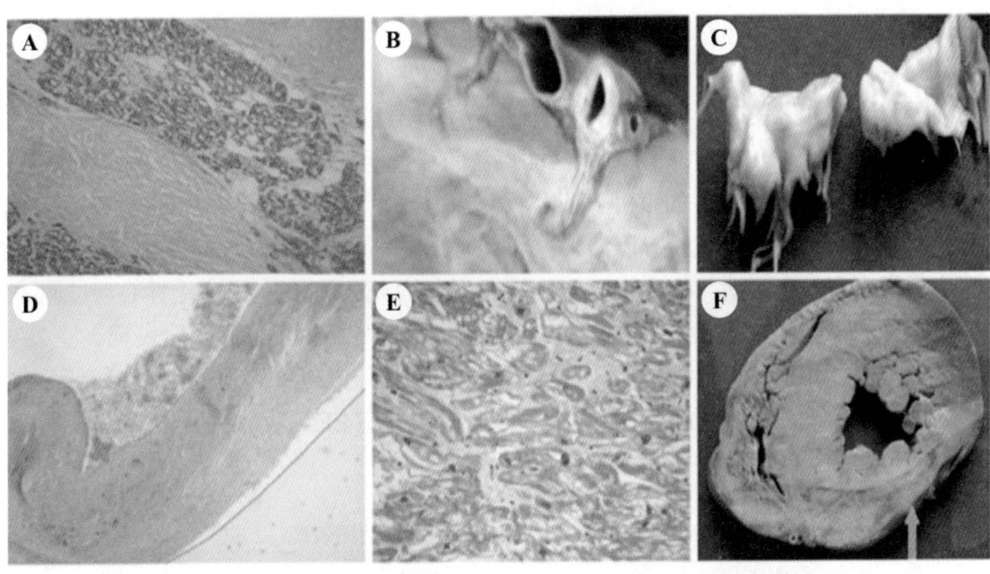

图5-6-6 AFD组织学特点：累及心肌、冠状动脉、心脏瓣膜

注：参考Akhtar MM，Elliott PM. Anderson-Fabry disease in heart failure. Biophys Rev. 2018。A. 马松染色示心肌细胞空泡化延伸至右束支传导区域；B. 左回旋动脉切面示血管管壁弥漫性增厚，腔内无明显阻塞；C. 二尖瓣器切面示二尖瓣瓣叶增厚、肿胀；D. 主动脉瓣叶HE染色示松质层和纤维层内有透明的粉红色物质沉积；E. 心室肌细胞HE染色示心室肌肥大及心室肌细胞细胞质内空泡化；F. 心室横断面示心室对称性肥厚。

AFD的治疗主要是静脉注射ERT（Replagal、Fabrazyme一种酶替代疗法）。该药物从2001年开始使用，在AFD治疗中取得了一定的疗效。新近推出的口服药chaperon（Migalastat）是静脉使用ERT的替代品，它可以稳定α-半乳糖苷酶构型，易化溶酶体的转运。干细胞治疗目前正在实验中，是AFD非常有前景的一种治疗。心脏和肾脏移植是终末期AFD的一种治疗方法。移植后长期使用ERT可以抑制球状三糖磷酸酰胺在移植器官细胞内的堆积。

三、Friedreich's 心肌病

Friedreich's ataxia病（FA）是比较罕见的一种因为线粒体功能异常导致的神经肌肉疾病，可累及多个器官系统。其中，心肌受累主要表现为心肌肥厚，最终导致心力衰竭及恶性心律失常，是导致患者死亡的重要原因。FA早期即可累及心脏，受累心脏的病理表现主要是心肌细胞肥大、广泛的纤维化以及心肌细胞死亡。一项调查研究发现大多数FA患者在40岁以前死于心力衰竭。

FA的临床症状大多出现在10～20岁，其中心脏受累的临床症状一般出现在疾病的晚期，且FA患者中心衰导致的死亡可占到50%以上。因为FA先累及运动神经发病，导致患者运动能力丧失，可掩盖早期心衰症状（劳力性呼吸困难），因此临床上发现心衰往往已是心衰的晚期。在FA加重进展期常伴发各种室上性心动过速，患者临床表现为心悸以及

因反复心动过速诱发加重的心衰，并逐渐进展到终末期心衰，其特点是在不伴有心衰的室上性心动过速患者中往往出现高敏肌钙蛋白升高。

FA心肌病心电图表现为：QRS时程正常伴左胸导联T波倒置或低平，即使存在心肌明显肥厚也不表现为QRS波时程改变，然而疾病的加重期V_1、V_2可见S波，V_5、V_6表现为高大的R波，大部分患者校正后的QT间期正常，提示FA发生恶性心律失常可能性较小，在整个病程中几乎不会出现左束支传导阻滞，这与其他类型的心肌肥厚有一定鉴别意义，FA在病程进展中常常出现心房颤动、心房扑动及房室结折返性心动过速的各种室上性心动过速。

FA在心脏彩超检查过程中出现左室肥厚是疾病累及到心脏的特征性表现，主要表现左室向心性增厚，但增厚程度一般小于15mm，并且不会出现流出道的梗阻，疾病终末期可表现左心室扩张性肥厚，在病程中很长一段时间内左室EF可表现为正常。

表5-6-1所列为心肌肥厚疾病的超声心动图表现。

表5-6-1　心肌肥厚疾病的超声心动图表现

疾病	舒张末期左室壁最大厚度	射血分数	心肌局部运动	舒张功能	左室流出道压差	特点
Friedreich's共济失调	15mm	正常/轻度降低	轻度降低	舒张功能受损	无	心肌回声点样增强
运动员心脏	14mm	正常	正常/高于正常	正常	无	左心室轻度增大
HOCM	>20mm	正常	明显降低	舒张功能受损	有	非对称性肥厚
高血压	15mm	正常	轻度降低	舒张功能受损	无	基底段膨突
心肌淀粉样变	14mm	正常/轻度降低	明显降低	假性正常化/限制性改变	无	心肌回声点样增强
Anderson-Fabry病	16mm	正常	中度降低	舒张功能受损	无	乳头肌肥大为主
心肌致密化不全	25mm	降低	中度到明显降低	舒张功能受损	无	左室丰富肌小梁

FA心肌病缺乏特效治疗，目前主要使用抗氧化药物，如idebenone和铁螯合剂deferipron。早期实验虽能部分改善患者生化指标，但患者临床症状未能得到持续的改善。因此目前治疗FA相关的心衰主要是使用传统的抗心衰、抗心律失常药物和心脏介入治疗，值得注意的是FA患者往往不能耐受β受体阻滞剂。因为疾病进程中反复发作的室上性心动过速往往是心衰恶化的诱因，所以控制心室率是治疗重要的一方面，可考虑使用维拉帕米和射频消融治疗。有意思的是在全球很少例数的FA心脏移植的患者中，术后患者表现运动功能和肌张力较前有所改善，提示FA部分神经肌肉症状是由严重的心衰所导致。

（罗　端）

参考文献

[1] Brito D, Miltenberger-Miltenyi G, Vale PS, et al.Sarco- meric hypertrophic cardiomyopathy: genetic profile in a Portuguese population[J]. Rev Port Cardiol 2012,31(9):577-587.

[2] Elliott P, Baker R, Pasquale F, et al.Prevalence of Anderson-Fabry disease in patients with hypertrophic cardiomyopathy: the European Anderson-Fabry disease survey[J]. Heart, 2011,97(23):1957-1960.

[3] Eisenberg D, Jucker M. The amyloid state of proteins in human diseases[J]. Cell 2012,148(6):1188-1203.

[4] Connors LH, Lim A, Prokaeva T, et al. Tabulation of human transthyretin (TTR) variants[J]. Amyloid , 2003,10(3):160-184.

[5] Dharmarajan K, Maurer MS. Transthyretin cardiac amyloidoses in older North Americans[J]. J Am Geriatr Soc ,2012,60(4):765-774.

[6] Jacobson DR, Pastore RD, Yaghoubian R, et al. Variant-sequence transthyretin (isoleucine 122) in late-onset cardiac amyloidosis in black Americans[J]. N Engl J Med,1997,336(7):466-473.

[7] Falk RH. Diagnosis and management of the cardiac amyloidoses[J]. Circulation,2005,112(13):2047-2060.

[8] Lin G, Dispenzieri A, Kyle R,et al. Implantable cardioverter defibrillators in patients with cardiac amyloidosis[J]. J Cardiovasc Electrophysiol ,2013, 24(7):793-798.

[9] Grogan M, Gertz M, McCurdy A, et al. Long term outcomes of cardiac transplant for immunoglobulin light chain amyloidosis: the Mayo Clinic experience[J]. World J Transplant ,2016,6(2):380-388.

[10] Favalli V, Disabella E, Molinaro M, et al. Genetic screening of Anderson- Fabry disease in probands referred from multispecialty clinics[J]. J Am Coll Cardiol, 2016,68(10):1037-1050.

[11] Lukas J, Scalia S, Eichler S, et al. Functional and clinical consequences of novel a-galactosidase a mutations in Fabry disease[J]. Hum Mutat ,2016,37(1):43-51.

[12] Gambarin FI, Disabella E, Narula J, et al. When should cardiologists suspect Anderson - Fabry disease?[J]. Am J Cardiol, 2010,106(10):1492-1499.

[13] Namdar M, Steffel J, Vidovic M, et al. Electrocardiographic changes in early recognition of Fabry disease [J]. Heart,2011, 97(6):485-490.

[14] Smid B, Van der Tol L, Cecchi F, et al. Uncertain diagnosis of Fabry disease: consensus recommendation on diagnosis in adults with left ventricular hypertrophy and genetic variants of unknown significance[J]. Intern J Cardiol ,2014, 177(2):400-408.

[15] Niemann M, Liu D, Hu K, et al. Prominent papillary muscles in Fabry disease: a diagnostic marker?[J].Ultrasound Med Biol, 2011, 37(1):37-43.

[16] Anderson L, Wyatt K, Henley W, et al. Long-term effectiveness of enzyme replacement therapy in Fabry disease: results from the NCS-LSD cohort study[J]. J Inher Metab Dis ,2014,37(6):969-978.

[17] Hughes DA, Nicholls K, Shankar SP, et al. Oral pharmacological chaperone migalastat compared with enzyme replacement therapy in Fabry disease: 18-month results from the randomised phase III ATTRACT study[J]. J Med Genet ,2017, 54(4):288-296.

[18] Dedobbeleer C, Rai M.Normal left ventricular ejection fraction and mass but subclinical myocardial dysfunction in patients with Friedreich's ataxia[J]. Eur. Heart J. Cardiovasc. Imaging, 2012,13(4):346-352.

[19] Dutka D. P, Donnelly J. E, Nihoyannopoulos P, et al. (1999) Marked variation in the cardiomyopathy as-

sociated with Friedreich's ataxia[J]. Heart ,1999,81(2):141-147.

[20] Harding A. E. Friedreich's ataxia: a clinical and genetic study of 90 families with an analysis of early diagnostic criteria and intrafamilial clustering of clinical features[J]. Brain , 1981,104(3):589-620.

[21] Kearney M, Orrell R. W, Fahey M, et al. Antioxidants and other pharmacological treatments for Friedreich ataxia[J]. Cochrane Database Syst. Rev, 2012,(4):CD007791.

[22] Kosutic J, Zamurovic D. High-dose beta-blocker hypertrophic cardiomyopathy therapy in a patient with Friedreich ataxia[J]. Pediatr. Cardiol ,2005,26(5):727-730.

[23] Leonard H, Forsyth R. Friedreich's ataxia presenting after cardiac transplantation[J]. Arch. Dis. Child, 2001,84(2):167-168.

[24] Weidemann F, Niemann M, Ertl G, et al. The different faces of echocardiographic left ventricular hypertrophy: clues to the etiology[J]. J. Am. Soc. Echocardiogr, 2010,23(8):793-801.

[25] Weidemann F, Niemann M, Breunig F. et al. Long-term effects of enzyme replacement therapy on fabry cardiomyopathy: evidence for a better outcome with early treatment[J]. Circulation,2009,119(4):524-529.

第六部分

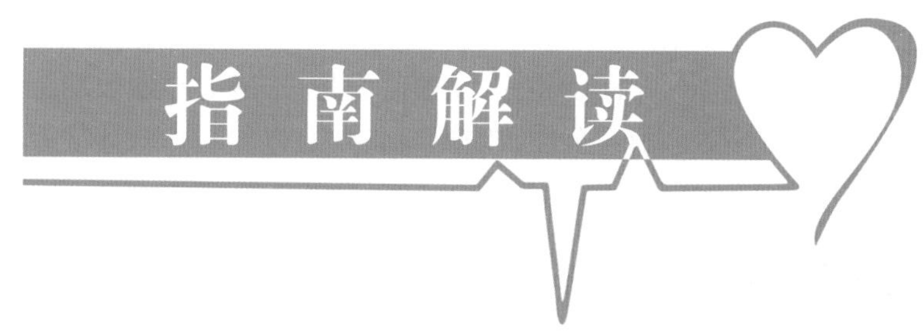

第一节 《2014年欧洲心脏病学会肥厚型心肌病诊断与治疗指南》要点

2014年8月，欧洲心脏病学会（ESC）出台了HCM（hypertrophic cardiomyopathy，HCM）诊断与治疗指南，旨在为医疗工作者提供实用的各年龄段患者的临床诊断和治疗框架。鉴于大多数HCM患者与遗传因素有关，该指南涵盖对家庭成员诊断的内容，并对生殖与避孕提出了具体建议。尽管HCM是一种常见的心血管疾病，但缺乏随机、对照的临床试验。因此，该指南的推荐是基于观察队列研究和专家共识意见。

一、流行病学与病因学

成人HCM的发病率为0.02%～0.23%，儿童准确发病率不明确，基于人口研究的年发病率为0.3～0.5/1000000，不同种族群体患病率相似，女性多见。

60%的青少年和成人HCM是由肌节蛋白基因突变引起的常染色体显性遗传性疾病。5%～10%的成人HCM由其他遗传疾病引起，包括遗传代谢性疾病、神经肌肉性疾病、染色体异常和遗传综合征。基因突变以MYH7和MYBPC3占多数，少数由肌钙蛋白（TNNI3、TNNT2）、肌球蛋白α-1链（TPM1）和肌球蛋白轻链3（MYL3）引起。一般来讲，含基因突变的患者其家族患病史和心源性猝死（sudden cardiac death，SCD）的发病率高于不含基因突变的患者。

二、肥厚型心肌病的诊断

成人HCM诊断：在影像学（超声心动图、心脏核磁共振或心脏计算机断层扫描）检测下，左室心肌一个或多个节段室壁增厚≥15mm，并非完全由心脏负荷异常引起。部分遗传或非遗传疾病室壁增厚程度稍低（13～14mm），需同时结合家族史、心外表现、心电图异常、实验室检查和多模态心脏影像评估。需注意鉴别其他疾病晚期造成的左室扩张（伴或不伴左室运动降低与左室变薄）、运动性心脏肥厚、老年孤立性室间隔基底段肥厚等情况。儿童HCM诊断：左室壁厚度需≥预测平均值+2标准差；一级亲属HCM诊断：对于左室心肌增厚≥15mm诊断明确的HCM患者，一级亲属的影像学检查无其他病因的左室心肌一个或多个节段增厚≥13mm。

在遗传性HCM家族中，心电图的异常被认为是HCM的早期表现，但特异性较差。心肌组织多普勒和应变异常、不完全性收缩期二尖瓣前移和乳头肌异常等增加了家族中该成员检出HCM的可能性。

三、影像学检查

（一） 静息与动态心电图

6%的患者标准12导联心电图正常，但通常出现左室肥厚、ST段和T波异常、病理性Q波表现。心电图可提示心肌肥大和疤痕线索，因此，所有已知或疑似的HCM患者应首选心电图检查，当临床症状发生变化时，可重复心电图检查。对HCM亲属检测，心电图也是一项早期敏感非特异性指标。在动态心电图监测中检测出心律失常的频率与年龄有关，25%的成人HCM中出现无症状非持续性室性心动过速，心率每分钟120～200次，38%的患者出现发作性室上性心律失常，动态心电图也被推荐作为SCD和卒中的初步评估。

建议对疑似HCM患者行标准的12导联心电图检查辅助诊断，并为潜在的病因提供线索（I，B）；建议在患者临床初步评估时进行48小时动态心电图监测，以检测房性和室性心律失常（I，B）。

（二）超声心动图

多数患者心肌肥厚位于左室室间隔基底段，肥厚能波及左室侧壁、后间隔和左室心尖，以及包括右室在内的任何室壁。测量左室壁厚度时应在舒张末期，左室短轴切面为佳。尽量避免在胸骨旁长轴切面使用M型超声测量，容易因斜切导致测值高估。存在肥厚节段显示不清晰时，可考虑应用心肌声学造影和心脏磁共振成像（cardiac magnetic resonance，CMR）。约1/3患者存在静息时收缩期二尖瓣前向运动（systolic anterior motion，SAM）导致的左室流出道梗阻（left ventricular outflow tract obstruction，LVOTO），而另有1/3的患者在左室收缩力增强或负荷增加时出现梗阻，表现为隐匿性梗阻。超声心动图观察LVOT狭窄的形态学特征，也包括乳头肌异常和二尖瓣叶异常在内。对于左心室流出道压差（left ventricular outflow tract gradient，LVOT-PG）＜50mmHg的有症状患者，建议予以运动负荷超声心动图检查，不推荐使用多巴酚丁胺行药物激发试验，因为其非生理性和耐受性差。图像质量差时，行经食道超声心动图和心脏核磁共振检查。

HCM常伴随左室舒张功能障碍，而超声心动图缺乏单一指标反映舒张功能降低，因此，超声心动图需综合多普勒成像、肺静脉流速、肺动脉收缩压和左房大小等多项指标评估舒张功能。患者存在限制性舒张功能障碍时（二尖瓣血流速度E峰/血流速度A峰≥2，E峰减速时间≤150ms），即使射血分数保留，也是导致不良结局的高危因素。HCM患者左室射血分数（left ventricular ejection fraction，LVEF）或短轴缩短率（fractional shortening，FS）测值一般正常或增大，该指标不能较好反映肥厚心肌的收缩功能，可采用组织多普勒或斑点追踪技术获得左室心肌纵向应变和应变率，肥厚心肌的纵向应变通常会降低。

1. 经胸超声心动图

建议对所有患者进行经胸二维和多普勒超声心动图评估，通过在坐位、半卧位、站立时静息或做瓦萨瓦尔动作，明确有无LVOTO（I，B）；建议二维超声心动图短轴切面从基底段至心尖段测量最大舒张期室壁厚度（I，C）；建议综合评估左室舒张功能，包括二尖瓣血流脉冲多普勒、二尖瓣环组织多普勒、肺静脉流速、肺动脉收缩压、左心房面积和容积（I，C）；对于静息或激发时LVOT-PG＜50mmHg的有症状患者，建议在患者站立、坐位和半卧位的运动状态中进行二维和多普勒超声心动图检查，明确有无LVOTO和运动诱发的二尖瓣反流（I，B）；对于静息或激发时LVOT-PG＜50mmHg的无症状患者，当LVOT-PG与生活方式和药物治疗相关时，建议在患者站立位、坐位和半卧位的运动过程中进行二维和多普勒超声心动图检查（IIb，C）；对于图像质量不佳、疑似左室心尖肥厚或室壁瘤的患者，建议可采用声学造影代替CMR检查。

2. 经食道超声心动图

建议对间隔肌切除的患者进行经食道超声心动图检查，明确LVOTO的机制，指导手术策略，评估术后并发症，并检测残余LVOTO（I，C）；对于机制不清的LVOTO患者，或在间隔减容术前评估二尖瓣装置，或疑似瓣膜异常引起的严重二尖瓣反流，建议经食道超声心动图检查（IIa，C）；如经胸声学造影图像不理想，建议经食道超声心动图和间隔支内注入声学造影剂引导室间隔酒精消融术（IIa，C）。

（三）心脏核磁共振（CMR）

CMR可提供心脏形态、心室功能和组织学特征。当超声图像显示差或某些左室节段显示不清晰时，CMR也发挥着重要作用，如对左室前侧壁、左室心尖和右室壁的准确评估。CMR的相位速度图序列可用于测量LVOT的峰值血流速度，但获得最高流速的成像平面耗时长且容易出错，相位偏移误差也使得只有在静息时才能获取湍流和LVOT-PG。因此，多普勒超声心动图是定量LVOTO的首选方法。CMR在术前是选择需肌切除患者的优选检查方法，特别是左室多处梗阻（LVOT和左室中份）、右室流出道异常的患者。CMR也可评价间隔酒精消融后组织坏死的程度、疤痕位置、左室质量大小。CMR根据钆造影剂的分布判断纤维化程度，65%的HCM患者都存在钆对比剂延迟强化（late gadolinium enhancement，LGE）。

建议由心脏成像和评估心肌疾病经验丰富的团队进行CMR检查（I，C）；对超声声窗不良的患者，如果没有禁忌症，建议对疑似HCM患者行LGE-CMR明确诊断（I，B）；符合HCM诊断标准的患者，如没有禁忌证，建议LGE-CMR评估心脏解剖、心室功能以及心肌纤维化程度（IIa，B）；建议对疑似心尖肥厚或室壁瘤的患者行LGE-CMR检查（IIa，C）；建议对疑似心脏淀粉样变的患者行LGE-CMR检查（IIa，C）；建议在室间隔酒精消融或肌切除术前进行LGE-CMR检查评估心肌肥厚和纤维化的分布与严重程度（IIb，C）。

四、实验室检查

（一）实验室常规检查

实验室检查有助于检测出导致心室功能障碍的心外因素，例如甲状腺疾病、肾功能不全和糖尿病等（见表6-1-1）。儿童的实验室筛查与成人相似，包含了血液学检测，但除血糖、心肌酶、肝功、肾功、电解质、尿酸、酸碱度等指标外，通常还需要检测乳酸、丙酮酸、氨、酮、游离脂肪酸、肉碱、尿液有机酸和氨基酸等。

表6-1-1 成人肥厚型心肌病患者的推荐实验室检查

检查项目	评价
血红蛋白	贫血可加重胸痛和呼吸困难，当症状变化时应排除
肾功能	严重左心室损害患者肾功能可能受损；受损的GFR和蛋白尿可见于淀粉样变、安德森-弗里病和线粒体DNA疾病
肝脏转氨酶	可能在线粒体异常、Danon病和β氧化缺陷中异常
肌酸磷酸激酶	血清肌酸磷酸激酶在Danon病和线粒体疾病等代谢紊乱中升高
血浆或白细胞α-Gal A（男性30岁以上）	低（<10%正常值）或无法检测到的血浆和白细胞α-Gal A存在于男性安德森-弗莱病患者中；受影响的女性血浆和白细胞酶水平通常在正常范围内，因此，如果临床怀疑，可以考虑进行基因检测
血清免疫球蛋白轻链测定、血清和尿液免疫固定电泳	从病史和非侵入性试验中怀疑淀粉样变，确诊通常需要组织学分析
空腹血糖	某些线粒体DNA异常中可能升高，在脂肪酸和肉碱异常中可能较低
脑利钠肽和cTNT	血浆BNP、NT-proBNP和cTNT水平升高与心血管事件、心力衰竭和死亡的风险较高有关
甲状腺功能	胺碘酮治疗患者的最初检查，每6个月监测一次
血浆乳酸	在一些线粒体异常患者中升高

（二）遗传检查

1. 遗传咨询

HCM患者病因不能单独用非遗传因素解释时，应对其家族成员进行遗传咨询（I，B）；由训练有素的多学科专家小组从事遗传咨询工作（IIa，C）。

2. 先证者遗传检测

建议对符合HCM诊断标准的患者进行遗传检测，帮助其亲属逐级遗传筛查（I，B）；建议在经认证并具有解读心肌病相关突变专家的专业实验室进行遗传检测（I，C）；在提示HCM存在特殊病因的症状和体征时，建议行遗传检测明确诊断（I，B）；在检查结果处于HCM诊断临界值时，建议经专家小组评估后遗传检测（IIa，C）；对病理诊断为HCM的死亡患者，建议对其组织或DNA进行遗传检测，以帮助其亲属逐级遗传筛查（IIa，C）。

3. 成人亲属遗传及临床检测

对携带突变基因的成年患者，建议一级亲属在咨询后逐级进行遗传筛查（I，B）；与先证者有相同致病基因突变的一级亲属，建议进行临床评估、心电图和超声心动图检查，并进行长期随访（I，C）；一级亲属未携带与先证者相同的致病突变基因不需进一步随访，如出现症状或者家族中出现新的临床相关数据，建议再次评估（IIa，B）；先证者没有明确的基因突变或未进行基因检测时，建议在一级亲属中使用心电图和超声心动图进行临床评估，2～5年重复检查一次，或无诊断性异常时每6～12个月检测一次（IIa，C）。

4. 儿童遗传及临床筛查

对父母含明确致病基因突变的儿童，建议咨询后在≥10岁按照儿童遗传检测国际准则进行预测性遗传检测（IIa，C）；对遗传情况不明确的≥10岁的儿童一级亲属，建议在10～20岁每隔1～2年做一次心电图和超声心动图，20岁后每2～5年重复一次检查（IIb，C）；如果父母或法定代表人有要求，在咨询了经验丰富的医生后，可将心电图和超声心动图用于优先或者代替遗传检测进行临床评估，该方法应最有益于儿童利益（IIb，C）；如果家族中有儿童恶性疾病史或早发疾病史，或者该儿童存在心脏症状或者需要参加剧烈运动，可考虑在10岁前进行临床评估和遗传检测（IIb，C）。

五、症状评估

尽管大多数HCM患者没有症状，寿命也不受影响，但有少数人可以在心电图或者超声心动图证实左室肥厚后多年才出现症状。婴儿心力衰竭的表现为呼吸暂停、汗多、喂养不良、发育差等，年长的孩子、成人表现为疲乏、呼吸困难、胸痛、心悸和晕厥。超声心动图和心电图能评估导致症状的原因，评价LVOT的梗阻状况是其重要组成部分。

（一）对胸痛患者的冠脉造影建议

对心脏骤停的成年幸存者、持续性室性快速心律失常患者和严重稳定心绞痛（加拿大心血管学会CCS分级≥3）患者建议行冠状动脉造影检查（I，C）；对典型劳力性胸痛（CCS分级＜3）的患者，基于年龄、性别、动脉粥样硬化危险因素以及冠状动脉血运重建史判断患者有中度冠状动脉粥样硬化风险，推荐行冠状动脉造影或冠状动脉CT检查（IIa，C）；对于≥40岁患者，无论有无劳力性心绞痛，在做室间隔减容手术前，推荐行冠状动脉造影或冠状动脉CT检查（IIa，C）。

（二）对心力衰竭患者侵入性血流动力学检查和心肺运动检查建议

对考虑心脏移植或机械辅助循环支持的患者，建议心脏插管评估左、右心功能和肺动脉阻力（I，B）；对有症状的患者，非侵入性心脏影像判断不清时，建议心脏插管评估LVOTO的严重程度和左室充盈压（IIb，C）；对有严重症状且合并左室收缩或舒张功能障碍需心脏移植或机械支持的患者，建议行心肺运动检查且同步呼吸检查（I，B）；无论患者症状如何，建议心肺运动检查且同步呼吸检查评估运动不耐受的机制、严重程度以及收缩压的变化（IIa，B）；对有症状考虑室间隔酒精消融术或间隔肌切除的患者，推荐心肺运动检查且同步呼吸检查评估运动受限的程度（IIa，C）。

（三）对晕厥明确病因的建议

患者不明原因的晕厥，建议行12导联心电图、直立运动试验、静息和运动二维和多普勒超声心动图、48小时动态心电图检查以明确病因（I，C）；对于反复不明原因晕厥但SCD低风险的患者，建议给予植入式循环记录器检查（IIa，C）。

（四）对心悸患者的建议

对于频繁或持续心悸的患者，建议48小时动态心电监测，以确定可能的原因（I，C）；对于长时间的心电图监测没有发现任何原因的频繁心悸，建议给予植入式循环记录器检查（IIb，C）。

六、症状和并发症的治疗

由于缺乏大型临床随机对照研究，药物治疗是基于改善心脏功能、减轻症状、防止疾病进展的经验性推荐。对有症状的LVOTO的患者，通过药物、手术、酒精消融或起搏治疗来改善症状。对于有症状而无LVOTO的患者，抗心律失常、降低左室充盈压、治疗心绞痛是治疗重点。若患者药物治疗无效，且左室收缩或舒张功能障碍进行性下降的患者应考虑行心脏移植。

（一）左室流出道梗阻

1. 一般措施

当患者存在静息或激发LVOTO的患者，避免使用动静脉扩张剂，包括硝酸盐和磷酸二酯酶抑制剂（IIa，C）；对于新发或控制不良的心房颤动的患者，在侵袭性治疗之前，建议恢复窦性心律或控制心率在适当水平（IIa，C）；地高辛不建议用于静息或激发出现LVOTO的患者（III，C）。

2. 药物治疗

对于静息或激发出现LVOTO的患者，推荐β受体阻滞剂（逐渐滴定至最大耐受剂量）作为一线治疗改善症状（I，B）；不能耐受β受体阻滞剂或者有药物禁忌证，推荐维拉帕米改善症状（逐渐滴定至最大耐受剂量）（I，B）；除β受体阻滞剂（或合并维拉帕米）外，推荐丙吡胺（逐渐滴定至最大耐受剂量）改善静息或激发出现LVOTO的患者症状（I，B）；丙吡胺可考虑为单一疗法改善静息或激发出现LVOTO的患者症状，但在患有心房颤动或易患患者中应谨慎使用，丙吡胺可以增加心室率反应（IIb，C）；对于静息或激发出现LVOTO的儿童或无症状成人，可考虑使用β-受体阻滞剂或维拉帕米减少左心室压力（IIb，C）；有症状的LVOTO患者，可谨慎使用低剂量袢或噻嗪类利尿剂改善劳力性呼吸困难（IIb，C）；对于β-受体阻滞剂或维拉帕米不能耐受或有药物禁忌的LVOTO患者，可考虑地尔硫卓（逐渐滴定至最大耐受剂量）改善症状（IIa，C）；激发出现严重LVOTO同时伴有低血压和肺水肿的患者，应考虑口服或静脉注射β受体阻滞剂和血管收缩药物（IIa，C）。

3. 室间隔消融治疗

建议由多学科团队中治疗HCM经验丰富的医生实施室间隔消融手术（I，C）。对于药物使用已达最大耐受剂量，NYHA心功能分级Ⅲ～Ⅳ级，静息或激发LVOT-PG≥50mmHg的患者，建议行室间隔消融治疗（I，B）；对于药物治疗后仍反复劳力性晕厥，静息或激发LVOT-PG≥50mmHg的患者，建议行室间隔消融治疗（IIa，C）；对于符合室间隔消融手术适应证和存在其他需要手术治疗的病变（如二尖瓣修复或置换、乳头肌处理）的患者，建议行室间隔肌切除而不是室间隔消融手术（I，C）；对于静息或激发LVOT-PG≥50mmHg，伴有并非仅由SAM现象导致的二尖瓣中至重度反流的患者，建议可行二尖瓣修复或置换手术（IIa，C）；对于静息或激发LVOT-PG≥50mmHg，二尖瓣叶一室间隔接触处室间隔最大厚度≤ 16mm，或者在单独肌切除手术后仍有二尖瓣中至重度反流的患者，建议可行二尖瓣修复或置换手术（IIb，C）。

4. 起搏治疗

对于静息或激发LVOT-PG≥50mmHg、窦性心律且药物治疗无效的患者，合并室间隔酒精消融和室间隔肌切除手术禁忌证或在室间隔酒精消融和室间隔肌切除术后存在心脏传导阻滞高风险，建议可行房室顺序起搏并优化AV间期，减轻LVOT-PG或促进β受体阻滞剂和/或维拉帕米的疗效（IIb，C）；对于静息或激发LVOT-PG≥50mmHg、窦性心律且药物治疗无效的患者，伴有心脏复律除颤器（ICD）适应证时，建议植入双腔ICD，减轻LVOT-PG或促进β受体阻滞剂和/或维拉帕米的疗效（IIb，C）。

（二）左室流出道无梗阻

1. 左心室射血分数（LVEF）正常（≥ 50%）的心力衰竭

对于NYHA心功能分级II～IV级且LVEF≥50%的患者，静息或激发无LVOTO，建议用β受体阻滞剂、维拉帕米或地尔硫卓改善心力衰竭症状（IIa，C）；对于NYHA心功能分级II～IV级且LVEF≥50%的患者，静息或激发无LVOTO，建议用低剂量噻嗪类和袢利尿剂改善心力衰竭症状（IIa，C）。

2. 左心室射血分数（LVEF）降低（＜50%）的心力衰竭

对于无LVOTO且LVEF＜50%的患者，除β受体阻滞剂外，应考虑血管紧张素转换酶抑制剂（ACEI）（不能耐受ACEI时使用ARB）降低心力衰竭住院率和过早死亡风险（IIa，C）；对于无LVOTO且LVEF＜50%的患者，除ACEI（或ARB）外，应考虑β受体阻滞剂降低心力衰竭住院率和过早死亡风险（IIa，C）；NYHA心功能分级II～IV级且LVEF＜50%的有症状患者，应考虑低剂量袢利尿剂改善心力衰竭症状，降低心力衰竭住院率（IIa，C）；对于心功能分级II～IV级且LVEF＜50%有持续症状的患者，无论是否服用ACEI和β受体阻滞剂，都应考虑盐皮质激素受体拮抗剂（MRA）治疗，降低心力衰竭住院率和过早死亡风险（IIa，C）；对于NYHA心功能分级II～IV级、LVEF＜50%且无LVOTO的永久性心房颤动患者，可考虑低剂量地高辛控制心室率（IIb，C）。

3.心脏再同步化治疗

对于最大LVOT-PG ＜30mmHg、NYHA心功能分级II～IV级且LVEF＜50%、QRS间期＞120ms以及左束支传导阻滞（LBBB）的药物难治性HCM患者，可考虑心脏再同步化治疗改善症状（IIb，C）。

4. 心脏移植

对于NYHA心功能分级III～IV级且LVEF＜50%的有症状的合适患者，不论有无优化药物治疗或难治性室性心律失常，可考虑原位心脏移植（IIa，B）；对于NYHA心功能分级III～IV级且LVEF≥50%的合适患者，伴有药物难治性舒张功能障碍，可考虑原位心脏移植（IIb，B）。

5. 左心室辅助装置（left ventricular assist device，LVAD）

对于终末期心力衰竭患者，无论患者有无优化药物和器械治疗、是否适合心脏移植，可考虑持续性轴流LVAD治疗改善症状，减少因心力衰竭恶化住院和等待移植手术过早死亡的风险（IIb，C）。

6. 无LVOTO的劳力性胸痛的治疗

对于有心绞痛样症状的患者，无LVOTO或阻塞性冠状动脉疾病证据，可考虑β受体阻滞剂和钙拮抗剂改善症状（IIa，C）；患者有心绞痛样症状，而无LVOTO或阻塞性冠状动脉疾病证据，可考虑行口服硝酸盐类药物改善症状（IIb，C）。

（三）心房心律失常

对于持续性、永久性或阵发性心房颤动患者，如无禁忌证，应考虑服抗凝药维生素K拮抗剂（VKA）（INR目标值2.0～3.0）预防血栓栓塞（I，B）；对于心房扑动的患者，应考虑与心房颤动患者治疗一样的抗栓治疗（I，C）；在抗血栓治疗前，无论是VKA还是抗血小板治疗，应考虑使用HAS-BLED评分评估出血风险（IIa，B）；对于近期发生的心房颤动患者，应考虑心脏电复律或静脉注射胺碘酮恢复窦性节律（IIa，C）；心脏电复律后，应考虑胺碘酮治疗以控制并维持窦性心律（IIa，B）；对于永久性或持续性房颤患者，应考虑β受体阻滞剂、维拉帕米和地尔硫卓控制心室率（I，C）；无左心房明显扩大，药物治疗无效或不能使用抗心律失常药物的心房颤动患者，应考虑导管消融治疗（IIa，B）；对于药物不能控制心室率，抗心律失常药物无效或副作用难以耐受，可考虑房室结消融控制心室率（IIb，C）；对房室结消融后LVEF≥50%的患者，建议对阵发性心房颤动植入具有模式调节功能的双腔起搏器，对持续性或永久性心房颤动植入单腔起搏器（I，C）；LVEF＜50%的任何类型的心房颤动患者，房室结消融后应考虑植入CRT起搏治疗（IIb，C）；窦性心律且左心房直径≥45mm的患者，建议每隔6～12个月进行一次48小时动态心电图监测（IIa，C）；对于有症状的心房颤动的HCM患者，可考虑在室间隔肌切除过程中行消融治疗（IIb，C）；患者拒绝口服抗凝药治疗，建议服用阿司匹林每日75～100mg联合75mg氯吡格雷抗血小板治疗（IIa，B）；对于调整VKA剂量不能维持抗凝疗效（INR 2～3）的心房颤动患者，或VKA副作用大，或患者不能监测INR，建议口服直接凝血酶抑制剂（达比加群）或Xa因子抑制剂抗凝治疗（I，B）；除非心房颤动病因可逆，否则即使窦性心律恢复，应考虑终身口服VKA（INR 2～3）抗凝治疗（I，C）。

（四）心源性猝死

1. 预防SCD

HCM患者应避免竞技性运动（I，C）；因室性心动过速（ventricular tachycardia，VT）或心室颤动（ventricular fifibrillation，VF）导致心脏骤停的幸存者，或者自发持续的VT引起晕厥或血流动力学异常且预期寿命＞1年的患者，建议安置ICD（I，B）；对于无复苏VT或VF病史，或自发持续VT导致晕厥或血流动力学异常病史，建议将HCM风险——SCD作为年龄≥16岁患者5年心脏骤停风险的评估方法（I，B）；建议在患者第一次就诊时评估5年SCD风险，并每隔1～2年或在临床状况发生变化时重新评估（I，B）；对于5年SCD≥6%且预期寿命＞1年的患者，在对并发症风险以及ICD对生活方式、社会经济和心理影响的详细评估后，建议植入ICD（IIa，B）；对于5年SCD≥4%而＜6%且预期寿命＞1年的患者，在临床全面评估后可植入ICD（IIb，B）；对于5年SCD风险＜4%的患者，只有在临床特征证明ICD对预后的重要性以及全面临床评估可获益，才考虑植入ICD（IIb，B）；对于5年SCD风险＜4%且无临床证据证实ICD对预后重要性的患者，不推荐植入ICD（III，B）。

2. 儿童ICD植入

推荐对心脏骤停或持续室性心动过速中幸存儿童患者植入ICD（I，B）；对于有2个及以上主要儿科危险因素的儿童患者，评估ICD终身并发症风险及ICD对生活方式和心理健康影响仍治疗有益，可考虑植入ICD（IIa，C）；对于仅有1个主要儿科危险因素的儿童患者，若评估ICD终身并发症风险及ICD对生活方式和心理健康的影响仍治疗有益，可考虑植入ICD（IIb，C）。

七、常规随访

对于临床病情稳定的患者，建议每12～24个月进行一次临床评估，包括12导联心电图和经胸超声心动图（transthoracic echocardiography，TTE）（I，C）；对于症状出现变化的患者，建议进行临床评估，包括12导联心电图和TTE（I，C）；对于临床症状稳定的患者，建议每12～24个月做一次48小时动态心电图检查；对于窦性心律且左房直径≥45mm的患者，建议每6～12个月检查一次；对于新出现心悸症状的患者，随时进行检查（I，C）；对于临床症状稳定的患者，建议每5年做一次CMR检查，病情进展的患者每2～3年做一次（IIb，C）；对于临床症状稳定的患者，建议每2～3年做一次症状限制性运动试验，病情进展的患者每年检查一次（IIb，C）；对于临床稳定的患者，如果可能的话，建议每2～3年做一次心肺运动测试，病情进展的患者每年检查一次（IIb，C）。

八、生殖与避孕

建议合并HCM的女性孕前进行风险评估和咨询（I，C）；建议育龄女性进行安全有效避孕咨询（I，C）；建议在妊娠前合并HCM的男性和女性进行疾病遗传风险的咨询（I，C）；建议β受体阻滞剂（美托洛尔最适）在女性患者妊娠前持续使用（IIa，C）；建议在妊娠期间出现症状的患者使用β受体阻滞剂（I，C）；无论何时使用β受体阻滞剂，建议监测胎儿生长和新生儿的状况（I，C）；在大多数患者中，建议首选阴道分娩（I，C）；对于心房颤动患者，建议根据妊娠阶段使用低分子肝素（low molecular weight heparin，LMWH）和VKA抗凝治疗（I，C）；对于持续性心房颤动患者应考虑心脏复律（IIa，C）。

综上，该指南从HCM流行病学、病因学、影像学诊断、临床症状评估及治疗等方面较全面提出了相应建议，尤其是针对HCM成人与儿童遗传检测和临床评估亦提出推荐意见，对于临床规范化诊治HCM具有重要指导性价值。

（熊　峰）

参考文献

[1] Elliott PM，Anastasakis A，Borger MA，et al. ESC Guidelines on diagnosis and management of hypertrophic cardiomyopathy：The Task Force for the Diagnosis and Management of Hypertrophic Cardiomyopathy of the European Society of Cardiology（ESC）[J]. Eur Heart J，2014，35(39)：2733-2779.

第二节 《中国成人肥厚型心肌病诊断与治疗指南》精要

目前，人们对肥厚型心肌病（hypertrophic cardiomyopathy，HCM）的认识更加广泛和深入。按照时间节点，2003年，美国心脏病学会（ACC）和欧洲心脏病学会（ESC）首次发布了HCM专家共识；2007年，中华医学会心血管病学分会中国心肌病诊断与治疗工作组发布了中国心肌病诊断与治疗建议。2011年，美国心脏病学院基金会（ACCF）/美国心脏协会（AHA）发表第一部HCM诊断与治疗指南，中国发表了《肥厚型梗阻性心肌病室间隔心肌消融术的中国专家共识》。2014年，ESC发布HCM诊断与治疗指南。为了更好地为专业人士临床决策时提供参考，2017年，中华医学会心血管病学分会组织撰写了本指南。本指南包括定义、流行病学、病因与发病机制、病理表现、分型、诊断、治疗及其他八部分。本节将对《中国成人肥厚型心肌病诊断与治疗指南》的内容进行概述，着重介绍诊断、治疗和患者管理部分。该指南对推荐类别的表述沿用国际通用的方式，以便于读者了解某一项诊断或治疗的价值。其证据水平及推荐级别见表6-2-1所列。

表6-2-1 证据水平及推荐级别

推荐级别		定义	证据级别	定义
I类		指已证实和(或)一致公认有益、有用和有效的操作或治疗,推荐使用	证据水平A	资料来源于多项随机临床试验或荟萃分析
II类	IIa类	有关证据和(或)观点倾向于有用和(或)有效,应用这些操作或治疗是合理的	证据水平B	资料来源于单项随机临床试验或多项非随机对照研究
	IIb类	有关证据和(或)观点尚不能被充分证明有用和(或)有效,可考虑应用	—	—
III类		指已证实和(或)一致公认无用和(或)无效,并对一些病例可能有害的操作或治疗,不推荐使用	证据水平C	仅为专家共识意见和(或)小规模研究、回顾性研究、注册研究

一、定义

HCM是心肌疾病的一种类型，其特征为心肌肥厚，主要表现为左心室壁增厚。它常指二维超声心动图测量的室间隔或左心室壁厚度≥15mm，或者有明确家族史者厚度≥13mm，一般不伴有左心室腔的扩大。需排除由于前负荷增加引起的左心室壁增厚的疾病，如高血压、主动脉瓣狭窄和先天性主动脉瓣下隔膜等。

二、流行病学

中国HCM患病率为万分之八，是青少年和运动员猝死的主要原因之一。心源性猝死（sudden cardiac death, SCD）常见于10～35岁的年轻患者，心力衰竭（心衰）死亡多发生于中年患者，HCM相关的心房颤动（房颤）导致的卒中则以老年患者多见。SCD的危险性随年龄增长而逐渐下降，但不会消失。在三级医院就诊的HCM患者年死亡率为2%～4%，SCD是最常见的死因之一。

三、分型

根据超声心动图检查时测定的左心室流出道压差（left ventricular outflowtract gradient，LVOT-PG)，可将HCM患者分为梗阻性肥厚型心肌病（ hypertrophic obstructive cardiomyopathy，HOCM ）、非梗阻性肥厚型心肌病（hypertrophic non-obstructive cardiomyopathy, HNCM）及隐匿HOCM 3种类型。安静时，LVOT-PG＞30mmHg（1mmHg=0.133 kPa）为HOCM；安静时LVOT-PG正常，负荷运动时LVOT-PG＞30mmHg为隐匿HOCM；安静或负荷时LVOT-PG均＜30mmHg为HNCM。另外，约3%的患者表现为左心室中部梗阻性HCM，可能无左室流出道梗阻（left ventricular outflow tract obstruction，LVOTO)，也无收缩期二尖瓣前向运动（systolic anterior motion, SAM）征象。有研究认为该类患者临床表现及预后与HOCM相同，甚至更差。HOCM、隐匿HOCM和HNCM患者比例约各占1/3。这种分型是目前临床最常用的分型方法，有利于指导治疗方案选择。此外也可根据肥厚心肌部位分型，包括心尖肥厚、右心室肥厚和孤立性乳头肌肥厚的HCM。

四、诊断

（一）症状

HCM临床症状受LVOTO、心功能受损程度、心律失常类型等影响，变异性大，可长期无症状，亦可以猝死为首发症状。主要症状如下。

（1）劳力性呼吸困难：在有症状患者中占90%以上，为最常见症状。

（2）胸痛：发生率为25%～30%，发生于休息时及餐后，多呈劳力性胸痛，也可有不典型疼痛持续发生，冠状动脉造影正常。

（3）心悸：与心律失常或心功能受损有关。房颤是常见的一种心律失常，发生率约为22.5%。

（4）晕厥或先兆晕厥：一般发生于活动时。15%～25%的患者至少发生过一次晕厥，20%的患者有先兆晕厥。

（5）SCD：多与致命性心律失常有关，多为室性心动过速（持续性或非持续性）、心室颤动（室颤），亦可为停搏、房室传导阻滞。

（6）约10%的患者可发生左心室扩张，称之为HCM扩张期，临床症状类似于扩张型心肌病，为HCM终末阶段表现之一。

（二）体征

体格检查所见体征与LVOTO有关，亦与患者疾病状态有关。无或梗阻程度轻的患者可无明显的阳性体征。

LVOTO加重可使心脏杂音增强，常见于患者从蹲、坐、仰卧等姿势变换为直立姿势时；以及Valsalva动作、室性早搏后代偿性搏动的心肌收缩力增强或使用硝酸甘油后。心脏听诊可在心尖和胸骨左缘之间闻及紧邻S_1出现明显的递增递减型杂音。

（三）辅助检查

（1）心电图：所有患者都应进行心电图检查（I，B）。该检查灵敏度高，但特异度欠佳。超过90%的患者有心电图改变，多表现为复极异常，包括下壁导联（II、III、aVF）和侧壁导联（I、aVL或V_4～V_6）明显的病理性Q波，异常的P波，电轴左偏。心尖肥厚者常见V_2～V_4导联T波深倒置。心电图变化可先于临床症状出现。

（2）超声心动图：所有患者均应进行全面的经胸超声心动图检查，包括二维超声、彩色多普勒、频谱多普勒、组织多普勒等（I，B）。成人超声心动图诊断标准：左心室心肌任何节段或多个节段室壁厚度≥15mm，并排除其他引起心脏前负荷增加的疾病，如高血压、瓣膜病等。

（3）动态心电图监测：为评估猝死的风险，判断心悸或晕厥的原因，所有患者均应行动态心电图监测（I，B）。

（4）运动负荷检查：为排除隐匿性梗阻，对静息时无LVOTO而有症状的患者，可做运动负荷检查。检查方法有限制Bruce方案。如无法行该方案，则替代的方法包括药物（即亚硝酸异戊酯、多巴酚丁胺、异丙肾上腺素）激发试验和Valsalva试验（I，B）。值得注意的是：检查室应配备相应的急救人员及设施。检查前应做足术前准备，检查时及恢复过程中应密切关注患者的症状、血压、心率、LVOT-PG的变化以及有无新发的心律失常等。

（5）心脏磁共振成像（cardiac magnetic resonance，CMR），推荐CMR检查指征：①可疑HCM，但超声诊断不明确（I，B）；②可疑心尖部或侧壁肥厚及非缺血性心尖室壁瘤的患者（I，C）；③需进一步评估左心室结构（乳头肌病变等）及心肌纤维化（II a，C）；④与其他以左心室肥厚为表现的心肌病进行鉴别诊断（I，C）；⑤拟行外科心肌切除术，如超声心动图不能清晰显示二尖瓣和乳头肌的解剖结构，可行CMR检查（II a，C）；⑥条件允许，所有确诊或疑似HCM的患者均应行CMR检查（IIa，C）。钆对比剂延迟强化（late gadolinium enhancement，LGE）是识别心肌纤维化最有效的方法，LGE与死亡、SCD等风险正相关。约65%的HCM患者出现LGE，以室间隔与右心室游离壁交界处局灶状强化最为典型，多表现为肥厚心肌内局灶性或斑片状强化。

（6）X线胸片：X线胸片可见左心室增大，亦可在正常范围，可见肺部瘀血，但严重肺水肿少见（I，C）。

（7）冠状动脉计算机断层成像或冠状动脉造影：适用于有明显心绞痛症状，冠状动脉的情况将影响下一步治疗策略的患者或拟行外科心脏手术的患者；对于有心脏停搏的成年幸存者，或合并持续性室性心律失常的患者也建议行冠状动脉评估（I，B）。

（8）心内导管检查：疑诊HCM，存在以下一种或多种情况，可行心内导管检查（IIb，C）：①需要与限制型心肌病或缩窄性心包炎鉴别；②怀疑LVOTO，但临床表现和影像学检查之间存在差异；③需行心内膜活检鉴别不同病因的心肌病；④拟心脏移植的患者术前评估。

（四）基因诊断

基因突变是绝大部分HCM患者的最根本原因，应建立HCM及可疑患者、家系患者的基因诊断程序。

HCM致病基因检测需要在有检测资质的实验室或机构，由具有资质的专业人员进行（I，B）。目前HCM的基因型-临床表型的关系尚缺乏有力数据支持，因此基因检测结果对HCM先证者临床危险分层、预后判断等的指导价值需认真评估。

（五）病因诊断和鉴别诊断

1. 肌小节蛋白编码基因突变导致的HCM

约60%的HCM是由肌小节蛋白的编码基因突变所致，相关致病基因见表6-2-1所列，临床表现为典型的HCM，基因诊断是确诊和鉴别诊断的主要手段之一。

2. 糖原贮积病

该病的鉴别要点主要是多系统的临床表现，严重的左心室肥厚，早期进展为扩张期，常伴心室预激和传导异常等心电图表现。（1） Danon病：是一种罕见的X连锁显性遗传性溶酶体糖原贮积病，HCM患者中经基因检测0.7%～2.7%诊断为此病。男性常在20岁以前、女性多在成年期发病。主要表现为骨骼肌病、智力发育迟缓和心肌病变。心脏受累主要表现为严重的左心室对称性肥厚，室壁厚度常在30mm以上。心电图左心室高电压明显，80%以上的患者合并预激综合征。CMR检查LGE多见于前、侧和（或）后壁的心内膜下、心肌内或透壁性，通常室间隔不受累。肌肉或心肌活检可见特征性的病理改变，基因检测有助于诊断。（2）单磷酸腺苷激活蛋白激酶吖2亚基编码基因突变（PRKAG2）心脏综合征：是一种罕见的常染色体显性遗传病，由PRKAG2突变所致。约0.5%的HCM患者诊断为此病。该病通常为均匀性左心室肥厚，室壁厚度常＞15mm，非对称性肥厚多发生于下后壁或下侧壁，通常不伴LVOTO和SAM征。大部分患者无心脏外表现，少数可有骨骼肌异常。基因检测有助于明确诊断。

3. Anderson Fabry病

35岁以上表现为HCM的患者中0.5%～1.0%为此病。该病多表现为向心性心肌肥厚，超声心动图可见内膜和外膜回声强而中间肌层回声弱的“双边”表现，一般其他HCM和高血压患者无此征象。心电图常表现为左心室高电压及传导系统受累，也可见短PR间期不伴预激综合征。CMR LGE通常出现在左心室下侧壁基底部，在心肌内表现为正中分布，仅心内膜下和心外膜下小部分未受累。本病通常合并其他系统受累的症状，如外周神经疼痛、少汗、皮肤血管角化瘤、蛋白尿、肾功能不全和眼部病变等。确诊依赖于仅α-Gal A酶活性的测定，基因检测也可用于该病的诊断。

4. Friedreich共济失调

Friedreich共济失调是一种常染色体隐性遗传病，患者多在青春期前后起病，临床主要表现为进行性步态和肢体共济失调、腱反射消失、病理征阳性和骨骼异常。34%～77%的患者伴有心肌肥厚。超声心动图检查主要为左心室向心性肥厚，左心室大小和收缩功能正常，心电图显示有T波倒置、电轴左偏和复极异常。疾病晚期可出现左心室增大和收缩功能减低，心衰和心律失常是死亡的主要原因之一。基因检测有助于诊断。

5. 线粒体疾病

心脏病变见于40%的患者，其中心肌肥厚最常见。早期多表现为左心室肥厚，之后逐渐出现心脏扩大和LVEF降低。除心脏受累外，患者通常伴有其他系统受累表现，包括神经肌肉病变、内分泌、消化系统或肾脏等。实验室检查血乳酸、丙酮酸最小运动量试验阳性，基因分析有助于确诊。

6. 畸形综合征

一些畸形综合征合并心肌肥厚，仔细检查可发现其他器官受累的临床表现，包括Noonan、LEOPARD、Costello和心面皮肤综合征（CFC）。Noonan综合征是一种常染色体显性遗传病，表现为身材矮小、智力发育障碍、性发育不良（隐睾）、先天性心血管异常、骨骼发育异常、出血倾向、淋巴管发育不良、复杂胸部畸形及独特的面部特征等。心血管系统异常最常见为肺动脉瓣狭窄，其次为心肌肥厚和房间隔缺损。Noonan综合征通常在6个月左右即发现心肌肥厚，常合并心衰而预后较差。LEOPARD综合征：临床表现为雀斑、心电图异常、眼距宽、肺动脉狭窄、生殖器异常、生长迟缓和耳聋。左心室肥厚见于73%的LEOPARD综合征患者，也可见左心室流出道梗阻和右心室肥厚，常合并有瓣膜（主要是肺动脉瓣）和冠状动脉异常。Costello综合征主要表现为生长发育迟缓、身材矮小、特征性面容、皮肤和肌肉骨骼病变，63%的Costello综合征患者合并心脏异常，主要为肺动脉狭窄、心肌肥厚和心律失常。基因检查有助于诊断。

7. 系统性淀粉样变

淀粉样变导致的左心室肥厚通常为对称性，可明显增厚，但心电图表现为低电压或正常电压。除心室肌外，房间隔和瓣膜也可发生增厚。CMR LGE多发生在心内膜下，可以延展至附近心肌。淀粉样变会有心脏外表现，如外周神经病变、腹泻或假性肠梗阻、尿蛋白或肾功能不全、玻璃体混浊等。组织病理可见组织间质内特别是血管壁周围的无结构均匀物质沉积，刚果红染色阳性。基因检测有助于诊断。

HCM相关综合征临床罕见，心肌肥厚是其特点之一，一般会同时累及其他系统或器官，并且各有特点，这与肌小节蛋白编码基因突变导致的HCM不同，临床上出现特殊征象（如智力发育迟缓、感音神经性耳聋、视力受损、步态失衡、感觉倒错/感觉异常/神经性疼痛、腕管综合征、肌无力、雀斑样痣/咖啡牛奶斑、血管角质瘤等），要完善相关检查，明确HCM相关综合征等情况，基因诊断是主要的鉴别手段之一。

8. 强化运动引起的心肌肥厚

当规律强化体能训练致左心室壁轻度增厚（13～15mm）时与HCM鉴别存在一定困难。鉴别要点包括此类人群无HCM家族史、心肺运动功能较好，超声心动图常示左心室腔内径增大、室壁轻度均匀增厚（不出现极端不对称或心尖肥厚），通常不合并左心房增大、严重的左心室舒张功能异常和收缩功能降低，终止体能训练可减轻心肌肥厚。筛查HCM致病基因有助于二者的鉴别。

9. 高血压引起的心肌肥厚

此类患者高血压病史较长，心肌肥厚通常呈对称性，肥厚心肌为均匀的低回声，室壁厚度一般≤15mm，失代偿期左心腔可增大。心电图示左心室高电压。经严格血压控制6～12个月后左心室心肌肥厚可减轻或消退。筛查HCM致病基因有助于鉴别诊断。

10. 主动脉瓣狭窄和先天性主动脉瓣下隔膜

主动脉瓣狭窄心肌肥厚70%～80%为对称性轻度肥厚。超声心动图可明确病变特点、部位及血流动力学改变，即瓣叶数目异常、增厚、钙化，联合处融合及运动受限，左心室及室间隔呈对称性肥厚和主动脉根部狭窄后扩张。而HCM患者一般无严重主动脉瓣病变。先天性主动脉瓣下隔膜临床表现与主动脉瓣狭窄类似，需要与HCM鉴别。超声心动图可见主要为对称性肥厚，瓣下隔膜常需仔细观察。CMR检查清晰可见隔膜。

11. 冠心病合并心肌肥厚

HCM患者出现不典型心绞痛和心电图ST-T改变、病理性Q波及广泛对称的倒置T波，在缺乏其他相关检查结果的情况下易误诊为冠心病，二者需进行鉴别诊断。冠心病患者年龄多在40岁以上，有高血压、高脂血症等相关危险因素，发展到一定阶段可并发左心室或室间隔肥厚和左心室舒张功能受损。但冠心病患者R波电压一般不高，超声心动图通常不出现明显的非对称性左心室肥厚、LVOTO和SAM征。冠状动脉造影及基因检测可协助诊断。

12. 内分泌异常导致的心肌肥厚

肢端肥大症，由于生长激素分泌过多，会导致向心性或离心性左心室肥厚，离心性肥厚较为少见。过度分泌肾上腺髓质激素的疾病（如嗜铬细胞瘤）也会导致心肌肥厚。1型糖尿病母亲分娩的婴儿中有50%、2型糖尿病中有25%出现左心室肥厚。治疗相关疾病可缓慢逆转左心室肥厚。

13. 药物导致的心肌肥厚

长期使用某些药物，包括促代谢合成的类固醇、他克莫司和羟氯喹，可导致左心室肥厚，但室壁很少＞15mm。

五、治疗

（一）左心室流出道梗阻的治疗

1. 药物治疗

（1）I类推荐：①对于静息时或刺激后出现LVOTO的患者，推荐一线治疗方案为给予无血管扩张作用的β受体阻滞剂（剂量可加至最大耐受剂量），以改善症状（I，B）。②对于静息时或刺激后出现左LVOTO但无法耐受β受体阻滞剂或有禁忌证的患者，推荐给予维拉帕米以改善症状（小剂量开始，剂量可加至最大耐受剂量）。但对LVOT-PG严重升高（＞100mmHg）、严重心力衰竭或窦性心动过缓的患者，维拉帕米应慎用（I，B）。③除β受体阻滞剂外（或合并维拉帕米），丙吡胺可以改善静息或刺激后出现LVOTO患者的症状（剂量可加至最大耐受剂量）。④治疗急性低血压时对液体输入无反应的HOCM患者，推荐静脉用苯肾上腺素（或其他单纯血管收缩剂）（I，B）。，

（2）II a类推荐：①静息时或刺激后LVOTO的患者应避免使用动静脉扩张剂，包括硝酸盐类药物和磷酸二酯酶抑制剂（II a，C）。②对于β受体阻滞剂和维拉帕米不耐受或有禁忌证的有症状LVOTO患者，应考虑给予地尔硫卓以改善症状（剂量可加至最大耐受剂量）（IIa，C）。

（3）II b类推荐：①对于静息或刺激后出现LVOTO的无症状患者，可考虑采用β受体阻滞剂或维拉帕米，以减小左心室压力（IIb，C）。②对于有症状的LVOTO患者，可考虑谨慎采用低剂量襻利尿剂或噻嗪类利尿剂改善劳力性呼吸困难（II b，C）。③可考虑给予丙吡胺作为单一疗法，改善静息或刺激后出现LVOTO患者的症状。丙吡胺可增加房颤患者心室率，应用时需注意（II b，C）。

（4）III类推荐：①对梗阻性HCM患者，采用多巴胺、多巴酚丁胺、去甲肾上腺素和其他静脉应用的正性肌力药治疗急性低血压可能有害（III，B）。②静息时或刺激后LVOTO的患者应避免使用地高辛（III，C）。③对有静息或可激发LVOTO的HCM患者，采用硝苯地平或其他二氢吡啶类钙通道阻滞剂对症（心绞痛或呼吸困难）治疗有潜在的危险（III，c）。④对有全身低血压或严重静息呼吸困难的HOCM患者，维拉帕米有潜在危险（III，c）。

2. 经皮室间隔心肌消融术

具体可参考《2011年肥厚型梗阻性心肌病室间隔心肌消融术的中国专家共识》（IIa，C）。

3. 外科室间隔心肌切除术

室间隔心肌切除术包括经典Morrow手术和改良扩大Morrow手术（IIa，C）。详见第三部分第三节。

4. 植入永久起搏器植入

DDD起搏器对有严重症状的HOCM可能有效（II b，B）。对HOCM患者植入起搏器需注意两点：（1）心室起搏电极必须置于真正的右心室尖；（2）房室间期（AV间期）必须短于患者窦性心律的PR间期。详见第三部分第七节。

（二）合并心衰的治疗

1. IIa类推荐

（1） NYHA心功能II～IV级且LVEF≥50%的患者，若静息和刺激时均无LVOTO，应考虑β受体阻滞剂、维拉帕米或地尔硫卓治疗，以改善心衰症状（IIa，C）。

（2） NYHA心功能II～IV且LVEF＞50%的患者，若静息和刺激时均无LVOTO，应考虑低剂量利尿剂治疗，以改善心衰症状（IIa，C）。

（3） 对于无LVOTO且LVEF＜50%的患者，应考虑应用β受体阻滞剂及血管紧张素转化酶抑制剂（ACEI）治疗。若ACEI不耐受，可考虑血管紧张素II受体拮抗剂（ARB）治疗，以降低心衰住院率和死亡风险（IIa，C）。

（4） NYHA心功能II～IV级且LVEF＜50% 的患者，应考虑小剂量襻利尿剂治疗，以改善心衰症状降低心衰住院率（II a，C）。

（5） NYHA心功能 II～IV级且LVEF＜50%的患者，无论是否服用ACEI/ARB和β受体阻滞剂，均应考虑接受盐皮质激素受体拮抗剂（如螺内酯）治疗，以降低心衰住院率和死亡风险（IIa，C）。

2. II b类推荐

（1）NYHA心功能II～IV级且LVEF≥50%的患者，ACEI或ARB治疗控制症状（心绞痛或呼吸困难）的有效性尚未确定，应慎用于有静息或可激发的LVOTO的患者（II b，C）。

（2） NYHA心功能II～IV级、LVEF＜50%且无LVOTO的永久性房颤患者，可考虑应用小剂量地高辛控制心室率（IIb，C）。

（三）合并胸痛的治疗

1. II a类推荐：对于出现心绞痛样胸痛且无LVOTO的患者，应考虑给予β受体阻滞剂和钙通道阻滞剂治疗以改善症状（II a，C）。

2. II b类推荐：对于出现心绞痛样胸痛且无LVOTO的患者，可考虑口服硝酸盐类药物以改善症状（IIb，C）。对于胸痛合并LVOTO的患者，治疗同LVOTO的药物治疗部分。

（四）合并房颤的治疗

房颤是HCM常见的心律失常之一，并发血栓栓塞（卒中和外周血管栓塞事件）的发生率为27.1%，年发生率为3.8%，均显著高于普通房颤患者。具体治疗推荐如下。

1. 房颤的药物治疗

（1）I类推荐：①对于所有伴发持续性、永久性或阵发性房颤的HCM患者，在无禁忌证的前提下，均建议口服抗凝药如维生素K拮抗剂（华法林），将国际标准化比值（INR）控制在2.0-3.0，预防血栓栓塞，无须CHA_2DS_2-VASc评分系统评估患者卒中风险（I，B）。②如房颤患者服用剂量调整后的维生素K拮抗剂疗效欠佳或不良反应过大，或不能监测INR，建议采用新型口服抗凝药如直接凝血酶抑制剂或Xa因子抑制剂进行治疗（I，B）。③除非房颤病因可逆转，否则在恢复窦性节律前建议终生接受口服抗凝药治疗（I，C）。④对于心房扑动（房扑）的患者，建议采取与房颤患者一致的抗凝治疗（I，C）。⑤永久性或持续性房颤患者建议采用β受体阻滞剂、维拉帕米和地尔硫卓控制心室率（I，c）。

（2）IIa类推荐：①如患者拒绝口服抗凝药治疗，可考虑每日口服阿司匹林75～100 mg联合75 mg氯吡格雷（出血风险较低）进行抗血小板治疗（II a，B）。②进行抗凝或抗血小板药物治疗前，应考虑利用HAS-BLED评分评估出血风险（IIa，B）。③近期房颤发作的患者，应考虑通过电复律或应用胺碘酮以恢复窦性节律（IIa，C）。④心脏电复律后，应考虑采用胺碘酮治疗以控制并维持窦性心律（1I a，B）。⑤对于新发或心室率控制不达标的房颤患者，在进行介入治疗前，应考虑先恢复窦性节律或控制心室率于适当水平（IIa，C）。

（3）III类推荐：①对有房颤的HCM患者，单用丙吡胺控制症状（心绞痛或呼吸困难），而不与β受体阻滞剂或维拉帕米联合应用，可能是有害的（III，B）。②对无房颤的HOCM患者，采用洋地黄治疗劳力性呼吸困难可能是有害的（III，C）。

2. 房颤的介入治疗

如果房室结消融术后，LVEF≥50%，阵发性房颤患者建议植入DDD起搏器，持续性或永久性房颤患者建议植入单腔（VVIR）起搏器（I，C）。

如果抗心律失常药物无效或不能服用，在未出现严重左心房扩张的情况下，可考虑导管消融术治疗（II a，B）。

（五）SCD的预防

目前认为安装ICD是预防HCM患者SCD的唯一可靠的方法。HCM患者应避免参加竞技性体育运动（I，C），可能有助于预防SCD。药物预防SCD效果不明确，胺碘酮可能有效（II b，C）。

有关HCM危险分层和ICD植入的建议如下。HCM患者初始评估时均应进行综合SCD危险分层，若存在下述情况任意一项均建议植入ICD（I，B）：（1）具有室颤、持续性室性心动过速或心跳骤停（SCD未遂）的个人史；（2）早发SCD家族史，包括室性快速心律失常的ICD治疗史；（3）不明原因的晕厥；（4）动态心电图证实的非持续性室性心动过速；（5）左心室壁最大厚度≥30mm。

也可应用HCM预测模型（HCM Risk.SCD）对患者进行个体化风险评估，5年SCD风险≥6%建议植入ICD，<4%不建议植入ICD，4%～6%者根据具体情况而定（I，B）。

在评估了常规危险因素后，具备下述潜在SCD危险因素任意一项者可考虑植入ICD（IIa，B）：（1）CMR LGE阳性；（2）携带多个HCM致病基因突变（即致病突变个数>1）。

对未行ICD植入的患者，定期（每12～24个月1次）进行SCD危险分层是合理的（IIa，C）。

不推荐对HCM患者常规应用有创电生理检查作为SCD危险分层的手段（III，C）。

（六）终末期治疗

左心室扩大和收缩功能不全是终末期HCM最常见的临床表现。心脏移植的适应证为终末期心脏病，尤其是NYHA心功能III或IV级，对常规治疗均无反应的患者（IIa，B）。

六、其他

（一）生活指导

无症状HCM患者可参加低强度运动和娱乐活动（IIa，C）。HCM患者不适合参加剧烈的竞技运动，与年龄、性别、种族、是否存在LVOTO、是否有经皮室间隔心肌消融术或者室间隔心肌切除术治疗史、是否植入ICD无关（III，C）。

（二）随访推荐

临床稳定的HCM患者，建议每12～24个月进行1次包括12导联心电图和经胸超声心动图检查在内的临床评估（I，C）；病情进展的患者，可及时进行包括12导联心电图和经胸超声心动图检查在内的临床评估（IIa，C）。

临床稳定的HCM患者，建议每12～24个月进行1次48小时动态心电图检测；窦性心律、左心房内径≥45mm的患者建议每6～12个月进行1次48小时动态心电图检测；新出现心悸症状的患者可及时进行48小时动态心电图检测（II a，C）。临床稳定的HCM患者，建议每2～3年进行1次运动负荷检查；病情进展的患者，建议每年进行1次运动负荷检查（IIa，C）。

临床稳定的患者，建议每5年进行1次CMR检查；病情进展的患者，建议每2～3年进行1次CMR检查（IIb，C）。

（邓晓奇）

参考文献

[1] 中华医学会心血管病学分会，中华心血管病杂志编辑委员会，中国成人肥厚型心肌病诊断与治疗指南编写组.中国成人肥厚型心肌病诊断与治疗指南[J].中华心血管病杂志，2017，45（12）：1015-1032.

第三节 《2020年AHA/ACC肥厚型心肌病诊断与治疗指南》执行概要

肥厚型心肌病（hypertrophic cardiomyopathy， HCM）是一种常染色体显性遗传的心肌疾病，罹患者有猝死风险。目前，HCM在国际上越来越受重视，近年来，也涌现出大量HCM的高质量研究。自2003年美国心脏病学会（ACC）和欧洲心脏病学会（ESC）首次发布了HCM专家共识以来，国内外共出现至少5个相关共识或指南。基于更多试验结果的涌现，2020年11月，美国心脏协会（AHA）/ACC联合在线发表了肥厚型心肌病诊断及治疗指南概要，该指南概要主要从共同决策、多学科管理、诊断评估及随访、心源性猝死（sudden cardiac death， SCD）风险评估和预防、HCM管理以及生活方式等六个大方面提出了相关的推荐意见。

它与既往指南或共识的不同之处在于以下三个方面。（1）该指南概括出全文的十大要点。（2）该指南对检查方法的类别的表述沿用了最近几年国际的通用方式。在表述1类指征时使用的是阿拉伯数字1、2、3而非原先的罗马数字I、II、III。在表述证据来源水平时B级水平分为B-R：表示资料来源于中等质量的单项或多项随机临床试验/meta分析；B-NR：表示资料来源于中等质量的单项或多项非随机对照研究、观察研究以及注册研究或meta分析。在表述证据来源水平时C级水平分为B-LD：表示资料来源于质量存在缺陷的单项或多项随机临床试验/meta分析；C-EO：表示资料来源于基于临床经验的专家意见。（3）该指南从宏观的共同决策、多学科管理阐释了HCM的未来管理方向，这一思路也贯穿于整个指南概要之中。（4）该指南中HCM的生活方式方面的管理也是既往指南忽视的地方。（5）由于近10年来HCM的非药物治疗取得了长足的进展，该指南也在这些方面提出了较多的新的观点。

该指南概括起来共有以下十个要点。

（1）共同决策：对于HCM或HCM高风险的患者，建议在制订医疗计划时共同决策（包括但不限于关于基因评估、活动、生活方式和治疗选择的决定），需要全面揭示所有选项的风险、益处和预期结果以及患者的选择。

（2）多学科管理：初级心脏团队可开始启动评估、治疗和纵向护理，但转诊到具有专业水平的多学科中心对于优化HCM患者的医疗可能很重要。

（3）基因：了解HCM遗传相关问题是医疗的基石之一。可以在任何年龄对HCM患者的一级家庭成员进行基因检测或心电图监测筛查，且需每2～3年重测。

（4）心脏影像学：超声心动图仍然是HCM患者的基本影像检查手段。心血管磁共振成像也对许多患者有帮助，特别是那些诊断存在不确定性、超声心动图成像窗口不佳或植入性心律转复除颤器（ICD）位置不确定的患者。

（5）风险决策：除对部分风险标记物（如心尖部壁瘤、左心室收缩功能降低和广泛的钆增强）进行全面评估外，与患者沟通也是关键的一环。

（6）儿童：儿童HCM的SCD危险因素与成人患者不同；此外，儿童ICD植入的标准也与成人不同。建议在初级或综合性HCM中心解决儿童ICD植入问题。

（7）室间隔减容术（septal reduction therapy，SRT）：主要包括外科室间隔肌切除术和室间隔酒精消融术。对某些药物难治性或严重流出道梗阻导致心脏失代偿的HCM患者，在有经验的HCM中心，进行间隔缩小疗法的早期干预可能是一个较好的选择。

（8）心房颤动：HCM患者合并持续性或阵发性心房颤动中风的风险明显增加，因此口服抗凝剂应被视为默认治疗方案，而不受CHA_2DS_2-VASC评分的影响。维持窦性心律和控制心率是成功治疗心房颤动的关键。

（9）心力衰竭：在没有左心室流出道梗阻的情况下，HCM心力衰竭症状与其他病因的心力衰竭患者症状相似，必要时需要心脏再同步化治疗、左心室辅助装置以及心脏移植。左心室射血分数＜50%常提示收缩功能明显受损，并与预后不良及SCD风险增加相关。

（10）锻炼：HCM患者中等强度的锻炼与室性心律失常事件的风险增加无关。HCM患者是否进行更严格的运动或训练，取决于该患者与其HCM医疗专家团队对潜在风险的全面探讨。

以下为十大要点的更新情况。

一、共同决策

对于患有HCM或面临HCM风险的患者，建议在制订医疗计划时进行共同决策（包括但不限于关于基因评估、活动、生活方式和治疗选择的决策），包括充分披露所有决策的风险、益处和预期结果以及患者参与的机会（1，B-NR）。

二、多学科管理

初级心脏团队可开始启动评估、治疗和纵向护理，但转诊到具有专业水平的多学科中心对于优化HCM患者的医疗可能很重要（1，C-LD）。

三、诊断、评估及随访

（一）临床诊断

对于疑似HCM的患者，建议将全面的体格检查、完整的病史和家系调查作为初步诊断评估的一部分（1，B-NR）。

（二）经胸超声心动图

对可疑HCM患者，初步评估时建议行经胸超声心动图（transthoracic echocardiography，TTE）检查（1，B-NR）。对于病情无进展的HCM患儿，建议每隔1～2年重复TTE检查，以评估心肌肥厚程度、动态左室流出道梗阻（left ventricular outflow tract obstruction，LVOTO）、二尖瓣反流和心肌功能（1，B-NR）。对于病情进展的HCM成人患者，建议重复TTE（1，B-NR）。对于静息LVOT-PG＜50mmHg的HCM患者，建议采用不同体位的TTE操作（1，B-NR）。对于无静息或激发的LVOT-PG≥50mmHg的有症状HCM患者，术中经食道超声心动图可用于评估二尖瓣解剖结构、功能和室间隔切除的充分性（1，B-NR）。对于接受酒精室间隔消融的患者，建议术中使用TTE或TEE加冠状动脉内超声（1，B-NR）。对于接受SRT的患者，建议在术后3～6个月内使用TTE评估手术效果。建议TTE用于初始家庭筛查和定期随访（1，B-NR）。对于基因阳性或表型阴性的个体，建议根据年龄和临床状态的变化定期进行系列超声心动图检查（1，B-NR）。

在计划行室间隔切除术时排除继发于二尖瓣装置结构异常的二尖瓣反流，或评估酒精间隔消融术的可行性时，TEE可能是有用的（2a，C-LD）。对于心尖型患者，声学造影剂的使用是合理的，特别是在其他成像手段，如心脏磁共振成像（cardiac magnetic resonance，CMR）不容易获得或存在禁忌证的情况下（2a B-NR）。

与既往指南对比，随着相关临床试验的出现，新指南对HCM的TTE复查以及随访做了一些界定，尤其是对于SRT治疗以及基因情况行TTE做出了相关规定。此外，声学造影剂对于心尖型HCM患者的使用也是既往的指南中未曾提及的。

（三）心脏核磁共振成像

对于怀疑患有HCM的患者，超声心动图没有确定的结果，需要进行核磁共振成像以明确诊断（1，B-NR）。对于怀疑有其他诊断的左心室肥厚患者，核磁共振成像是有用的（1，B- NR）。对于没有被确定为SCD高风险的患者，或者在临床评估（包括个人/家族史、超声心动图和动态心电图监测）后仍不确定是否继续使用植入式心律转复除颤器（ICD）的患者，CMR成像有利于评估最大左心室（LV）室壁厚度、左室射血分数（left ventricular ejection fraction，LVEF）、心尖动脉瘤和晚期钆增强的心肌纤维化程度（1 B-NR）。对于梗阻性HCM患者，其梗阻的解剖机制在超声心动图上没有定论，建议使用CMR。

考虑定期（每3～5年）重复对比增强CMR进行SCD风险分层，以评估晚期钆增强的变化和其他形态学变化，包括EF、心尖动脉瘤的发展或左心室壁厚度（2b，C-EO）。

近年来，CMR的运用越来越广泛，包括在HCM的诊断中的运用。该部分与既往指南最大的不同在于CMR对于SCD的分层及安置ICD的评估。此外，对于CMR指导SRT的循证证据级别也上升了。

（四）心律评估

建议在初始评估中使用12导联心电图，并将其作为定期随访（每1～2年）的一部分

（1，B-NR）。在HCM病患者中，建议在初始评估中进行24～48小时的动态心电图监测，并作为定期随访（每1～2年一次）的一部分，以识别有SCD风险的患者并指导心律失常的管理（1，B-NR）。对于出现心悸或头晕的患者，建议延长（＞24小时）心电图监测或事件记录，除非患者在监测期间出现症状，否则不应将其视为诊断（1 B-NR）。对于患者的一级亲属，建议将12导联心电图作为筛查的一个组成部分（1 B-NR）。

对于有房颤额外风险因素的患者，如左心房扩张、高龄、NYHA为Ⅲ级至Ⅳ级，且可接受抗凝治疗的患者，延长的动态监测筛选房颤是合理的 （2a B-NR）。在没有房颤风险因素且可接受抗凝治疗的成年患者中，需考虑延长动态监测以评估无症状阵发性房颤（2b B-NR）。

与既往指南对比，延长心电图监测或事件记录是本版指南最大的不同，此外，因心房颤动在HCM中的特殊地位，本指南对于房颤也做出了一定的规定。值得提出的是：对于患者的一级亲属，12导联心电图作为筛查手段的证据级别也较高。

（五）血管造影和有创血流动力学评估

对于可能行SRT的患者，以及在无创成像中存在LVOTO或不确定严重程度的患者，建议采用心导管术进行有创血流动力学评估（1，B-NR）。对于有心肌缺血症状或证据的患者，建议行冠状动脉CT或造影术（1，B-NR）。对于有冠状动脉粥样硬化风险的患者，建议在手术之前行冠状动脉CT或造影术（1，B-NR）。

血管造影和有创血流动力学评估方面证据不多，该方面证据的更新主要是：采用心导管术进行有创血流动力学评估SRT的可行性。此外，也进一步强调了冠状动脉粥样硬化风险的患者术前完善冠状动脉CT或造影。

（六）运动测试

对于有症状的患者，如果经胸超声心动图上没有静息或可诱发的LVOT-PG≥50mmHg，建议使用运动经胸超声心动图来检测和量化动态LVEF（1，B-NR）。对于非梗阻性肥厚型心肌病（hypertrophic non-obstructive cardiomyopathy， HNCM）伴晚期心力衰竭患者，应进行心肺运动应激试验，以量化功能限制的程度，并有助于选择心脏移植或机械循环支持（1，B-NR）。

在HCM病患者中，运动压力测试应作为初步评估的一部分（2a，B-NR）。对于无症状的患者，如果在标准的经食管超声心动图上没有静息或可诱发的LVOT-PG≥50mmHg，建议行运动经食管超声心动图检测、量化动态LVEF。正在考虑行SRT治疗的梗阻性患者，其功能能力或症状状态不确定，运动负荷检查可能是合理的（2b，C-EO）。对于功能能力或症状状态不确定的患者，可考虑每2～3年进行一次运动负荷检查（2b，C-EO）。

运动心肺试验是近几年国际上普遍使用的衡量人体呼吸和循环机能水平的检查之一，

它可用于功能性运动容量的评价、疾病的诊断及判断治疗。之前的指南在这些方面均提及较少。之前认为运动心肺功能检查最主要的作用是对静息时无左心室流出道梗阻而有症状的患者可做运动负荷检查，以排除隐匿性梗阻。实际上，从目前的指南来看，心肺运动试验的潜力远远未被挖掘。

（七）遗传学和家庭筛查

在HCM患者中，包括三代家族史在内的家族遗传评估被推荐作为初始评估的一部分（1，B-NR）。且基因检测有助于阐明遗传基础，从而识别有患HCM病风险的家庭成员（1，B-NR）。此外，对于具有非典型临床表现的患者，或当怀疑另一种遗传条件是病因时，建议进行包括HCM和其他原因不明的心脏肥大的遗传原因的基因检测的检查（1，B-NR）。对于选择接受基因检测的HCM患者，建议由心血管疾病遗传学专家进行检测前和检测后的基因咨询，以便在共同的决策过程中与患者一起审查和讨论风险、益处、结果及其临床意义（1，B-NR）。在对HCM先证者进行基因测试时，测试的第一层基因应该包括HCM具有致病证据的基因（1，B-NR）。对于患者的一级亲属，应同时进行临床筛查和级联遗传检测（1，B-NR）。在HCM死后诊断为不明原因猝死的家庭中，死后基因检测有利于一级亲属的级联基因检测和临床筛查（1，B-NR）。在接受基因检测的HCM病患者中，建议对已识别的突变基因进行系列重新评估，这可能会影响家庭成员的诊断和级联基因检测（1，B-NR）。应对HCM家庭提供孕前和产前生殖和遗传咨询（1，B-NR）。

在HCM患者中，基因检测在SCD风险评估中的有效性是不确定的。在患有意义不确定的患者中，表型阴性亲属的临床遗传检测对于基因再分类的有用性是不确定的（2b，B-NR）。对于已接受基因检测且未发现突变基因的患者，对该家族进行串联基因检测是无用的（3，B-NR）。在基因型阳性的HCM家系中，基因型阴性的亲属不需要进行临床筛查，除非突变基因在随访期间被降级（3，B-NR）。

与既往指南对比，对于HCM患者基因检测的要求及家系、亲属检测的证据级别更强了，此外，本部分首次提及了不推荐使用的项目。

四、SCD风险评估和预防

（一）SCD风险评估

在HCM病患者中，建议在初始评估时及之后每1～2年进行一次全面、系统的无创性SCD风险评估（1，B-NR），需包括以下因素：（1）心脏骤停或持续性室性心律失常史；（2）临床怀疑为心律失常性晕厥；（3）HCM早逝相关猝死、心脏骤停；（4）最大左室壁厚度、LVEF、左室顶端动脉瘤；（5）连续动态心电图监测显示非持续性室性心动过速发作。此外，对于未被确定为SCD高风险的患者，或在对个人/家族史、超声心动图和动态心电图监测在内的临床评估后仍不确定是否进行ICD安置的患者，CMR成像有利于评估最大左心室壁厚度、LVEF、左心室心尖动脉瘤和晚期钆增强的心肌纤维化程度（1，B-NR）。

对于年龄≥16岁的患者，左心房直径和最大LVOT-PG可估计5年猝死风险（2a，B-NR）。

该部分较为系统地总结了SCD风险的评估因素及手段，值得提出的是CMR的运用获得了较强的证据支持。

（二） SCD风险预防

对于有心脏骤停或持续性室性心动过速病史的患者，建议安置ICD（1，B-NR）。

对于主要危险因素≥1的成年患者，安置ICD是合理的（2a，B-NR）。这些主要风险因素包括：(1)至少1名一级亲属或≤50岁的近亲死于HCM猝死；(2)左心室任一节段左心室肥厚≥30mm；(3)近期晕厥发作≥1，临床病史怀疑为心律失常；(4)左心室心尖动脉瘤；(5）LV收缩功能障碍（LVEF＜50%）。对于年龄≥16岁的患者和主要SCD危险因素≥1的患者，需讨论评估5年猝死风险（2a，B-NR）。对于无主要SCD危险因素的成年患者，或ICD定位不明确的患者，广泛晚期钆增强及非持续性室性心动过速的患者可考虑安置ICD（2b， B-NR）。如HCM儿童有不明原因晕厥、巨大左心室肥厚、非持续性室性心动过速或早期HCM相关SCD家族史等主要危险因素一个或以上，需考虑年轻患者安置ICD的长期、相对发生率较高的并发症（2a，B-NR）。对于风险分层不明确的HCM患儿，考虑广泛晚期钆增强以及左心室收缩功能障碍可能是有用的（2b，C-LD）。

在没有危险因素的HCM患者中，不应安置ICD（3，B-NR）。不应以参加竞技体育为唯一目的安置ICD（3，B-NR）。

由于相关研究的缺失，既往的指南对于安置ICD的几种情况描述得并不充分。尽管总体而言，证据级别并不高，但本指南在此处做出了系统的阐释，基本涵盖了以往指南的指征，而且对具体病变的特征也做了详尽的描述。

（三）器械的选择

在接受ICD治疗的HCM患者中，经过共同决策，考虑到患者的偏好、生活方式和心动过缓或室性心动过速终止的潜在起搏需求，建议采用单室经静脉ICD或皮下ICD（1，B-NR）。在接受ICD治疗的HCM患者中，单线圈ICD导线优于双线圈导线（1，B-NR）。在接受ICD治疗的HCM患者中，双腔心脏除颤器可用于因心动过缓/传导异常需要心房或房室顺序起搏的患者，或者可作为缓解梗阻性HCM症状的尝试（最常见于＞ 65岁的患者）（1，B-NR）。

在选定的接受ICD治疗的HNCM成年患者（NYHA为II级至非卧床IV级心力衰竭、左束支传导阻滞和LVEF＜50%）中，心脏再同步化治疗减轻症状是合理的（2a C-LD）。

对于有指征植入ICD起搏器的HCM患者和阵发性房性心动过速或房颤患者，双腔植入式心脏除颤器可能是合理的，但需考虑并发症（2b，C-LD）。

该部分既往的指南提及得不多，总体而言，单线圈ICD需要考虑，必要时考虑双腔植入式心脏除颤器甚至心脏再同步化治疗。

五、管理

（一）有症状的梗阻性肥厚型心肌病患者的管理

1. 药物治疗

对于梗阻性肥厚型心肌病（hypertrophic obstructive cardiomyopathy，HOCM）伴临床症状的患者，建议使用β受体阻滞剂，滴定至有效或最大耐受剂量（1，B-NR）。如β受体阻滞剂无效或不耐受，建议用非二氢吡啶类钙通道阻滞剂（维拉帕米1，B-NR和地尔硫卓1，C-LD）替代。如经以上治疗，仍有可归因于LVOTO持续严重症状，建议将丙吡胺与其他药物联合使用，或在有经验的中心行SRT治疗（1，B-NR）。对于液体给药无反应的HOCM和急性低血压患者，建议静脉注射去氧肾上腺素（或其他无正性肌力作用的血管收缩剂），可单独或与β-阻滞剂联合使用（1，C-LD）。

尽管有其他HCM指南指导的管理和治疗，但对于有容量超负荷和左侧高充盈压临床证据的HOCM以及持续呼吸困难患者，可考虑谨慎使用低剂量口服利尿剂（2b，C-EO）。对于HOCM患者，停用血管扩张剂（如血管紧张素转换酶抑制剂、血管紧张素受体阻滞剂、二氢吡啶类钙通道阻滞剂）或地高辛可能是合理的，因为这些药物会加重动态流出道梗阻引起的症状（2b，C-EO）。

对于HOCM伴严重呼吸困难、低血压、LVOT-PG＞100mmHg的患者，以及所有小于6周的儿童，维拉帕米具有潜在的危害性（3，C-LD）。

2. 有创治疗

尽管有指南指导的管理和治疗，但仍有严重症状的HOCM患者，建议在有经验的中心对符合条件的患者进行SRT治疗，以缓解左室肥厚（1 B-NR）。对于伴有需要手术治疗的相关心脏病（如相关异常乳头肌、明显延长的二尖瓣前叶、二尖瓣疾病、多支冠状动脉疾病、主动脉瓣狭窄）的有症状的HOCM患者，建议在有经验的中心进行外科切除术（1，B-NR）。尽管有指南指导的管理和治疗，但仍有严重症状的成年HOCM患者，以及因严重合并症或高龄而禁止手术或认为风险不可接受的患者，建议在有经验的中心对符合条件的患者进行室间隔酒精消融术（1，C-LD）。

有以下临床情况的患者，NYHA为II级HOCM患者在HCM综合中心行外科手术可能是合理的（2b，B-NR），包括：（1）严重的进行性肺动脉高压被认为是由LVOTO或相关的二尖瓣反流引起的；（2）左心房扩大伴有≥1次症状性房颤；（3）运动测试中记录的LVOTO导致的功能能力差；（4）静息LVOT-PG＞100mmHg的儿童和年轻人。对于有严重症状的梗阻性患者，在有经验的中心行SRT，可被认为是在共同决策后药物治疗升级的替代方案（2b，C-LD）。对于无症状且运动能力正常的患者，不建议使用SRT（3，C-LD）。

（二）保留心功能的非梗阻性肥厚型心肌病患者的治疗

对于EF保留且有劳力性心绞痛或呼吸困难症状的非梗阻性肥厚型心肌病（hypertrophic non-obstructive cardiomyop-athy，HNCM）患者，建议使用β受体阻滞剂或非二氢吡啶类钙通道阻滞剂（1，C-LD）。

在EF保留的HNCM患者中，尽管使用了β受体阻滞剂或非氢吡啶类钙通道阻滞剂，但当劳力性呼吸困难持续存在时，添加口服利尿剂是合理的（2a，C-EO）。在LVEF保留的HNCM患者中，血管紧张素转换酶抑制剂和血管紧张素受体阻滞剂在症状（心绞痛和呼吸困难）治疗中的有效性尚未得到很好的证实（2b，C-LD）。在部分心尖肥厚型心肌病（apical hypertrophic cardiomyopathy，ApHCM）伴有严重呼吸困难或心绞痛（NYHA为III级或IV级）的患者中，尽管进行了最大限度的药物治疗，但LVEF和左心室腔小（左心室舒张末期容积＜50mL/m^2，左心室每搏输出量＜30mL/m^2），由综合中心有经验的外科医生进行心尖切除术可减轻症状（2b，C-LD）。在无症状的HNCM患者中，β受体阻滞剂或钙通道阻滞剂的益处尚未确定（2b，C-EO）。

（三）心房颤动的管理

对于HCM合并房颤，建议抗凝治疗（独立于CHA2D 2-VAsc评分），直接使用口服抗凝剂作为一线选择，维生素K拮抗剂作为二线选择（1，B-NR）。对于持续时间超过24小时房颤，建议直接使用口服抗凝剂作为一线选择，维生素K拮抗剂作为二线选择（1，C-LD）。建议对于行心率控制的房颤患者使用β受体阻滞剂、维拉帕米或地尔硫卓，并根据患者偏好和共病情况选择药物（1，C-LD）。

考虑到房颤发作的持续时间、总房颤负荷、潜在出血风险，发作持续时间超过5min但少于24h，使用直接作用口服抗凝剂作为一线选择、维生素K拮抗剂作为二线选择的抗凝治疗可能是有益的（2a，C-LD）。对于耐受性差的房颤患者，根据房颤症状严重程度、患者偏好和共病情况选择药物时，采用复律或抗心律失常药物的心律控制策略可能是有益的（2a，B-NR）。在有症状的房颤患者中，作为房颤节律控制策略的一部分，当药物治疗无效、禁忌或不符合患者偏好时，房颤导管消融术可能是有效的（2a，B-NR）。对于需要手术切除的HCM合并房颤患者，同时进行手术消融术有利于控制房颤心律（2a，B-NR ）。

（四）室性心律失常的管理

对最大抗心律失常药物治疗和消融无效的复发性、耐受性差、危及生命的室性快速性心律失常患者，应根据标准评估心脏移植可行性（1，B-NR）。尽管使用了β受体阻滞剂，但在症状性室性心律失常或复发性ICD休克的成人中，建议使用相关抗心律失常药物治疗，药物的选择应根据年龄、潜在的共病、疾病的严重程度、患者的偏好以及疗效和安全性之间的平衡来指导（胺碘酮1，B-NR；美西律、索他洛尔（1，C-LD）。对于已安置起搏功能的心脏除颤器患者，建议进行抗心动过速起搏编程，以最大限度地降低电击风险（1，C-LD）。对于复发性症状性持续性单形室性心动过速或尽管有最佳设备程序但仍有复发性ICD休克的患者，以及抗心律失常药物治疗无效、不耐受或不优选的患者，导管消融可用于减轻心律失常负担（1，C-LD）。

（五）晚期心力衰竭的管理

对于LVEF < 50%的HCM患者，建议采用射血分数降低的心衰指南指导治疗（1，C-LD）。对于收缩功能障碍的患者，建议进行诊断测试，以评估收缩功能障碍的伴随原因（1，C-LD）。对于HNCM伴晚期心力衰竭患者（NYHA III级-IV级），应进行心肺运动试验，以量化功能限制的程度。该试验也有助于心脏移植的选择或机械循环支持（1，B-NR）。对于HNCM伴晚期心力衰竭（最佳治疗后NYHA III级-IV级）或对最大指南指导治疗无效的危及生命的室性心律失常的患者，建议根据相关标准进行心脏移植评估（1，B-NR）。

对于EF <50%的患者，需先停用负性肌力药物（特别是维拉帕米、地尔硫卓或丙吡胺）（2a，C-EO）。HNCM和晚期心力衰竭患者（最佳治疗后NYHA为III～IV级），如需心脏移植，持续血流左心室辅助装置治疗是合理的（2a，B-NR）。对于LVEF <50%的患者，ICD放置可能是有益的（2a，C-LD）。

总体而言，本部分与最近的指南推荐的意见大同小异，对于临床医生而言，临床决策的改变并无太大改变。

六、生活方式

（一）运动和活动

对于大多数患者来说，轻度至中度的娱乐、锻炼有益于改善心肺功能、身体机能和生活质量，并有利于他们的整体健康，可参照一般人群的体育活动指南（1，B-NR）。对于罹患HCM的运动员，建议由专家对其潜在风险进行综合评估并与患者共同讨论（1，C-EO）。

对于大多数HCM病患者来说，参加低强度的竞技运动是合理的（2a，C-EO）。在HCM基因型阳性、表型阴性的个体中，参加任何强度的竞技运动都是合理的（2a，C-EO）。对于HCM病患者，参加高强度的娱乐活动或中等强度到高强度的竞技体育活动需全面评估和共同讨论（2b，C-LD）。

在HCM病患者中，不应该以参加竞技体育为唯一目的安置ICD（3，B-NR）。

（二）职业

如HCM患者未安置ICD或存在SCD的主要风险因素，允许其驾驶机动车（2a，C-EO）。对于诊断为HCM的飞行机组人员，遵循联邦航空管理局的指南是合理的，前提是他们无症状，且患SCD的风险低，且可在85%的峰值心率下完成最大跑步机压力测试（2a，C-EO）。HCM病患者在进行全面的临床评估、SCD风险分层和实施指南指导的管理后，可以考虑需要体力劳动、重物搬运或高水平体能的职业。在临床医生和患者之间达成共同决定之前，临床医生应该传达与这些职业的身体要求相关的风险是不确定的（2b，C-EO）。

（三）妊娠

对于有抗凝适应证的孕妇，建议使用低分子肝素或维生素K拮抗剂（最大治疗剂量＜5毫克/天）预防中风（1，B-NR）。此外，尚应针对与流出道梗阻或心律失常相关的症状使用β受体阻滞剂，并监测胎儿生长（1，C-LD）。在大多数HCM孕妇中，阴道分娩被推荐为首选分娩方式（1，C-LD）。

对于希望怀孕的临床情况稳定的HCM妇女，合理的建议是，怀孕通常是安全的（2a，C-LD）。在患有HCM病的孕妇中，新的或复发性房颤的复律是合理的，尤其是存在症状（2a，C-LD）。在患有HCM的孕妇中，全身麻醉或硬膜外麻醉是合理的，但要注意避免低血压（2a，C-LD）。在患有HCM的孕妇中，进行系列超声心动图检查是合理的，尤其是在妊娠中期或晚期血流动力学负荷最高时，或者如果出现临床症状时（2a，C-EO）。在患有HCM的孕妇中，胎儿超声心动图可被考虑用于产前咨询中胎儿HCM的诊断（2a，C-EO）。

（四）并存疾病

对于HCM病患者，建议HCM患者遵守预防动脉粥样硬化性心血管疾病相关指南，以降低心血管事件的风险（1，C-EO）。对于超重或肥胖的HCM患者，建议进行咨询和综合生活方式干预，以实现和保持体重减轻，并可能降低罹患LVOTO、心力衰竭和房颤的风险（1，B-NR）。对于合并高血压的患者，建议改变生活方式和进行高血压药物治疗，对于HOCM患者，首选β受体阻滞剂和非二氢吡啶类钙通道阻滞剂（1，C-LD）。建议评估HCM患者睡眠呼吸障碍的症状，如果存在的话，推荐给睡眠医学专家进行评估和治疗（1 C-LD）。

该部分内容主题是生活方式，包括运动与活动、职业、妊娠以及合并症情况。总体而言，运动/活动以及职业在既往的指南中提及得不多，而对于有抗凝适应证的孕妇，建议使用低分子肝素或维生素K拮抗剂预防中风证据级别上升，关于HCM并存疾病的推荐与之前并无大的不同。综合以上，本指南概要从共同决策、多学科管理、诊断、评估及随访、SCD风险评估和预防、HCM管理以及生活方式等方面提出了相关的推荐意见。尤其是重点强调了共同决策、多学科管理以及生活方式等三个方面，较为系统地阐释了HCM的系统决策、全程管理，为临床医师规范化治疗提供了重要依据。

（汪 汉）

参考文献

[1] Ommen SR，Mital S，Burke MA，et al. 2020 AHA/ACC Guideline for the Diagnosis and Treatment of Patients with Hypertrophic Cardiomyopathy：Executive Summary：A Report of the American College of Cardiology/American Heart Association Joint Committee on Clinical Practice Guidelines[J]. Circulation，2020，142（25）：e533-e557.

[2] Gersh BJ，Maron BJ，Bonow RO，et al. 2011 ACCF/AHA guideline for the diagnosis and treatment of hypertrophic cardiomyopathy：a report of the American College of Cardiology Foundation/American Heart Association Task Force on Practice Guidelines[J]. Circulation，2011，124（24）：e783-e831.

附录

缩略语中英文对照

Ⅱ型溶酶体相关膜蛋白（lysosome-associated membrane protein-2，L-MP2）
B型利钠肽（BNP）或N末端B型利钠肽原（NT-proBNP）
Fabry病（Anderson-Fabry disease，AFD）
Friedreich共济失调（Friedreich Ataxia，FA）
LVEF保留的心力衰竭 （heart failure wtih preserved ejection fraction，HFpEF）
LVEF降低的心力衰竭 （heart failure with reduced ejection fraction，HFrEF）
NADPH氧化酶（NADPH oxidase，NOX）
N-乙酰半胱氨酸（N-acetyl-L-cysteine，NAC）
Pompe病（Pompe disease，PD）
PRKAG2综合征（PRKAG2 syndrome，PS）
α-肌动蛋白基因 （actin alpha 1，ACTC1）
α-原肌球蛋白的基因（tropomyosin，TPM1）
β肌球蛋白重链基因（myosin heavy chain 7，MYH7）
β肾上腺素能受体（β-adrenergic receptor，β-AR）
半胱氨酸和甘氨酸富含蛋白3基因（cysteine and glycine rich protein 3，CSRP3）
半乳糖苷酶A（α-galactosidase A，α-Gal A）
单光子发射计算机断层成像术（single photon emission tomography，SPECT）
单磷酸腺苷激活蛋白激酶（adenine monophosphate activated protein kinase，AMPK）
蛋白激酶A（protein kinase A，PKA）
电子计算机断层摄影术（computed tomography，CT）
短轴缩短率（fractional shortening，FS）
二尖瓣反流（mitral regurgitation，MR）
二尖瓣环位移（mitral annular displacement，MAD）
二尖瓣前叶（anteriormitral valve leaflet，AMVL）
二尖瓣前叶收缩期前移（systolic anterior motion，SAM）

二维斑点追踪技术（two-dimensional speckle tracking imaging，2D-STI）
二氧化碳排出量（VCO_2）
反流面积分数（regurgitant fraction，RF）
反流容积（regurgitant volume，RVol）
反流束最窄部位宽度（vena contracta width，VCW）
反义寡核苷酸（antisense oligonucleotide，AON）
非持续性室性心动过速（nonsustained ventricular tachycardia，NSVT）
非对称性肥厚（asymmetry hypertrophy，ASH）
非梗阻性肥厚型心肌病（hypertrophic non-obstructive cardiomyopathy，HNCM）
肥厚型心肌病（hypertrophic cardiomyopathy，HCM）
肺动脉楔压（pulmonary artery wedge pressure，PCWP）
峰值充盈速率（peak filling rate，PFR）
峰值耗氧量（peak oxyen uptake，peak VO_2）
钆对比剂延迟强化（late gadolinium enhancement，LGE）
钆延迟增强百分数（LGE%）
梗阻性肥厚型心肌病 （ hypertrophic obstructive cardiomyopathy，HOCM ）
冠脉血流储备（coronary flow reserve，CFR）
冠心病（coronary artery disease，CAD）
冠状动脉微血管病变（coronary microvascular disease，CMVD）
国际标准化比值（international normalized ratio，INR）
还原型谷胱甘肽（glutathione，GSH）
活性氧（reactive oxygen species，ROS）
肌钙蛋白C（troponin C，TnC）
肌钙蛋白I基因（troponin I，TNNI3）
肌钙蛋白T基因（troponin T，TNNT2）
肌浆网钙泵2a蛋白（SR calcium ATPase 2a，SERCA2a）
肌球蛋白必需轻链（myosin essential light chains，ELC）
肌球蛋白轻链2基因（myosin light chain 2，MYL2）
肌球蛋白轻链3基因（myosin Light Chain 3，MYL3）
肌球蛋白调节轻链（myosin regulatory light chains，RLC）
肌球结合蛋白C基因（myosin binding protein C，MYBPC）
基因编辑（gene editing）
基因沉默（gene silencing）
基因置换（gene replacement）
甲状腺素运载蛋白型淀粉样变（ transthyretin amyloidosis，ATTR）

经冠脉间隔肥厚心肌消融术（transcoronary ablation of septal hypertrophy，TASH）
经皮冠状动脉腔内成形术（percutaneous transluminal coronary angioplasty，PTCA）
经皮室间隔心肌消融术（percutaneous transluminal septal mycardial ablation，PTSMA）
经皮心肌内室间隔射频消融术（percutaneous intramyocardial septal radiofrequency ablation，PIMSRA）
经食管超声心动图（transesophageal echocardiography，TEE）
巨大倒置的T波（giant negative T wave inversion，GNT）
雷帕霉素哺乳动物靶点（mammalian target of rapamycin，mTOR）
良性突变 （benign variants）
埋藏式心律转复除颤器（implantable cardioverter defibrillator，ICD）
脉搏指示连续心输出量（pulse-induced contour cardiac output，PICCO）
每搏输出量（stroke volume，SV）
每分输出量（cardiac output，CO）
平衡法核素血池心室造影（equilibration radionuclide angiography，ERNA）
平均位移率（tissue motion annular displacement，TMADmidpt （%））
切除-折叠-松解（resection-plication-release，R-P-R）
轻链必需链蛋白（essential myosin light chain）
轻链免疫球蛋白型淀粉样变（immunoglobulin light chain amyloidosis，AL）
轻链调节链蛋白（regulatory myosin light chain）
全基因组测序（whole genome sequencing，WGS）
全外显子组测序（whole exome sequencing，WES）
三己糖酰基鞘脂醇 （GL3）
摄氧量（ $\dot{V}O_2$ ）
实时三维超声心动图技术（real-time 3-dimensional echocardiography，RT-3DE）
室间隔减容术（septal reduction therapy，SRT）
收缩末期容积（end-systolic volume，ESV）
舒张末期容积（end-diastolic volume，EDV）
酸性α-葡糖苷酶（acidalpha-glucosidase，GAA）
碎裂QRS波（fragmented QRS complex，fQRS）
缩窄性心包炎（constrictive pericarditis，CP）
通气当量斜率（ $\dot{V}E/\dot{V}CO_2$ ）
通气量（expiratory ventilation， $\dot{V}E$ ）
通气量/二氧化碳排出量（ $\dot{V}E/\dot{V}CO_2$ ）
同位素成像（isotope imaging）
晚期峰值充盈速率（late peak filling rate，aPFR）

无氧阈（anaerobic threshold，AT）
无氧阈值（anaerobic threshold，VT）
细胞外容积（extracellular volume，ECV）
显性负性（dominant negative）
限制型心肌病（restrictive cardiomyopathy，RCM）
小干扰RNA（small interfering RNA，siRNA）
心房颤动（atrial fibrillation，AF）
心肌淀粉样变（cardiac amyloidosis，CA）
心肌灌注显像（myocardial perfusion imaging，MPI）
心肌肌钙蛋白I（cardiac troponin I，cTnI）
心肌肌钙蛋白T（cardiac troponin T，cTnT）
心肌血流量（myocardial blood flow，MBF）
心尖肥厚型心肌病（apical hypertrophic cardiomyopathy，ApHCM）
心内膜射频消融术（radiofrequency catheter ablation，RFCA）
心源性猝死（sudden cardiac death，SCD）
心脏磁共振成像（cardiac magnetic resonance，CMR）
血管紧张素Ⅱ受体阻滞剂（angiotensin II receptor blockage，ARB）
血管紧张素转换酶抑制剂（angiotension converting enzyme inhibitors，ACEI）
氧化型谷胱甘肽（glutathiol，GSSG）
乙醇室间隔消融术（alcohol septal ablation，ASA）
意义不明的突变（variants of uncertain significance，VUS）
有效反流口面积（effective reflux valve orifice area，EROA）
诱导型一氧化氮合酶（inducible nitric oxide synthase，iNOS）
早期峰值充盈速率（early peak filling rate，ePFR）
正电子计算机断层显像（positron emission tomography，PET）
致病性突变（pathogenic variants）
周向峰值应变（peak values of circumferential strain，CS）
纵向峰值应变（peak values of longitudinal strain，LS）
阻塞性睡眠呼吸暂停（obstructive sleep apnea，OSA）
最大耗氧量（maximal oxyen uptake，$\dot{V}$ O2max）
最大摄氧量（p $\dot{V}CO_2$）
最大氧脉搏（O_2Pmax）
最大运动负荷（Wmax）
左房容积指数（left atrial volume index，LAVI）
左室流出道（left ventricular outflow tract，LVOT）

左室流出道梗阻 （left ventricular outflow tract obstruction，LVOTO）
左室心肌质量（left ventricular mass，LVM）
左室重塑指数（left ventricular remodeling index，LVRI）
左心室肥厚（left ventricular hypertrophy，LVH）
左心室流出道压差（left ventricular outflowtract gradient，LVOT-PG）
左心室射血分数（1eft ventricular ejection fraction，LVEF）
左心室舒张末压（left ventricular end-diastolic pressure，LVEDP）
左心室心尖部室壁瘤（left ventricular apical aneurysm，LVAA）

策划编辑 高小红 杜 倩
责任编辑 高小红
封面设计 墨创文化 M.C CULTURE

肥厚型心肌病诊断与治疗

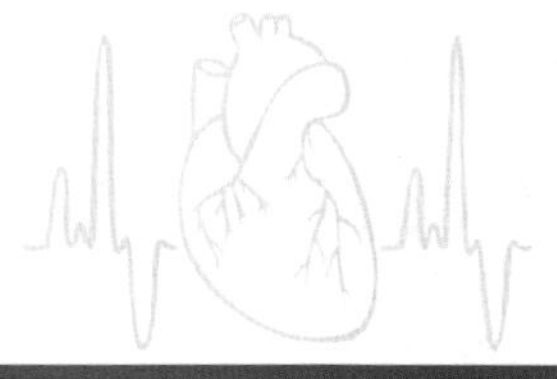

ISBN 978-7-5647-9252-7
9 787564 792527 >
定价: 118.00元